Entwürfe für die Zukunft
- Gesundheit -

Sammelband II
(Buch 6 - 12)

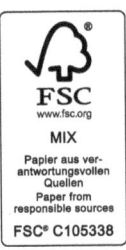

FSC
www.fsc.org
MIX
Papier aus ver-
antwortungsvollen
Quellen
Paper from
responsible sources
FSC® C105338

Kontakt: www.HarryEilenstein.de
Harry.Eilenstein@web.de
Harry Eilenstein bei youtube

Impressum: Copyright: 2022 by Harry Eilenstein – Alle Rechte, insbesondere auch das der Übersetzung, vorbehalten. Kein Teil des Buches darf ohne schriftliche Genehmigung des Autors und des Verlages (nicht als Fotokopie, Mikrofilm, auf elektronischen Datenträgern oder im Internet) reproduziert, übersetzt, gespeichert oder verbreitet werden.

Verlag: BoD · Books on Demand GmbH, Überseering 33, 22297 Hamburg, bod@bod.de
Druck: Libri Plureos GmbH, Friedensallee 273, 22763 Hamburg

ISBN: 978-3-8192-2854-4

Inhaltsverzeichnis

Warum 12?

Alle Booklets dieser Reihe haben genau 12 Kapitel – was sich ja auch in den Titeln dieser Booklets widerspiegelt. Warum?

In diesen Büchern wird der Tierkreis als Matrix von 12 verschiedenen Sichtweisen auf die Welt verwendet, um das Thema des Buches möglichst umfassend in 12 Kapiteln zu betrachten. Dadurch wird eine ausgewogenere, umfassendere und tiefere Einsicht in das jeweilige Thema erlangt als es ohne ein solches Raster, ohne eine solche Matrix möglich wäre.

Der Tierkreis wird in dieser Buch-Reihe als Forschungs-Hilfsmittel benutzt, durch das die Einseitigkeiten in der Betrachtung zumindest vermindert werden können. Weiterhin werden durch dieses Vorgehen diese 12 Sichtweisen auch als Ergänzungen zueinander, als organische Teile eines Ganzen deutlich.

Die Inspiration zu diesem Vorgehen stammt aus Hermann Hesses Roman "Das Glasperlenspiel", für das er 1946 den Literatur-Nobelpreis erhielt. In diesem Roman beschreibt er die öffentlichen Darstellungen von Übersichten und Gesamtbetrachtungen, die mithilfe von verschiedenen allgemeinen Strukturen wie z.B. dem Ba Gua aus dem chinesischen Feng-Shui angefertigt und aufgeführt werden.

Diese Booklet-Reihe ist ein Versuch, Hesse's Idee im ganz Kleinen konkret zu verwirklichen.

Die Blickwinkel der 12 Tierkreiszeichen sind:

♈	Widder:	Spontaner
♉	Stier:	Genießer
♊	Zwilling:	Neugieriger
♋	Krebs:	Familienmensch
♌	Löwe:	Egozentriker
♍	Jungfrau:	Handwerker
♎	Waage:	Schöngeist
♏	Skorpion:	Tiefgründiger
♐	Schütze:	Idealist
♑	Steinbock:	Realist
♒	Wassermann:	Theoretiker
♓	Fische:	Träumer

Die 12 Grundprinzipien
einer umfassenden Gesundheit

Entwürfe für die Zukunft – Band 6

Inhaltsübersicht

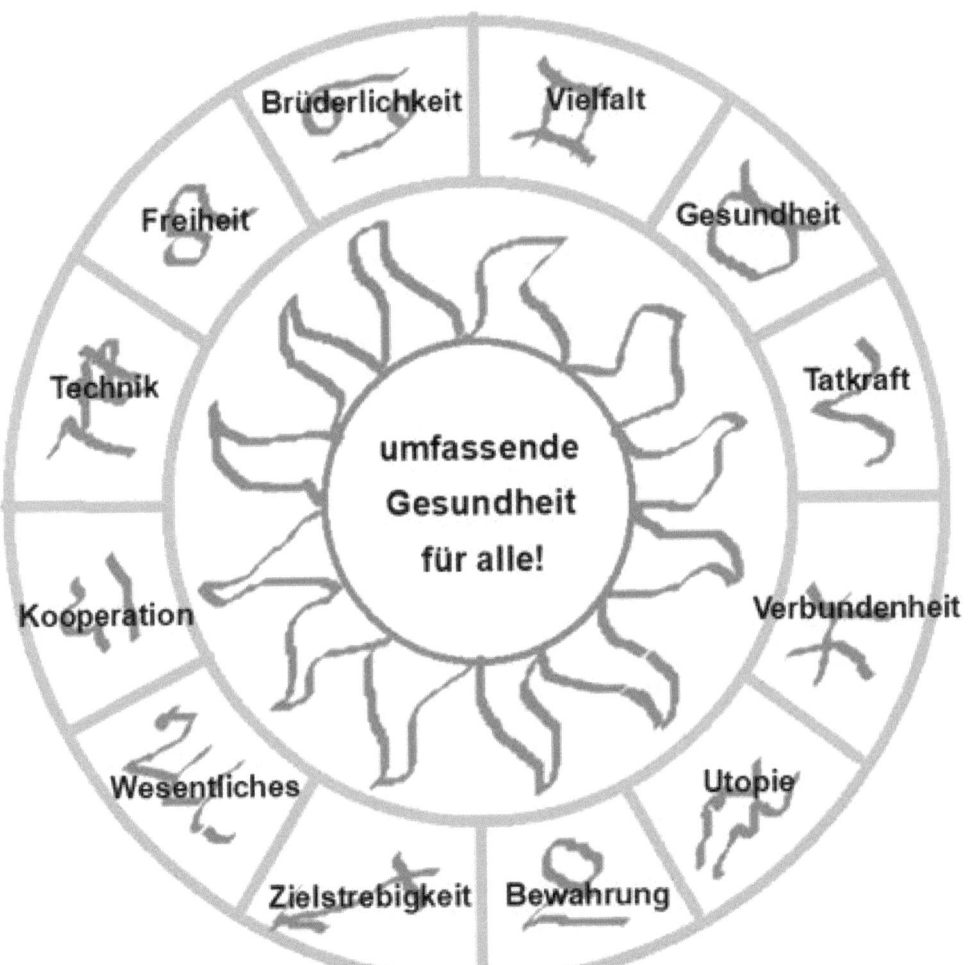

Brüderlichkeit · Vielfalt · Gesundheit · Freiheit · Technik · Tatkraft · Kooperation · umfassende Gesundheit für alle! · Verbundenheit · Wesentliches · Utopie · Zielstrebigkeit · Bewahrung

1. Tatkraft

♈

Wer nicht anfängt, erreicht auch nichts.
Um etwas zu beginnen, braucht es oft Mut.
Tatkraft ohne Weitblick führt nicht weit.
Manchmal muss man der Funke sein, der das Feuer entfacht.

Gesundheit ist – wenn man es einmal gründlicher betrachtet – deutlich mehr als nur die Bekämpfung von körperlichen Symptomen. Zu einer umfassenden Gesundheit gehört auch eine intakte Umwelt, Frieden, ein soziales Umfeld, das die eigene Entfaltung ermöglicht, Chancengleichheit im Beruf und allgemein im Leben und noch vieles mehr – daher sollte man einen ausgeweiteten, „globalen" Gesundheitsbegriff einführen, der die Beziehungen des Menschen zu seiner gesamten Umgebung miteinbezieht.

Das ist nichts, was ein einzelner Mensch oder ein einzelne Organisation, nicht mal ein einzelner Staat erschaffen könnte. Doch jeder Einzelne kann daran mitarbeiten, die vielen Bezüge der Gesundheit zu anderen Dingen des eigenen Lebens klarer zu machen, sie deutlich darzustellen, anderen mitzuteilen – und vor allem auch selber erste Schritte in diese Richtung zu gehen.

Dabei ist auch niemand alleine, denn es gibt auch viele andere, die danach streben: Ärzte, die verschiedensten Heilpraktiker, Homöopathen, Akupunkteure, Erfinder neuer Heilweisen, Psychologen, Lebensberater, Coaches, Bioladner, Diplomaten NGOs ... diese Liste ist sehr lang ...

Aber es ist wichtig, auch selber etwas zu tun. Große Veränderungen beginnen damit, dass viele Einzelne etwas wollen und es in die Tat umsetzen.

Natürlich gibt es fast immer große Widerstände und Hindernisse, aber man sollte sich von ihnen nicht daran hindern lassen, in die richtige Richtung zu gehen.

2. Gesundheit

♉

Die Dinge gedeihen lassen, sie bewahren und sie genießen.
Was brauche ich wirklich?
Nichts ist förderlich, wenn es nicht das rechte Maß hat.
Jeder braucht einen sicheren Rückhalt – für viele ist dies ein spirituelles Weltbild.

Um eine umfassende Gesundheit wiederherzustellen und zu erhalten, sind verschiedene Arten der Abgrenzung und des Schutzes sowie der Versorgung notwendig.

Dies ist im engsten Sinne zunächst einmal das Recht auf leibliche Unversehrtheit, zu der auch der Schutz vor sexuellem Missbrauch gehört.

Der nächste Schritt ist das Streben nach einer menschenwürdigen Medizin und einem ganzheitlichen Gesundheitssystem, das neben der Schulmedizin auch die vielen Formen der Naturheilkunde und Alternativmedizin umfasst. In diesem Rahmen sollte auch die Krankheits-Prävention und eine Vielfalt von Gesundheitsprojekten gefördert werden.

Die menschenwürdige Medizin benötigt als Umfeld wiederum den „Grünen Wandel", der vom Bio-Landbau über die nachhaltige Produktion in allen Bereichen und menschenwürdigem Wohnen bis hin zum Ökostrom und der Förderung regionaler Energieerzeugung reicht. Dazu gehört auch eine gesicherte Wasserversorgung, was wiederum das Verbot der Privatisierung der Wasserversorgung impliziert.

Ein weiterer Aspekt sind gerechte Löhne und Sozialleistungen, die Suche nach Alternativen zur Marktwirtschaft und zur Zentralen Planwirtschaft und ihren Zwischenformen wie der Sozialen Marktwirtschaft sowie die Suche nach Alternativen zu dem derzeitigen Geldsystem und der Geld-geprägten Wirtschaftsform.

Eine grundlegende – und in diesem Rahmen selbstverständliche – Haltung ist das Vermeiden der Entstehung von regionalen und globalen Problemen, die zu einer erheblichen Migration führen. Stattdessen muß das Erreichen, die Erhaltung und die Festigung des Friedens erforscht und angestrebt werden.

Schließlich gehört dazu im privaten Bereich auch der Schutz der DNS/DNA sowie im öffentlichen Bereich das Schaffen von Schutzraum einschliesslich des Rechtes auf Asyl.

Um all diese Ziele verwirklichen zu können und Projekte, die diese Ziele anstreben, fördern zu können, ist auch ein dazu passendes Bankensystem und Investoren notwendig.

Es gibt viele medizinische Geräte und Heilweisen, die das Heilen erleichtern würden, die aber derzeit noch nicht allgemein üblich sind. Dazu gehört die gesamte Frequenz-Medizin wie z.B. die Multiwellenoszillatoren-Hochfrequenz-Technologie und ebenso Diagnose-Methode wie z.B. der NEKO-Scanner, mit dessen Hilfe sich eine solide Grund-Diagnose einschließlich vorhandener Krankheitsneigungen für einen Menschen herstellen lässt.

Der Biologische Landbau hat sich mittlerweile fest etabliert – doch im Wohnungsbau gibt es nach wie vor einen großen Mangel.

Drei weitere Probleme, die gelöst werden müssen, da ohne sie eine wirkliche Gesundheit nicht möglich ist, sind die Klimaerwärmung, die Überbevölkerung und die Kriege. Diese drei sind die Ursache für die heutige große Migration – die wiederum die Ursache für das Erstarken der rechten Parteien sind, die letztlich vor allem „Wir zuerst!" sagen.

Die Überbevölkerung, die Klimaerwärmung und die Kriege sind die Gründe für die Flucht aus der eigenen Heimat. Solange dies nur wenige Menschen sind, ist das kein Problem, da die Menschen ja durchaus auch hilfsbereit sind (Angela Merkel: „Wir schaffen das!"). Wenn es jedoch mehr Migranten werden, geraten die Helfer in Stress und die Stimmung kippt. Dann setzt sich der Egoismus durch und die Grenzen werden dicht gemacht.

Dieser Verteilungskampf um den Wohlstand und die leibliche Sicherheit ist heute – im Jahr 20205 – schon heftig geworden, doch was wird geschehen, wenn wir den Klimawandel nicht verhindern können? Dann wird das gesamte Eis schmelzen und der Meeresspiegel wird um 67m ansteigen und weite Küstengebiete werden überschwemmt werden. Doch in diesen Küstengebieten leben über eine Milliarde Menschen, die dann zu Migranten werden. Im Vergleich zu der Migration, die dann entstehen wird, ist die heutige Migration wie der Besuch von zwei oder drei Urlaubern aus einem Land.

Zudem wird das Meer dann auch den größten Teil des fruchtbaren Landes überschwemmen, das vor allem in den Küstengebieten zu finden ist. Das bedeutet, dass zu der Migration auch noch eine Nahrungsmittel-Knappheit kommen wird.

Falls sich bis dahin noch nichts an der Überbevölkerung der Erde geändert hat, wird durch die weiterwachsende Bevölkerung der Mangel an Wohnraum, fruchtbaren Äckern und Nahrungsmittel zu einem noch viel heftigeren Verteilungskampf führen.

Es wäre wünschenswert, dass die Menschen diesmal einsichtiger sind als sie es bisher in der menschlichen Geschichten meistens gewesen sind, und dass sie dadurch dieses Schreckensszenario verhindern, das das Gegenextrem zu der angestrebten „globalen Gesundheit" ist.

3. Vielfalt

Ⅱ

Förderlich ist die Neugier auf die Vielfalt der Welt.
Entdeckerfreude erweitert die Möglichkeiten.
Man sollte mit dem Neuentdeckten umsichtig umgehen.
Bereitschaft zur Erforschung des Unbekannten hilft auch im spirituellen Bereich.

Die menschenwürdige, natürliche und kindgerechte Wissensvermittlung wird erforscht und gefördert. Dabei werden auch neue Ansätze auf ihre Wirksamkeit hin überprüft. Dasselbe gilt auch für neue Lerninhalte wie Konfliktlösungsstrategien, Selbsterkenntnis, Astrologie usw. Generell soll eine Vielfalt von Fähigkeiten und Fertigkeiten jeglicher Art gefördert werden und der freie Forschergeist angeregt werden, der alle Behauptungen sorgfältig überprüft, verschiedene Experimente durchführt, sich alle Dinge unvoreingenommen betrachtet und die Wahrnehmungen gründlich durchdenkt.

Eine große Offenheit und geistige Beweglichkeit, die sich alles anschaut, untersucht und auf ihre Verwendbarkeit hin prüft, wäre förderlich. Dazu gehört auch der spirituell-religiöse Bereich, aus dem schließlich unter anderem auch viele traditionelle Heilungsmethoden stammen.

Auch ein freies, unzensiertes Internet einschließlich einer Bildung, die den verantwortlichen und kritischen Gebrauch des Internets ermöglicht, gehört zu den Grundlagen der Gesundheit.

Generell ist die Bildung noch ausbaufähig – um es einmal milde auszudrücken. Sowohl die Kindergärten als auch die Schulen und Universitäten sind nicht in dem besten Zustand.

Ein weiterer Punkt, der mit der Gesundheit eng zusammenhängt – auch wenn es auf den ersten Blick nicht so aussehen mag – sind die Computer und insbesondere die Künstliche Intelligenz („KI"). Die Arbeit am PC nimmt einen immer größeren Raum im Leben der Einzelnen ein und die PC-bezogenen Berufe machen einen immer größeren Teil an den Erwerbstätigkeiten aus.

13

Die KI entwickelt sich mit großer Geschwindigkeit weiter und wird in voraussichtlich in ca. 20 Jahren so weit sein, dass diese künstliche Intelligenz das Niveau eines Menschen erreicht haben wird. Anschließend entwickelt sich die KI in Bereiche weiter, die der menschlichen Intelligenz überlegen sind. Das könnte zu einem Problem für die ganze Menschheit werden ...

Wenn man dann noch bedenkt, dass es bereits Roboter gibt, die z.B. besser Tischtennis als ein Mensch spielen können, und dass diese Roboter von einer KI gesteuert werden, dann sollte man sich schon einmal fragen, wohin diese Entwicklung eigentlich führt.

4. Brüderlichkeit

♋

Die notwendige Grundhaltung ist die Verbundenheit mit der Familie des „globalen Dorfes".
Kinder, Mütter, Hilflose und Minderheiten müssen beschützt werden.
Der private Bereich muss bewahrt und geschützt werden.
Es wird das Vertrauen in das Ganze und neue Wege zur Geborgenheit in der Welt gebraucht.

Die Familie, die Sippe und das Volk sind die traditionellen Schutzräume und die Heimat der Menschen. Diese drei Gruppen müssen angesichts der heutigen Situation auf der Erde auf die Menschheit als die „eigene Gruppe" erweitert werden – was eine sehr große Aufgabe ist, die kein Einzelner und auch keine einzelne Organisation alleine erreichen kann.

Das Grundprinzip ist, dass durch die Globalisierung letztlich alle Arten von Grenzen auf der Erde stark durchlässig und langfristig gesehen vielleicht sogar ganz aufgelöst werden. Das erfordert eine Haltung der Menschheits-Familie, in der der Einzelne dem Ganzen vertrauen kann – der Einzelne wird von dem Ganzen getragen. Die Globalisierung löst bei vielen jedoch das Gefühl des Verlustes des gewohnten Schutzraumes und der Geborgenheit auf, was dann oft zu Fremdenangst, Abgrenzung und Überforderung und zum extremen Egoismus als Gegenreaktion zur Globalisierung führt (Reichsbürger, Fremdenfeindlichkeit, Egozentrik u.a.m.).

Das erfordert ein grundsätzlich neues Verhalten, das die Erde und die auf ihr lebende Menschheit stets als ein Ganzes betrachtet – und auch ein entsprechend verantwortungsvolles Handeln: eine Solidarität mit der Menschheit.

Des Weiteren gehören auch der Kinder- und Jugendschutz, der Schutz der Mutter, der Schutz der Familie (in welcher Form sich diese Familie auch immer gebildet haben mag) und die Entfaltung des Potentials der Kinder hierher.

5. Freiheit

♌

Das Fundament ist die Förderung und Entfaltung der Individualität.
Erkenne Dich selbst und Deine Fähigkeiten.
Jede Form des Totalitarismus wird abgelehnt.
Selbsterkenntnis kann auf einer großen Vielfalt von Wegen erreicht werden.

Die Freiheit des Individuums und seine freie Entfaltung ist ein sehr hoher Wert und muss geachtet und geschützt werden. Das bedeutet auch die Ermöglichung einer Vielfalt von Lebensweisen: Die Würde des Menschen ist unantastbar.

Die Freiheit des Einzelnen stößt jedoch auf die Freiheit des anderen und der Wille des einen ist möglicherweise auf ein Ziel ausgerichtet, dass das Ziel eines anderen behindert oder sogar verhindert. Der Schutz der Freiheit des Einzelnen reicht also nicht aus, sondern muss gegen die Freiheit eines anderen und auch gegen das Streben der gesamten Gruppe abgewogen werden. Hier gibt es noch viel Forschungsbedarf. Es wird ein konstruktiver Umgang mit dem Gegensatz zwischen dem, was man selber will, und dem, was die anderen wollen, benötigt.

Grundsätzlich wird jede Form des Totalitarismus – sei es ein Monopol, ein real herrschendes Königtum, eine Diktatur, eine Parteidiktatur, ein dominanter Monotheismus und ähnliche Formen – abgelehnt. Stattdessen sollte die Erforschung freiheitlicher Lebensformen, die Förderung der Menschenrechte und die Erforschung des sinnvollen Verhältnisses zwischen staatlicher Einflussnahme und individuellem Willen gefördert werden.

Eine wesentliche Grundlage für das Erreichen dieses Zieles ist die allgemeine Förderung der Selbsterkenntnis, die den Willen, die Gefühle, die Gedanken und die Handlungen umfasst. Dies ist auch ein wesentlicher Aspekt jeder Heilung, die neben den auf den Leib wirkenden Mitteln auch die Ansätze benutzt, die auf Psyche wirken wie die Deutung des Geburtshoroskops oder das Kennenlernen der eigenen Seele. Es sollte eine große physische und psychische Therapie-Vielfalt entstehen.

Letztlich geht es hier um eine möglichst gründliche Selbsterkenntnis und das sich daraus ergebende sinnvolle Handeln.

6. Technik

♍

Es wird eine verantwortungsbewusste Forschung benötigt.
Die umsichtige Anwendung der Forschungsergebnisse ist genauso wichtig.
Förderlich sind Weitsicht und konsequentes Handeln (Klimakrise).
Erst denken, dann handeln.

Ziele können nur mit einer umfassenden Sachkenntnis und einer gründlichen Analyse aller Möglichkeiten erreicht werden. Daher muß generell das Streben nach umfassender Sachkenntnis, das Streben nach sachgerechtem und zielführendem Handeln, das Streben nach Wissen statt Glauben und ganz allgemein das Streben nach einem Weltbild, dass der Wirklichkeit entspricht. Jegliches angewandte Wissen sollte grundsolide sein – so wie das Wissen der Autobauer darüber, was notwendig ist, dass Autos auf eine sichere Weise fahren können.

Dazu gehört natürlich auch eine umfassende und gründliche Forschung und Bildung sowie die allgemeine Förderung von Aufmerksamkeit, Weitsicht und konsequentem Handeln.

Weiterhin ist es wichtig, neue Technologien und Werkstoffe sowie generell eine naturnahe Technik zu entwickeln. Dazu gehört Energiegewinnung, die Wasseraufbereitung, die Gewässersanierung, energiesparende Schiffsantriebe, der Wasserstoff-Antrieb für Flugzeuge, CO_2-freie Technologien, die Abfallvermeidung, das Abfall-Recycling und vieles mehr. Alle derartigen Entdeckungen und Erfindungen sollen möglichst der gesamten Menschheit zugänglich gemacht werden, damit ihre Wirkung möglichst groß ist und das Gemeinwohl fördert.

Es gibt bereits viele Erfindungen und Techniken, die jedoch noch nicht im großen Maßstab eingesetzt werden: Diesel-sparende Schiffsantriebe, Schiffsschrauben-ähnliche Wasserreiniger, Industrieabwasserreinigungs-Maschinen, Aquakultur, Umwandlung von Abfällen in Brennstoff-Pellets, Umwandlung von Plastik in Kerosin, die Herstellung von Gebrauchsgegenständen aus nachwachsenden Rohstoffe und vieles mehr.

7. Kooperation

♎

Was Du nicht willst, das man Dir tu', das füg auch keinem anderen zu.
Gleiche Chancen und gleiches Recht für alle – Solidarität mit der Menschheit.
Die Kooperation ist effektiver als die Konkurrenz.
Das auf Analogien beruhende Denken sollte erforscht werden (Astrologie,
Homöopathie u.ä.).

Mit dem Geld, das für Rüstung und Kriege ausgegeben wird, ließe sich sehr viel Sinnvolles erreichen, das das Gemeinwohl mehren statt mindern würde – zum Beispiel die Klimakrise verhindern.

Konkurrenz ist unvermeidbar, doch die Auswüchse der Konkurrenz sollten durch Kooperation verhindert werden. Wenn zum Beispiel nur noch langlebige Produkte hergestellt würden, würde dafür zwar vielleicht doppelt so viel an Rohstoffen und Arbeit benötigt, aber wenn das Produkt dann viermal so lange hält, würden aufs Ganze gesehen nur noch halb so viel Material und halb so viel Arbeitskraft benötigt. Und wer hätte etwas gegen eine Halbierung seiner Arbeitszeit bei gleichem Lohn einzuwenden?

Der häufige Einwand, dass dann die Hälfte der Menschen arbeitslos wäre, ist absurd: Wenn nur noch halb so viel Arbeitszeit benötigt würde, aber trotzdem dieselbe Menge Waren wie zuvor vorhanden wären, könnten alle einfach nur noch halb so viel arbeiten. Es gäbe dann die 20-Stunden-Woche. Es handelt sich hier ganz schlicht um ein Verteilungsproblem, das bisher aufgrund des Konkurrenzdenkens noch nicht gelöst werden konnte.

Das Denken in Konkurrenz führt auch zu den Konjunkturschwankungen und zur Arbeitslosigkeit – Konkurrenz fördert das Auftreten von Extremen (Hochkonjunktur, Rezession). Ein Wirtschaftssystem, das auf Kooperation beruht, würde diese Schwankungen vermeiden. Es sind immer genügend Arbeitskräfte, Material und Bedarf vorhanden, aber diese drei können nicht durch Konkurrenz, sondern nur durch Kooperation sinnvoll zusammengeführt werden.

Durch die Bildung von Monopolen – was eine häufige Folge des Konkurrenzkampfes ist – entsteht eine Unterversorgung der Volkswirtschaft mit Waren, da die Monopole ihre Waren zu einem höheren Preis verkaufen als sie es in einer Konkurrenzsituation könnten. Das führt dazu, dass sie zwar etwas weniger Waren verkaufen, aber diese zu einem höheren Preis, was insgesamt gesehen ihren Gewinn vergrößert.

Es wird also ein auf der Kooperation beruhendes Wirtschaftssystem benötigt (siehe das Buch „Sophikratie" in dieser Reihe).

Auch die Demokratie beruht auf der Konkurrenz – der Konkurrenz zwischen den Parteien. Das führt leider häufig dazu, dass sich die Parteien gegenseitig bekämpfen und behindern anstatt gemeinsam an der Lösung der Probleme zu arbeiten. Dabei wird oft die Sachlichkeit zugunsten der eigenen Popularität aufgegeben – zum Beispiel, indem man die „Grünen", die eine Beachtung der real vorhandenen Grenzwerte auf der Erde anstreben, als „Verbotspartei" diffamiert. Hier wird dringend Sachlichkeit und Kooperation statt Konkurrenz benötigt.

Ein dritter Aspekt der Kooperation ist die Gleichheit vor dem Recht.

Ein vierter Aspekt ist das Streben nach Frieden.

Die Grundlage dieser vier Bestrebungen – neues Wirtschaftssystem, neues Regierungssystem, Gleichheit, Frieden – ist die Einsicht, dass die Menschheit heute auf der Erde „in einem Boot" sitzt und daher die Förderung der Gesprächskultur und der Konsensbildung dringend benötigt wird. Das erfordert wiederum eine effektive Weisheit im Umgang mit Konflikten.

8. Wesentliches

♏

Es ist notwendig, zum Erreichen des Wesentlichen stets das Wirksamste zu tun.
Man sollte sich jederzeit der Wurzeln und der Wirkungen des eigenen Handelns
bewusst sein.
Einsicht führt zu Neuorientierung und Verwandlungen.
Selbsterkenntnis erspart leidvolle Irrwege.

Die größte derzeitige kollektive Notwendigkeit ist das Erhalten der Lebensmöglichkeit der Menschen auf der Erde: die Bewältigung der Klimakrise. Dazu ist die Einhaltung von teils schmerzhaften Grenzwerten in vielen Bereichen notwendig.

Bevölkerungswachstum

Die Hauptursache der Klimakrise ist die Dominanz der Menschen und die ständig zunehmende Bevölkerungsdichte. Wenn man sich das bisherige Bevölkerungswachstum anschaut, erhält man eine e-Funktion, d.h. eine Kurve, die ständig schneller wächst. Die Menschheit verdoppelt ihre Anzahl ungefähr seit ca. 1400 n.Chr. alle 150-200 Jahre. Vorher war das Wachstum sehr langsam und wurde durch Kriege, Seuchen, Hungersnöte und dergleichen immer wieder ausgebremst – doch seit ca. 1400 sind diese Einschränkungen des Bevölkerungswachstums weitgehend fortgefallen.

Das bisherige Bevölkerungswachstum wird in der untenstehenden Kurve durch die schwarze Linie dargestellt.

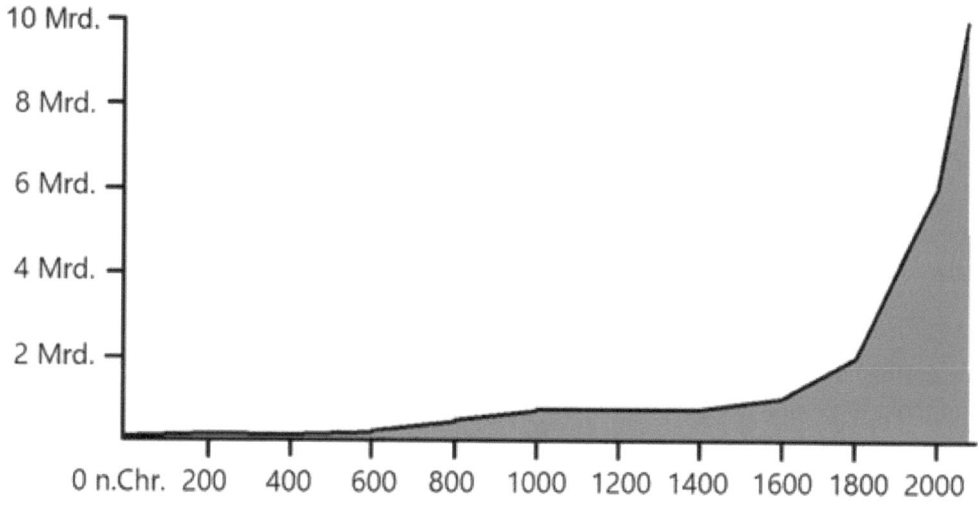

Es gibt verschiedene Möglichkeiten, wie sich diese Kurve weiterentwickeln könnte:

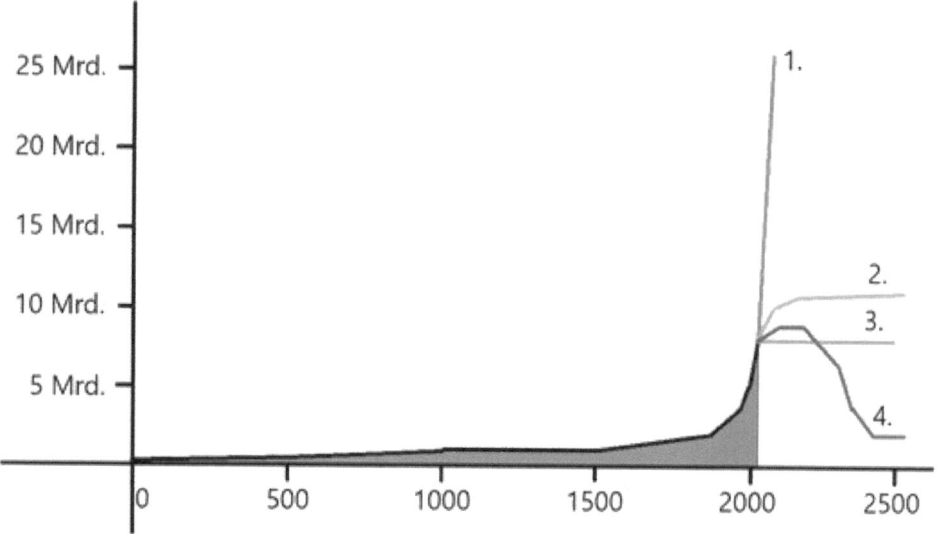

21

Möglichkeit 1: Das Bevölkerungswachstum bleibt weiterhin eine „Bevölkerungs-explosion" und steigt ungehindert weiter an. Um 2500 werden wir dann ca. 50 Milliarden Menschen sein. d.h. ca. 6-mal so viele wie heute.

Wenn wir nichts unternehmen, ist abzusehen, dass es irgendwann zu einem Kollaps kommen wird – bei 15 Milliarden, bei 25 Milliarden – vielleicht auch erst noch ein bisschen später. Doch endlos kann diese Entwicklung so nicht weitergehen. Es muß also etwas unternommen werden.

Möglicherweise wird sich das Wachstum jedoch auch leicht abschwächen, da derzeit vor allem noch die Bevölkerung von Indien und Afrika stark wächst und in allen anderen Regionen der Erde nur noch langsam zunimmt bzw. gleich bleibt.

Möglichkeit 2: Das Wachstum der Bevölkerung wird eingeschränkt und stabilisiert sich auf hohem Niveau. Dazu wird es notwendig sein, dass wir die Klimaerwärmung, den Hunger und das Wachstum der Wüsten kollektiv in den Griff bekommen.

Durch neue Techniken ist vermutlich auch eine größere Bevölkerungszahl auf der Erde möglich, aber mit diesen Techniken kann man erst dann planen, wenn sie bereits erfunden hat und sie ausgereift sind. Ansonsten wäre es sehr leichtsinnig, auf solche derzeit noch unbekannte Techniken zu hoffen und zu vertrauen und nichts zu unternehmen.

Es gibt einige Prognosen, die diese Entwicklung voraussagen, doch sicher ist sie nicht.

Möglichkeit 3: Das Einfrieden der Bevölkerungszahl auf dem heutigen Stand. Dafür wären rigorose politische Maßnahmen wie die Vorschrift der maximal-2-Kind-Familie notwendig, was derzeit vollkommen illusorisch wäre. Welche Partei würde so etwas vorschlagen wollen? Eine solche Maßnahme würde die persönliche Freiheit drastisch einschränken und wäre daher sehr unpopulär.

Diese Maßnahmen müssten vor allem in Indien und in Afrika getroffen werden, da die Bevölkerung dort am stärksten wächst.

Möglichkeit 4: Dies ist entweder die optimistische Version, bei der auf die Einsichtsfähigkeit der Menschen gebaut wird, die aus sich heraus beschließen, deutlich weniger Kinder zu bekommen – oder es wäre die drastische politische Version, bei der über 2-3 Generationen die 1-Kind-Familie vorgeschrieben wird.

Das wäre die Version, bei der wir auch ohne neue Techniken und große wirtschaftliche Umstellungen das Weiterleben der Menschen auf der Erde absichern würden. Durch zukünftige neue Techniken könnte die Zahl der Menschen, die auf der Erde leben können, dann wieder allmählich erhöht werden – sofern das dann noch gewünscht wird.

Für welche dieser Entwicklungen wir uns entscheiden werden, ist derzeit nicht abzusehen. Wenn wir jedoch – wie wir Menschen das ja angesichts von drohenden Katastrophen so gerne tun – gar nichts unternehmen, wird Version 1. eintreten – ungehemmtes Wachstum bis zum Kollaps. Dieser Zusammenbruch kann durch die Klimaerwärmung, Hungersnöte, Platzmangel, Verteilungskriege und vermutlich noch einiges anderes zustande kommen.

Es ist nicht klar, was wir tun werden und es ist auch nicht klar, wie wir das dann umsetzen werden – doch es ist klar, dass Nichtstun die schlechteste aller Möglichkeiten ist.

Rohstoffe

Die begrenzten Rohstoffe erfordern dringend einen sparsameren Umgang mit Rohstoffen, ein umfassendes Rohstoff-Recycling, die Produktion mit genormten, wiederverwendbaren Bausteinen („LEGO-Prinzip") und ähnliches mehr.

Chancengleichheit

Ebenso ist die Verwirklichung einer globalen (weitgehenden) Chancengleichheit dringend notwendig, da nur sie die Migration und die Kriegsgefahr deutlich verringern kann.

Bewusstheit

Generell ist eine Förderung des Bewusstseins über kollektive Gefahren wie der Klimakrise dringend erforderlich.

Umfassende Forschung

Zudem wird die weitere Erforschung – auch in alternativen Bereichen – der Medizin, der Psychologie, der Naturwissenschaften und ebenso der Spiritualität und der Religionen benötigt.

Veränderungen

Dies alles wird nicht ohne tiefgreifende Verwandlungen erreichbar sein – deren Notwendigkeit voraussichtlich nicht alle einsehen werden.

9. Zielstrebigkeit

Wir werden das tun, was nötig ist.
Wir werden stets das Bestmögliche anstreben.
Gemeinsam erreichen wir mehr.
Es bestehen reale Bedrohungen – es ist keine Zeit mehr nur abzuwarten.

Es gibt Situationen, in denen man zwischen dem Guten und dem Besseren wählen kann. Doch wir stehen inzwischen in einer Situation, in der wir ganz schlicht das Notwendige tun müssen, um unsere Erde für uns bewohnbar zu erhalten und nicht in Dürren, Überschwemmungen, extreme Migration, Hungersnöte und erbarmungslose Verteilungskämpfe zu geraten.

Es ist an der Zeit, die Probleme anzupacken und sie entschlossen zu lösen! Das ist ohne eine große Zahl von Menschen, die an diesen Projekten mitarbeiten, kaum möglich. Dabei kann jeder entsprechend seiner Fähigkeiten, Talenten und Neigungen an unterschiedlichen Stellen mitarbeiten. Die Entwicklung der derzeitigen Weltlage erfordert Engagement an sehr vielen unterschiedlichen Stellen, die alle auch sehr verschiedene Menschen erfordern. In diesem Sinne erfordert das Streben in der derzeitigen Weltlage eine „Graswurzel-Revolution".

Dabei sollte man beachten, die eigene Kraft und Energie sinnvoll einzusetzen – sowohl in Bezug auf den eigenen Leib als auch in Bezug auf Zeit, Geld, Maschinen u.ä. Schließlich ist das eigentliche Ziel eine umfassende Gesundheit für alle Menschen.

All das wird von dem Idealismus getragen, dass wir die Erde noch als für uns gut bewohnbaren Planeten retten können.

Wir tun dies auch für unsere eigenen Kinder und Enkel!

10. Bewahrung

VŞ

Du trägst die Verantwortung für das, was Du tust, und für das, was Du nicht tust.
Tue nichts, was die folgenden 10 Generationen belasten könnte.
Jeder muss für die Bewahrung der Bewohnbarkeit der Erde für die Menschen sorgen.
Prüfe und nutze, was Dir Rückhalt gibt.

Die Grundlage eines jeden sinnvollen Handelns ist die sachliche Wahrnehmung und Darstellung der Welt. Daher muss die Bildung und auch die sachliche Berichterstattung in den Medien gefördert werden.

Es ist generell eine nachhaltige Lebensform der Menschen notwendig – in der Landwirtschaft, in der Industrie, in der Wirtschaft, in den Finanzsystemen und in den Regierungsformen. Das bedeutet, dass bei jeder Handlung stets die Auswirkungen auf das Ganze beachtet werden. Das erfordert ganz allgemein und für jeden Einzelnen die Haltung und das Verhalten eines „Erwachsenen".

Die Begrenztheit der Erde erfordert das Einhalten von Grenzwerten anstelle eines fortwährenden Wirtschaftswachstums. Diese Begrenzung und ihre dringend notwendige Beachtung findet sich an vielen Stellen: Erstens das Verbot aller Vorgänge, Techniken und ähnlichem, die das Überleben der Menschen auf der Erde gefährden: AKWs, Artensterben, Abholzung der Wälder, Atomwaffen usw. Zweitens die Grenzwerte, die eingehalten werden müssen: maximale Anzahl von Menschen auf der Erde, maximale Menge an ausgestoßenen Klimagasen, maximaler Verbrauch an Ressourcen pro Jahr (seltene Erden, Holz, Fischfang etc.).

Diese Grenzwerte sind beweglich, da sie alle von fast allen anderen Grenzwerten abhängen. Daher liegt nur der „Gesamtwert" der Grenzwerte fest – ein einzelner Grenzwert kann jedoch variiert werden, wenn auch die anderen Grenzwerte entsprechend verändert werden.

1. Beispiel: Wenn es mehr Wald gibt (niedrigerer Grenzwert bei der Abholzung), können mehr Klimagase ausgestoßen werden (höherer Grenzwert), da die Wälder diese Gase dann wieder binden können.

26

2. Beispiel: Techniken und Vorgänge, die ausschließlich nachwachsende Rohstoffe verwenden bzw. alle Rohstoffe wieder recyceln können, können weitgehend unbegrenzt angewendet werden – sie erweitern den Spielraum innerhalb der Grenzwerte.

3. Beispiel: Wenn Techniken und Verfahrensweisen erfunden werden, die weniger schädlich sind, ist eine Erhöhung der Aktivitäten möglich – ein Motor, der nur halb so viel Benzin verbraucht, ermöglicht die Verdopplung der Anzahl der gefahrenen Kilometer.

Um das zu erreichen, muss sowohl jeder Einzelne als auch die Gemeinschaft und die Menschheit als Ganzes die Verantwortung dafür tragen. Wir werden alle gemeinsam für unsere Versäumnisse haften, da wir die Folgen unseres Verhaltens tragen werden müssen.

Diese Grenzwerte führen zu der Frage nach dem Recht. Die Sachlichkeit erfordert, dass der Verursacher auch für die Folgen verantwortlich ist – privat, als Unternehmen, als Staat und letztlich auch als Menschheit. Daher sollte das heutige Recht zu einem „Globalrecht" ausgebaut werden, das das Überleben der Menschen auf der Erde als oberste Priorität hat. Das bedeutet eine Durchsetzung der Einhaltung dieser Grenzwerte und weiterhin auch die Erhaltung des Friedens.

Allerdings sollte der Staat immer nur so viel Einfluss auf die Wirtschaft und den Einzelnen nehmen, wie zum Erreichen dieser Ziele notwendig ist. Dabei ist die Grenze zwischen „Förderung des allgemeinen Wohlergehens durch den Staat" und der „unerwünschten Einmischung und Überwachung durch den Staat" ein sehr altes Streitthema.

Das zu einem „Globalrecht" weiterentwickelte Naturrecht beruht auf den folgenden sechs Punkten:

1. die Einsicht in physikalische, chemische, biologische, medizinische, psychologische, soziale und politische Zusammenhänge sowie den Auswirkungen dieser Zusammenhänge auf die Erde als Ganzes;

2. das Handeln aufgrund dieser Einsichten – die auch in der Wirtschaft und der Politik so klar und überzeugend sein sollten wie der Bauplan eines Flugzeugs: Entweder es fliegt oder es fliegt nicht;

3. das allgemeine Bewusstsein, das jeder ein Teil des Ganzen ist und daher zum

einen das Ganze tragen muss (Verantwortung) und zum anderen von dem Ganzen getragen wird (Vertrauen);

4. die Entwicklung einer Gemeinschaft von Individuen – in der Familie, in der Sippe, in der Stadt, in dem Staat, und auf der Erde als Ganzes;

5. die Bereitschaft, alles zu überprüfen und es auch anzuwenden, wenn es tauglich ist – auch alles Ungewöhnliche;

6. das bedeutet letztlich die Entwicklung eines „übergeordneten Bewusstseins" oder Gruppenbewusstseins, in dem sich der Einzelnen stets als Teil der Menschheit sieht und entsprechend handelt – wobei die Individualität des Einzelnen, einer Sippe oder eines Volkes erhalten bleibt und als etwas Wertvolles gesehen wird.

Dieses „Globalrecht" hat als einziges Grundprinzip das Überleben und das möglichst gute Leben der Menschen auf der Erde. Daran wird jede Handlung gemessen.

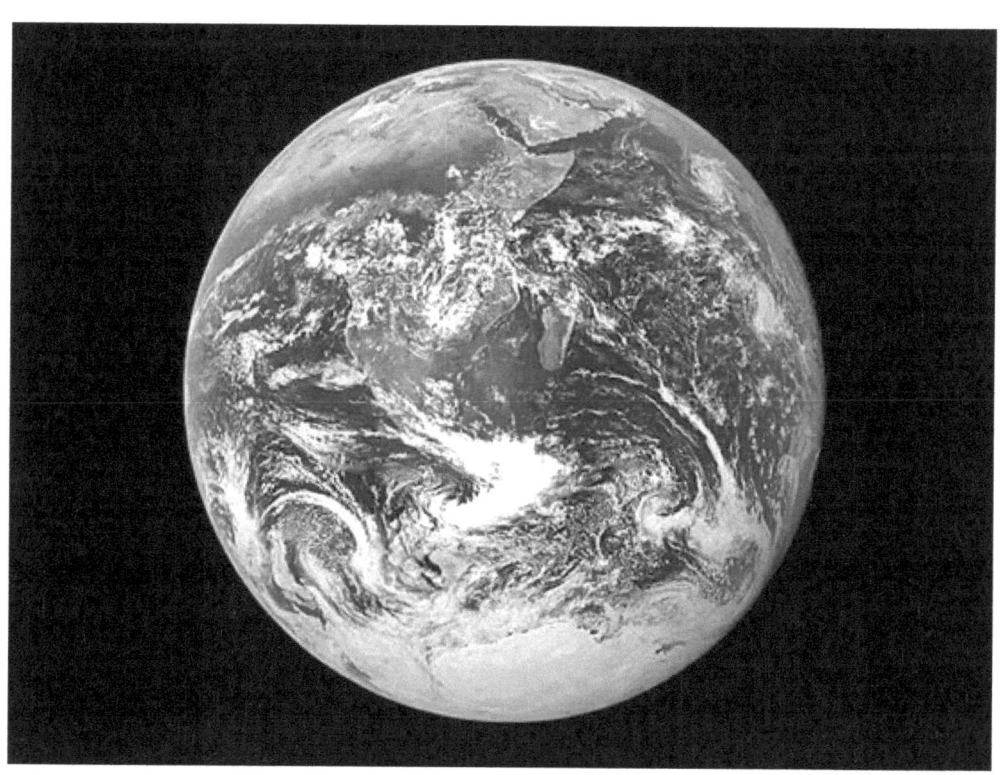

11. Utopie

Erforschen und Proklamieren einer neuen Gesellschaftsform.
Finden eines Ausgleichs zwischen Individualität und Globalisierung.
Die Weiterentwicklung der UNO zu einem wirksameren Instrument des Überlebens
der Menschen.
Die Klarheit und Bekanntheit der Utopie bewirkt ihre Verwirklichung.

Die kollektive Haltung und Handlungsweise, die das Überleben der Menschen auf der Erde ermöglicht, wird erforscht und proklamiert. Die Klarheit und Bekanntheit dieser Utopie bewirkt ihre kollektive Umsetzung. Diese Utopie ist eine Gesellschaftsform, die die globale Interdependenz aller Beteiligten berücksichtigt.

Diese Utopie enthält eine schlüssige Lösung für die Frage nach dem Verhältnis zwischen dem Individuum und der Menschheit als Ganzes sowie zu den verschiedenen Organisationsformen wie den Staaten und der UNO. Ein wesentliches Element dieser Utopie ist die Kooperation – auch im Bereich des Geldes.

Zur Erreichung dieser Utopie werden die Meinungsfreiheit, das Versammlungsrecht und das Recht auf Gemeinschaftsbildung gefördert.

Im Kleinen sind die allgemeine Chancengleichheit sowie die Gleichberechtigung von Mann und Frau ebenso wichtig.

Es werden alle Verhaltensweisen, Erfindungen, Therapien, politischen Systeme usw. gefördert, die eine der vielen Bedrohungen des Lebens der Menschen auf der Erde oder allgemein die Bedrohung des Lebens auf der Erde reduzieren oder beseitigen.

Diese Maßnahmen sind: Reduzierung der Überbevölkerung, Beendigung der Kriege, Abbau der Atomwaffen, Reduzierung des Ausstoßes von Klimagasen, Förderung von „die Umwelt schonenden" Erfindungen, Erhaltung der Artenvielfalt, Abbau der AKWs, Zulassung aller wirksamen Heilmethoden, Förderung der religiösen Toleranz und ähnliches mehr.

Das Erreichen dieser Utopie erfordert die Kooperation auf allen Ebenen. Nur gemeinsam können die dafür notwendigen Investitionen bewältigt werden, da sie für den Einzelnen oder auch einzelne Unternehmen undenkbar wären. Dafür sind die verschiedensten Formen der Kooperation und vielfältige Arten von Netzwerken notwendig.

12. Verbundenheit

♓

Mit was bin ich verbunden und wie sollte ich daher handeln?
Ich bin Teil des Ganzen.
Ich lasse mich von dem Ganzen tragen: Vertrauen.
Ich trage das Ganze: Verantwortung.

Die Globalisierung erfordert ein ökologisches, nachhaltiges Verhalten in allen Bereichen. Dieses Verhalten beruht im Wesentlichen auf der Einsicht in die Abhängigkeit eines jeden Einzelnen von seiner Umwelt und von der globalen Gemeinschaft.

Diese Einsicht der gegenseitigen Abhängigkeit aller von allen und allem führt auch zu der Erforschung alternativer Heilmethoden (Homöopathie, Akupunktur u.a.), zu einem menschlicheren Umgang miteinander in allen Bereichen, zu einer respektvollen Aussöhnung zwischen allen Völkern und Volksgruppen und schließlich zu dem Erkennen, der Erhaltung und der Förderung des lebendigen Organismus Erde („Gaia").

Religion und Glauben sollten grundsätzlich Privatsache sein. Allgemeine religiöse Gebote, Verbote und Vorschriften werden daher abgelehnt. An die Stelle dieser starren Regeln sollte das Erforschen von Religion, Meditation, Astrologie, Religion, Spiritualität, Magie, Homöopathie, Akupunktur, Götter, Analogie-Denken, Analogie-Wirkungen u.ä. treten, um neue Möglichkeiten des Handelns zu finden.

Die 12 Zonen des menschlichen Körpers

Entwürfe für die Zukunft – Band 7

Inhaltsübersicht

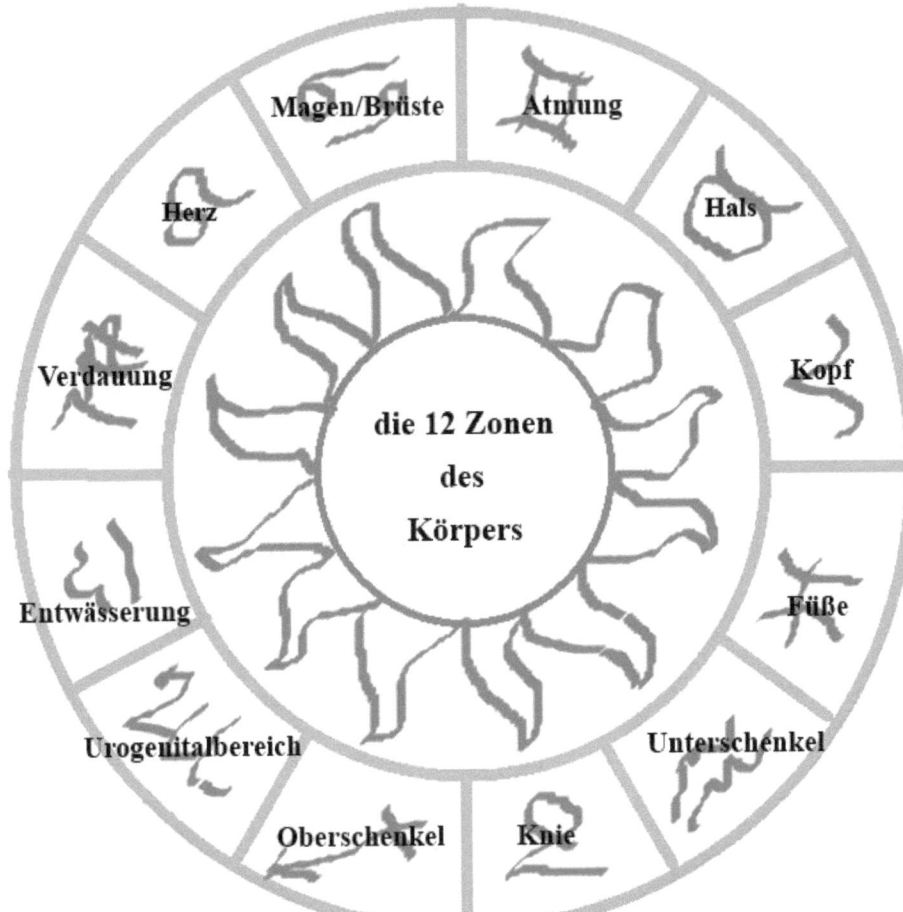

die 12 Zonen

des

Körpers

Magen/Brüste

Atmung

Hals

Herz

Kopf

Verdauung

Füße

Entwässerung

Unterschenkel

Urogenitalbereich

Oberschenkel

Knie

Vorwort

In der Astrologie wird auch der menschliche Körper betrachtet: Jeder Teil des Leibes gehört zu einem der zwölf „Häuser" des Horoskops.

So wie die Tierkreiszeichen – vereinfacht gesagt – eine Einteilung des Jahres in zwölf gleichgroße Teile sind, so sind die astrologischen Häuser die Einteilung des Tages in zwölf gleichgroße Teile. Diese beiden Kreise sind das Bezugssystem in einem Horoskop.

Da die zwölf astrologischen Häuser nicht nur den Körperbereichen, sondern auch den zwölf Lebensbereichen eines Menschen entsprechen – das 2. Haus dem Besitz, das 7. Haus den Beziehungen, das 10. Haus der Öffentlichkeit usw. – kann man anhand des Bereiches des Körpers, der erkrankt ist, schon erkennen, in welchem Lebensbereich der Kranke vermutlich größere Schwierigkeiten hat.

Wenn man sein ganzes Horoskop kennt, kann man auch gleich nach den Häusern schauen, in denen zwei Planeten stehen, die in einem Quadrat (90°-Winkel) zueinander stehen – dort finden sich die meisten Schwierigkeiten. Doch für die Betrachtungen in diesem Booklet benötigt man keinerlei astrologischen Vorkenntnissen.

Diese zwölf Körperzonen sind:

1. Haus (Widder-ähnlich):	Kopf
2. Haus (Stier-ähnlich):	Hals
3. Haus (Zwillinge-ähnlich):	Atembereich
4. Haus (Krebs-ähnlich):	Lymphe, weibliche Brüste
5. Haus (Löwe-ähnlich):	Herz
6. Haus (Jungfrau-ähnlich):	Verdauung
7. Haus (Waage-ähnlich):	Entwässerung
8. Haus (Skorpion-ähnlich):	Genitalien, Ausscheidung
9. Haus (Schütze-ähnlich):	Oberschenkel/Oberarme
10. Haus (Steinbock-ähnlich):	Knie/Ellenbogen
11. Haus (Wassermann-ähnlich):	Unterschenkel/Unterarme
12. Haus (Fische-ähnlich):	Füße/Hände

In diesem Buch werden auch nicht alle Krankheiten betrachtet, die es gibt, aber es wird versucht, die Art der Betrachtungsweise deutlich zu machen, die zu einem Verständnis für die psychische und soziale Seite einer Krankheit führt.

- - -

Eine recht nützliche allgemeine Orientierung bei Krankheiten bezieht sich auf die Art des Krankheits-Verursachers: Pilze, Bakterien oder Viren.

Diese drei Krankheitserreger dringen verschieden tief in das menschliche System ein, woraus man Rückschlüsse auf die psychischen Ursachen der Krankheit ziehen kann.

Pilze

Die Pilze sitzen auf der Oberfläche des Menschen, wobei zu dieser Oberfläche auch das Innere des Verdauungssystems gehört. Die Pilze befinden sich also in der **körperfremden Substanz** des Menschen: auf der Haut, in der Lunge und in dem Darminhalt.

Die Pilze sind ein- oder mehrzellige Lebewesen – also „groß" – und können daher nicht in den eigentlichen Körper des Menschen eindringen.

Das bedeutet, dass die durch Pilze verursachten Krankheiten wahrscheinlich vor allem mit der allgemeinen Umgebung eines Menschen zu tun haben: mit seiner Arbeit, seinen Kollegen und Vorgesetzten, seiner Umwelt, seinem Wohnort u.ä. – denn das ist der „körperfremde Bereich" im Außen.

Bakterien

Die Bakterien dringen in den Menschen ein und sitzen dann in seinen Muskeln, in seinen Organen, in seinem Blut usw. Die Bakterien befinden sich also in der **körpereigenen Substanz** des Menschen.

Die Bakterien sind aber auch in der körperfremden Substanz, also auf der Haut und im Darminhalt. Sie können somit in zwei Bereichen des Menschen leben: in der körperfremden Substanz (auf der Haut, im Darm) und in der körpereigenen Substanz

(Organe, Blut, Muskeln usw.).

Die Bakterien sind einzellige Lebewesen – also „mittelgroß" – und können daher in den eigentlichen Körper des Menschen eindringen.

Das bedeutet, dass die durch Bakterien verursachten Krankheiten wahrscheinlich mit den engen Kontakten des Kranken zu tun haben: mit seinen Beziehungen, seiner Familie und seinen engsten Freunden – denn das ist der „körpereigene Bereich" um Außen.

Viren

Die Viren dringen in die Zellen des Menschen ein und befinden sich dann im Zellkern in der **körperdefinierenden Substanz**, d.h. in der DNS im Zellkern.

Sie sind aber auch in der körperfremden Substanz und in der körpereigenen Substanz: Sie leben in allen drei Bereichen und können bis in die Identität des Menschen – die DNS in seinen Zellkernen – vordringen.

Die Viren sind lediglich eine DNS in einem „Transportgehäuse" – also „klein" – und können daher bis in die Zellkerne des Menschen gelangen.

Das bedeutet, dass die durch Viren verursachten Krankheiten wahrscheinlich mit dem Selbstbild und der Lebensweise des Kranken zu tun haben: mit dem, wie er sich sieht, wie er handelt, mit seinen Mangelgefühlen, seinen Ängsten und Selbstzweifeln – denn das ist der „körperdefinierende Bereich" im Außen.

Krebs, Unfälle, Degenerationen

Drei weitere häufige Krankheitsursachen – neben Pilzen Bakterien und Viren – sind Krebs, Unfälle und DegenerationsErkrankungen. Auch sie lassen sich allgemein beschreiben.

Beim **Krebs** wuchert ein Teil des Körpers zügellos. **Wachstum** ist astrologisch gesehen eine Fähigkeit des Jupiters: Sinn finden, Ziele haben, Dinge anstreben, Projekte durchführen, Ziele erreichen, das Erreichte genießen … Es ist daher anzunehmen, dass Krebs dann entsteht, wenn diese Fähigkeit zur Sinngebung, zur Ziel-Formulierung und zum Wachstum in einem Lebensbereich blockiert ist. Diesen

Lebensbereich kann man an dem Organ oder Körperteil erkennen, den der Krebs befallen hat, da das astrologische Häusersystem die Organe und Körperteile alle einem Lebensbereich zuordnet.

Bei **Unfällen** wirkt eine äußere Kraft auf den Körper ein. **Kräfte** gehören astrologisch gesehen zum Mars. Daraus ergibt sich, dass man bei Unfällen eine Kraft falsch eingeschätzt hat. Auch hier kann man aus dem verletzten Glied oder Organ auf den Lebensbereich schließen, in dem möglicherweise eine Spannung oder etwas Ähnliches besteht, die letztlich zu dem Unfall geführt hat.

Bei **Degenerations-Erkrankungen** wird entweder der Körper **abgenutzt** oder es schleichen sich **Fehlfunktionen** ein. In diesen Fällen liegt eine Fehlhaltung vor – entweder körperlich oder in der Lebensführung. Die Haltung und daher auch die Fehlhaltung gehört astrologisch gesehen zum Saturn. Daher kann man im Horoskop schauen, wo dieser Planet im dem Horoskop des Kranken steht.

Diese Unterscheidungen sind bei der Betrachtung von Krankheiten recht hilfreich, da sie einen ersten Anhaltspunkt dafür bieten, was man an psychischen und sozialen Aspekten bei der Heilung zumindest einmal genauer betrachten sollte.

Zusammen mit den 12 Körperbereichen ergeben diese insgesamt 6 grundlegenden Unterscheidungen – Pilze, Bakterien, Viren, Krebs, Unfall, Degeneration – immerhin schon eine Differenzierung in 72 verschiedene Krankheitsgruppen, die alle eine bestimmte Dynamik haben und denen allen eine andere psychische und/oder soziale Konstellation zugrunde liegt.

Es ist aber immer zu beachten, dass der Charakter der 12 Körperzonen, die durch die 12 astrologischen Häuser beschrieben wird, nur als Hilfsmittel benutzt wird. Man muss in jedem Fall die Krankheit selber genau ansehen und aus den bei ihr auftretenden Symptomen – die ja auch nicht bei allen Menschen mit dieser Krankheit gleich sind – jeweils neu die Schlussfolgerungen ziehen, was die psychische Seite und Ursache dieser Krankheit bei einem bestimmten Menschen ist.

In den 12 Kapiteln dieses Booklets werden natürlich nicht alle Krankheiten, die es gibt, aufgeführt, sondern nur eine Auswahl, um die Betrachtungsweise zu verdeutlichen, mit deren Hilfe man den Charakter einer Krankheit verstehen und ihre eventuellen psychischen Ursachen erkennen kann.

Mit den 12 Körper-Zonen, die den 12 astrologischen Häusern zugeordnet sind,sind das indische System der Chakren, das chinesische System der Akupunkturpunkte, das tibetische System der Druckpunkte des Rang Dröl und noch einige andere Körper-punkt-Systeme eng verwandt. Erfreulicherweise stimmen die von ihnen beschriebe-nen Eigenschaften dieser Punkte und somit der Körper-Zonen, in denen sie liegen, weitestgehend überein. Sie werden in diesem Buch aber nur am Rande in die Beschreibungen der Körperzonen miteinbezogen.

Diese Chakren und Nebenchakren entsprechen vom Kopf bis zu den Füßen hin dem 1. bis dem 12. Haus.

Bei Bedarf findet sich ein ausführlicher Vergleich all dieser Punkte und Körperzonen in: Harry Eilenstein – „Das Chakren-System mit den Neben-chakren".

Die Zuordnung der 12 Körperzonen zu den 12 astrologischen Häusern ist zwar schon sehr alt und hat sich gut bewährt, aber es wäre erfreulich, wenn sie noch gründlicher erforscht, mit vielen Einzelfällen belegt und vor allem präzisiert werden würde.

1. Kopf

♈

Das 1. astrologische Haus steht für die Lebensbereiche, die der Direktheit des Sternzeichens Widder entsprechen: das Hier und Jetzt – also immer und bei allem „ganz da sein".

Die Körperteile und Organe, die dem 1. Haus entsprechen, sind: **Kopf, Gehirn, Sinnesorgane und Mund** (wahrnehmen, zubeißen und kauen).

Wenn es in diesem Bereich zu Störungen kommt, entstehen Kopfschmerzen, Konflikte, Kraftvergeudung, Engstirnigkeit, Scheuklappen-Sicht …

Das Thema dieser Lebensbereiche und Körperzonen, die dem 1. Haus entsprechen, ist die Direktheit des Kontaktes mit dem, was vor einem steht: ein Pionier.

Der Kopf-zentrierte Widder-Stil des 1. Hauses reicht von „tatkräftig" über „hyperaktiv" bis zu „mit dem Kopf durch die Wand".

Das **Scheitelchakra** hat dem Yoga und der alternativen Medizin zufolge die Aufgabe, den Menschen aus einem Bewusstsein über das Ganze heraus im Hier und jetzt sinnvolle Handlungen zu ermöglichen.

Das **Haaransatz-Nebenchakra** hat die Aufgabe, im eigenen Leben nach Handlungsmöglichkeiten zu suchen.

Das **Dritte Auge** (zwischen den Augenbrauen) hat die Aufgabe, Entscheidungen für eine Richtung im Leben zu treffen und diese dann auch zu verfolgen.

Diese drei Kopf-Chakren und Kopf-Nebenchakren betonen die Fähigkeit des Widders, spontan Situationen zu erfassen und eine Entscheidung zu treffen und sie mit aller Kraft auch umzusetzen.

Pilz-Erkrankungen im Kopf-Bereich legen den Verdacht nahe, dass die eigene Tatkraft von den allgemeinen äußeren Umständen stark eingeschränkt und behindert wird.

Bakterien-Erkrankungen im Kopf-Bereich legen die Vermutung nahe, dass die eigene Tatkraft und Initiative durch die eigene Familie stark eingeschränkt wird.

Viren-Erkrankungen im Kopf-Bereich könnten darauf hinweisen, dass man sich auf irgendeine Weise selber in Bezug auf seine Tatkraft blockiert und lahmgelegt hat.

Krebs-Erkrankungen im Kopf-Bereich gehen wahrscheinlich auf eine massiv verdrängte Eigeninitiative und eine stark blockierte Spontanität zurück.

Degenerations-Erkrankungen im Kopf-Bereich entstehen normalerweise dann, wenn es in Bezug auf die eigenen spontanen Impulse über lange Zeit eine zu große Anpassung an andere oder an die „Umstände" gegeben hat.

Unfälle im Kopf-Bereich haben ihre Ursache vermutlich in einer Falscheinschätzung der eigenen Kraft und der eigenen Fähigkeiten, wodurch sich der Kopf, der „durch die Wand wollte", nun eine dicke Beule hat.

c) konkrete Krankheiten im 1. Haus

Zahnausfall

Einem Mann sind im Alter von 35-50 Jahren alle Zähne bis auf zwei ausgefallen. Die Zähne an sich waren in Ordnung, aber das Zahnfleisch und der Kieferknochen hatten sich zurückgebildet.

Die Zähne sind die Waffen – astrologisch der Mars. Die Knochen bilden den Halt für die Zähne – astrologisch der Saturn. Anscheinend gab es etwas in dem Mann, das seine eigene Aggression abgelehnt hat.

In seinem Horoskop steht der Mars im Trigon zum Saturn – der Saturn (Knochen) sollte also eigentlich den Mars (Zähne) sicher und fest halten. Der Saturn hat jedoch ein Quadrat zum Pluto, was bedeutet, dass es bei ihm Konflikte zwischen dem Wesentlichen (Pluto) und dem Festen (Saturn) geben kann.

Die sowohl aus dem Zahnbefund als auch aus dem Horoskop heraus vermutete

Ablehnung der eigenen Aggression findet sich in der Geschichte dieses Mannes wieder, der mit eineinhalb Jahren von seinen Eltern für ein Jahr verlassen worden ist und dem dann anschließend seine neugeborene Schwester vorgezogen worden ist. In diesem Zusammenhang wählte dieser Mann als Überlebensstrategie die vollkommene Unterordnung – was dann zu seinem Zahnausfall geführt hat.

Durch die Bejahung und Integration seiner Aggressionen konnte er den Zahnausfall schließlich stoppen.

Karies

Im Gegensatz zur Parodontose, also zur Zurückbildung des Zahnfleisches und der Kieferknochen, ist Karies ein Verfall der Zähne selber.

Während bei der Parodontose der Betreffende zwar gute „Waffen" hat, aber sich nicht traut, sie zu benutzen, werden bei Karies die „Waffen" selber zerstört. Der Effekt ist derselbe, aber die Haltung ist verschieden: Parodontose lehnt die Benutzung der Zähne ab – Karies lehnt die Zähne selber ab.

Erkältung

Eine Erkältung ist eine Krankheit der Schleimhäute der Nase und der Nebenhöhlen, die von Viren und manchmal zusätzlich von Bakterien verursacht wird. Erkältungen treten am häufigsten bei Kindern auf und werden mit zunehmendem Alter seltener. Erkältungen sind eine der häufigsten Infektionskrankheiten des Menschen. Sie werden durch über 200 sehr verschiedene Viren verursacht.

Eine Erkältung ist keine Grippe – die Grippe ist eine weitaus schwerere Erkrankung und kann im Gegensatz zur Erkältung tödlich enden.

Zu den Symptomen einer Erkältung zählen Frösteln, Fieber, Husten, Niesen, Halsschmerzen, Mattigkeit, Gliederschmerzen und eine „laufende Nase". Die Krankheit dauert 10-15 Tage. Erkältungen treten vor allem bei nasskaltem Wetter auf. Auch Stress fördert die Erkältungsanfälligkeit.

Die Ansteckung erfolgt durch Tröpfcheninfektion, durch direkten Kontakt mit einem Erkrankten oder durch Schmierinfektion (Berührung mit Viren-verseuchten Gegenständen).

Die Erkältung gehört als eine durch Viren verursachte Krankheit zu den Identitäts-krisen, da sie den Bereich der körperdefinierenden Stoffe (DNS) angreift.

Von dem von der Erkältung befallenen Organ her (Nase) könnte man auf eine Krise in der Willensbildung, der Ausrichtung in der Welt, der Ziele u.ä. schließen, da dies die Funktionen des Dritten Auges („Stirnchakra") sind, das sich an der Nasenwurzel befindet.

Wenn man das Gesicht als Gleichnis für den ganzen Leib nimmt, entspricht die Nase den Genitalien. Das erinnert daran, dass im Yoga die Kundalini (Lebenskraft) vom Wurzelchakra bei den Genitalien zum Dritten Auge hinaufgeleitet wird. Es wäre also auch ein Zusammenhang mit dem Fluss der Lebenskraft im Körper denkbar. Dazu würde auch Stress als einer der Auslösungsfaktoren einer Erkältung passen.

Möglicherweise geht es daher bei einer Erkältung darum, dass der Betreffende in einer Richtungskrise steckt, d.h. dass er auf ein Hindernis gestoßen ist und deshalb nicht mehr weiß, welchen Weg er nun einschlagen soll – das Dritte Auge ist für die Orientierung in der Welt und für die eigenen Ziele zuständig.

Diese Vermutung stimmt mit vielen Beobachtungen überein.

Grippe

Eine Grippe wird wie die Erkältungen durch einen Virus ausgelöst, aber sie ist in ihrem Verlauf sehr viel schwerer und kann tödlich enden. Die Grippe ist weit verbreitet – jedes Jahr erkranken 10-20% der Weltbevölkerung an Grippe. Zu den Symptomen der Grippe zählen der sehr plötzliche Krankheitsbeginn, hohes Fieber, Schüttelfrost, Kopfschmerzen, Müdigkeit, Husten, geschwollene Nasenschleimhäute, Erbrechen und Durchfall. Durch die Schwächung der Abwehrkräfte des Körpers durch den Grippe-Virus erfolgt oftmals noch eine anschließende Infektion mit Bakterien. Diese Folge findet sich auch bei den Erkältungen.

Die Grippe wird durch Kontakt oder Tröpfcheninfektion an den Schleimhäuten von Mund, Hals, Nase und Augen übertragen. Eine Grippe kann sich epidemieartig ausbreiten. Solche Epidemien führen zu einer erhöhten Todesrate, die sich oft nur statistisch erfassen lässt, da sich der Tod des einzelnen Menschen nicht immer eindeutig auf eine Grippe oder eine Grippe-Folgekrankheit zurückführen lässt. Die Krankheit selber dauert 7-14 Tage, worauf allerdings noch einige Wochen mit Schwä-chegefühl folgen können.

Die psychologische Deutung einer Grippe entspricht der einer Erkältung, nur dass sie offenbar durch eine deutlich schwerere Richtungs-Krise im Leben verursacht wird.

Interessant ist, dass auf die Virus-Krankheit (Identitätskrise) oft noch eine Bakterien-Krankheit (Familien-Krise) folgt – was ja auch in psychologischer Hinsicht schlüssig ist, da eine Veränderung der Identität auch eine Neuordnung der Beziehungen nach sich zieht.

Parkinson

Der alte Name „Schüttellähmung" bezeichnet das Hauptsymptom dieser Krankheit: eine zunehmende Lähmung der Glieder, die dabei zu zittern beginnen. Weitere häufige Symptome sind eine gedrückte Stimmung und ein verlangsamtes Denken.

Die Ursache dafür ist das Absterben von Nerven in einem Teil des Mittelhirns, das den Botenstoff Dopamin produziert, der für die Steuerung von Bewegungen notwendig ist. Dopamin wird umgangssprachlich auch als „Glückshormon" bezeichnet. Die Ursache für das mit Dopamin verbundene Glücksgefühl liegt in der Antriebssteigerung durch dieses Hormon („Jogger-Hormon"). Dopamin reguliert auch die Durchblutung innerer Organe.

Ein Übermaß an Dopamin tritt häufig zusammen mit Schizophrenie und Psychosen auf.

Die Parkinson-Krankheit kann verschiedene Ursachen haben: erblich, durch Medikamente verursacht, durch Schläge auf den Kopf (Boxer-Krankheit), durch Vergiftungen (Pestizide u.ä.), durch Entzündungen und durch Stoffwechselstörungen. Die Krankheit beginnt meistens erst nach dem 50. Lebensjahr.

Das durch Dopamin verursachte Glücksgefühl hängt mit Bewegung, Motivation, Durchblutung und Antriebssteigerung zusammen – es handelt sich also um ein „Mars-Hormon". Das Glücksgefühl könnte daher mit dem Orgasmus in Verbindung stehen, der das „Glücksgefühl des Mars" ist.

Das Absterben von Nerven im Mittelhirn ist ein „Tod des Mars". Man kann bei Parkinson-Erkrankten also nach Selbsthass und ähnlichen Gefühlen suchen.

Wie bei allen Krankheiten ist das Zusammenspiel zwischen äußeren Ursachen und der inneren Bereitschaft, auf diese Ursachen mit einer Krankheit zu reagieren, manchmal recht komplex.

Da diese Krankheit im Mittelhirn entsteht, kann man sie dem 1. Haus zurechnen, das ja auch für Motivation und Tatkraft steht, die durch die Parkinson'sche Krankheit eben behindert werden.

d) Heilungsansätze im 1. Haus

Förderlich sind ein größerer Freiraum zum spontanen Handeln, das Wiedererlangen eines größeren Maßes an Freiheit und die Freude an der eigenen Kraft.

2. Hals

℧

a) die Bedeutung des 2. Hauses

Das 2. astrologische Haus steht für die Lebensbereiche, die dem Genießen des Sternzeichens Stier entsprechen: Gesundheit, Ernährung, Körperpflege, Einrichtung, Wohnen, Architektur, Einkommen, Bankkonto (Besitz im weitesten Sinne).

Die Körperteile und Organe, die dem 2. Haus entsprechen, sind: **Hals, Nacken und Speiseröhre** (Aufnahme von Speisen und Getränken).

Wenn es in diesem Bereich zu Störungen kommt, entsteht Gier, Völlerei, Verzicht, Genußsucht, Fettleibigkeit, Neid …

Das Thema dieser Lebensbereiche und Körperzonen, die dem 2. Haus entsprechen, ist das Horten und Genießen des Angenehmen: ein Hobbit.

Der Hals-zentrierte Stier-Stil des 2. Hauses reicht von „fördernd" über „halsstarrig". bis zu „genußsüchtig".

Das **Gaumen-Nebenchakra** hat dem Yoga und den alternativen Heilmethoden zufolge die Aufgabe, die allgemeinen Wünsche eines Menschen in Hinblick auf seine Beziehungen zu anderen Menschen und Dingen zu konkretisieren.

Das entspricht dem 2. Haus, in dem das, was angenehm ist, aufgenommen wird, und das, was unangenehm ist, abgewiesen wird.

b) die sechs grundlegenden Erkrankungs-Arten des 2. Hauses

Pilz-Erkrankungen im Hals-Bereich legen den Verdacht nahe, dass sich der Kranke in allgemeinen Lebensumständen befindet, die er so nicht gewählt hat und in denen er Einflüssen machtlos ausgesetzt ist, die er so gar nicht haben will.

Bakterien-Erkrankungen im Hals-Bereich legen die Vermutung nahe, dass sich der Betreffende in seinen Beziehungen, in seiner Familie oder in seinen Freundschaften nicht aufrichtig zeigt und daher anders handelt als er es eigentlich will.

Viren-Erkrankungen im Hals-Bereich könnten darauf hinweisen, dass der Kranke selber gar nicht mehr klar sieht, wie er eigentlich leben will, was ihm gut tut und was ihm nicht gut tut.

Krebs-Erkrankungen im Hals-Bereich gehen wahrscheinlich auf, dass die „Fähigkeiten des Halses", also das „sich zeigen wie man ist", der Gefühlsausdruck und das Besitzen und Genießen, stark vernachlässigt oder sogar weitgehend verdrängt worden sind.

Degenerations-Erkrankungen im Hals-Bereich entstehen normalerweise durch Überlastung oder Fehlverhalten in Bezug auf das „sich im Leben klar positionieren".

Unfälle im Hals-Bereich haben ihre Ursache vermutlich darin, dass man seine eigene Kraft oder die Situation in Bezug auf Besitz und Abgrenzung falsch eingeschätzt hat.

c) konkrete Krankheiten im 2. Haus

Essstörungen

Essstörungen sind weit verbreitet: Fresssucht, Magersucht und Bulimie.

Bei der Fresssucht wird ein Mangel durch ein Suchtverhalten verdrängt: Man isst weit mehr als man eigentlich braucht und wird dadurch übergewichtig. Diese Strategie gehört zu dem klammernden Bindungstyp.

Bei der Magersucht wird derselbe Mangel durch Askese verdrängt: Man isst weit weniger als man braucht. Diese Strategie gehört zu dem abweisenden Bindungstyp.

Bei der Bulimie wird dieser Mangel abwechselnd durch Fresssucht und Askese verdrängt – bzw. der Kranke versucht sie dadurch zu verdrängen. Man hat Fressanfälle, nach denen man sich anschließend übergibt, um die Nahrung wieder loszuwerden. Diese Kranken sind sich ihrer Krankheit jedoch meistens schmerzhaft bewusst. Diese Strategie gehört zu dem desorganisierten (wechselhaften) Bindungstyp.

Die eigentliche Heilung fast aller Essstörungen liegt in der Heilung des grundlegenden (meist psychischen) Mangelgefühls des Kranken.

Vergiftungen

Vergiftungen könnte man zu den Verletzungen zählen, nur das sie nicht durch eine äußere Kraft, sondern durch einen äußeren Stoff verursacht worden sind.

Das, was einem Menschen bei einer Vergiftung gefehlt hat, ist die Unterscheidung von dem, was einem gut tut und was nicht. Da sich jedoch eine Fliegenpilz-Vergiftung und eine Quecksilber-Vergiftung im Bergbau von ihrer Ursache her jedoch sehr stark unterscheiden, muss man auch hier den Einzelfall sehr genau betrachten.

Mumps

Mumps („Ziegenpeter") ist eine Virus-Erkrankung, die vor allem die Speicheldrüsen befällt. Zu den Symptomen zählen die Schwellung der Speicheldrüsen, Fieber und bisweilen Atemschwierigkeiten. Meistens erkranken Kinder an dieser Krankheit („Kinderkrankheit"). Anschließend an diese Krankheit ist man lebenslang immun gegen Mumps – man kann also nur ein einziges Mal an Mumps erkranken. Die Krankheit wird durch Tröpfcheninfektion oder durch direkten Kontakt übertragen.

Jungen erkranken häufiger als Mädchen an Mumps. Mumps verbreitet sich meisten epidemieartig. Der Krankheitsverlauf wird mit zunehmendem Alter immer schwerer. Mumps kann zu einer Hirnhautentzündung oder (bei Jungen) zu einer Hodenentzündung führen.

Als Virus-Erkrankung betrifft Mumps die Identität eines Menschen. Die Speicheldrüse steht mit der Nahrungsaufnahme in Zusammenhang. Man kann also eine Krise auf der oralen Ebene vermuten wie z.B. einen Mangel an Geborgenheit, der zu Sucht oder Askese führen könnte.

Röteln

Wie Mumps sind die Röteln eine durch einen Virus verursachte Kinderkrankheit, nach deren Ende der Betreffende sein Leben lang immun gegen Röteln ist. Zu den Symptomen zählen rote Hautflecken, Fieber und Lymphknotenschwellungen. Die roten Flecken treten zuerst am Kopf auf und verbreiten sich dann auf dem Leib und auf Arme und Beine. In der Hälfte der Fälle einer Infektion mit dem Rötel-Virus treten keinerlei Symptome auf.

Während der Schwangerschaft kann es zu einer Gefährdung des ungeborenen Kindes kommen.

Röteln verbreiten sich durch Tröpfcheninfektion. Wie das Masern-Virus kann das Rötel-Virus nur im Menschen leben.

Die Röteln sind von ihrem Erscheinungsbild her den Masern und dem Mumps sehr ähnlich. Die Identitätskrise (Viren) betrifft bei den Röteln vor allem die Haut und könnte daher wie die Masern auf eine Kontaktkrise hinweisen.

Bandscheibenvorfall

Derselbe Mann wie der mit den ausgefallenen Zähnen im vorigen Kapitel hatte im Hals einen Bandscheibenvorfall. Es bestand der Verdacht, dass die Taubheit in seiner Hand durch diesen Bandscheibenvorfall bedingt war, was sich jedoch als Irrtum herausstellte, da sich seine Beschwerden durch Rückenmassagen beheben ließen.

Der Hals entspricht im Horoskop dem 2. Haus, in dem dieser Mann seinen Saturn stehen hat. Der Bandscheibenvorfall gehört somit thematisch zu seinem Zahnausfall: Er kann nicht zu seiner eigenen Substanz stehen und nicht seinen eigenen Besitz verteidigen – beides entspricht dem 2. Haus.

Er hatte im Zusammenhang mit der Rückkehr zu seinen Eltern im Alter von 3 Jahren nach einjähriger Trennung von ihnen und in der Konfrontation mit seiner Schwester seinen gesamten Besitz (Spielzeug) aufgegeben.

Die Heilung dieses Erlebnisses ist daher auch die Wurzel der Heilung seines Zahnausfalls und seiner Bandscheibenprobleme.

Epilepsie

Das wesentliche Symptom einer Epilepsie ist der spontan auftretende Krampfanfall ohne erkennbare vorhergehende Ursache. Dabei kann es auch zu Bewusstseinsstörungen kommen, die aber nicht in allen Fällen auftreten müssen. Der Krampfanfall kündet sich manchmal durch Taubheit, ein unangenehmes Gefühl in der Magengegend, Halluzinationen o.ä. an. Einige Krämpfe beschränken sich auf einzelne Körperstellen und bleiben dort, andere weiten sich von dort ausgehend aus und wieder andere treten sofort überall auf.

Die Krampfanfälle enden häufig von selber nach kurzer Zeit. Manchmal kommt es wenig später zu Wiederholungen. Es gibt auch Anfälle, die länger als 20 Minuten dauern – dann besteht die Gefahr der Hirnschädigung oder des tödlichen Verlaufs. Nach dem Anfall liegt der Kranke manchmal bis zu mehreren Stunden in einer Art Schlaf und kann kaum aufgeweckt werden und ist desorientiert. Der Anfall kann sowohl im Wachzustand als auch im Schlaf auftreten.

10% der Menschen haben eine erhöhte Krampfbereitschaft; 4-5% der Menschen haben einmal oder wenige Male im Leben einen Krampf; 0,5-1% haben häufig einen Krampfanfall, d.h. Epilepsie. Am seltensten haben Erwachsene Krampfanfälle. Bei Kindern liegt die Wahrscheinlichkeit um 50% höher als bei Erwachsenen und bei Alten liegt sie 200% höher als bei Erwachsenen.

Die Krämpfe entstehen durch plötzliche Entladungen der Gehirnnerven, die die von ihnen gesteuerten Muskeln zur Kontraktion bringen. Diese Entladungen können hirnorganische Gründe haben, sie können auch in einer Störung des Stoffwechsels begründet liegen, aber oft ist keine Ursache erkennbar. Weitere Gründe können eine Schädigung des Gehirns durch Bakterien, Viren oder einen Tumor sein.

Die nur gelegentlich auftretende Epilepsie kann vielfältige Ursachen haben: Fieber, Schlafentzug, Stroboskop-Licht (Disco), Überanstrengung, Drogen, Alkoholentzug. Einige Formen der Epilepsie sind auch vererbbar. Andere Formen heilen mit der Pubertät vollständig aus. Es gibt sehr viele verschiedene Formen, die sich zu einem großen Teil bestimmten Gehirnregionen zuordnen lassen.

Epilepsie ist auch von Tieren bekannt. Am häufigsten ist sie bei Hunden beobachtet worden, etwas seltener bei Katzen und sehr selten auch bei Kaninchen. Bei den Pferden tritt sie vor allem bei Arabern auf.

Die genauen Ursachen und die Abläufe der Vorgänge im Gehirn bei einem Krampfanfall sind noch nicht vollständig erforscht. Epilepsie ist in der Antike u.a. bei den Griechen als Besessenheit von den Göttern angesehen worden.

Die eher pragmatischen Römer testeten ihre Soldaten bei deren Musterung auf Epilepsieanfälligkeit, indem sie sie durch die Speichen eines sich drehenden Rades auf die Sonne blicken ließen – durch den Stroboskop-Effekt wurde zumindest bei denjenigen, die eine starke Epilepsieneigung besaßen, ein Anfall ausgelöst, woraufhin sie ausgemustert wurden.

Zunächst einmal ist Epilepsie eine Krankheit der Nerven – und zwar eine Über-aktivität. Dann ist sie auch eine Mars-Krankheit, da von ihr die zu den Muskeln führenden Nerven betroffen sind, die diese Muskeln krampfen lassen.

Das unangenehme Gefühl in der Magengegend, das häufig einen Anfall ankündigt, könnte sich auf das Sonnengeflecht beziehen – dieses Chakra ist für den ungehinderten körperlichen Selbstausdruck zuständig, der bei einem Krampfanfall ja weitestgehend unmöglich ist. Man kann die Epilepsie somit auch als eine Sonnengeflecht-Krankheit ansehen.

Es wäre interessant zu wissen, ob zur Epilepsie neigende Menschen generell einen „verletzten Mars" im Horoskop haben, d.h. zum Beispiel ein Quadrat vom Saturn zum Mars. Die wenigen bisher bekannten Untersuchungen scheinen diesen Anfangsverdacht zu bestätigen.

Man könnte ebenfalls untersuchen, ob die Krampfanfälle, die mit einem einzelnen Körperteil beginnen und sich dann evtl. ausweiten, in dem Körperteil beginnen, das dem astrologischen Haus entspricht, in dem der Mars steht. Doch dazu gibt es noch keine Statistiken.

Man sollte erwarten, dass die Menschen, deren Anfälle am ganzen Körper beginnen, den Mars im 1. Haus stehen haben. Da die Wahrscheinlichkeit, dass der Mars im 1. Haus steht, 1/12 bzw. 8,3% beträgt, sollten die Ganzkörper-Krampfanfälle zu den partiellen Krampfanfällen ungefähr im Verhältnis 1:11 stehen. Leider gibt es darüber anscheinend noch keine Statistiken.

Die Krampfstarre des Körpers und die bisweilen auftretenden Halluzinationen können zwar durch die Tätigkeit der Nerven im Gehirn erklärt werden, aber beides sind auch Phänomene, die sich in ähnlicher Art bei der Astralreise (Nahtod-Erlebnis, „out of body"-Erlebnis) finden können.

Man sollte als psychische Entsprechung zur Epilepsie eine psychische Krampfneigung erwarten, also eine Trauma-Bildung, da ein Trauma letztlich der Krampf eines Teils der Psyche ist und auch einem Mars-Saturn-Quadrat entsprechen würde. Zum Trauma würde wiederum die Astralreise („Dissoziation") passen.

Da das Erlernen der Astralreise nahe mit dem Erlernen des Erweckens der Kundalini (Lebenskraft, Sexualität) verwandt ist, findet sich auch ein Zusammenhang zu den Formen der Epilepsie, die mit der Pubertät ausheilen. Es wäre somit auch möglich, die Epilepsie als eine Form der Fehlfunktion der Kundalini (Lebenskraftfluss im Körper) aufzufassen. Das würde wiederum bedeuten, dass es die Möglichkeit geben müsste, Epilepsie mithilfe von Akupunktur zu behandeln, da diese auf den Fluss der Lebenskraft im Körper („Chi") wirkt.

Im Zentrum der Epilepsie steht sowohl in körperlicher als auch in psychischer Hinsicht der Krampf. Es ist daher naheliegend zu fragen, in welchem Lebensbereich *und bei welchen Thema man sich verkrampft – und dann zu schauen, wie man sich auch in diesen Bereichen und bei diesen Themen entspannen kann.*

Da zum einen die Astralreise eng mit dem Halschakra verbunden ist und da zum anderen ein Krampf ein Abkapseln ist, wird die Epilepsie hier zu den Krankheiten des 2. Hauses gerechnet. Diese beiden Zusammenhängen liegen darin begründet, dass das 2. Haus zum einen die Hülle ist (und ein Trauma ist eine zusammengekrampfte Hülle) und dass das 2. Haus zum anderen auch der feste Zusammenhalt ist (der den materiellen Körper und den Astralkörper normalerweise fest zusammenhält).

d) Heilungsansätze im 2. Haus

Förderlich sind angenehme Lebensumstände, gute Ernährung, das Gefühl des Beschütztseins und die Auflösung aller Traumata (was natürlich nicht ganz einfach ist).

3. Atmung

♊

a) die Bedeutung des 3. Hauses

Das 3. astrologische Haus steht für die Lebensbereiche, die der Beweglichkeit des Sternzeichens Zwillinge entsprechen: Treffen, Gespräche, Bekanntschaften, Neugier, Lernen, Spielen.

Die Körperteile und Organe, die dem 3. Haus entsprechen, sind: **Luftröhre, Stimmbänder, Lunge** (Aufnahme von Luft, sprechen).

Wenn es in diesem Bereich zu Störungen kommt, entstehen Ruhelosigkeit, Oberflächlichkeit, Taktlosigkeit, Verzetteln, Lügen, Flatterhaftigkeit …

Das Thema dieser Lebensbereiche und Körperzonen, die dem 3. Haus entsprechen, ist der Kontakt und die Vielfalt: ein Spieler.

Der Atmungs-zentrierte Zwillings-Stil des 3. Hauses reicht von „schnelle Auffassungsgabe" über „redselig" bis zu „Plappermaul".

Das **Halschakra** hat dem Yoga und den alternativen Heilweisen zufolge die Aufgabe, die allgemeinen Wünsche eines Menschen an seine Umwelt und seine Lebensumstände zu formulieren und nach außen hin zu zeigen.

Das entspricht den Aufgaben des 3. Hauses, in dem die Welt neugierig erforscht wird und in dem man sich selber und seine Neigungen den anderen auf oft eher spielerische Weise zeigt.

b) die sechs grundlegenden Erkrankungs-Arten des 3. Hauses

Pilz-Erkrankungen im Atmungs-Bereich legen den Verdacht nahe, dass der Betreffende sich stark zurückhält und sich daher in Situationen befindet, die ihm nicht entsprechen.

Bakterien-Erkrankungen im Atmungs-Bereich legen die Vermutung nahe, dass der

Kranke sich in seiner Familie oder in einer anderen engen Form der Gemeinschaft angepasst hat und nicht wirklich sagt, wie er sich fühlt und was er eigentlich will.

Viren-Erkrankungen im Atmungs-Bereich könnten darauf hinweisen, dass dem Betreffenden gar nicht klar ist, dass er Leben führt, dass weitaus langweiliger ist als es ihm eigentlich entspricht.

Krebs-Erkrankungen im Atmungs-Bereich gehen wahrscheinlich darauf zurück, dass der Kranke seine eigene Neugier ignoriert und in einem Trott lebt, der ihm nicht bekommt.

Degenerations-Erkrankungen im Atmungs-Bereich entstehen normalerweise durch „falsche Luft", d.h. vor allem durch das Rauchen (Raucherhusten, Lungenkrebs) oder durch eine hohe Umweltbelastung („Pseudo-Krupp").

Unfälle im Atmungs-Bereich (Ertrinken, Strangulieren, Lungenverletzungen) haben ihre Ursache vermutlich in einer Fehleinschätzung der Situation.

c) konkrete Krankheiten im 3. Haus

Asthma

Asthma ist eine Atmungsstörung, bei der schon aus einem nur sehr geringen Anlass Atemnot entstehen kann. Die Ursache dafür können eine vermehrte Schleimbildung oder ein Krampf der Lungenmuskulatur sein.

Knapp 10% aller Kinder und 5% der Erwachsenen leiden an Asthma. Die Krankheit tritt bei Frauen häufiger als bei Männern auf. In Deutschland sterben jährlich ca. 5000 Menschen an Asthma.

Es ist bisher kein Zusammenhang mit schadstoffbelasteter Luft (Rauch, Abgase) festgestellt worden – lediglich die Kinder rauchender Eltern weisen eine erhöhte Asthma-Neigung auf. Asthma scheint also eine intern entstehende Krankheit zu sein.

Die meisten Asthmakranken sind in Schottland zu finden (18,4%), gefolgt von England (15,2%).

Asthma ist in den meisten Fällen mit einer Allergie gekoppelt.

Beim Asthma lassen sich Entzündungen der Bronchien (Luftwege in der Lunge), eine Überaktivität der Bronchien und eine mangelhafte Selbstreinigung der Bronchien

54

feststellen.

Asthma ist eine Atem-Krankheit – sie hat mit dem Austausch mit der Umwelt zu tun.

Asthma ist oft mit Allergien verbunden – sie hat also mit einer panikartigen Selbstverteidigung zu tun, denn bei einer Allergie bekämpft das überlastete und Stressgebeutelte Immunsystem auch körpereigene oder unschädliche Stoffe. Dies entspricht dem „blinden um-sich-Schlagen" in einer Panikattacke.

Asthma wird oft durch einen Krampf der Bronchien ausgelöst – sie ist auch ein psychischer Krampf. Asthma ist somit eine Panik-Krankheit, bei der sich der Betreffende verzweifelt gegen etwas in seiner Umwelt, mit dem er eng verbunden ist (Luft), verteidigen will, aber keinen sinnvollen, effektiven Weg dafür findet und daher sich schließlich selber schädigt (Allergie). Asthma ist auch eine Mars-Krankheit, da es sich bei ihr um einen blockierten Kampf (Mars) handelt. Oft scheinen auch Saturn (Krankheitsform: Blockierung) und Neptun (Krankheitsform: Allergien) beteiligt zu sein.

Der Asthmatiker hat gefühlsmäßig „nicht genügend Raum zum Atmen" – was vor allem in psychischer Hinsicht zutrifft.

Lungenentzündung

Die Lungenentzündung ist eine Entzündung der Lunge, die durch eine Infektion mit Pilzen, Bakterien oder Viren verursacht worden ist.

Zu den Symptomen zählen Fieber, Schüttelfrost, Husten, Atemnot, Schleimbildung, Schwäche, Kopfschmerzen und Gliederschmerzen.

Ein erhöhtes Krankheitsrisiko findet sich u.a. bei Lungenkranken, geschwächten Personen, AIDS-Kranken, Allergikern, bei Kleinkindern und alten Menschen, Bettlägrigkeit, Rauchern und bei vorangegangenen Lungenembolien.

Die Lungenentzündung ist nach den Durchfallerkrankungen die weltweit zweithäufigste Infektionskrankheit.

Als Lungenkrankheit hat die Lungenentzündung einen Bezug zu dem Austausch und dem Kontakt des Kranken mit der Welt. Es ist beachtenswert, dass die Krankheit sowohl durch Pilze als auch durch Bakterien und Viren ausgelöst werden kann. Die Ursache für die Lungenentzündung kann folglich sowohl im Bereich der körperfremden Stoffe (Pilze – äußere Ursachen), der körpereigenen Stoffe (Bakterien – familiäre

Ursachen) und der körperdefinierenden Stoffe (Viren – Identitätskrise) liegen.

Die Lungenentzündung ist somit eine sehr allgemeine Krankheit (wie schon ihre Häufigkeit zeigt), die auf eine Krise in dem Verhältnis des Kranken zu sich selber (Viren), zu seiner Familie (Bakterien) und zu seiner Umwelt (Pilze) schließen lässt.

Lungenkrebs

Eine weit verbreitete Form des Krebses ist der Lungenkrebs. Er wird meistens durch Rauchen oder Abgase verursacht. Die Aufgabe der Lunge ist der Austausch mit der Umwelt, d.h. mit der Luft.

Wenn dieser Austausch bedrohlich wird, d.h. wenn man sich nicht schützen und abgrenzen kann, sondern den Kontakt mit der Luft und im übertragenen Sinne wahrscheinlich mit anderen Menschen fürchtet, kommt es zu „Lungen-Stress".

Auch wenn die physischen Ursachen für Lungenkrebs offensichtlich sind, kann es sich lohnen, auch den psychischen Aspekt dieser Krankheit zu betrachten.

Tuberkulose

Diese Krankheit ist schon seit 500.000 Jahren bekannt – bereits der Homo erectus hat in der Altsteinzeit unter ihr gelitten.

Die Tuberkulose ist die Infektionskrankheit, die derzeit die meisten Todesfälle verursacht. Ca. ein Drittel der Weltbevölkerung ist von diesem Bakterium befallen, aber nur 10% von ihnen erkranken auch – die übrigen zeigen keinerlei Symptome. Von diesen 10% sterben jährlich ca. 1.500.000 Menschen – die Krankheit verläuft somit in ca. 20-25% der Fälle tödlich. Die Erkrankten haben in der Regel ein durch AIDS, Alkohol, Drogen, Hunger, Obdachlosigkeit u.ä. geschwächtes Immunsystem. Daher stammen die allermeisten Tuberkulose-Toten aus den Entwicklungsländern.

30% der Weltbevölkerung ist von dem Tuberkulose-Bakterium befallen, bei 3% bricht sie auch als Krankheit aus und bei ca. 1% verläuft die Krankheit tödlich. Die Tuberkulose-Bakterien befallen in den meisten Fällen die Lunge, aber auch andere Organe und selbst die Haut kann an ihnen erkranken.

Die Antikörper des Menschen können die Bakterien einschließen, aber sie können sie nicht ausscheiden. Daher vermehren sie sich (vor allem in der Lunge) und zerstören dann das Organ. Typische Symptome für Lungen-Tuberkulose sind Husten und Schweißausbrüche.

Die Krankheit wird fast immer durch Tröpfcheninfektion übertragen. Da auch Rinder an Tuberkulose erkranken können, ist sie früher in Westeuropa auch oft durch Milch übertragen worden.

Als bakteriell verursachte Krankheit betrifft die Tuberkulose die körpereigenen Stoffe – das Bakterium frisst sozusagen Teile des menschlichen Körpers auf. Es fehlt also bei dem Erkrankten an einer effektiven Selbstverteidigung – möglicherweise auch in psychischer Hinsicht.

Es ist schwierig, den Zusammenhang zwischen einer Tuberkulose-Erkrankung und einem Mangel an Wehrhaftigkeit des Erkrankten festzustellen, weil die meisten Erkrankten in armen Ländern leben und sich in der Regel mit ihrem Überleben und nicht mit Psychologie oder Astrologie (Stellung des Mars = Kampfgeist) befassen werden. Der Umstand, dass die Krankheit nur in 10% der Fälle tatsächlich ausbricht und Symptome zeigt, könnte durchaus daran liegen, dass eben nur bei 10% der Menschen auch die Verteidigungsbereitschaft beeinträchtigt ist.

Fieber und Schwitzen sind generell Zeichen, dass der Körper einen Kampf gegen Bakterien führt – dies ist kein spezielles Tuberkulose-Symptom.

Dasselbe gilt für die Tröpfchen-Infektion, die man als ungeschützte Grenze deuten könnte, was der mangelnden Verteidigungsbereitschaft entsprechen würde.

Die Lunge ist das Organ, das in ständigem Kontakt mit der Luft und somit in ständigem Austausch mit der Umwelt ist – noch deutlich intensiver als dies bei der Haut der Fall ist, da die Lunge ständig Sauerstoff aufnimmt und Kohlendioxyd abgibt. Auch das häufige Erkranken der Lunge an Tuberkulose spricht für ihre Deutung als einer „Kontakt-Krankheit" oder „Verteidigungsdefizit-Krankheit".

Masern

Masern haben als Symptome rote Hautflecken, Fieber, Schnupfen, Husten, Rachenrötung und eine allgemeine Schwäche.

In ca. einem Viertel der Fälle treten als Folgekrankheit Durchfall oder eine Mittelohrentzündung oder eine Lungenentzündung auf.

Masern sind vor allem in Afrika weit verbreitet. Die Häufigkeit des Auftretens der

Masern ist durch Schutzimpfungen im Zeitraum zwischen 1980 und 2013 weltweit um 95% reduziert worden.

Die Ansteckung erfolgt durch Tröpfcheninfektion über die Atemwege. Nach 5-7 Tagen treten die durch den Virus verursachten roten Hautflecken auf.

Eine Besonderheit des Masern-Virus ist, dass er nur den Mensch als Wirts-Organismus hat.

Wie bei allen Virus-Erkrankungen ist die psychologische Entsprechung der Masern eine Identitätskrise. Da sich die Symptome vor allem an der Haut und in den Atemwegen zeigen, scheint das Thema der Kontakt zu sein – die Haut ist das Kontaktorgan zur Welt und die Lunge ist das Kontaktorgan zur Luft.

Masern könnten daher eine Krankheit sein, die dann auftritt, wenn man entweder Abgrenzungsschwierigkeiten („Nähe-Süchtiger") oder eine verhärtete Grenze („Nähe-Asket") hat.

d) Heilungsansätze im 3. Haus

Förderlich sind gute Luft, die Heilung von Kontaktschwierigkeiten, gute Gespräche, das Wiedererlernen des ungehemmten Spielens und die Förderung der Neugier.

4. Magen/Brüste

♋

a) die Bedeutung des 4. Hauses

Das 4. astrologische Haus steht für die Lebensbereiche, die der Empfindsamkeit des Sternzeichens Krebs entsprechen: Nähe, Kinder, Eltern, Familie, Heimat, Innigkeit.

Die Körperteile und Organe, die dem 4. Haus entsprechen, sind: **Magen, Lymphe, weibliche Brüste** (Hormone verteilen, Nähren, Nähe).

Wenn es in diesem Bereich zu Störungen kommt, entstehen Einsamkeit, Bemuttern, Anhänglichkeit, Festklammern, Mutterzentriertheit, Abhängigkeit, Symbiose …

Das Thema dieser Lebensbereiche und Körperzonen, die dem 4. Haus entsprechen, ist die Empfindsamkeit und der Familiensinn: eine Mutter.

Der Brüste-zentrierte Krebs-Stil des 4. Hauses reicht von „wärmend" über „nährend" bis zu „überbehütend".

Das **Thymus-Nebenchakra** (am oberen Ende des Brustbeins) hat dem Yoga und den alternativen Heilweisen zufolge die Aufgabe, die eigene Gesundheit gegenüber allen Arten von Eindringlingen und jede Art von Verfremdung von außen her zu schützen. Die Thymusdrüse, nach der dieses Nebenchakra benannt worden ist, ist für das Immunsystem (vor allem bei Kindern) zuständig.

Diese Verteidigungs-Funktion passt gut zu dem 4. Haus, in dem ja auch das „Innen" gegen das „Außen" geschützt wird.

Auch der Magen, der dem 4. Haus zugeordnet wird, hat u.a. eine schützende Funktion: Er ist im Verdauungstrakt, durch den ja Dinge von außen in den Körper aufgenommen werden, der letzte Ort, von dem das Aufgenommene noch wieder nach draußen zurückbefördert werden kann (Erbrechen). Alles, was über das 4. Haus hinaus in das Innere gelangt ist, wird anschließend im 5. Haus zu einem integrierten Teil des Leibes – oder in psychischer Hinsicht – zu einem Teil der Identität. Der Magen ist der „letzte Wächter".

Pilz-Erkrankungen im Brüste-Bereich legen den Verdacht nahe, dass sich die Kranke in Lebensumständen befindet, die Nähe und Geborgenheit fast unmöglich machen.

Bakterien-Erkrankungen im Brüste-Bereich legen die Vermutung nahe, dass diese „Kälte" und dieser „Hunger" in der eigenen Familie erlebt werden oder wurden.

Viren-Erkrankungen im Brüste-Bereich könnten darauf hinweisen, dass man selber Angst vor Nähe und Geborgenheit hat und sie daher vermeidet.

Krebs-Erkrankungen im Brüste-Bereich gehen wahrscheinlich auf einen Mangel an Möglichkeiten, das eigene Bedürfnis nach Nähe und Geborgenheit zu leben bzw. auf das einseitige Geben (und nicht Erhalten) von Nähe und Geborgenheit zurück.

Degenerations-Erkrankungen im Brüste-Bereich entstehen normalerweise durch Anpassung an widrige Lebensumstände.

Unfälle im Brüste-Bereich haben ihre Ursache vermutlich in einer Aggression auf die eigenen Nähe-Bedürfnisse oder auf die Nähe-Bedürfnisse von anderen (Mann, Kinder, Familienangehörige).

Pilz-Erkrankungen im Magen-Bereich legen den Verdacht nahe, dass man nicht in der Lage ist, Bekömmliches von Unbekömmlichem zu unterscheiden – oder dass man gar nicht erst die Wahl hat, sich etwas Bekömmliches auszusuchen.

Bakterien-Erkrankungen im Magen-Bereich legen die Vermutung nahe, dass man in der Familie „Dinge schlucken muss", die man lieber fernhalten würde, aber die man um des lieben Frieden willens oder aus Verlassenwerden-Angst eben trotzdem schluckt – und die einem dann „im Magen liegen".

Viren-Erkrankungen im Magen-Bereich könnten darauf hinweisen, dass man sich selber zwingt, Unangenehmes anzunehmen bzw. auf Angenehmes zu verzichten, was auf eine Askese-Haltung hinweisen könnte.

Krebs-Erkrankungen im Magen-Bereich gehen wahrscheinlich auf das dauerhafte Mitspielen bei Dingen, die man eigentlich ablehnt, zurück. Das können Taten, aber auch Worte und Gefühle sein, die andere von dem Kranken verlangen oder die dem Kranken aufgezwungen werden – und wogegen sich der Kranke nicht ausreichend wehrt oder wehren kann.

Degenerations-Erkrankungen im Magen-Bereich entstehen normalerweise durch massive Fehlernährung oder Mangelernährung. Dies kann in der eigenen Haltung zum Essen (z.B. Essen als Ersatz für Nähe) und zum Genießen, aber auch in äußeren Umständen (Armut) begründet sein.

Unfälle im Magen-Bereich haben ihre Ursache möglicherweise in einer Autoaggression, die sich eigentlich auf den richtet, der dem Kranken die Nähe, Wärme und Nahrung verweigert.

c) konkrete Krankheiten im 4. Haus

Krebs

Krebs ist eine Überproduktion von Zellen, die so unkontrolliert vor sich gehen kann, dass sie das Gesamtsystem zerstört. Die Qualität, die hier das rechte Maß verloren hat, ist die Zellteilung, die Produktivität und die Kreativität. Brustkrebs ist eine der häufigsten Krebsarten.

Es ist daher anzunehmen, daß der Kranke einen Teil seines Wesens derart vernachlässigt hat, dass sich in diesem Bereich ein großer Druck aufgebaut hat. Es besteht offenbar der Wunsch, bestimmte Dinge zu tun, aber man sieht sich nicht in der Lage, dies auch umzusetzen – was man wirklich tragisch nennen könnte.

Dieses ungenutzte und aufgestaute Potential wird auf den Körperteil übertragen, der dem Thema entspricht, in dem die Tatkraft blockiert worden und die Wünsche unerfüllt geblieben sind.

Krebs ist somit eine Jupiter-Krankheit – die Ziele und die Expansion des Jupiters sind blockiert worden und zeigen sich in dem Organ, das dem Bereich entspricht, in dem man seine Ziele nicht ausleben konnte. Dieser Bereich entspricht wahrscheinlich dem Haus, in dem der Jupiter im Horoskop steht.

Die weiblichen Brüste sind der Inbegriff der Ernährung und der Geborgenheit – an denen es den von Brust-Krebs betroffenen Frauen offenbar fehlt.

Gürtelrose

Diese offiziell als „Herpes Zoster" benannte Krankheit ist eine Folgekrankheit der Windpocken. CA. 98% der Menschen in Deutschland tragen den Windpocken-Virus auch nach Beendung der Krankheit in sich. Daher löst der Kontakt mit Herpes Zoster bei Personen, die noch keine Windpocken gehabt haben, zunächst einmal Windpocken aus.

Das Virus „überwintert" in den Nervenwurzeln des Rückenmarks und in den Ganglien der Hirnnerven. Das Virus greift also nicht nur den Bereich der körperdefinierenden Stoffe (Zellkerne) an, sondern auch noch die zentrale Steuerung des Körpers, d.h. die Nerven.

Im Normalfall „schläft" das Virus bei gesunden Menschen. Wenn ein Mensch jedoch alt und gebrechlich oder aus anderen Gründen geschwächt ist, kann das Virus wieder „aufwachen" und sich entlang der Nervenbahnen, an deren Wurzeln es „überwintert" hat, ausbreiten. Wenn dies geschieht, kommt es zu einer Entzündung des Nervs – er wehrt sich gegen den Virus. Durch diese Entzündung entstehen entlang des Nervs auf der Haut reiskorngroße Bläschen, die zunächst mit Wasser und später mit Lymphe gefüllt sind, dann eintrocknen und schließlich abfallen. Dieser Prozess dauert ca. drei Wochen.

Diese Bläschen können schmerzen und brennen und werden von Fieber und Müdigkeit begleitet.

Da die Nerven vom Rückenmark aus rund um den Körper laufen, bilden sie Ringe („Gürtel") aus roten Bläschen („Rosen").

In der Hälfte der Fälle befällt die Gürtelrose den Brustbereich, ansonsten meistens den Rücken, die Beine, die Arme und bisweilen auch das Gesicht. Der Befall der Augen, der Ohren, der Genitalien, des Blutes oder des gesamten Nervensystems durch die Gürtelrose ist recht selten.

Die Ansteckung mit Herpes Zoster kann nur auf ziemlich direktem Weg erfolgen, da das Virus außerhalb des Menschen nur zehn Minuten überleben kann. Die Ansteckung erfolgt daher in der Regel durch direkten Kontakt.

Es lassen sich mehrere markante Merkmale dieser Krankheit bzw. dieses Virus erkennen:

> *- Es greift wie alle Viren den Bereich der körperdefinierenden Stoffe an und stellt daher im psychischen Bereich eine Identitätskrise dar.*

> *- Das Virus nistet sich vor allem im Rückenmark ein, das die „zentrale Informationsleitung" im Menschen und auch das Organ ist, das für viele Reflexe zuständig ist. Das Thema dieser Krankheit ist folglich die Bewusstheit über das, was in einem selber geschieht (Hauptnervenbahn), und die*

Bewusstheit über die eigenen Reflexe.

- Das Virus nistet in fast allen Menschen. Es handelt sich also entweder um eine allgemeine Mensch/Virus-Symbiose oder um ein Problem, das fast alle Menschen haben.

- Die Gürtelrose ist eine „feurige Krankheit" (Entzündung, Fieber, Ausschlag), d.h. dass ein Kampf zwischen dem Körper und dem Virus stattfindet.

- Die Krankheit tritt nur dann auf, wenn man geschwächt ist.

- Die Symptome der Krankheit zeigen sich auf der Haut, d.h. auf dem Abgrenzungs- und Kontaktorgan.

Aus diesen Merkmalen lässt sich schließen, dass die Krankheit eine Entsprechung zu einer unbewussten Lebensweise ist, die zu einer größeren Erschöpfung geführt hat. Dies wird dadurch bestätigt, dass die an einer Gürtelrose Erkrankten vorher geschwächt gewesen sind und diese Schwächung oft durch Stress verursacht worden ist.

Die Gürtelrose zeigt somit an, dass man auf eine Weise gelebt hat, die das eigene System geschwächt hat – und dass diese falsche Lebensweise wahrscheinlich auf falschen Vorstellungen über sich und das Leben beruht (da Nervenbahnen, d.h. das Bewusstsein betroffen sind). Diese falschen Vorstellungen haben wahrscheinlich mit Nähe und Abgrenzung zu tun (Haut).

Man könnte die Gürtelrose daher beinahe als eine „geistige Krankheit" bezeichnen.

d) Heilungsansätze im 4. Haus

Förderlich sind Nähe, Wärme, Geborgenheit, Vertrauen, Freundschaften, Beziehungen, Urlaub, Kuren und manchmal auch Schwitzhütten-Zeremonien.

5. Herz

♌

a) die Bedeutung des 5. Hauses

Das 5. astrologische Haus steht für die Lebensbereiche, die der Selbstbezogenheit des Sternzeichens Löwe entsprechen: Eigenständigkeit, Freiheit, Selbstbestimmtheit, Individualität, Selbstausdruck, Selbsttreue.

Die Körperteile und Organe, die dem 5. Haus entsprechen, sind: **Herz, Kreislauf** (selbstbestimmter Rhythmus).

Wenn es in diesem Bereich zu Störungen kommt, entstehen Geltungssucht, Großmannssucht, Selbstüberschätzung, Angeberei, Schüchternheit, Scham, Schuldgefühle …

Das Thema dieser Lebensbereiche und Körperzonen, die dem 5. Haus entsprechen, ist das „Ich" und das „selber": ein König im eigenen Leben.

Der Herz-zentrierte Löwe-Stil des 5. Hauses reicht von „großherzig" über „warmherzig" bis zu „egozentrisch".

Das **Herzchakra** (in der Mitte der Brust) ist dem Yoga und den alternativen Heilweisen zufolge der Ort, an dem die eigene Identität ruht. Das Herzchakra wird daher auch der „Tempel der Seele" genannt.

Das entspricht genau dem Streben des 5. Hauses nach Selbsterkenntnis, Selbsttreue und Selbstausdruck.

Das **Wunschbaum-Nebenchakra** (am unteren Ende des Brustbeins) verwandelt die Identität im Herzchakra über ihm zu den allgemeinen Wünschen im Sonnengeflecht unter ihm.

Dies ist die Konkretisierung der eigenen Identität, die auch noch zum 5. Haus gehört – zum Selbstausdruck.

Pilz-Erkrankungen im Herz-Bereich kommen nicht vor, da das Herz ein inneres Organ ist und keine Oberfläche nach außen hin hat.

Bakterien-Erkrankungen im Herz-Bereich legen die Vermutung nahe, dass man in seiner Familie nicht man selber sein kann.

Viren-Erkrankungen im Herz-Bereich könnten darauf hinweisen, dass man sich selber verboten hat, man selber zu sein.

Krebs-Erkrankungen im Herz-Bereich sind extrem selten, da das Herz der Individualität entspricht und es kaum möglich ist, diese Individualität ganz zu verdrängen und sie überhaupt nicht zu leben, was jedoch die Grundlage für einen Herzmuskel-Krebs wäre.

Degenerations-Erkrankungen im Herz-Bereich entstehen normalerweise durch Überbelastung oder zu wenig Belastung (Übung, Training). Hier könnten auch Größenwahn (Angeberei) und Minderwertigkeitskomplexe (Schüchternheit, Scham, Schuldgefühle) eine Rolle spielen.

Unfälle im Herz-Bereich haben ihre Ursache vermutlich in einer Autoaggression, die sich auf das ganze eigenen Wesen und den gesamten eigenen Charakter bezieht.

c) konkrete Krankheiten im 5. Haus

Herzrhythmusstörungen

Eine Frau hat Herzrhythmusstörungen, d.h. ihr Herzschlag ist nicht regelmäßig, sondern hat Extrasystolen („zusätzliche Schläge") und manchmal ein Vorhofflimmern (schnelle, unkoordinierte Kontraktionen in der vorderen Herzkammer).

Das Herz besteht vereinfacht gesagt aus zwei schlauchförmigen Muskeln und mehreren Ventilen. Durch das koordinierte Zusammenziehen der beiden Schlauchmuskeln und der sinnvollen Anordnung der Ventile wird das Herz zu einer Pumpe.

Diese Pumpe hat ein eigenes Rhythmus-System, d.h. es benötigt nicht das Gehirn oder das Rückenmark zur Aufrechterhaltung seiner Tätigkeit. Der Herzrhythmus ist somit autonom – wenn man ein Herz herausoperiert, schlägt es noch eine Zeitlang weiter, weil sich das Rhythmus-System im Herzen selber befindet.

Diese Pumpe ist bei Lebewesen ab ca. 2mm Größe notwendig, um alle Stoffe im Körper über die Blutbahnen gleichmäßig zu verteilen – um den Sauerstoff von den Lungen und die Nährstoffe von der Leber in die Zellen zu bringen und von dort aus das Kohlendioxyd und die Abfallprodukte wieder zur Lunge und zur Leber bzw. zur Niere zu transportieren.

Das Herz dient somit der Integration des Gesamtsystems – es ist der „Motor" des „logistischen Systems".

Störungen des Herzrhythmus können angeboren sein (Abweichungen vom normalen Aufbau des Herzens u.ä.), erworben sein (Verletzungen, Herzinfarkt, Vergiftungen usw.) und von außen her verursacht sein (Stromunfall, Vergiftungen, Angst u.a.). Herzrhythmusstörungen kommen zwar sehr häufig vor, aber treten bei den meisten Menschen nur selten in auffälliger Weise auf und werden daher kaum bemerkt. In Europa haben 2-3% der Menschen schwerere Herzrhythmusstörungen.

Da das Herz das Gesamtsystem auf eine rhythmische Weise versorgt und dadurch die meisten Einzelprozesse im Körper miteinander verknüpft, ist die Qualität des Herzens Bewegung, Rhythmus und Integration.

Die psychische Entsprechung zu einer Herzrhythmusstörung sollte daher ebenfalls eine zumindest zeitweilig mangelhafte Integration und Steuerung der eigenen Persönlichkeit sein. Dabei könnte es sich sowohl um Überforderungen als auch um mangelnden Antrieb handeln. Es fehlt sozusagen die Selbstregulierung, über die das Herz in physischer Hinsicht verfügt.

In der Astrologie entspricht dem Herz das 5. Haus, das für den Selbstausdruck steht, und es entspricht auch der Sonne, die die Fähigkeit symbolisiert, Entscheidungen treffen zu können, die für das eigene Wohlergehen förderlich sind. Im Yoga findet sich als Entsprechung das Herzchakra, in dem man in der Meditation die eigene Identität (Seele) finden kann.

Man könnte eine Herzrhythmusstörung daher auch als eine (zeitweise) Identitätsstörung auffassen – wobei damit keine Schizophrenie oder etwas ähnlich Heftiges gemeint ist, sondern eher z.B. ein Mangel an solidem Egoismus im eigenen Leben.

Die eingangs erwähnte Frau hat in ihrem Horoskop Sonne und Saturn in Opposition stehen, wobei sich der Saturn im 5. Haus (Herz, Selbstausdruck) befindet. Der Saturn kann somit den Eigenrhythmus der Sonne und somit des Herzens blockieren – vor allem, wenn der Saturn die Argumente „Notwendigkeit", „Pflichterfüllung" und „Verantwortung" aufführt.

In diesem Fall wäre ein inneres Gespräch zwischen den beiden Planeten notwendig (wie bei einer Familienaufstellung), um beiden von ihnen wieder genügend Raum zu verschaffen und die Aufgaben der beiden zu sortieren: Das Herz ist für den Rhythmus und für die Integration zuständig, während die Aufgabe des Saturn in der Absicherung und in der Schaffung eines soliden Fundamentes besteht.

d) Heilungsansätze im 5. Haus

Förderlich sind Selbsterkenntnis, Selbsttreue und Selbstausdruck und als Hilfsmittel dafür Therapien, Traumreisen, Meditation u.ä.

Wahrscheinlich ist auch die Einbeziehung des Patienten in die Planung der Heilung, in die Auswahl der Methoden usw. ausgesprochen sinnvoll, da vor allem „Herz-betonte Menschen" sehr stark auf die Anerkennung des eigenen Willens reagieren. Hier ist also die „patient empowerment" angebracht.

6. Verdauung

♍

a) die Bedeutung des 6. Hauses

Das 6. astrologische Haus steht für die Lebensbereiche, die der Genauigkeit des Sternzeichens Jungfrau entsprechen: Ordnung, Details, Heilung, Reparatur, Therapie, Handwerk, Konstruktion, Analyse.

Die Körperteile und Organe, die dem 6. Haus entsprechen, sind: **Verdauungssystem** (Zwölffingerdarm, Leber, Galle, Bauchspeicheldrüse, Dünndarm, Blinddarm).

Wenn es in diesem Bereich zu Störungen kommt, entstehen Pedanterie, Unübersicht-lichkeit, Detailversessenheit, Urteilsmangel, Verwirrung …

Das Thema dieser Lebensbereiche und Körperzonen, die dem 6. Haus entsprechen, ist das Ordnen und Heilen: ein Handwerker.

Der Verdauungs-zentrierte Jungfrau-Stil des 6. Hauses reicht von „sorgfältig" über „bestimmend" bis zu „chaotisch".

Das **Sonnengeflecht** (zwischen Brustbein und Nabel) hat dem Yoga und den alter-nativen Heilweisen zufolge die Aufgabe, die allgemeinen Wünsche in Bezug auf den eigenen Körper auszudrücken und umzusetzen und zudem die Lebenskraft im Körper zu lenken und zu verteilen.

Das entspricht offensichtlich den Verdauungs-Aufgaben des 6. Hauses, bei denen die durch die Darmwand aufgenommenen Stoffe im Körper verteilt werden.

b) die sechs grundlegenden Erkrankungs-Arten des 6. Hauses

Pilz-Erkrankungen im Verdauungs-Bereich legen den Verdacht nahe, dass man in einer Umgebung lebt, die nicht den eigenen Wünschen entspricht und von der man glaubt, dass man sie nicht ändern kann. Von dieser Umgebung erhält man nicht genü-gend Nahrung, Lebenskraft und Wertschätzung.

Bakterien-Erkrankungen im Verdauungs-Bereich legen die Vermutung nahe, dass dieser Mangel in der eigenen Familie zu finden ist. Wahrscheinlich wird solch ein Kranker ständig ausgenutzt.

Viren-Erkrankungen im Verdauungs-Bereich könnten darauf hinweisen, dass man sich selber nicht wertschätzt und dass man sich selber nicht genügend Nahrung und Lebenskraft beschaffen kann. Möglicherweise opfert sich solch ein Kranker ständig für andere auf.

Krebs-Erkrankungen im Verdauungs-Bereich gehen wahrscheinlich darauf zurück, dass der Kranke zu viel „geschluckt" hat, was ihm nicht bekommt und er daher gar nicht mehr sicher weiß, wer er ist und was er will und deshalb auch nicht das Leben führt, dass ihm eigentlich entsprechen würde.

Degenerations-Erkrankungen im Verdauungs-Bereich entstehen normalerweise durch langfristig falsche Ernährung – entweder, weil es nichts anderes zu Essen gibt oder weil man aus Suchtverhalten oder Askese das Falsche isst.

Unfälle im Verdauungs-Bereich haben ihre Ursache vermutlich in einer Autoaggression, die sich eigentlich auf diejenigen bezieht, die alles für sich beanspruchen.

c) konkrete Krankheiten im 6. Haus

Candida albicans

Dieser zu den Hefepilzen zählende Pilz befindet sich bei 75% aller Menschen im gesamten Verdauungstrakt, im Genitalbereich, zwischen den Fingern, zwischen den Zehen und auf den Finger- und Fußnägeln. Er ist bei fast allen Lebewesen mit konstanter Körpertemperatur zu finden.

Zu einer Krankheit wird dieser Pilz erst dann, wenn das Immunsystem geschwächt ist. Dies kann durch berufsbedingte ständig feuchte Haut, Rauchen, Alter, Übergewicht und eine allgemeine Immunschwächung z.B. durch AIDS entstehen.

Candida hat so vielfältige Symptome, dass die Krankheit nur durch eine gezielte ärztliche Untersuchung sicher festgestellt werden kann. Zu den Symptomen zählen Blähungen, Durchfall, Sodbrennen, Kopfschmerzen, Müdigkeit, Nierenschäden, Nagel- und Fußpilz, Allergien, Brennen im After und Genitalien, Zahnkaries, Blutvergiftung und eine allgemeine Schwächung des Immunsystems durch diesen ständigen Kampf gegen den Pilz.

Diese Krankheit ist gewissermaßen eine Schwächung durch einen Mitbewohner, der sich breit gemacht hat, weil man dies zugelassen hat – dies ist auch schon die Beschreibung des psychologischen Aspektes dieser Krankheit.

Wie bei fast allen Pilzkrankheiten besteht die Lösung in dem Setzen von klaren Grenzen, die in materieller Hinsicht der physischen Sauberkeit entsprechen.

Gallensteine

Wie die Nierensteine sind auch die Gallensteine kristallin. Sie bilden sich, wenn es in der Galle ein Ungleichgewicht der löslichen Stoffe entsteht – die überschüssigen Stoffe fällen aus und kristallisieren.

10 bis 15% der Erwachsenen haben Gallensteine. Frauen haben doppelt so häufig wie Männer Gallensteine. Die Bildung von Gallensteinen wird durch Schwangerschaften gefördert – vermutlich weil die Schwangerschaft zu einem generellen Ungleichgewicht im Stoffwechsel führt, wie sich u.a. in dem bekannten Appetit der Schwangeren auf ausgefallene Dinge zeigt.

Die Erkrankung ist in den westlichen Industrieländern besonders häufig. Sie tritt jedoch noch häufiger bei den Indianern (60–70 %) auf. Bei Asiaten, bei Afrikanern südlich der Sahara und bei Afroamerikanern ist sie hingegen sehr selten.

Auch fettreiche Ernährung und das daraus resultierende Übergewicht sowie Diabetes (Zuckerkrankheit) fördern die Bildung von Gallensteinen. Es gibt auch eine genetisch bedingte Tendenz zur Bildung von Gallensteinen.

Wenn Gallensteine so groß geworden sind, dass sie die Gallenblase nicht mehr verlassen können und sie den Fluss der Gallenflüssigkeit behindern, kommt es zu Entzündungen, zu Schmerz im rechten oberen Bauch, zu Völlegefühl und Blähungen sowie zu Erbrechen, Schweißausbrüchen und evtl. zu Gelbsucht.

Wie die Niere filtert die Galle nicht mehr benötigte Stoffe aus, sammelt sie und scheidet sie aus – die Niere filtert sie aus der Blutbahn und die Galle aus der Leber. Die Funktion ist dieselbe, aber die ausgefilterten Stoffe sind verschieden.

Gallensteine sind somit wie Nierensteine ein Zeichen dafür, dass die Abgrenzung und „Reinhaltung" des Bereichs der körpereigenen Stoffe gestört ist. Während bei den Nierensteine eher eine Störung in der Fähigkeit, sich in der eigenen Familie abzugrenzen, vermutet werden kann, liegt bei den Gallensteinen möglicherweise eher die Aufnahme von Dingen, die ein Ersatz für das eigentlich Gewollte sind (zu viel essen), zugrunde.

Gallensteine sind somit mit dem „Kummerspeck" verwandt.

Gelbsucht

Die Gelbsucht, also die Gelbfärbung der Haut, der Schleimhäute und der Augen, ist ein Symptom, das durch verschiedene Leberkrankheiten (Gallensteine, Leberzirrhose, Hepatitis) verursacht werden kann.

Die Gelbfärbung entsteht durch eine Erhöhung der Konzentration von Bilurubin im Körper. Bilurubin ist ein Abbauprodukt des eisenhaltigen roten Blutfarbstoffs Hämoglobin, das für den Sauerstofftransport im Blut zuständig ist.

Die Ursachen für eine vermehrte Entstehung von Bilurubin durch Zerfall von Hämoglobin bzw. die verminderte Entsorgung von Bilurubin (mangelhafter Galleabfluß) liegt in den meisten Fällen in der Leber.

Dieses Krankheitssymptom hat zwei Aspekte:

> *1. eine Störung des Sauerstofftransportes durch das eisenhaltige Hämoglobin – sowohl das Eisen als auch der Sauerstoff sind eine Mars-Entsprechung (Kraft, Tat);*

> *2. die Leber, in der meistens die Ursache der Gelbsucht zu finden ist, ist ein Jupiter-Organ, da sie viele der im Körper benötigten Stoffe produziert.*

Es hat somit den Anschein, als ob die Gelbsucht eine Störung von Mars und Jupiter wäre, dass der Betreffende also nicht in der Lage ist, seine Kraft (Mars) für seine Ziele (Jupiter) einzusetzen. Dies führt zu einem Zerfall des Hämoglobins, was in der Psyche einer Zerstörung der eigenen Kraft entspricht.

Bei einer Gelbsucht empfiehlt es sich daher, nach einem evtl. Aggressions-Stau Ausschau zu halten.

Leberkrebs

Die Leber ist sozusagen das Chemiewerk unter den Organen, das aus den einfachen Stoffen, die der Dünndarm aus der Speise aufgenommen hat, die vom Körper benötigten komplexen Stoffe herstellt.

Die psychische Ursache von Leberkrebs ist daher dieselbe wie bei der Gelbsucht: Der Kranke hat offenbar irgendwann einmal aufgegeben, seine Lebensziele anzustreben und zu verwirklichen.

d) Heilungsansätze im 6. Haus

Förderlich sind Selbstbesinnung, Prüfung der Lebensumstände, evtl. auch Heilfasten, Klärung der eigenen Ziele und die Klarheit über die eigenen Bedürfnisse.

7. Entwässerung

♎

a) die Bedeutung des 7. Hauses

Das 7. astrologische Haus steht für die Lebensbereiche, die der Kontaktfreudigkeit des Sternzeichens Waage entsprechen: Freunde, Beziehungen, Schönheit, Harmonie, Einklang, Diplomatie.

Die Körperteile und Organe, die dem 7. Haus entsprechen, sind: **Nieren, Harnleiter** (Ausfiltern und Ableiten von Abfallprodukten aus dem körpereigenen System [Blut]).

Wenn es in diesem Bereich zu Störungen kommt, entstehen Abhängigkeit, Wankelmut, Rechtmachenwollen, Verschweigen, Harmoniesucht …

Das Thema dieser Lebensbereiche und Körperzonen, die dem 7. Haus entsprechen, ist das Verstehen und Harmonisieren: ein Diplomat.

Der Nieren-zentrierte Waage-Stil des 7. Hauses reicht von „kontaktfreudig" über „verbindend" bis zu „beziehungsüchtig".

Das **Nabel-Nebenchakra** hat dem Yoga und den alternativen Heilweisen zufolge die Aufgabe, die allgemeinen körperlichen Wünsche in eine körperliche Haltung zu übersetzen.

Das **Hara-Chakra** hat die Aufgabe, dafür zu sorgen, dass man sowohl in der reglosen Stille als auch in der Bewegung in sich selber ruht und standfest ist. Dieses Chakra ist daher für das Tanzen, den Kampf und den Rhythmus in der Sexualität wichtig.

Diese beiden Chakren werden von dem 7. Haus, in dem es um Beziehungen geht, gebraucht, um einerseits bei sich selber bleiben zu können und andererseits den anderen wahrnehmen und mit ihm kooperieren zu können – um eben mit dem anderen „tanzen" zu können.

Pilz-Erkrankungen im Nieren-Bereich sind unwahrscheinlich, da die Niere als inneres Organ keinen Kontakt zur Außenwelt hat.

Bakterien-Erkrankungen im Nieren-Bereich legen die Vermutung nahe, dass man sich in der Familie nicht genügend abgrenzen kann – man möchte wahrscheinlich einige und einiges aus der Familie rauswerfen, aber traut sich das nicht oder schafft das nicht.

Viren-Erkrankungen im Nieren-Bereich könnten darauf hinweisen, dass man sich selber verboten hat, sich zu schützen – vermutlich weil man fürchtet, dann verlassen zu werden.

Krebs-Erkrankungen im Nieren-Bereich gehen wahrscheinlich auf die dauerhafte Zurückhaltung der eigenen Aggression auf andere, mit denen man in irgendeiner Weise zusammenlebt, zurück.

Degenerations-Erkrankungen im Nieren-Bereich entstehen vermutlich durch eine Überbelastung der Nieren oder durch eine Funktions-Blockade der Nieren, da man sich selber das „Rauswerfen des Ungewollten" verboten hat.

Unfälle im Nieren-Bereich gegen vermutlich auf eine Autoaggression gegen die zurück, die einem das Leben schwer machen, aber die man einfach nicht los wird.

c) konkrete Krankheiten im 7. Haus

Gicht

Gicht ist eine Stoffwechselstörung, bei der nicht mehr genügend Purin durch die Nieren ausgeschieden wird. Purin ist eine chemische Verbindung, die u.a. für den Aufbau der DNS benötigt wird.

Purin wird vom Körper zu Harnsäure abgebaut, die, wenn sie nicht ausgeschieden wird, in den Gelenken abgelagert wird. Dort führt sie zu einer Veränderung der Knochensubstanz, die bis zu deren Abbau führen kann. Dies geht mit einer Rötung der Gelenke, die anschwellen und sich erhitzen, einher. Dieser Prozess geschieht anfallartig und wird von plötzlichen, heftigen Schmerzen begleitet. Sehr häufig ist das Großzehen-Grundgelenk als erstes von der Gicht betroffen.

Die eigentliche Gefahr bei der Gicht ist jedoch, dass es zu einem Nierenversagen kommen kann, was zum Tod führt.

Es muss jedoch nicht jeder, der erhöhte Harnsäurewerte hat, auch einen Gichtanfall erleiden – dies kommt nur bei 5% der betroffenen Personen vor.

Die Niere ist ein Organ, das die nicht mehr benötigten Stoffe aus dem Bereich der körpereigenen Stoffe (Blut) entfernt. Auf die Psyche übertragen bedeutet dies, dass die Niere „das Nest sauber hält" und alles aus der Psyche entfernt wird, was ihr Schaden zufügen könnte. Diese Funktion ist bei der Gicht offenbar nicht mehr intakt. Die Schädigung der Gelenke zeigt, dass der Betreffende als Lösung seiner „Familienprobleme" (Bereich der körpereigenen Stoffe) eine Verhärtung und ein Stillhalten als Strategie benutzt – die allerdings nur zu einer Vergrößerung der Probleme und nicht zu deren Lösung führt.

Das meist als erstes betroffene Gelenk ist das Großzehen-Grundgelenk, das bei den Fußreflexzonen dem Hals entspricht, in dem sich das Halschakra befindet, das dann, wenn es heil ist, den ungehinderten sozialen Selbstausdruck ermöglicht und dessen Fehlen der Niere ihre Probleme bereitet hat: Die Niere ist nicht in der Lage gewesen, alles Störende auszuscheiden und dadurch die eigene Ordnung aufrechtzuerhalten.

Die Gicht ist eine sehr alte Krankheit – schon bei den Knochen der Dinosauriern ist Gicht nachgewiesen worden …

Nierensteine

Nierensteine sind kristalline Ablagerungen in der Niere, die mit der Zeit immer größer werden können. Sie bestehen zu einem großen Teil aus schwerlöslichen Ionenverbindungen (Salze).

Die Bildung von Nierensteinen wird durch zu wenig Trinken und durch einen erhöhten Verzehr von Fleisch und Fisch gefördert. Nierensteine können auch als Folge von Gicht auftreten, bei der das in den Speisen und vor allem im Fleisch enthaltene Purin zwar noch zu Harnsäure abgebaut, aber nicht mehr ausgeschieden wird. Diese Harnsäure kann zu der Bildung von Nierensteinen beitragen.

Nierensteine können zu einem schmerzhaften Harnstau und zu einer Nierenschädigung führen.

5% der Menschen in Mitteleuropa haben Nierensteine. Am häufigsten treten sie im Alter zwischen 30 und 50 Jahren auf.

Nierensteine sind eine Krankheit, in der die Niere ihre Aufgabe der Reinigung des Bereiches der körpereigenen Stoffe (Blut) nicht mehr vollständig erfüllen kann. In psychischer Hinsicht bedeutet dies einen Mangel an Klarheit und Selbstbestimmtheit in der Familie (Alter zwischen 30 und 50 Jahren).

Während es bei der Gicht zu Schmerzen in den Gelenken und Bewegungseinschränkungen kommt, führen Nierensteine auf Dauer zu einer Nierenschädigung. Die Gicht zeigt sich im Bewegungsapparat, die Nierensteine in der Ausscheidung.

Das Problem der mangelnden Abgrenzung und Selbstbestimmtheit äußert sich bei der Gicht somit in der Reduzierung der Eigeninitiative und der Eigenaktivitäten, während sich dasselbe Grundproblem bei den Nierensteine in der mangelnden Abgrenzung zeigt. Gicht entspricht somit eher der Lethargie (keine Bewegung) und Nierensteine der Resignation (keine Gegenwehr).

Nieren-Verletzung

Der Künstler Joseph Beuys verletzte sich 1960 nach einem Sturz auf einen Ofen eine seiner Nieren so sehr, dass sie entfernt werden musste.

Die Niere hat die Aufgabe, das, was nicht mehr gebraucht wird, aus dem Bereich der körpereigenen Stoffe, d.h. aus der Blutbahn zu entfernen.

Eine Verletzung ist ein aggressiver Akt – dafür spricht auch, dass er auf einen Ofen (Feuer) gefallen ist. Daher könnte es sein, dass es eine blockierte Aggression in Beuys gegeben hat, die sich auf diese selbstverletzende Weise Ausdruck gesucht hat.

Das eigentliche Ziel dieser Aggression müsste sich in Beuys' Familie befunden haben, die zu jener Zeit nur aus ihm und seiner Frau bestanden hat. Diese Vermutung beruht darauf, dass die Niere die körpereigenen Stoffe reinigt und diese der Familie oder dem „Kreis der engen Vertrauten" entspricht. Es ist allerdings kein Ehestreit oder ähnliches von Beuys aus dieser Zeit bekannt.

Hohlkreuz

Bei einem Hohlkreuz sind die Rückenmuskeln angespannt, während die Bauchmuskeln schlaff sind. Der Rücken, d.h. die Rückenwirbel sind das Tragegerüst des Körpers – wenn die Muskeln dort verkrampft sind, versucht man offenbar viel zu „tragen". Der Bauch ist vor allem der Bereich, in dem sich die Nahrung befindet –

wenn dieser Bereich schlaff und tendenziell überfüllt ist, besteht offenbar ein Mangelgefühl.

Der Rücken strengt sich an, der Bauch erlebt Mangel – das könnte man auch Askese und Sucht nennen. Es scheint sich beim Hohlkreuz daher um eine Störung auf der oralen Ebene zu handeln, da die Geborgenheit und das Vertrauen, von der dieser Bereich im Idealfall geprägt ist, durch ungelöste Probleme in die polaren Extreme der Askese und der Sucht auseinanderfallen kann.

Hexenschuss

Ein Hexenschuss ist ein plötzlich im Lendenwirbelbereich auftretender Schmerz, der die Beweglichkeit einschränkt. Der Name zeigt, dass man früher dachte, dass Hexen unsichtbare Pfeile auf die Menschen schießen und sie dadurch verletzen würden. Vor der Verteufelung der germanischen und keltischen Priesterinnen-Zauberinnen zu Hexen schob man den Zwergen die Schuld an diesem Schmerz in die Schuhe und nannte diese Krankheit „Zwergenschuss".

Die Ursache des Hexenschusses kann sowohl eine plötzliche Fehlhaltung (Einklemmen des Ischias-Nerv, Muskelkrämpfe o.ä.) als auch eine langfristig entstandene Abnutzung sein.

Die psychische Entsprechung zum Hexenschuss läßt sich am einfachsten über das Chakra erkennen, dass dem Lendenwirbelbereich entspricht: das Hara. Seine Funktion ist der innere Halt, der feste Stand, der Rhythmus der Bewegung, der Tanz, die Sexualität ...

Wenn dieser Halt verlorengeht, verkrampft man sich, was zu Schmerzen führt. Dieser Halt-Verlust könnte als eine innere Unstimmigkeit erkannt werden, aber wie es bei Menschen oft üblich ist, wird die Schuld einem äußeren Übeltäter zugeschoben – eben der Hexe mit ihren Pfeilen. Diese Sicht ist insofern zutreffend, als es im Außen jemanden geben wird, gegen den man sich nicht wehren konnte, der einen zur Überanstrengung angetrieben hat o.ä., aber die Ursache liegt trotzdem in der eigenen Haltung – sowohl im psychischen als auch im körperlichen Sinn.

Zur Veranschaulichung, wie ein Mensch mit einem gesunden Hara aussieht, kann man sich einmal Bilder von Sumo-Ringern oder Flamenco-Tänzerinnen anschauen – oder ganz einfach eine springende Katze.

Nieren-Krebs

Die Niere filtert die Stoffe aus dem Blut, die nicht mehr gebraucht werden bzw. die sogar schädlich sind.

Sie arbeitet somit an der Grenze zwischen dem Bereich der körpereigenen Stoffe (Blut) und den körperfremden Stoffen, die dann zur Blase weitergeleitet und ausgeschieden werden (Urin). Nierenkrebs weist somit darauf hin, dass der Kranke nicht in der Lage ist, innerhalb seiner Familie (körpereigene Stoffe) Grenzen zu setzen und ein für sich selber gesundes Umfeld herzustellen.

d) Heilungsansätze im 7. Haus

Förderlich sind ein klarer eigener Standpunkt in der Familie, gute Freunde, neue Bekanntschaften und das Wahren der eigenen Unabhängigkeit in allen Begegnungen.

8. Urogenitalbereich

♏

a) die Bedeutung des 8. Hauses

Das 8. astrologische Haus steht für die Lebensbereiche, die der Intensität des Sternzeichens Skorpion entsprechen: Sexualität, Kampf, Detektivarbeit, Strategie, Taktik, Überwindung, Durchsetzung.

Die Körperteile und Organe, die dem 8. Haus entsprechen, sind: **Dickdarm, After, Blase, Genitalien, Gebärmutter, Hoden:**

7. körperfremder Bereich:
   a. Ausscheidung von körperfremden Stoffen: Dickdarm/After;

8. körpereigener Bereich:
   a. Ausscheidung von körpereigenen Stoffen: Blase;

9. körperdefinierender Bereich:
   a. Ausscheidung von körperdefinierenden Stoffen: Penis;
   b. Aufnahme von körperdefinierenden Stoffen: Vagina;
   c. Ausscheidung von Körpern: Geburt.

Wenn es in diesem Bereich zu Störungen kommt, entstehen Heftigkeit, Provokation, Eifersucht, Aggressivität, Unzufriedenheit …

Das Thema dieser Lebensbereiche und Körperzonen, die dem 8. Haus entsprechen, ist die Verwandlung und die Tiefe: ein Kriminalist.

Der Genitalien-zentrierte Skorpion-Stil des 8. Hauses reicht von „kriegerisch" über „berechnend" bis zu „dominant".

Das **Schamhaar-Nebenchakra** hat dem Yoga und den alternativen Heilweisen zufolge die Aufgabe, die konkreten körperlichen Wünsche in ein Erlebnis im Hier und Jetzt zu übersetzen und anzuregen.

Das **Wurzelchakra** hat die Aufgabe, das Hier und Jetzt zu erleben – und natürlich auch, das eigene Überleben in jeder Situation abzusichern.

Die Tätigkeiten dieser beiden Chakren entsprechen der Intensität, die typisch für alle Vorgänge im 8. Haus sind.

b) die dreimal sechs grundlegenden Erkrankungs-Arten des 8. Hauses

Pilz-Erkrankungen im Dickdarm/After-Bereich legen den Verdacht nahe, dass der Kranke in einem allgemeinen Mangel lebt und daher keine Substanz loslassen kann. Man könnte hier auch Geiz als Ursache vermuten.

Bakterien-Erkrankungen im Dickdarm/After-Bereich legen die Vermutung nahe, dass sich dieser Mangel und dieser Geiz auf die Familie beziehen. Möglicherweise hat man das Gefühl, dass die anderen mehr geliebt werden als man selber.

Viren-Erkrankungen im Dickdarm/After-Bereich könnten darauf hinweisen, dass man sich selber die Fülle erst gar nicht zugesteht.

Krebs-Erkrankungen im Dickdarm/After-Bereich gehen wahrscheinlich auf ein langjähriges Mangel-Erlebnis zurück, an dem man auch schon lange nichts mehr zu ändern versucht.

Degenerations-Erkrankungen im Dickdarm/After-Bereich entstehen normalerweise aus ähnlichen Gründen wie der Krebs, der ja auch zu den Degenerations-Krankheiten zählt.

Unfälle im Dickdarm/After-Bereich haben ihre Ursache vermutlich in einem Hass auf den eigenen Geiz – oder auf den Reichtum der anderen.

Pilz-Erkrankungen im Blasen-Bereich legen den Verdacht nahe, dass man keine klare Grenze nach außen hat und nur selten wirklich sagt, was man denkt.

Bakterien-Erkrankungen im Blasen-Bereich legen die Vermutung nahe, dass die Schwierigkeit hier vor allem in der Familie bestehen.

Viren-Erkrankungen im Blasen-Bereich könnten darauf hinweisen, dass man sich selber verbietet, eine „klare Kante zu zeigen" und für die anderen unbequem zu sein.

Krebs-Erkrankungen im Blasen-Bereich gehen wahrscheinlich auf einen langfristigen Mangel an Abgrenzung zurück.

Degenerations-Erkrankungen im Blasen-Bereich entstehen ebenfalls durch einen langfristigen Mangel an Abgrenzung.

Unfälle im Blasen-Bereich haben ihre Ursache vermutlich darin, dass man am liebsten den anderen „alles vor die Füße kotzen würde", aber sich das nicht traut – oder dass man ihnen gerne mal „ans Bein pinkeln würde", aber sich das noch viel weniger traut.

Pilz-Erkrankungen im Genitalien-Bereich legen den Verdacht nahe, dass man in der Sexualität keine klare Wahl seiner Partner trifft, sondern entweder aus Sucht heraus handelt oder sich von anderen zur Sexualität drängen lässt.

Bakterien-Erkrankungen im Genitalien-Bereich legen die Vermutung nahe, dass man Stress in der Sexualität mit seinem Beziehungs-Partner hat.

Viren-Erkrankungen im Genitalien-Bereich könnten darauf hinweisen, dass man sich die eigene Sexualität verbietet.

Krebs-Erkrankungen im Genitalien-Bereich gehen wahrscheinlich auf langfristige Blockaden der Sexualität zurück – wobei natürlich nicht jede Form der Keuschheit oder des Zölibats notwendigerweise zu Hodenkrebs o.ä. führen muss.

Degenerations-Erkrankungen im Genitalien-Bereich entstehen normalerweise durch Überbelastung oder durch Unterbeschäftigung.

Unfälle im Genitalien-Bereich haben ihre Ursache vermutlich in Fehleinschätzungen in einer sexuellen Situation oder durch Autoaggression gegen die eigene Sexualität, wobei sich diese Aggression ursprünglich sehr wahrscheinlich gegen die Sexualität eines anderen gerichtet haben wird.

c) konkrete Krankheiten im 8. Haus

Scheidenpilz

Pilze setzen sich beim Menschen, auf der Schleimhaut (z.B. Scheidenpilz)

Es handelt sich vom Thema her um „Kontaktstörungen" – schließlich steht der Pilz in „Kontakt" zu dem Menschen und lebt als Parasit in einer Symbiose-artigen Verbindung mit ihm. Es liegt daher nahe, bei Pilzerkrankungen danach zu schauen, ob sich der Betreffende von anderen Menschen abgrenzen kann.

AIDS

AIDS wird durch einen Virus verursacht, der das Immunsystem teilweise zerstört und dadurch den Körper hilflos gegen Krankheiten macht, gegen die er sich ansonsten gut zur Wehr setzen kann. Die AIDS-Erkrankten sterben also nicht an AIDS selber, sondern an den durch die Schädigung des Immunsystems ermöglichten Infektions-krankheiten und an Tumoren.

Zunächst treten grippeähnliche Symptome auf, auf die dann eine Pause folgt, die 9-11 Jahre lang dauert. Dann folgt die Phase, in der der Körper weitgehend schutzlos den Infektionskrankheiten und der Tumorbildung ausgeliefert ist, was ohne eine weitere Behandlung der AIDS-Erkrankung zum Tod führt.

AIDS wird durch Körperflüssigkeiten, d.h. durch Blut, Speichel, Sperma, Vaginal-sekret und Muttermilch übertragen. Der Virus wird durch Schleimhäute und Wunden aufgenommen. Am häufigsten wird diese Krankheit durch Geschlechtsverkehr (ohne Kondom) übertragen.

Während AIDS in Mitteleuropa seltener geworden ist, sind in einigen afrikanischen Ländern 25% der Bevölkerung an AIDS erkrankt. Zur Zeit sterben ca. 1,2 Millionen Menschen jährlich an AIDS (8,8 Millionen an Hunger).

Die psychologische Entsprechung zu dieser Krankheit ist recht einfach: eine Krise im eigenen Verteidigungssystem. Diese Fähigkeit wird normalerweise in der analen Phase erworben (sich abgrenzen, kämpfen, „Nein“ sagen können).

Das Immunsystem besteht sozusagen aus den „Wächtern auf der Stadtmauer“ des Körpers. Dies ist eine Mars-Funktion, was dazu passt, dass AIDS vor allem durch Geschlechtsverkehr übertragen wird, was eine weitere Mars-Funktion ist.

Es wäre daher lohnend, die Horoskope von an AIDS erkrankten Menschen auf die Mars-Stellung in deren Horoskopen hin zu untersuchen.

Multiple Sklerose

Das zentrale Symptom dieser Krankheit, die oft als „MS“ abgekürzt wird, ist die Auflösung der Myelinscheiden, die die Nerven umgeben – MS löst also die „Isolation der elektrischen Kabel" im Menschen auf. Dieser Vorgang ist entzündlich und chronisch, d.h. es wird ein Kampf geführt, der über lange Zeit hin andauert. Die Ursache dieser Krankheit, die in Europa die häufigste Krankheit des zentralen Nervensystems ist, ist nach wie vor ungeklärt und sie ist auch nicht heilbar.

MS führt in den meisten Fällen zu einer zunehmende Beeinträchtigung der Beweglichkeit und manchmal auch der Sinne. Diese Folgen entstehen dadurch, dass die Nerven selber nach dem Abbau des Myelins ebenfalls geschädigt werden.

Diese Krankheit hat eine Reihe von Merkmalen, aus denen sich auf ihre psychische Entsprechung schließen lässt:

- Die Myelinhülle der Nerven wird vermutlich durch eine fehlgeleitete Autoimmunreaktion zerstört. Der Körper zerstört somit selber den Schutz der eigenen Nerven, weil er diesen Schutz für einen Feind hält. In psychischer Hinsicht würde dies bedeuten, dass der Kranke seine Abgrenzung gegen andere auflöst, weil er glaubt, sich nicht abgrenzen zu dürfen. Diese Krankheit hätte somit eine deutliche Nähe zum Helfersyndrom, also zum „sich für andere aufopfern" und eigentlich selber Nähe und Hilfe brauchen.

- Die Krankheit entsteht dezentral, d.h. an vielen Stellen gleichzeitig. Dies passt gut zu der Vermutung, dass sich das System bei dieser Krankheit selber angreift.

- Die Krankheit bricht oft bei jungen Menschen aus. Sie hat also evtl. etwas mit der Ausbildung des Charakters zu tun.

- MS ist bei Frauen doppelt so häufig wie bei Männern. Sie könnte daher damit zusammenhängen, dass Frauen nach wie vor benachteiligt werden und sozial bedingt nur selten dieselbe Autorität und Eigenständigkeit erlangen können wie Männer.

- In der Äquatorialzone besteht eine deutlich geringe Wahrscheinlichkeit, an MS zu erkranken als in den nördlichen Breiten. Kinder, die in den Norden übersiedeln, übernehmen die dortige Krankheitswahrscheinlichkeit. Ältere Menschen behalten jedoch ihre niedrigere Krankheitswahrscheinlichkeit bei. Daraus ergibt sich, dass die Krankheit in größerem Maße durch Umweltfaktoren geprägt ist.

- Geschwisterkinder in den ersten sechs Jahren reduzieren das MS-Risiko sehr stark. Es wäre denkbar, dass die Gemeinschaft mit Geschwistern den Kindern eine emotionale Sicherheit gibt, die sie ohne sie nicht hätten. Wenn

dies zutrifft, wäre MS zu einem guten Teil eine emotional bedingte Krankheit, die die Geborgenheit zum Thema hat – was dazu passt, dass MS den Schutz der Nerven abbaut.

- Rauchen steigert das Risiko um den Faktor 1,5 bis 1,8. Rauchen ist u.a. ein Ersatz für Geborgenheit ...

- Übergewicht in der Kindheit erhöht das MS-Risiko. Übergewicht ist oft an einen Mangel an Geborgenheit gekoppelt („Kummerspeck").

- Während einer Schwangerschaft ist das MS-Risiko deutlich geringer, in den drei Monaten nach der Entbindung jedoch deutlich erhöht. Auch hier scheint die Geborgenheit während der Schwangerschaft und die Trennung, also das Ende der Verbindung und der Geborgenheit das auslösende Thema zu sein.

- 50-90% der MS-Kranken haben Sexualstörungen. Sie sind bei Männern deutlich häufiger. Eine intakte Sexualität trägt deutlich zu einem geborgenen Lebensgefühl bei ...

Wenn man diese Symptome zusammennimmt, entsteht das Bild einer Krankheit, die durch den Mangel an Geborgenheit entsteht und bei der als vermeintliche Rettungs-maßnahme die eigene Geborgenheit und die eigene Grenze aufgelöst werden. Ein möglicherweise eng verwandtes psychisch-soziales Symptom ist das Helfersyndrom.

Aufgrund dieses Charakters der MS könnte man sie eine „Mond-Krankheit" nennen, da der Mond in der Astrologie genau die hier fehlenden Qualitäten darstellt. Eine astrologische Studie über die Stellung des Mondes in den Horoskopen von MS-Kranken könnte über diesen Punkt Gewissheit verschaffen.

Leistenbruch

Ein Leistenbruch ist eine Schwachstelle in der Hülle aus Muskeln, Sehnen und Bindegewebe, das den Bauchraum umgibt. In der Regel liegt sie in der Nähe der Genitalien am vorderen, unteren Bauch. An einer solchen Schwachstelle besteht die Gefahr, dass der Darm teilweise aus seiner Umhüllung tritt oder eingeklemmt wird.

Leistenbrüche sind eine der häufigsten Erkrankungen, die chirurgisch behandelt werden müssen. Der Leistenbruch kommt bei Männern neunmal so häufig vor wie bei Frauen, die offenbar eine belastungsfähigere Bauchhülle haben – die ja auch die große Belastung einer Schwangerschaft überstehen muss. Leistenbrüche kommen bei Kindern, Jugendlichen und alten Menschen häufiger vor als bei Erwachsenen.

Leistenbrüche entstehen durch einen zu hohen Innendruck des Bauches, der z.B. durch schwere Arbeit entstehen kann.

Als Charakteristikum findet sich beim Leistenbruch Überanstrengung und ein Mangel an „innerem Zusammenhalt". Diese eher unspezifische Beschreibung entspricht der Häufigkeit der Krankheit.

Dickdarmkrebs

Eine wie der Brustkrebs ebenfalls häufig auftretende Krebsart ist der Dickdarmkrebs. Die Aufgabe des Dickdarms ist zum einen die Ausscheidung des Kots und zum anderen das Entziehen des Wassers aus dem im Dünndarm flüssigen Nahrungsbreis.

Der Dickdarm hat also die Doppelfunktion des „Saugens" und des „Abgrenzens". Störungen in diesen beiden Bereichen treten oft gemeinsam auf, denn wer sich im Mangel befindet und daher „saugt", kann sich oft auch nicht klar „abgrenzen".

Prostatakrebs

Eine sehr schnell zum Tod führende Krebsart ist der Prostatakrebs. Die Prostata ist ein Organ, das sich nur bei Männern findet und unterhalb der Blase liegt. Die Aufgabe der Prostata ist die Produktion der Flüssigkeit, in der die Spermien beim Geschlechtsverkehr „schwimmen".

Die Tätigkeit der Prostata bezieht sich also nicht auf die Spermien selber, die von den Hoden produziert werden, sondern auf das Weiterleiten der Spermien. Während die Hoden zum Bereich der körperdefinierenden Stoffe gehören, zählt die Prostata zu dem Bereich der körpereigenen Stoffe. Der Prostatakrebs weist also nicht auf einen Identitätskonflikt hin (das würde zu Hodenkrebs führen), sondern auf ein Problem, die eigene Sexualität den eigenen Wünschen gemäß leben zu können.

Blasenkrebs

Die Funktion der Blase ist das Ausscheiden der Stoffe, die nicht mehr gebraucht werden.

Beim Blasenkrebs hat der Kranke zwar die Fähigkeit, sich innerhalb der Familie abzugrenzen (die Niere funktioniert), aber er ist nicht in der Lage, dies auch zu zeigen bzw. die Konsequenzen zu tragen, weshalb sich in der Blase der Urin (und die Energie) staut.

Erbkrankheiten

Als „Erbkrankheit" werden diejenigen Krankheiten bezeichnet, die man von seinen Eltern über deren DNS „geerbt" hat. Es gibt eine große Anzahl verschiedener Krankheiten, die genetisch bedingt sind. Folglich gehören sie zu dem Bereich des 8. Hauses, das u.a. die Genitalien umfaßt.

Erbkrankheiten sind offenbar keine individuelle Krankheit, sondern eine Familien-Krankheit. Man kann daher zumindest als Arbeitshypothese davon ausgehen, dass solche Krankheiten am ehesten durch auf die Familie bezogene Methoden wie z.B. Familienaufstellungen heilbar oder zumindest in ihren Auswirkungen begrenzbar sind. Die psychische Entsprechung für derartige Krankheiten sollten sich auch bei allen von dieser Krankheit betroffenen Familienmitgliedern finden.

Allergien

Allergien beruhen auf einer Störung des Immunsystems, das nicht mehr Freund und Feind unterscheiden kann und daher auch körpereigene oder unschädliche Stoffe angreift.

Eine Allergie ist ein Kampf gegen einen vermeintlichen Feind, der eigentlich ein Freund ist. Man kann also davon ausgehen, dass dieser vermeintliche Feind die körperliche Entsprechung zu einem tatsächlichen Feind im Außen ist, gegen den sich der Betreffende nicht wehren kann oder will.

Um eine Allergie zu heilen, ist es daher notwendig, diesen äußeren Feind zu identifizieren und die damit verbundene Verteidigungshemmung aufzulösen, sodass der Betreffende gegen seinen eigentlichen Gegner kämpfen kann und nicht mehr gegen sich selber kämpft. Eine Allergie ist eine Autoaggression, also eine Wut, die man gegen sich selber gewendet hat, da man ihre Bewusstwerdung oder ihr Ausleben nicht ertragen könnte.

Häufige Entsprechungen sind „Getreideallergie = Vater" und „Milchallergie = Mutter". Es ist jedoch bei jeder Allergie notwendig, sich die Stoffe, die die Allergie auslösen, genau anzuschauen.

Die folgende Besprechung des Erschöpfungszustandes einer Frau ist ein Beispiel für eine spezielle Allergie.

Erschöpfungszustand

Eine Frau litt an Erschöpfungszuständen. Bei näherem Befragen stellte sich heraus, dass die Erschöpfung auf einer Allergie beruhte und dass diese Allergie insbesondere gegen die Pollen von Birken, Weiden und Pappeln besteht, wobei der allergische Ausschlag vor allem am Bauch unterhalb des Nabels auftritt und oft mit Kopfschmerzen verbunden ist.

Eine Allergie ist eine Störung des Immunsystems des Körpers, die darauf beruht, dass

> a) der Körper irrigerweise bestimmte Stoffe (hier die Pollen) als bedrohlich einstuft und sich gegen sie verteidigt,

> b) solch eine Reaktion am häufigsten dann zustande kommt, wenn der Körper schon durch Fremdstoffe (Chemikalien in der Nahrung, im Wasser und in der Luft) sehr gereizt ist, und

> c) das Verteidigungssystem des Körpers auch durch psychischen Stress gereizt ist.

Daher kann man davon ausgehen, dass die betreffende Person Aggressionen verdrängt, sich daher in einer unterschwelligen Aggression befindet und sich diese Aggression einen Ersatzgegner, in diesem Fall die Pollen gesucht hat.

Die Erschöpfung dieser Frau ist daher primär auf ihre Aggressionsverdrängung und sekundär auf die Belastung des Körpers durch die Allergie zurückzuführen.

Es stellt sich nun die Frage, warum sich die Allergie gerade gegen die Pollen der Birke, der Weide und der Pappel richtet. Zunächst fällt einmal auf, dass die Pollen die männlichen Samen, also die Entsprechung zum menschlich-männlichen Sperma sind, was auf ein sexuelles Thema schließen lässt, das mit einer Aggressionsverdrängung verbunden ist.

Warum richtet sich die Allergie nun gerade gegen die Pollen dieser drei Bäume und nicht gegen die von Rose, Butterblümchen und Apfel?

Das besondere an der Birke ist, dass sie zum einen eine Pionierpflanze ist, dass sie sich fast immer als erste auf Lichtungen und in Windbrüchen ansiedelt, und dass sie eine sehr große Menge Wasser in ihrem Holz transportiert – wenn man eine Birke fällt, läuft noch einige Stunden lang Saft aus dem Wurzelstock. Die Weide ist ein wasserliebender Baum und ist extrem regenerationsfähig. Die Pappel ist in der Lage, das Wasser in ihrem Stamm in sehr große Höhen zu transportieren. Alle drei Bäume sind botanisch nahe Verwandte und mit dem Wasser verbunden.

Diese Bäume symbolisieren also den Wassertransport im Körper und die mit diesem Wasser verbundene Lebenskraft.

Wenn man nun den Wassertransport in große Höhen und die mit ihr verbundene Lebenskraft sowie die verdrängte Sexualität und Aggression zusammennimmt, dann ergibt sich die Assoziation zu der Sushumna aus dem Yoga, also zu dem Kanal, in dem die Lebenskraft als Tummo-Feuer (Kundalini) das Rückgrat hinaufsteigt.

Man kann also mutmaßen, dass sich bei der betreffenden Frau eine Blockade in der Sushumna befindet, die die Sexualität und die Aggression blockiert, was dadurch bestätigt wird, das sich der allergische Ausschlag in der Gegend des Hara-Chakras befindet, wo man auch die Blockade der Sushumna erwarten sollte, wenn die Lebenskraft durch eine Blockade der Sexualität, die sich ja im Wurzelchakra unter dem Hara-Chakra befindet, verursacht worden ist.

Die Kopfschmerzen, die zusammen mit der Allergie auftreten, weisen auf die Polarität zwischen dem Hara und dem Dritten Auge hin, wobei hier das Hara der Ort des Energiemangels und das Dritte Auge der Bereich des Energiestaus ist.

Man kann also davon ausgehen, dass die betreffende Frau in der Welt zurecht-zukommen versucht, indem sie es allen recht macht (Energiestau im Dritten Auge), und dass sie leicht aus dem Gleichgewicht zu bringen ist (Engergiemangel im Hara).

Nun gibt es in der Steinheilkunde einen Stein, der genau die Qualitäten dieser drei Bäume hat – der Feueropal. Er entsteht in heißen Geysiren, also an einem Ort, an dem heißes Wasser aufsteigt. In diesem heißen aufsteigenden Wasser ist Silicium-dioxyd und Eisenoxyd (Mars) gelöst, das sich dann in den Ablagerungen rund um den Geysir erst zu einem Gel und dann zu einem rötlichen Stein verbindet. Dieser Stein wirkt sehr schnell und heftig und macht fröhlich, impulsiv und begeistert und entfacht auch verdrängtes sexuelles Feuer (beim Sex treten ja auch „heiße" Flüssigkeiten auf) und führt bisweilen zu Nasenbluten (Blut = heiße Flüssigkeit; Nase entspricht Genitalien) oder einer heftig laufenden Schnupfennase (wieder eine heiße Flüssigkeit).

Daher könnte man der betreffenden Frau einmal einen Feueropal auf den allergi-schen Ausschlag auflegen und schauen, ob dies genügt, um das gestaute Feuer (die

Lebenskraft) wieder in Gang zu bringen. Dabei ist die Analogie zwischen dem aufsteigenden Tummo-Feuer (Kundalini), dem aufsteigenden Sperma, den Pollen der Bäume, dem aufsteigenden Wasser in den Bäumen und dem aufsteigenden heißen Wasser im Geysir sowie die marsische Symbolik des Eisens in dem Feueropal die Grundlage für diesen Versuch.

Bisweilen, wenn die Blockade zu stark ist, reagiert man auch statt mit einem Auf-steigen der Lebenskraft mit Nasenbluten – eine heiße, eisenhaltige, rote Flüssigkeit voller Lebenskraft steigt nach oben und sucht sich einen Weg nach draußen. Das Nasenbluten ist in diesem Fall offensichtlich eine Umleitung der Lebenskraft, deren Anregung vom Körper und der Psyche zwar nicht verhindert, aber doch immerhin in die symbolische Entsprechung zu den Genitalien im Gesicht (Nase) „abgelenkt" werden kann. Die betreffende Frau ist in diesem Fall offenbar noch nicht bereit, so schnell die Blockade ihrer Sexualität aufzugeben.

Bei der Betrachtung ihres Horoskops zeigte sich, dass sie den Mond und den Pluto in Konjunktion miteinander im 1. Haus stehen hat. Der Mond ist die Nähe und die Geborgenheit, aber auch die Flüssigkeiten; der Pluto ist die Intensität, das Existentielle und die Fixierung. Diese Konjunktion entspricht den „aufsteigenden, heißen Flüssigkeiten".

Diese Konjunktion hat ein Quadrat zu der Konjunktion von Sonne und Venus, also zu Wille und Gefühl. Da ein Quadrat eine Trennung darstellt, die entweder erlitten und daher leidvoll oder aber gewollt und daher raumschaffend ist, beschreibt dieses Quadrat offenbar den Stress, der ersatzweise als Allergie ausgelebt worden ist und der zu der Schwächung geführt hat.

d) Heilungsansätze im 8. Haus

Förderlich sind Lebensintensität, eine Heilung der Sexualität, Mut, Bereitschaft zur Aggression, Abgrenzungsfähigkeit und Loslassen.

9. Oberschenkel/Oberarme

a) die Bedeutung des 9. Hauses

Das 9. astrologische Haus steht für die Lebensbereiche, die dem Idealismus des Sternzeichens Schütze entsprechen: Streben, Reisen, Reden, Begeisterung, Zielstrebigkeit, Engagement.

Die Körperteile und Organe, die dem 9. Haus entsprechen, sind: **Oberschenkel, Oberarme** (generelle Ausrichtung auf ein Ziel hin und Bewegung zu diesem Ziel hin)

Wenn es in diesem Bereich zu Störungen kommt, entstehen Genussunfähigkeit, Ruhelosigkeit, Drängelei, Überanstrengung …

Das Thema dieser Lebensbereiche und Körperzonen, die dem 9 Haus entsprechen, ist das Ideal und das Streben: ein Projektleiter.

Der Oberschenkel-zentrierte Schütze-Stil des 1. Hauses reicht von „kraftvoll" über „zielorientiert" bis zu „ruhelos".

Die beiden **Oberschenkel-Nebenchakren** haben dem Yoga und den alternativen Heilweisen zufolge die Aufgabe, in der Welt zielstrebig dorthin zu gelangen, wo man hinwill.

Die beiden **Oberarm-Nebenchakren** haben die Aufgabe, die Aktivität an den richtigen allgemeinen Ort zu lenken.

Das entspricht der Zielstrebigkeit des 9. Hauses.

b) die zweimal sechs grundlegenden Erkrankungs-Arten des 9. Hauses

Pilz-Erkrankungen im Oberschenkel-Bereich legen den Verdacht nahe, dass man sich von seiner Umwelt daran gehindert fühlt, zu dem Ort zu gehen und an dem Ort zu leben, den man selber ausgewählt hat.

Bakterien-Erkrankungen im Oberschenkel-Bereich legen die Vermutung nahe, dass es die Familie ist, die den Kranken daran hindert, an den gewünschten Ort zu gehen.

Viren-Erkrankungen im Oberschenkel-Bereich könnten darauf hinweisen, dass der Kranke sich selber verboten hat, an dem gewünschten Ort zu gehen.

Krebs-Erkrankungen im Oberschenkel-Bereich deuten wahrscheinlich auf eine dauerhafte Blockade der eigenen „Auswanderungs-Wünsche" hin.

Degenerations-Erkrankungen im Oberschenkel-Bereich entstehen normalerweise durch Über- oder Unterbelastung des Oberschenkels, in dem die Kraft liegt, weite Wege zurückzulegen.

Unfälle im Oberschenkel-Bereich haben ihre Ursache vermutlich darin, dass man an einen Ort gehen will, aber das zugleich auch nicht will.

Pilz-Erkrankungen im Oberarm-Bereich legen den Verdacht nahe, dass man gerne etwas tun würde, aber sich nicht traut, sich zu dem Betreffende zu wenden.

Bakterien-Erkrankungen im Oberarm-Bereich legen die Vermutung nahe, dass dem Kranken etwas von seiner Familie „verboten" worden ist.

Viren-Erkrankungen im Oberarm-Bereich könnten darauf hinweisen, dass er sich diese Handlungen selber verbietet.

Krebs-Erkrankungen im Oberarm-Bereich gehen wahrscheinlich auf eine langfristige Blockade von Handlungen zurück.

Degenerations-Erkrankungen im Oberarm-Bereich entstehen normalerweise durch Über- oder Unterbelastung.

Unfälle im Oberarm-Bereich haben ihre Ursache vermutlich in dem heftigen Wunsch, etwas Bestimmtes zu tun, und in dem ebenso heftigen Verbot, genau das zu tun.

c) konkrete Krankheiten im 9. Haus

Beinbruch

Ein Beinbruch führt zu einer vorübergehenden Unfähigkeit zu gehen.

Die Deutung ist zunächst recht einfach: Fehlgeleitete Aggression in Bezug auf eine „Bewegung im Leben" führt zu einem Bruch des Bewegungsorgans. Die spezielle psychische Situation ergibt sich durch die Umstände des Unfalls und durch den Knochen, der gebrochen wurde.

Armbruch

Ein Armbruch lässt sich ganz ähnlich deuten wie der Beinbruch, denn er führt zu einer vorübergehenden Unfähigkeit zu handeln.

Fehlgeleitete Aggression in Bezug auf eine „Handlung im Leben" führt zu einem Bruch des Handlungsorgans. Die spezielle psychische Situation ergibt sich auch hier wieder durch die Umstände des Unfalls und durch den Knochen, der gebrochen wurde.

d) Heilungsansätze im 9. Haus

Förderlich sind die Klärung der Ziele, der Ideale und der Methoden, wie diese Ziele möglichst schnell erreicht werden können.

10. Knie/Ellenbogen

♑

a) die Bedeutung des 10. Hauses

Das 10. astrologische Haus steht für die Lebensbereiche, die der Beständigkeit des Sternzeichens Steinbock entsprechen: Fundament, Geschichte, Autoritäten, Gesetze, Sachkundigkeit, Dauerhaftigkeit.

Die Körperteile und Organe, die dem 10. Haus entsprechen, sind: **Knie, Ellenbogen** (Übergang von der allgemeinen Bewegung [Oberarm] zu der Bewegung „vor Ort". [Unterarm]).

Wenn es in diesem Bereich zu Störungen kommt, entstehen Starrsinn, Machtgier, Depressionen, Lebensangst …

Das Thema dieser Lebensbereiche und Körperzonen, die dem 10. Haus entsprechen, ist die Zuverlässigkeit und die Dauer: ein Bewahrer.

Der Knie-zentrierte Steinbock-Stil des 10. Hauses reicht von „verlässlich" über „halt-suchend" bis zu „sturköpfig".

Die beiden **Knie-Nebenchakren** haben dem Yoga und den alternativen Heilweisen zufolge die Aufgabe, vor Ort die Vielfalt der Schritte zu lenken.

Die beiden **Ellenbogen-Nebenchakren** haben die Aufgabe, vor Ort die Vielfalt der Armbewegungen zu lenken.

Diese beiden „Arbeits"-Nebenchakren entsprechen dem 10. Haus. Das 9. Haus, das den Oberschenkeln und den Oberarmen entspricht, lenkt die Gesamtbewegungen auf ein Ziel – das 10. Haus koordiniert die vielen Bewegungen, die dann an diesem Zielort gemacht werden. Das Wesen der Knie und des 10. Hauses kann man am deutlichsten in der Tätigkeit der Knie beim Treppensteigen erleben.

b) die zweimal sechs grundlegenden Erkrankungs-Arten des 10. Hauses

Pilz-Erkrankungen im Knie-Bereich legen den Verdacht nahe, dass man sich an einem Ort befindet und dort „umhergeht", an dem man gar nicht sein will und an den man sich „durch die äußeren Umstände" gedrängt fühlt.

Bakterien-Erkrankungen im Knie-Bereich legen die Vermutung nahe, dass der Druck, an diesem ungewollten Ort zu bleiben, aus der Familie kommt.

Viren-Erkrankungen im Knie-Bereich könnten darauf hinweisen, dass man es sich selber verbietet, an einen anderen Ort zu gehen.

Krebs-Erkrankungen im Knie-Bereich gehen wahrscheinlich auf eine langandauernde ungewollte Arbeit oder Tätigkeit zurück.

Degenerations-Erkrankungen im Knie-Bereich entstehen normalerweise durch Über- oder Unterbelastung.

Unfälle im Knie-Bereich haben ihre Ursache vermutlich recht häufig in einer unbewussten Selbstblockade, durch die man seine ungewollte Tätigkeit an dem ungewollten Ort zwangsweise beenden kann. Es handelt sich hier um eine Autoaggression, die ein Mittel zum Zweck ist.

Pilz-Erkrankungen im Ellenbogen-Bereich legen den Verdacht nahe, dass man zu viel Dinge arbeitet, die man gar nicht tun will.

Bakterien-Erkrankungen im Ellenbogen-Bereich legen die Vermutung nahe, dass es die Familie ist, die den Kranken zu dieser Arbeit oder sonstigen Tätigkeit gedrängt hat.

Viren-Erkrankungen im Ellenbogen-Bereich könnten darauf hinweisen, daß man sich selber zwingt, etwas zu tun, was man eigentlich gar nicht tun will – möglicherweise als Selbstbestrafung.

Krebs-Erkrankungen im Ellenbogen-Bereich gehen wahrscheinlich auf eine langandauernde ungewollte Arbeit oder Tätigkeit zurück.

Degenerations-Erkrankungen im Ellenbogen-Bereich entstehen normalerweise durch Über- oder Unterbelastung.

Unfälle im Ellenbogen-Bereich haben ihre Ursache vermutlich recht häufig in einer unbewussten Selbstblockade, durch die man eine ungewollte Arbeit oder Tätigkeit zwangsweise beenden kann. Es handelt sich hier um eine Autoaggression, die ein Mittel zum Zweck ist.

Erkrankungen der Knie, der Ellenbogen und des Kiefergelenks treten oft zusammen auf, da sie einander in ihren Funktionen weitgehend entsprechen.

c) konkrete Krankheiten im 10. Haus

Knieschmerzen

Ein Mann hatte immer wieder teilweise heftige und meistens plötzlich auftretende Schmerzen in beiden Knien. Dies begann schon in der Schulzeit und setzte sich bis ins Alter von 35 Jahren fort. Von einem Arzt wurde ihm geraten, keinerlei Sport mehr zu treiben, eine andere Diagnose lautete fortgeschrittene Abnutzung, ein dritter Arzt prophezeite ihm, dass er nicht mehr lange werde laufen können.

Durch sein Horoskop erkannte der Mann schließlich, dass seine Knieschmerzen mit seinem Pluto im 10. Haus in Zusammenhang stehen – das 10. Haus entspricht den Knien. Sein Pluto stand im Quadrat zu seinem Saturn im 2. Haus, das den Hals darstellt – er hatte im Alter von 5 Jahren Mandeln und Polypen entfernt bekommen und er hatte im Hals einen Bandscheibenvorfall (Saturn = Knochen). Die beiden Planeten an den beiden Enden des Quadrates hatten sich offenbar gegenseitig geschädigt.

Durch innere Gespräche mit seinen Knien erkannte der Mann nach und nach, dass er zu oft nicht auf sein Gespür hörte, was für ihn richtig war. Durch diese Gespräche mit seinen Knien konnte er innerhalb von ein paar Jahren seine Knieprobleme vollständig heilen und dann die Zugspitze besteigen und an einem Halbmarathon teilnehmen (und ohne Training eine gute Position im vorderen Drittel erreichen).

Seine Haupterkenntnis war, dass er das Wesentliche (Pluto) von dem Dauerhaften (Saturn) getrennt halten musste (Quadrat), d.h. dass er niemals versuchen sollte, einer Sache, die ihm wirklich wichtig war, eine feste Form zu geben (wie z.B. heiraten).

Ellbogen-Schmerzen

Ein Mann bekam plötzlich heftige Ellbogen-Schmerzen.

Der Ellbogen ist der Übergang vom öffentlichen Bereich (Oberarm) zu dem privaten Bereich (Unterarm). Es hat also den Anschein, als ob ein anstehender Impuls nicht den Weg von Innen (Leib) nach außen finden würde und blockiert wird, bevor er in den Familien-Bereich gelangen kann. Nach einigem Nachfragen stellte sich heraus, dass der betreffende Mann sich davor fürchtete, seiner Frau zu sagen, dass er sich von ihr trennen will ...

d) Heilungsansätze im 10. Haus

Förderlich sind Aufrichtigkeit, Standfestigkeit, Realismus und Mut für die notwendigen Veränderungen im eigenen Leben.

11. Unterschenkel/Unterarme

≈

a) die Bedeutung des 11. Hauses

Das 11. astrologische Haus steht für die Lebensbereiche, die der Utopie des Stern-zeichens Wassermann entsprechen: Überblick, Theorie, Solidarität, Allgemein-gültiges, Weltenbürgertum.

Die Körperteile und Organe, die dem 11. Haus entsprechen, sind: **Unterschenkel, Unterarme** (Bewegungen an dem Ort, an den man gelangen will, also Bewegungen „vor Ort").

Wenn es in diesem Bereich zu Störungen kommt, entstehen Abgehobenheit, Verkopft-heit, Theoretisieren, Rastlosigkeit, Revolutions-Besessenheit …

Das Thema dieser Lebensbereiche und Körperzonen, die dem 11. Haus entsprechen, ist die Abstraktion und die Utopie: ein Professor.

Der Unterschenkel-zentrierte Wassermann-Stil des 11. Hauses reicht von „weitblickend" über „theoretisierend" bis zu „Wolkenkuckucksheim-Bewohner".

Die beiden **Unterschenkel-Nebenchakren** haben dem Yoga und den alternativen Heilweisen zufolge die Aufgabe vor Ort eine Vielfalt von Schritten auszuführen.

Die beiden **Unterarm-Nebenchakren** haben die Aufgabe, vor Ort eine Vielfalt von Handlungen auszuführen.

Durch diese Vielfalt von Schritten und Bewegungen werden die Menschen und Dinge auf sinnvolle Weise miteinander zu einer Funktionseinheit koordiniert – was das Wesen des 11. Hauses ist.

b) die zweimal sechs grundlegenden Erkrankungs-Arten des 11. Hauses

Pilz-Erkrankungen im Unterschenkel-Bereich legen den Verdacht nahe, dass man mit den Menschen an dem Ort, an dem man ist, nicht zurechtkommt. Man befindet sich nicht unter Gleichgesinnten, wie es sich das 11. Haus eigentlich wünscht, sondern wird von „Wadenbeißern" malträtiert, damit man sich anpaßt.

Bakterien-Erkrankungen im Unterschenkel-Bereich legen die Vermutung nahe, dass dieser Druck aus der Familie kommt und dass man sich wie ein Fremder in der eigenen Familie fühlt.

Viren-Erkrankungen im Unterschenkel-Bereich könnten darauf hinweisen, dass man es sich erst gar nicht zugesteht, an den Ort zu gehen, an denen die Gleichgesinnten sind.

Krebs-Erkrankungen im Unterschenkel-Bereich gehen wahrscheinlich auf einen langjährigen Aufenthalt unter nicht-Gleichgesinnten zurück.

Degenerations-Erkrankungen im Unterschenkel-Bereich entstehen normalerweise durch Über- oder Unterbelastung.

Unfälle im Unterschenkel-Bereich haben ihre Ursache vermutlich in der Aggression auf diese nicht-Gleichgesinnten, die sich dann zu einer Autoaggression gewandelt hat.

Pilz-Erkrankungen im Unterarm-Bereich legen den Verdacht nahe, dass der Kranke nicht gut mit den anderen zusammenarbeiten kann und sich durch sie eher behindert als gefördert fühlt.

Bakterien-Erkrankungen im Unterarm-Bereich legen die Vermutung nahe, dass diese hinderlichen und „unangenehmen" Menschen die eigene Familie sind.

Viren-Erkrankungen im Unterarm-Bereich könnten darauf hinweisen, dass man sich selber verbietet, in einer Umgebung mit förderlichen Menschen handeln zu können.

Krebs-Erkrankungen im Unterarm-Bereich gehen wahrscheinlich auf einen langjährigen Aufenthalt unter nicht-Gleichgesinnten zurück.

Degenerations-Erkrankungen im Unterarm-Bereich entstehen normalerweise durch Über- oder Unterbelastung.

Unfälle im Unterarm-Bereich haben ihre Ursache vermutlich in der Aggression auf diese nicht-Gleichgesinnten, die sich dann zu einer Autoaggression gewandelt hat.

Rheuma

Rheuma ist ein sehr vielfältiges Krankheitsbild, das 200-400 einzelne Krankheitsbilder umfasst, die z.T. recht verschieden sind. Daher gibt es unter Ärzten den Spruch „Was man nicht erklären kann, sieht man gern als Rheuma an …"

Rheuma kann an den Knochen, den Muskeln und den Organen auftreten und ist meistens entzündlich. Eine der bekanntesten Formen ist die Sehnenscheidenentzündung im Unterarm. Rheuma geht mit Schmerzen einher und kann über Schwellungen und Umbildungen bis zur Unbrauchbarkeit von Gelenken u.ä. führen.

Rheuma beinhaltet meistens auch eine Störung des Autoimmunsystems, das das „Verteidigungsministerium" des Menschen ist. Frauen scheinen anfälliger für Rheuma zu sein als Männer. Rauchen erhöht die Wahrscheinlichkeit, in späteren Jahren an Rheuma zu erkranken, sehr stark.

Die Störung des Autoimmunsystems und die Entzündungen weisen auf einen Kampf des Körpers hin, der nicht mehr klar ausgerichtet ist. Auch die Schwellungen und die Verformungen von Gelenken u.ä. lassen nach dem Grundsatz „Die Folgen haben Ähnlichkeit mit den Ursachen" vermuten, dass der Betreffende sich dem Druck ausgesetzt sieht, anders zu handeln, als er eigentlich will. Das würde auch gut dazu passen, dass in unserer noch immer patriarchal geprägten Kultur Frauen öfter an Rheuma erkranken als Männer.

Rheuma scheint daher eine Krankheit zu sein, die zeigt, dass der (meistens „die") Kranke nicht in der Lage ist, einen sich selber entsprechenden Lebensentwurf zu verwirklichen und auf die Weise zu handeln, die er (bzw. meistens „sie") selber wählen würde. Die große Formenvielfalt des Rheumas erfordert es, jeden einzelnen Fall von Rheuma gesondert zu betrachten.

d) Heilungsansätze im 11. Haus

Förderlich sind – wenn das Rheuma in den Unterschenkeln oder in einem der beiden Unterarme auftritt – das Erkennen der eigenen Lebens-Utopie, das Finden von Gleichgesinnten, das Entwickeln eines eigenständigen Freigeistes und die Bereitschaft, noch einmal neu anzufangen.

12. Füße/Hände

H

a) die Bedeutung des 12. Hauses

Das 12. astrologische Haus steht für die Lebensbereiche, die der Weltoffenheit des Sternzeichens Fische entsprechen: Anteilnahme, Sozialengagement, Religion, Spiritualität, Drogen, Kunst, Feinfühligkeit, Mitgefühl, Nächstenliebe.

Die Körperteile und Organe, die dem 12. Haus entsprechen, sind: **Füße, Hände** (der Kontakt „vor Ort").

Wenn es in diesem Bereich zu Störungen kommt, entstehen Überempfindlichkeit, Richtungslosigkeit, Aufopferung, Abgrenzungsmangel …

Das Thema dieser Lebensbereiche und Körperzonen, die dem 12. Haus entsprechen, ist das Spüren und das Mitschwingen: ein Segelschiff-Kapitän.

Der Fuß-zentrierte Fische-Stil des 12. Hauses reicht von „feinfühlig" über „hilfsbereit" bis zu „aufopfernd".

Die beiden **Fuß-Nebenchakren** haben dem Yoga und den alternativen Heilweisen zufolge die Aufgabe, den Kontakt zur Erde herzustellen und dem Menschen zu helfen, ein Teil des Ganzen zu bleiben.

Die beiden **Hand-Nebenchakren** haben die Aufgabe, den Kontakt zu anderen Menschen, Lebewesen und Dingen herzustellen.

Diese vier Nebenchakren sind die Kontakt-Nebenchakren – was auch dem Wesen des 12. Hauses entspricht.

b) die zweimal sechs grundlegenden Erkrankungs-Arten des 12. Hauses

Pilz-Erkrankungen im Fuß-Bereich legen den Verdacht nahe, dass man ständig mit einer Umgebung in Kontakt ist, die man lieber meiden würde.

Bakterien-Erkrankungen im Fuß-Bereich legen die Vermutung nahe, dass diese Umgebung der Wohnort der eigenen Familie ist.

Viren-Erkrankungen im Fuß-Bereich könnten darauf hinweisen, dass man sich zwingt, im Kontakt mit diesem Ort zu bleiben.

Krebs-Erkrankungen im Fuß-Bereich gehen wahrscheinlich auf einen jahrelangen Aufenthalt an solch einem „falschen Ort" zurück.

Degenerations-Erkrankungen im Fuß-Bereich entstehen normalerweise durch Über- oder Unterbelastung.

Unfälle im Fuß-Bereich haben ihre Ursache vermutlich in der Ablehnung des Ortes oder in einem mangelnden Kontakt zu diesem Ort – also in der Unachtsamkeit beim Gehen.

Pilz-Erkrankungen im Hand-Bereich legen den Verdacht nahe, dass man ständig mit Menschen und Dingen in Kontakt ist – also wirklich mit den Händen berührt – die man lieber vermeiden würde.

Bakterien-Erkrankungen im Hand-Bereich legen die Vermutung nahe, dass es sich bei diesen Menschen, die man nicht berühren möchte, um die eigene Familie handelt.

Viren-Erkrankungen im Hand-Bereich könnten darauf hinweisen, dass man sich selber zwingt, in körperlichem Kontakt mit diesen Menschen zu bleiben.

Krebs-Erkrankungen im Hand-Bereich gehen wahrscheinlich auf den langandauernden körperlichen Kontakt zu Menschen, Tieren oder Dingen, die man nicht leiden kann, zurück.

Degenerations-Erkrankungen im Hand-Bereich entstehen normalerweise durch Über- oder Unterbelastung.

Unfälle im Hand-Bereich haben ihre Ursache vermutlich in der Ablehnung der Menschen, Tiere oder Dinge oder in der Unachtsamkeit beim Handeln. Die eigentliche Ursache könnte natürlich auch eine Autoaggression sein.

c) konkrete Krankheiten im 12. Haus

Handverletzung

Ein Mann sitzt an seinem Schreibtisch und betrachtet sein Leben. Da packt ihn die

Wut auf seine Frau, die ihn (aus seiner Sicht) ständig kritisiert und dirigiert und tyrannisiert. In seiner Wut nimmt er den Bleistift, der auf dem Tisch liegt, und schlägt ihn auf den Schreibtisch, sodass er in kleine Holzsplitter zerbricht.

Da der Bleistift einst an seinem oberen Ende ein Radiergummi besaß, das jedoch aus der Metallhülse herausgefallen war, rammte sich der Mann diese Hülse ungewollt in seine Hand. Die dadurch entstandene Wunde befand sich genau auf dem Handballen unter seinem Ringfinger.

Der Ringfinger steht in der Handlesekunst für Gefühle, Liebe und Beziehungen. Die Wut dieses Mannes war gegen die Frau dieses Mannes gerichtet, aber der Mann hat bei seinem Wutausbruch diese Wut gegen sich selber gerichtet. Die Wunde ist sowohl die Wunde des Mannes in seinem Beziehungsbereich, also sein eigenes Leiden an seiner Situation, als auch ein unbeholfener Versuch, die Frau aus seinem Leben „herauszuschneiden" und loszuwerden.

Feuerlauf

Bei Feuerläufen kommt es bisweilen vor, dass einer der Teilnehmer eine oder mehrere Brandblasen am Fuß bekommt.

Wenn man sie anhand ihrer Lage und mithilfe der Fußreflexzonen deutet, zeigen diese Blasen sehr präzise die Themen, mit denen der Betreffende zu der Zeit des Feuerlaufs gekämpft hat.

Fußpilz

Eine Frau hat Fußpilz am Außenrand des Fußnagels an beiden dicken Zehen sowie an den Fußnägeln ihrer beiden kleinen Zehen.

Diese Stellen entsprechen bei der Fußreflexzonenmassage den Ohren. Die Ohren haben bei der Frau in ihrer Jugend ständig geschmerzt.

Im Gespräch mit ihr zeigte sich, dass sie sich gegen das massive Drängen ihres Vaters, der von ihr ein anderes Verhalten verlangt hat, nur dadurch zur Wehr setzen konnte, dass sie ihn ignorierte und so tat, als ob sie ihn nicht hören würde. Ihr Fußpilz scheint somit mit dem Drängen durch ihren Vater in Zusammenhang zu stehen.

Das Ohr und der sprachliche Kontakt entsprechen im Horoskop dem 3. Haus. Dort hat sie ihre Sonne (Willen) und ihren Mars (Tat) in Konjunktion stehen, d.h. sie tut stets, was sie will. Diese beiden Planeten stehen im Quadrat zum Pluto im 12. Haus (Füße, Hände), d.h. es besteht die Tendenz, gegen jede Autorität (Pluto) anzukämpfen – hier der Vater.

Im 3. Haus steht weiterhin der Merkur, der für die Sprache und somit auch für das Hören zuständig ist. Dieser steht in Opposition zu dem Mond, der für Kontakt und Nähe steht. Eine Opposition erfordert einen rhythmischen Wechsel zwischen den beiden Polen – hier also zwischen Sprache/Denken und Nähe. Der Merkur wehrt sich gegen die drängenden Worte des Vaters offenbar dadurch, dass er den Kontakt (Mond) abbricht.

Der Fußpilz symbolisiert anscheinend die unerwünschte Nähe zu dem Vater, die dieser durch seine drängenden Worte herzustellen versucht hat. Es ist daher anzunehmen, dass das Herstellen einer klaren Grenze zu ihrem Vater den Fußpilz heilen könnte. Mit dieser Grenze ist keine endgültige Trennung, sondern ein sinnvoller Wechsel zwischen Nähe und Distanz gemeint – eben das Schwingen zwischen den beiden Polen der Opposition.

Bei diesem Fußpilz zeigt sich, dass sich bei Pilzerkrankungen etwas an den eigenen Körper bzw. die eigene Psyche angelagert hat, was nicht dorthin gehört. Hier sind das die Ansprüche des Vaters an seine Tochter bzw. seine gutgemeinten, aber vehementen und seine Tochter nicht fördernden Ratschläge.

d) Heilungsansätze im 12. Haus

Förderlich sind der Aufenthalt in der Natur, Barfußlaufen, Schwimmen in einem See oder im Meer sowie jede Form von Romantik.

Die 12 Zutaten der Ernährung

Entwürfe für die Zukunft – Band 8

Inhaltsübersicht

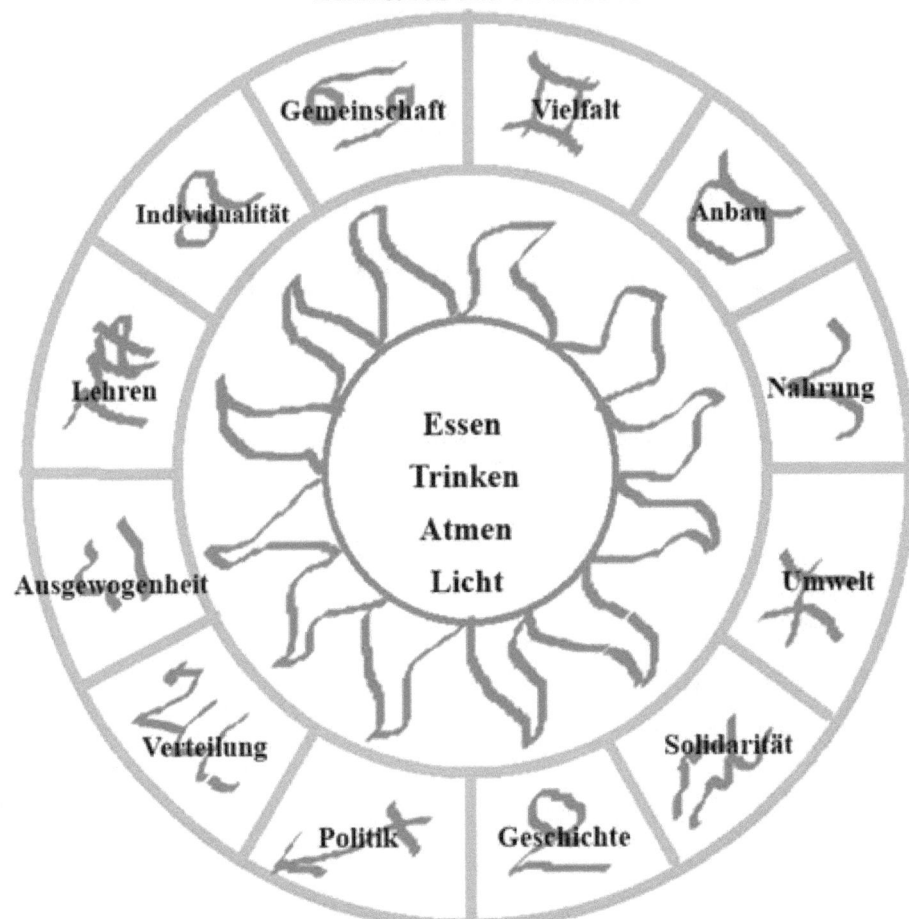

Gemeinschaft

Vielfalt

Individualität

Anbau

Lehren

Nahrung

Essen
Trinken
Atmen
Licht

Ausgewogenheit

Umwelt

Verteilung

Solidarität

Politik

Geschichte

1. Nahrung

♈

Essen, Trinken, Atmen und Licht sind notwendig, um leben zu können. In einer natürlichen, nicht von Menschen übervölkerten Umwelt ist das alles meistens in ausreichendem Maße vorhanden. Allerdings hat es auch schon immer Hungersnöte und Dürren gegeben.

Licht bekommen die meisten Menschen heute noch einigermaßen genug, wenn sie nicht den ganzen Tag in einem Büro oder in einer Fabrik sind.

Luft ist genügend da – und seit den 1974 erlassenen Gesetzen zur Abgasfilterung hat sich die Luftqualität auch nach und nach wieder deutlich verbessert und man kann die Luft auch in Industrievierteln wieder ohne Mühe atmen und sie verursacht auch keinen Pseudo-Krupp-Husten mehr.

Wasser ist in vielen Gebieten auf der Erde bereits sehr kostbar geworden, weil dort ein großer Wassermangel herrscht. Durch die Klimaerwärmung droht auch in den bisher regenreichen Gebieten eine Wasserknappheit. Die beiden Hauptverbraucher an Wasser sind die Industrie und die Landwirtschaft. Die Wasserqualität hat sich in Deutschland seit den ersten Wasserschutzgesetzen, die 1971 erlassen wurden, wieder verbessert.

1969 war der Rhein komplett tot – sein Wasser war ein hochgiftiges Chemikalien-Cocktail, mit dem man besser nicht in Berührung kam. Es war damals ein beliebtes Schulexperiment, mithilfe von Rheinwasser Foto-Negative zu entwickeln – was leider mühelos gelang. Heute ist der Rhein wieder voller Algen, Fischen und Krebsen.

Essen ist an manchen Orten auf dieser Erde in Fülle und Vielfalt vorhanden, an anderen Orten ist es sehr knapp.

Essen, Trinken, Atmen und Licht sind notwendig, da wir dadurch die Substanzen aufnehmen, aus denen wir unseren Leib aufbauen und ihn mit Energie versorgen. Kein Essen – kein Leben.

Das gilt für auch für alle Tiere und Pilze. Lediglich die Pflanzen stellen ihre Substanz aus Luft (vor allem CO_2), Wasser und einigen Mineralien aus der Erde her. Daher sind die Pflanzen die Nahrungsquelle für die Tiere und Pilze – sofern sich diese nicht gegenseitig fressen. Doch die primäre Nahrung sind die Pflanzen. Fleisch und Pilze sind sekundäre Nahrung, da sie sich von den Pflanzen ernähren.

<u>Die Nahrungs-Kette</u>

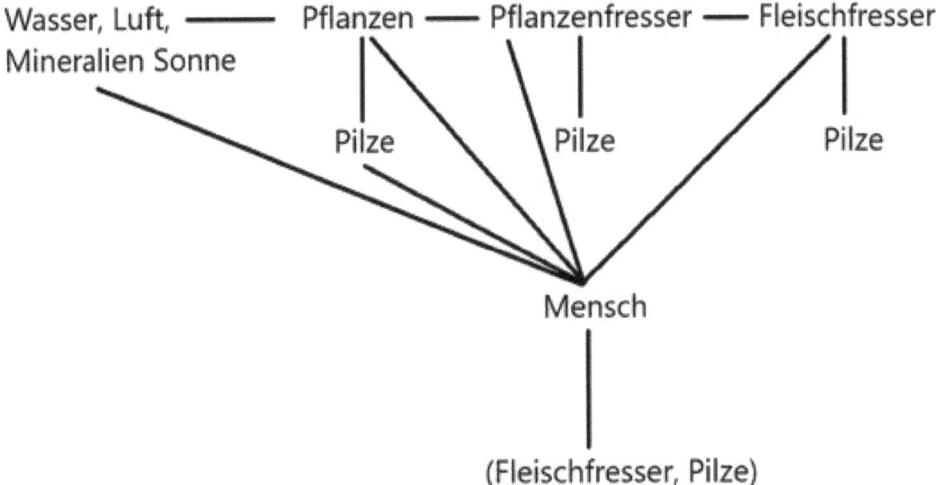

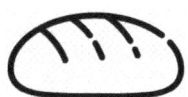

Gemurmel dröhnt drohend wie Trommelklang,
bald stürzt eine ganze Armee
die Treppe hinauf und die Flure entlang,
dort steht das kalte Buffet.

Zunächst regiert noch die Hinterlist,
doch bald schon brutale Gewalt,
da spießt man, was aufzuspießen ist,
die Faust um die Gabel geballt.

Mit feurigem Blick und mit Schaum vor dem Mund
kämpft jeder für sich allein
und schiebt sich in seinen gefräßigen Schlund,
was immer hineinpasst, hinein.

Bei der heißen Schlacht am kalten Buffet,
da zählt der Mann noch als Mann!
Und Auge um Auge, Aspik um Gelee,
hier zeigt sich, wer kämpfen kann, hurra!
Hier zeigt sich, wer kämpfen kann!

Reinhard Mey: „Die heiße Schlacht am Kalten Buffet" (Anfang)

2. Anbau

Auf mehr als einem Drittel der bewohnbaren Fläche der Erde wird Landwirtschaft betrieben. Sie hat daher einen großen Einfluss auf viele wichtige Prozesse auf der Erde:

10. Sie ist der Grund für 80% der Rodung der Wälder,
11. für sie werden 70% des verfügbaren Wassers verwendet,
12. sie ist für 70% des Artensterbens verantwortlich und
13. sie trägt zu einem großen Teil zur Klimaerwärmung bei.

Da 1. die Wälder den Sauerstoff produzieren, den wir zum Atmen brauchen, 2. das Wasser immer knapper wird, 3. das Artensterben auch uns selber bedroht, und 4. die Bedrohung durch die Klimaerwärmung mittlerweile hinlänglich bekannt ist, ergibt sich aus diesen vier Fakten, dass die Erde von Menschen überbevölkert ist.

Es ist offensichtlich ein Problem, dass die Bevölkerungsdichte immer weiter zunimmt. Wenn man sich das bisherige Bevölkerungswachstum anschaut, erhält man eine e-Funktion, d.h. eine Kurve, die ständig schneller wächst. Die Menschheit verdoppelt ihre Anzahl ungefähr seit ca. 1400 n.Chr. alle 150-200 Jahre. Vorher war das Wachstum sehr langsam und wurde durch Kriege, Seuchen, Hungersnöte und dergleichen immer wieder ausgebremst – doch seit ca. 1400 sind diese Einschränkungen des Bevölkerungswachstums weitgehend fortgefallen.

Das bisherige Bevölkerungswachstum wird in dem folgenden Diagramm durch die schwarze Linie dargestellt.

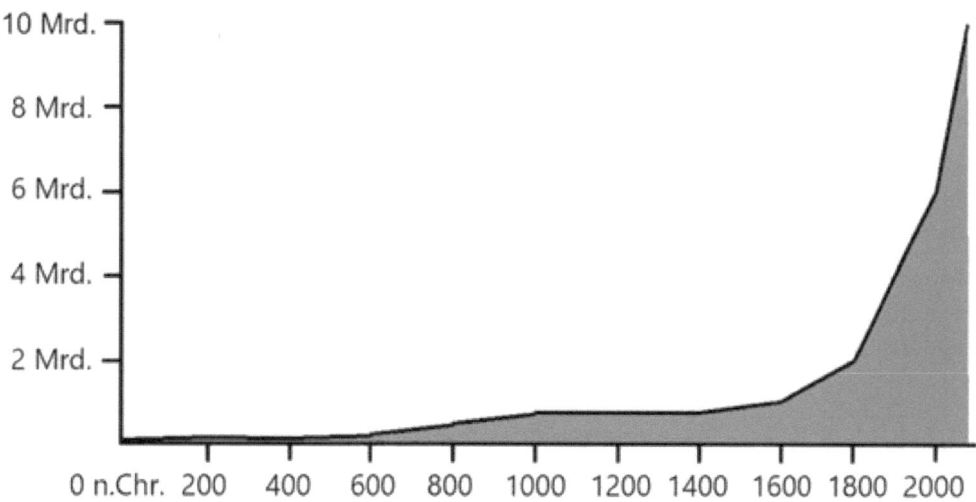

Es gibt verschiedene Möglichkeiten, wie sich diese Kurve weiterentwickeln könnte:

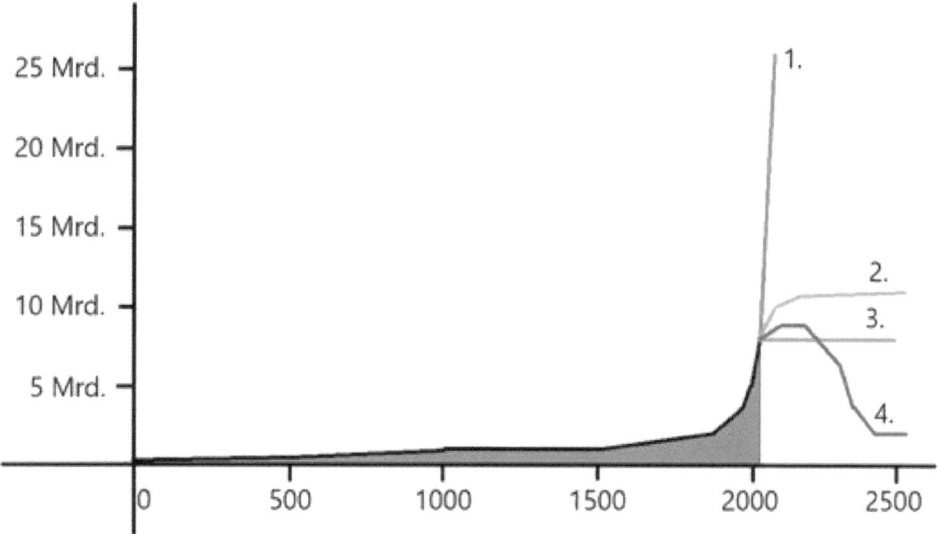

Möglichkeit 1: Das Bevölkerungswachstum bleibt weiterhin eine „Bevölkerungsexplosion" und steigt ungehindert weiter an. Um 2200 werden wir dann ca. 30 Milliarden Menschen sein. d.h. ca. 4-mal so viele wie heute.

Wenn wir nichts unternehmen, ist abzusehen, daß es irgendwann zu einem Kollaps kommen wird – bei 15 Milliarden, bei 25 Milliarden – vielleicht auch erst noch ein bißchen später ... oder auch ein bißchen früher ... Dieses Bevölkerungswachstum kann nicht endlos so weitergehen. Es muß also etwas unternommen werden.

Möglicherweise wird sich das Wachstum jedoch auch leicht abschwächen, da derzeit vor allem noch die Bevölkerung von Indien und Afrika stark wächst und in allen anderen Regionen der Erde nur noch langsam zunimmt bzw. gleich bleibt.

Möglichkeit 2: Das Wachstum der Bevölkerung wird eingeschränkt und stabilisiert sich auf hohem Niveau. Dazu wird es notwendig sein, daß wir die Klimaerwärmung, den Hunger und das Wachstum der Wüsten kollektiv in den Griff bekommen.

Durch neue Techniken ist vermutlich auch eine größere Bevölkerungszahl auf der Erde möglich, aber mit diesen Techniken kann man erst dann planen, wenn sie bereits erfunden hat und sie ausgereift sind. Ansonsten wäre es sehr leichtsinnig, auf solche derzeit noch unbekannte Techniken zu hoffen und zu vertrauen und nichts zu unternehmen.

Es gibt einige Prognosen, die diese Entwicklung voraussagen, doch sicher ist sie keineswegs.

Möglichkeit 3: Das Einfrieden der Bevölkerungszahl auf dem heutigen Stand. Dafür wären rigorose politische Maßnahmen wie die Vorschrift der maximal-2-Kinder-Familie notwendig, was derzeit vollkommen illusorisch wäre. Welche Partei würde so etwas vorschlagen wollen? Eine solche Maßnahme würde die persönliche Freiheit drastisch einschränken und wäre daher sehr unpopulär. Diese Partei würde bei der nächsten Wahl sofort abgestraft werden ...

Diese Maßnahmen müßten zudem vor allem in Indien und in Afrika getroffen werden, da die Bevölkerung dort am stärksten wächst.

Möglichkeit 4: Dies ist entweder die optimistische Version, bei der auf die Einsichtsfähigkeit der Menschen gebaut wird, die aus sich heraus beschließen, deutlich weniger Kinder zu bekommen – oder es wäre die drastische politische Version, bei der über 2-3 Generationen hin die 1-Kind-Familie vorgeschrieben wird.

Das wäre die Version, bei der wir auch ohne neue Techniken und große wirtschaftliche Umstellungen das Weiterleben der Menschen auf der Erde absichern würden. Durch zukünftige neue Techniken könnte die Zahl der Menschen, die auf der Erde leben können, dann wieder allmählich erhöht werden – sofern das dann noch gewünscht wird.

Für welche dieser Entwicklungen wir uns entscheiden werden, ist derzeit nicht abzusehen. Wenn wir jedoch – wie wir Menschen das ja angesichts von drohenden Katastrophen so gerne tun – gar nichts unternehmen, wird Version 1. eintreten – ungehemmtes Wachstum bis zum Kollaps. Dieser Zusammenbruch kann durch die Klimaerwärmung, Hungersnöte, Platzmangel, Verteilungskriege und vermutlich noch einiges anderes zustande kommen.

Es ist nicht klar, was wir tun werden und es ist auch nicht klar, wie wir das dann umsetzen werden – doch es ist klar, daß Nichtstun die schlechteste aller Möglichkeiten ist.

Die Ernährungslage wird zum einen durch die Zahl der Menschen auf der Erde und zum anderen durch die Menge der angebauten Nahrungsmittel bestimmt – und natürlich auch durch die Art der Verteilung der Nahrungsmittel.

Generell empfiehlt sich der Anbau – und Verzehr – von Gemüse statt von Fleisch. Dies liegt daran, dass die Ackerbau-tauglichen Flächen auf der Erde begrenzt sind und für 1kg Fleisch ca. 280-mal mehr Fläche benötigt wird als für 1kg Gemüse:

- 1kg Gemüse: 0,2 m² benötigte Fläche
- 1kg Fleisch: 56,0 m² benötigte Fläche

Da die Klimaerwärmung ein immer größeres Problem wird, ist auch die CO_2-Bilanz ein wichtiger Punkt bei der Betrachtung des Nahrungsmittel-Anbaus. In der folgenden Übersicht wurden die Klimagase von ihrer Wirksamkeit her in CO_2 umgerechnet. Die beiden dabei wichtigen Gase sind CH_4 (Methan) und N_2O (Lachgas).

Wie diese Liste zeigt, benötigt die Rindfleischproduktion nicht nur 290-mal so viel Fläche wie Gemüse, sondern stößt auch noch 255-mal so viel CO_2 aus wie Gemüse. Die Werte schwanken ein wenig in den verschiedenen verfügbaren offiziellen Tabellen, da sich die Messmethoden unterscheiden und nicht immer die CO_2-Äquivalente von CH_4 (Methan) und N_2O (Lachgas) einberechnet worden sind.

1kg Rindfleisch:	25,5 kg CO_2
1kg Ananas per Flugzeug:	10,8 kg CO_2
1kg Schwein:	10,3 kg CO_2
1kg Hähnchen:	9,2 kg CO_2
1kg Butter:	9,0 kg CO_2
1kg Käse:	7,2 kg CO_2
1kg Tomatenmark:	4,3 kg CO_2
1kg Schokolade:	4,1 kg CO_2
1kg Reis:	3,0 kg CO_2
1kg Eier:	3,0 kg CO_2
1kg Winter-Gewächshaus-Tomaten:	2,9 kg CO_2
1kg Champignons, Dose:	2,4 kg CO_2
1kg Getreide:	1,7 kg CO_2
1kg Kuhmilch:	1,5 kg CO_2
1kg Champignons, frisch:	1,3 kg CO_2
1kg Tofu:	1,0 kg CO_2
1kg Gebäck:	0,9 kg CO_2
1kg Brot:	0,7 kg CO_2
1kg Nudeln:	0,7 kg CO_2
1kg Haferflocken:	0,6 kg CO_2
1kg Bananen:	0,6 kg CO_2
1kg Coca Cola:	0,5 kg CO_2
1kg Ananas per Schiff:	0,4 kg CO_2
1kg Hafermilch:	0,3 kg CO_2
1kg unverpacktes Gemüse:	0,1 kg CO_2

Von der vorhandenen landwirtschaftlichen Fläche werden derzeit ca. 2/3 für die Fleischproduktion verwendet. Rechnet man noch den Futtermittelanbau für die Viehzucht hinzu, kommt man auf ca. 3/4 der Fläche:

Weideland:	32,1 Millionen km^2
Getreide/Obst/Gemüse + Viehfutter:	15,7 Millionen km^2
gesamte Landwirtschafts-Fläche:	**47,8 Millionen km^2**

Wenn der Fleischkonsum um die Hälfte reduziert würde, gäbe es 16 Millionen km^2 mehr, die für den Ackerbau zur Verfügung stehen würde. Das würde eine Verdopplung der Produktion an Getreide, Obst und Gemüse bedeuten. Da das Fleisch nur ca. 10% der weltweiten Nahrungsmittel-Produktion ausmacht, würde die Halbierung des Fleischkonsums bedeuten, dass die tierische Nahrung um 5% sinken würden, aber der Ertrag von Getreide, Obst und Gemüse auf der freigewordenen Fläche um 100%

steigen würde. Das bedeutet, dass durch die Halbierung des Fleisch-konsums die Nahrungsmittel-Produktion einerseits zwar um 5% sinken würde, (Fleisch), andererseits aber um 100% steigen würde (Getreide/Obst/Gemüse). Das ergäbe eine Steigerung der Nahrungsmittel-Produktion um 95%.

Das Essen von Fleisch ist von der weltweiten Ernährungslage her betrachtet nicht sonderlich weise. Man muss aber auch keineswegs vollkommen auf Fleisch verzichten, denn wenn man seinen Fleischverzehr von 10% auf 5% an den verzehrten Lebensmitteln verringert, hat man ja bereits die Anbau von Pflanzen – bezogen auf den eigenen Nahrungsanteil, um 95% erhöht.

Schließlich ist auch noch die Art des Anbaus von Bedeutung. Beim konventionellen Anbau werden viele Chemikalien verwendet – vom Dünger über Pestizide bis hin zu Antibiotika – die schließlich über die Nahrungsmittel auch in den Menschen gelangen und seiner Gesundheit z.T. massiv schaden. Daher ist generell die Bio-Landwirtschaft vorzuziehen. Sie benötigt zwar etwas mehr Fläche für denselben Ertrag, doch dafür ist sie wesentlich gesünder und hat auch deutlich kleinere Auswirkungen auf das Artensterben.

Es sind daher zunächst drei Maßnahmen in der Landwirtschaft empfehlenswert:

1. das Schrumpfen der Weltbevölkerung,
2. die drastische Reduzierung des Fleischkonsums, und
3. die generelle Umstellung auf Bio-Landbau.

Man kann auch einmal vergleichen, wie viele Menschen in den einzelnen Kontinenten leben und welchen Anteil sie an der weltweiten Nahrungsmittelproduktion haben. Während die Bevölkerungszahlen recht genau bekannt sind, ist die Größe der Nahrungsmittelproduktion oft nur ungenau erfasst worden.

Verteilung der Nahrungsmittel				
Kontinent	**Menschen**		**Nahrungsmittel/Jahr**	
	Anzahl	*Anteil*	*Menge*	*Anteil*
Asien	4.780.000.000	59%	2.000.000.000 t	48%
Europa	750.000.000	9%	500.000.000 t	12%
Nordamerika	380.000.000	5%	700.000.000 t	17%
Südamerika	660.000.000	8%	550.000.000 t	13%
Afrika	1480.000.000	18%	400.000.000 t	9%
Australien	50.000.000	1%	50.000.000 t	1%
Welt	8.100.000.000	100%	4.200.000.000 t	100%

Diese Übersicht zeigt deutlich, dass Europa, Nordamerika und Südamerika Lebensmittel exportieren, während Asien und vor allem Afrika Lebensmittel importieren. Australien ist Selbstversorger. Natürlich gibt es einen viel größeren Lebensmittelhandel als diese Übersicht zunächst zeigt, da zum Beispiel so gut wie der ganze Reis aus Südostasien stammt und auch manche anderen Produkte hauptsächlich in wenigen Ländern angebaut werden.

Afrika ist das Land, das am weitesten von einer Selbstversorgung entfernt ist, in dem die meisten Hungernden leben, das am stärksten von der Klimaerwärmung betroffen ist und das ein nach wie vor ungebremstes Bevölkerungswachstum hat. Die Ernährungskrise muss also vor allem in Afrika gelöst werden.

Ein weiteres gravierendes Problem vor allem in der Fleischproduktion, aber nicht nur dort, besteht darin, dass ca. 20% der Nahrungsmittel wegen falscher Lagerung verderben oder zwar gekauft, aber dann nicht gegessen, sondern fortgeworfen werden.

Hier zeigt sich wieder einmal der Schwachpunkt der derzeitigen kollektiven Organisation der Menschen: Es gibt zu wenig Überblick, Kooperation und kreative Lösungen.

ܗܵܒܠ ܠܲܚܡܐ ܕܣܘܼܢܩܵܢܲܢ ܝܲܘܡܵܢܐ

Hawlân Lachma de Sûnkanân Jaomâna.

Unser täglich Brot gib uns heute.

aus dem aramäischen Original des „Vaterunser"

3. Vielfalt

♊

Im Nahrungsmittelbereich ist aus mehreren Gründen eine möglichst große Vielfalt der Produkte erstrebenswert:

- Eine Vielfalt im Anbau ist ein guter Schutz gegen Schädlinge, die sich in aller Regel auf einzelne Pflanzenarten spezialisiert haben.

- Eine Vielfalt auf einem Gemüsebeet ist bisweilen auch sehr förderlich, da z.B. die Zwiebeln die Schädlinge der Möhren vertreiben und so die Möhren schützen.

- Eine Vielfalt von vorhandenen Gemüse-, Obst- und Getreidearten ist auch von Vorteil, wenn jemand Allergien gegen bestimmte Nahrungsmittel hat. Auch Mangelkrankheiten können oft durch bestimmte Nahrungsmittel geheilt werden.

- Eine Vielfalt von Pflanzen erhöht die Wahrscheinlichkeit, dass einige von ihnen zumindest vorerst auch den Klimawandel überstehen werden.

- Eine Vielfalt an Nutzpflanzen ist förderlich, weil manche Pflanzen an speziellen Orten besonders gut gedeihen oder auch an Orten wachsen, an denen sonst nicht viel gedeiht.

- Eine Vielfalt an Nahrungspflanzen ist auch wünschenswert, weil es oft traditionelle Gerichte mit nur regional bekannten Obstarten und Gemüsesorten gibt.

- Eine Vielfalt der Ernährung beugt einer einseitigen Mangelernährung vor. Wer sich vielfältig ernährt und dabei von nichts besonders viel isst, der kann schon mal mit seiner eigenen Ernährung nichts allzu falsch machen.

- Die Vielfalt der Ernährung beinhaltet auch, dass man – wie bereits gesagt – von nichts übermäßig viel isst. Das bedeutet z.B. auch, dass

118

das gelegentliche Essen von Zucker und Schokolade und das Trinken einer Cola unschädlich sind. Solange man z.B. Zucker als Gewürz auffasst und nicht als Hauptzutat einer Speise, macht man auch da nichts verkehrt.

- Auch Fleisch als gelegentliche Ergänzung ist kein gesundheitliches oder ökologisches Problem. Auch Tiere können ein Teil der Landwirtschaft sein – nur sollte ihr Anteil recht gering sein, da sie viel Fläche brauchen und nur einen geringen Ertrag als Nahrungsmittel haben.

Das Prinzip „Vielfalt ist förderlich" kann man in fast jedem Lebensbereich finden. In Bezug auf die Ernährung und daher auch in Bezug auf die Landwirtschaft macht die Vielfalt die Landwirtschaft nicht nur krisenfester – die Vielfalt ist auch der natürliche Zustand eines ökologischen Systems.

Die Menschen haben die Artenvielfalt auf der Erde durch ihre immer größer werdende „Human-Monokultur" schon sehr stark reduziert. Eine geringere Arten-vielfalt macht ein Öko-System jedoch auch anfälliger für Krisen, da alle Lebewesen im Austausch mit allen anderen stehen und sich gegenseitig beeinflussen. Ein komplexes Öko-System kann flexibler auf Veränderungen reagieren und sich anpassen als ein Arten-armes Öko-System.

Es klingt vielleicht übertrieben, aber es ist tatsächlich so, dass der Mensch in einem Arten-reichen Öko-System besser überleben kann als in einem Arten-armen Öko-System. Angenommen, wir würden nur noch eine einzige Weizensorte anbauen und es würde sich aufgrund dieses riesigen Weizen-Anbaus – der ja auch ein Angebot an Schädlinge dieser Weizensorte ist – ein Schädling entstehen, der die ganze Weizenernte vernichtet. Dann werden wir froh sein, wenn es irgendwo in ein paar abgelegenen Tälern noch ein paar andere Weizensorten gibt, die diesem Schädling überhaupt nicht schmecken.

Die Erhaltung der Artenvielfalt ist also auch menschlicher Egoismus – nicht nur aus Natur-romantischen Gründen, sondern ganz schlicht aus Selbsterhaltung.

There were three men came out of the West,
their fortunes for to try.
And these three men made a solemn vow:
John Barleycorn must die!

They've ploughed, they've sown, they've harrowed him in,
threw clods upon his head.
And these three men made a solemn vow:
John Barleycorn was dead.

They've let him lie for a very long time
till the rains from heaven did fall.
And little Sir John sprung up his head
and so amazed them all

They've let him stand till midsummer's day
till he looked both pale and wan
And little Sir John's grown a long, long beard
and so become a man.

They've hired men with the scythes so sharp
to cut him off at the knee.
They've rolled him and tied him by the way –
serving him most barbarously.

They've hired men with the sharp pitchforks,
who pricked him to the heart.
And the loader he has served him worse than that
for he's bound him to the cart

They've wheeled him around and around the field
till they came unto a barn.
And there they made a solemn oath

On poor John Barleycorn.

They've hired men with the crab-tree sticks
to cut him skin from bone.
And the miller he has served him worse than that,
for he's ground him between two stones.

And little Sir John in the nut-brown bowl
he is brandy in the glass.
And little Sir John in the nut-brown bowl
proved the strongest man at last.

The huntsman, he can't hunt the fox,
nor so loudly to blow his horn;
and the tinker he can't mend kettle nor pot
without a little Barleycorn.

<u>Übersetzung:</u>

Es kamen drei Männer aus dem Westen,
um ihr Glück zu erproben.
Und diese drei Männer taten einen feierlichen Schwur:
Johann Gerstenkorn muss sterben!

Sie pflügten, sie säten, die eggten ihn unter die Erde,
warfen Erdschollen auf sein Haupt.
Und diese drei Männer taten einen feierlichen Schwur:
Johann Gerstenkorn ist tot!

Sie ließen ihn sehr lange Zeit liegen
bis der Regen vom Himmel fiel.
Und der kleine Herr Johann erhob sein Haupt
und erstaunte sie alle.

Sie ließen ihn bis zum Mittsommer-Tag stehen
bis er sowohl blass war als auch fahl.
Und der kleine Herr Gerstenkorn bekam einen langen, langen Bart
und wurde so zu einem Mann.

Sie mieteten Männer mit scharfen Sensen,
um ihn am Knie abzuschlagen.
Sie rollten und banden ihn neben dem Weg –
sie gingen sehr barbarisch mit ihm um.
Sie mieteten Männer mit spitzen Heugabeln,
die stachen ihm ins Herz.
Doch der Lade-Knecht ging noch schlimmer mit ihm um,
denn er band ihn an den Karren.

Sie fuhren ihn hier und da entlang durch die Felder
bis sie zu einer Scheune kamen.
Und dort taten sie einen feierlichen Schwur
über den armen Johann Gerstenkorn.

Sie mieteten Männer mit Holzapfel-Stöcken,
um seine Haut von seinen Knochen zu schlagen.
Und der Müller ging am schlimmsten mit ihm um,
denn er zermahlte ihn zwischen zwei Steinen.

Und der kleine Herr Johann und der nussbraune Becher:
Er ist der Branntwein in dem Glas.
Und der kleine Herr Johann in dem der nussbraunen Becher
erwies sich zuletzt als der stärkste Mann.

Der Jäger kann den Fuchs nicht jagen,
nicht so laut in sein Horn blasen;
und der Kesselflicker kann weder Kessel noch Topf flicken
ohne ein bisschen Gerstenkorn.

Dieses traditionelle englische Lied „John Barleycorn" beschreibt die Aussaat, das Wachsen, die Ernte, das Dreschen und Mahlen der Gerste („barley") und schließlich das Branntwein-Brauen aus der Gerste.

4. Gemeinschaft

♋

Zunächst einmal dient das Essen der Ernährung, doch es hat auch die Funktion der Gemeinschaftsbildung. Man isst normalerweise nur mit Verwandten und mit Freunden gemeinsam. Mit Gegnern und Feinden wird man sich in aller Regel nicht an einen Tisch setzen – und wenn doch, dann nur zum Reden und nicht zum Essen.

Ein gemeinsames Mahl schafft eine Verbindung – die man am ehesten mit dem etwas ungewohnten Begriff „gemeinsame Lebenskraft-Hülle" beschreiben kann. Diese gemeinsame Hülle hält nicht sehr lange, aber sie ist deutlich zu spüren, wenn man einmal auf sie achtet.

Dieses Erschaffen von Gemeinschaft durch ein gemeinsames Mahl ist besonders deutlich, wenn es sich um ein Festmahl handelt und die Weihnachtsgans duftet, der Geburtstagskuchen auf dem Tisch steht oder die Hochzeitstorte angeschnitten wird. Es gibt auch das Siegesmahl, das Arbeitsessen und dergleichen mehr.

In dieselbe Richtung geht auch das gemeinsame Fasten, auch wenn das sozusagen ein „Anti-Essen" ist.

Eine besondere Form der gemeinsamen Mahlzeit ist das „Essen mit den Ahnen". Dabei lädt man die Ahnen ein, bei der Mahlzeit mit dabei zu sein. Bisweilen lässt man ihnen dabei auch einen Stuhl am Tisch frei. Dieser in Kulturen mit einem mythologischen Weltbild weit verbreitete Brauch hat schließlich zu dem Totenkult mit den Ahnenopfern geführt. Anfangs hat man den Ahnen bei der Bestattung und auch noch danach Speisen geopfert – später genügte es in der Regel, ihnen Speisen im Jenseits zu wünschen.

Eine humorvolle Darstellung einer solchen „Mahlzeit mit den Verstorben", die ausgesprochen beliebt ist, ist das an jedem Silvester erneut vom TV ausgestrahlte „Dinner for one".

Neben den gemeinsamen Mahlzeiten mit den Ahnen haben sich auch Trinkrituale entwickelt, die ein Gemisch aus Opfergabe, Anrufung der Ahnen oder der Gottheiten und einer Bitte um einen Segen sind. Dies ist Milch der Hathor in dem altägyptischen Königs-Ritual für die Muttergöttin Hathor, das gemeinsam getrunkene Soma amrita der alten Inder, das die Unsterblichkeit verleihen sollte, das Haoma der Perser, das dieselbe Wirkung haben sollte, das Nektar ambrosia und auch der Ritual-Met der Kelten und Germanen, der ursprünglich ebenfalls diese Wirkung haben sollten, der Balché-Ritualtrank der Mayas, der Wein bei der Eucharistie bzw. beim Abendmahl, das Lebenselixier der Alchemisten usw., die alle dieselbe Symbolik teilen.

Alle diese Tränke stellten eine Verbindung zu den Ahnen, zu den Göttern oder der eigenen Seele her. Die Ursprungssymbolik war die Milch der Muttergöttin, mit der die Toten nach ihrer Wiedergeburt im Jenseits gestillt wurden. Aus der Symbolik des Stillens ist dann die Vorstellung geworden, dass der Trank selber die Wiedergeburt im Jenseits magisch herbeiführt. Noch später wurde daraus die Verbindung zu Christus, durch die man gesegnet bzw. erlöst wurde.

Die japanische Teezeremonie gehört möglicherweise auch hierher, obwohl ihr Ursprung nicht klar ersichtlich ist. Sie scheint sowohl das schlichte Teetrinken als auch die Zen-Meditation und Opferrituale als Ursprung zu haben.

Die Benutzung des Wortes „Lebenskraft" hilft auch, eine ansonsten schwer beschreibbare Beobachtung zu verdeutlichen. Man kann nicht nur deutlich spüren, aus welchen Zutaten man eine Speise zubereitet – Konserven, frisches Gemüse, Bio-Gemüse – sondern auch, mit welcher Haltung jemand eine Speise zubereitet hat. Wenn jemand ein Mahl mit Konzentration, Hingabe und Liebe zubereitet, werden auch die einfachsten, schlichtesten Zutaten, die nicht einmal eine hohe Qualität haben müssen, ausgesprochen stärkend und belebend sein.

Dalam keluarga kami, berat sama dipikul, ringan sama dijinjing.

Schweres wird gemeinsam getragen, Leichtes wird gemeinsam gehoben.

indonesisches Sprichwort, das den Vorteil der
Zusammenarbeit betont

5. Individualität

♌

Was hat Individualität mit dem Essen und Trinken zu tun?

Zunächst einmal ist jeder menschliche Körper zwar gleich aufgebaut, aber jeder menschliche Körper ist auch eine neue Variation des Grundprinzips. Daher braucht auch nicht jeder genau dieselben Nahrungsmittel und auch nicht genau dieselbe Menge an Nahrungsmitteln. Es schmeckt auch nicht jedem dasselbe gleich gut.

Schließlich gibt es sogar noch Allergien und andere Unverträglichkeiten – während andere Menschen sozusagen vollkommen „Nahrungsmittel-resistent" sind und alles essen können.

Es gibt also eine große Individualität bei der Nahrungsaufnahme.

Diese Individualität lässt unter anderem an dem Horoskop des Betreffenden ablesen. Die Planeten im 2. Haus des Horoskops zeigen deutlich, welche Vorlieben der Betreffende hat.

Es ist für den Astrologen ausgesprochen amüsant, die Verblüffung des Ratsuchenden zu sehen, wenn er ihm sagt, dass in seinem Kühlschrank stets Milch und wahrscheinlich auch Joghurt stehen, wenn man sieht, dass in dem 2. Haus seines Horoskops der Mond steht.

Bei dem Neptun im 2. Haus neigt man zu einer Vielfalt von Gewürzen, beim Mars zum Fleischgenuss, beim Saturn zum Fasten, beim Jupiter zur Völlerei usw. Die Verwunderung der Ratsuchenden über diese Aussagen ist fast immer ziemlich groß.

Aus diesen Unterschieden ergibt sich, dass es für eine gesunde Ernährung ausgesprochen hilfreich ist, wenn man sich selber so gut kennt, dass man spüren kann, was man gerade an Speisen oder Getränken braucht.

Damit einem das gelingt, muss man nicht nur auf das Ess- oder Trink-Bedürfnis selber achten, sondern sich auch die Wurzeln dieser Bedürfnisse anschauen.

Möglicherweise ist ein Mangelgefühl die Ursache für das Verlangen nach der Sahnetorte – möglicherweise ist es auch eine Enttäuschung oder ein ähnliches Gefühl.

Es ist sehr hilfreich, wenn man das schon vor dem Essen oder Trinken erkennen kann und nicht erst nachher – wobei das „nachher" ja deutlich einfacher ist, da man dann sieht, ob man durch das Essen bzw. Trinken zufriedener geworden ist oder nicht.

Der „Kummerspeck" ist ja ein gut bekanntes Phänomen, das auf der Umdeutung eines psychischen Mangel-Gefühls zu einem physischen Mangel-Gefühl beruht – die klassische Übertragung eines Gefühls auf einen anderen Bereich.

Es wird schwierig sein, jedes Mal dann, wenn man sieht, dass man aus Einsamkeit jetzt etwas essen will, dann eben nichts zu essen, weil es ja nicht das ist, worum es eigentlich geht.

Man kann jedoch etwas anderes tun, was mittelfristig weiterhilft: Jedes Mal, wenn man den Impuls hat, etwas zu essen, hält man kurz inne und spürt in sich hinein, woher dieser Impuls kommt. Knurrt der Magen? Sieht diese Erdbeere einfach derart lecker aus? Fühlt man sich verlassen und müsste man eigentlich weinen? Wenn man diese Wurzel des Esedürfnisses gefunden hat, schaut man, ob man noch immer essen will oder nicht. Dabei geht es nicht darum, sich das essen zu verbieten, wenn es ein Kummer-Essen ist, sondern nur darum, sich beim Essen des Grundes für das Essen bewusst zu sein. Aus der Erkenntnis folgt also kein Ess-Verbot, sondern nur eine Erkenntnis.

Doch diese Erkenntnis hat mit der Zeit eine wohltuende Wirkung: Man sieht sich selber klarer, versteht das eigene Verhalten besser und man wird mit einiger Wahrscheinlichkeit damit beginnen, sich um die eigentlichen Probleme zu kümmern, wodurch schließlich das Essen „von selber" weniger werden wird. Dies liegt dann – wie gesagt – nicht an einem Ess-Verbot und einem willensmäßigen Verzicht, sondern daran, dass die eigentlichen Probleme gelöst worden sind, die zu dem übermäßigen Essen geführt habe.

Ab dann wird es auch deutlich einfacher, klar zu spüren, welche Speisen und Getränke einem gerade gut tun würden und welche nicht.

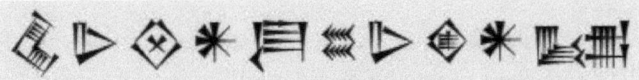

kug tuku šag an-hul še tuku ur an-sag

Wer Silber hat, ist glücklich; wer Korn hat, fühlt sich wohl.

(sumerisches Sprichwort)

6. Lehren

♍

Die Verarbeitung der Nahrung im Körper ist ziemlich komplex. Sie läuft weitgehend unbewusst ab. Man kann den Teil der Verdauung, der im Bereich der körperfremden Stoffe (Inhalt von Mund, Magen, Darm) von dem Bereich der körpereigenen Stoffe (Blutbahn, Leber, Zellen) unterscheiden.

- Die Hand ergreift die Nahrung.
- Der Mund nimmt sie auf.
- Die Geschmacksnerven prüfen sie.
- Die Zähne zerkleinern sie.
- Die Zunge bewegt sie.
- Der Speichel beginnt sie aufzulösen.
- Der Hals schluckt sie.
- Der Magen prüft die Nahrung noch einmal.
- Der Magen löst sie auf.
- Der Zwölffingerdarm löst sie weiter auf.
- Die Galle und der Bauchspeicheldrüse helfen mit ihren Sekreten bei der Auflösung.
- Der Dünndarm leitet die Proteine, Vitamine, Kohlenhydrate usw. in das Blut.
- Das Blut leitet diese Stoffe in die Leber.
- Die Leber baut aus ihnen komplexe körpereigene Substanzen auf.
- Das Blut leitet diese Substanzen zu allen Zellen.
- Die Zellen verarbeiten diese Substanzen zu den Stoffen, die die Zelle braucht.
- Die Zellen benutzen diese Substanzen als Energieträger für ihre Tätigkeiten.
- Die Zellen geben die Abfallprodukte wieder in das Blut ab.
- Die Nieren filtern diese Abfallprodukte aus dem Blut.
- Die Harnleiter führen diese Abfallprodukte an die Blase weiter.
- Die Blase scheidet diese Abfallprodukte (Urin) aus.
- Der Dünndarm leitet die nicht gebrauchten Stoffe im Darm an den

Dickdarm weiter.
- Der Dickdarm entzieht diesem Abfallbrei das Wasser.
- Der After scheidet diesen recht trockenen Abfallbrei (Kot) aus.

Fast alle Nahrungsmittel – außer ein wenig Obst und Gemüse – werden nicht so, wie sie gewachsen sind, gegessen, sondern in weiterverarbeiteter Form. Gemüse wird gekocht, Obst wird zu Konserven und Marmeladen verarbeitet, aus Zuckerrüben und Zuckerrohr wird Zucker raffiniert, Fleisch wird gekocht und gebraten, Getreide wird gekocht, gemahlen oder geröstet, Milch wird zu Joghurt, Quark, Sahne, Käse und noch einiges mehr verarbeitet …

Diese Weiterverarbeitung bis hin zu Würsten, Fertigsuppen und Tofu macht die Lebensmittel zum Teil leichter verdaulich, aber zum Teil zerstört sie sie auch einige der Inhaltsstoffe wie z.B. Vitamine.

Es gibt viele verschiedene Ernährungsrichtungen, die von ihren Vertretern fast immer als die einzig wahre Lehre angesehen werden: Gemischtköstler, Trennköstler, Vegetarier, Fleischesser, Frugivoren, Rohköstler, Makrobioten, Ovo-Lakto-Vegetrarier, Vegetarianer, Vegetabilisten, Diätiker, Veganer, Vertreter der Vollwerternährung, Omnivoren, Flexitarier, Pescetarier, Frutarier, Bioköstler …

Man kann auch regelmäßig fasten, sich nach der Traditionellen Chinesischen Medizin ernähren, nach dem Ayurveda, nach den fünf Elementen, nach den Regeln der Anthroposophie, des Paleo, des Clean Eating, des Halal, des Low Carb, des Clean Baking oder nur noch Lichtnahrung zu sich nehmen. Die Auswahl an Möglichkeiten ist beinahe endlos groß.

Was tun?

Vermutlich muss das jeder für sich selber herausfinden, da alle viele Argumente haben und jeder von seiner Richtung überzeugt ist. Man kann jedoch einige allgemeine Betrachtungen anstellen, mit deren Hilfe man zumindest nicht ganz falsch liegen wird, was die eigene Ernährung betrifft:

- auf den eigenen Bauch hören
- viel Verschiedenes essen und von nichts besonders viel essen
- frisches Gemüse und Obst auf dem Markt kaufen
- bevorzugt Bio-Lebensmittel kaufen
- Vollkorn bevorzugen
- nur wenig verarbeitete Produkte
- auf Produkte mit vielen unbekannten Zutaten (E 220 u.ä.) verzichten
- Kochen und Backen bei niedrigen Temperaturen
- nur mäßig Alkohol trinken
- sorgfältige Zubereitung

Das Thema der richtigen Ernährung ist schon alt und wurde schon immer heftig diskutiert udn eine allgemeine einigkeit ist nicht in Sicht ...

Wer einmal einen kurzen, leicht ironischen Text zu diesem Thema lesen möchte, dem sei die 1910 von Hermann Hesse verfasste Geschichte „Doktor Knölges Ende" empfohlen. Sie kann auch auf youtube als Hörbuch angehört werden.

Auf der nächsten Seite findet sich ein kurzer Auszug aus dieser Geschichte:

Doktor Knölge hatte vielerlei Menschen an diesen Orten kennengelernt und sich an manches gewöhnt, an Barfußgehen und langhaarige Apostel, an Fanatiker des Fastens und an vegetarische Gourmands. Unter den letzteren hatte er manche Freunde gefunden, und er selbst, dem sein Leiden den Genuss schwerer Speisen immer mehr verbot, hatte sich zu einem bescheidenen Feinschmecker auf dem Gebiete der Gemüse und des Obstes ausgebildet. Er war keineswegs mit jedem Endiviensalat zufrieden und hätte niemals eine kalifornische Orange für eine italienische gegessen.

Im übrigen kümmerte er sich wenig um den Vegetarismus, der für ihn nur ein Kurmittel war, und interessierte sich höchstens gelegentlich für alle die famosen sprachlichen Neubildungen auf diesem Gebiete, die ihm als einem Philologen merkwürdig waren. Da gab es Vegetarier, Vegetarianer, Vegetabilisten, Rohkostler, Frugivoren und Gemischtkostler!

Auszug aus: Hermann Hesse: „Doktor Knölges Ende" (1910)

7. Ausgewogenheit

♎

In der Ernährung gibt es verschiedene gegenseitige Abhängigkeiten, also z.B. Stoffe, die in den Nahrungsmitteln enthalten sind, aber die zur ihrer Verwertung noch andere Stoffe brauchen. Es gibt auch Nahrungsmittel, die im Übermaß genossen schädlich sein können. Auch dies ist ein Grund, sich möglichst vielfältig zu ernähren, da dann alle Stoffe in ausreichendem Maße vorhanden sein werden.

Das folgende sind einige mögliche Folgen von einem Zuviel oder einem Zuwenig an bestimmten Inhaltsstoffen der eigenen Nahrung. Wenn man unter einer der beschriebenen Symptomgruppe leiden sollte, kann man einmal überprüfen, ob man möglicherweise das betreffende Zuviel oder Zuwenig in der eigenen Ernährung denkbar wäre.

zu viel Kohlehydrate (Zucker): geschwächtes Immunsystem, Karies, Heißhungerattacken, Übergewicht, Verdauungsprobleme, Aufblähung des Bauches, Blähungen, Durchfall, Blaseninfektionen, Pilzinfektionen, trockene und unreine Haut, Müdigkeit, Antriebslosigkeit, Konzentrationsschwierigkeiten, Kopfschmerzen, schlechte Laune, Stimmungsschwankungen
wenig enthalten in: Obst, Gemüse

zu wenig Kohlehydrate (Zucker): (dienen vor allem als Energie; bei Mangel wird Körperfett abgebaut): weiche Knie, Hautunreinheiten, blasse Gesichtsfarbe, Kopfschmerzen, Leistungsabfall, Schwindel, Zitteranfälle, schneller Puls, kalter Schweiß, Unruhe, Nervosität, Gereiztheit, Angst, schlechte Laune, Müdigkeit, Konzentrationsstörungen, depressive Verstimmungen, Verwirrtheit
viel enthalten in: Zucker (also in fast allen Fertigprodukten), Schokolade, Süßigkeiten, Reis, Honig, Weizen-Weißmehl, Hirse, Traubensaft, Rosinen, Nudeln

zu viel Fett: Fettleibigkeit, Leberschäden, Diabetes, Gefäßverkalkungen, Herz/Kreislauf-Krankheiten
wenig enthalten in: Obst, Gemüse, Getreide, Milch, Quark

zu wenig Fett: Frieren, Müdigkeit, Immunschwäche, verminderte Lernfähigkeit, trockene Haut, Risse in den Mundwinkeln
viel enthalten in: Butter, Margarine, Öl, Nüsse, Samen, Lachs, Avocado

zu viel Eiweiße: Gewichtszunahme, Darmprobleme, Leberschäden, Nierenschäden, Ballaststoffmangel, Mundgeruch
wenig enthalten in: Obst, die meisten Gemüse

zu wenig Eiweiße: Verdauungsstörungen, Blutarmut, Verlust von Muskelmasse, Immunschwäche, Knochenbrüche, Gewebe-Schwellungen an Beinen und Knöcheln und Gesicht, Hautprobleme, Haarprobleme, Nagelprobleme, geistige Erschöpfung
viel enthalten in: Hülsenfrüchte, Tofu, Nüsse, Milch, Milchprodukte, Fleisch, Fisch

zu wenig Vitamine: Kopfschmerzen, Appetitlosigkeit, Verdauungsprobleme, Störungen des Wasserhaushalts, Störungen der Enzymfunktionen, Störungen der Nervensignale, Störungen des Stoffwechsels, Schwindel, Müdigkeit, Koordinationsstörungen, depressive Verstimmungen
enthalten in: sehr verschieden – siehe die folgende Übersicht über die einzelnen Vitamine

zu wenig Vitamin A (= Retinol, Beta-Carotin): Knochenschäden, Knorpelschäden, Zahnschäden, Hautschäden, Mangel an Testosteron, wenige Samenzellen, Regeneration, schwache Sehkraft
enthalten in: Leber, Butter, Käse, Spinat, Rote Paprika, Tomaten, Aprikosen, Möhren
=> Vitamin A kann zusammen mit etwas Olivenöl besser vom Körper aufgenommen werden

zu wenig Vitamin B1 (= Thiamin): Schwäche, Kraftlosigkeit, Nervosität
enthalten in: alle Nahrungsmittel; besonders viel in Vollkornprodukten, Hülsenfrüchten, Schweinefleisch
=> starkes Erhitzen zerstört Vitamin B1

zu wenig Vitamin B2 (= Riboflavin): Schwäche, mangelnder Fettabbau, langsame Wundheilung, Blutmangel
enthalten in: Eier, Fleisch, Milch, Getreide, Brokkoli, Grünkohl, Hefe

zu wenig Vitamin B3 (= Niacin): gestörter Kohlehydrat-Haushalt, gestörter Fett-Haushalt, gestörter Aminosäuren-Haushalt, Schwäche, Immunschwäche, verlangsamte Zellteilung
enthalten in: Fleisch, Fisch, Innereien, Bohnenkaffee

zu wenig Vitamin B6: Blutarmut, Immunschwäche, Schlafstörungen, Unruhe
enthalten in: fast alle Nahrungsmittel; besonders viel in Thunfisch, Lachs, Putenbrust, Rinderfilet, Hähnchenfleisch, Avocado, Brokkoli, Feldsalat

zu wenig Vitamin B9 (= Folsäure): Störungen des Aminosäuren-Haushalts, Blutarmut, verlangsamte Zellteilung, verlangsamtes Zellwachstum, Spermien-Armut, Fehlbildungen bei Ungeborenen
enthalten in: Erbsen, Sojabohnen, Kichererbsen, Spinat, Brokkoli, Kirschen, Vollkorn, Weizenkleie, Leber, Eigelb

zu wenig Vitamin B12: Blutarmut, Kraftlosigkeit, verlangsamte Zellteilung, Schädigung des Rückenmarks, psychische Störungen
enthalten in: Thunfisch, Lachs, Eier, Fleisch, Fisch
=> Alkohol zersetzt Vitamin B12
=> bei einer rein pflanzlichen Ernährung kann Vitamin B12 als Nahrungsmittelergänzung sinnvoll sein

zu wenig Vitamin C: Zellschäden durch „freie Radikale", Knochenschäden, Knorpelschäden, Bindegewebsschwäche, Immunschwäche, langsame Wundheilung
enthalten in: Orangen, Johannisbeeren, Zitronen, Petersilie, Bärlauch, roter Paprika, Brennnesseln, Rosenkohl, Grünkohl, Brokkoli, Hagebutten
=> Vitamin C ist für die Aufnahme von Eisen notwendig

zu wenig Vitamin D: Knochenschwäche, Muskelschwäche, Herz/Kreislauf-Krankheiten, Immunschwäche, Störungen des Gehirns, Verstimmtheit, Depression
enthalten in: Avocados, Champignons, Lachs, Hering, Makrele, Eier, Leber
=> Vitamin D-Präparate helfen kaum – wirkungsvoller ist es, jeden Tag einige Zeit draußen in der Sonne zu verbringen, da die Haut mithilfe des Sonnenlichtes selber Vitamin D herstellen kann.

zu wenig Vitamin E: zu wenig Antioxydantien, Entzündungen, Gefäßschäden (Adern), Immunschwäche, Gedächtnisstörungen
enthalten in: Weizenkeimöl, Sonnenblumenöl, Distelöl, Rapsöl, Nüsse, Sojabohnen, Süßkartoffeln, Ölsardinen, Räucheraal

zu wenig Vitamin K: langsame Blutgerinnung, Knochenschwäche
enthalten in: Hühnerfleisch, Rosenkohl, Spinat, Erbsen

zu wenig Vitamin H (= Vitamin B7, Biotin): Blutarmut, Schwäche, Nervenschäden, unreine Haut, Talgdrüsen-Probleme, Haarausfall
enthalten in: Eier, Sojabohnen, Hülsenfrüchte, Getreide, Pilze, Gemüse, Nüsse

zu wenig Sonnenlicht, das beim Menschen zur Produktion des Vitamin D notwendig ist: Knochenschmerzen, Rachitis, Muskelschmerzen, Krämpfe, Schwäche
vermehrt durch: Wanderungen, Sonnenbaden, FKK

zu wenig Eisen: Schwäche, Abgeschlagenheit, Leistungsabfall, Kurzatmigkeit bei Belastung, rascher Pulsanstieg bei Belastung, Herzklopfen, blasse und trockene Haut, Blässe, Müdigkeit, Schlafstörungen, Konzentrationsstörungen, Schwindel, Depressivität
enthalten in: Fleisch, Getreideprodukte, Gemüse (Spinat, Mangold, Grünkohl, Erbsen), Hülsenfrüchte (Kidneybohnen, Linsen, Kichererbsen)

zu wenig Magnesium: Krämpfe, Herzrhythmusstörungen, Appetitlosigkeit, Übelkeit, Erbrechen, Müdigkeit, Schwäche, Zittern, Kribbeln, „Nadelstiche", Übererregbarkeit
enthalten in: Bananen, Emmentaler, Erbsen, Brokkoli, Bohnen, Himbeeren
=> Wenn Magnesium fehlt, kann Kalzium schlechter in die Knochen eingelagert werden, die dadurch brüchig werden.

zu wenig Kalzium: brüchige Knochen, steife und schmerzende Muskeln, Krämpfe, Kribbeln in Lippen und in Fingern und in Füßen, trockene und rissige Haut, Haarausfall, Querrillen auf den Nägeln, Vergesslichkeit, Verwirrtheit, Depressionen
enthalten in: Kuhmilch, Joghurt, Emmentaler, Gouda, grünes Gemüse, kalziumreiches Mineralwasser

zu wenig Jod: Wachstumsstörungen, Entwicklungsstörungen, Enge-Gefühl im Hals, Druck-Gefühl im Hals, Atembeschwerden, Schluckbeschwerden, zu feuchte bzw. zu trockene Haut, Antriebsschwäche, extreme Müdigkeit, Kälteempfindlichkeit, Konzentrationsstörungen
enthalten in: Seefisch, Meerestiere, Eier, Milch, jodiertes Speisesalz

zu wenig Fluorid: Kleinwüchsigkeit, gehemmtes Knochenwachstum, erhöhtes Knochenbruch-Risiko, erhöhte Kariesanfälligkeit
enthalten in: Seefisch, Getreideprodukte, Mineral- und Trinkwasser, Schwarztee, Leber und Fleisch

zu wenig Zink: Störungen des Hormon-Haushalts, Störungen der Wundheilung, trockene und schuppige Haut, entzündliche Hauterkrankungen (Akne, Ekzeme u.ä.), brüchige Nägel, dünnes Haar
enthalten in: Fleisch, Innereien, Eier, Milch, Vollkornprodukte, Hülsenfrüchte, Nüsse

zu wenig Selen: Wachstumsstörungen, Immunschwäche, Muskelschwäche, Zeugungsunfähigkeit, weiß gefleckte Fingernägel, blasse und trockene Haut, Haarausfall, Müdigkeit
enthalten in: Fleisch, Fisch, Eier, Kohl- und Zwiebelgemüse, Linsen, Spargel, Pilze

zu wenig Kupfer: Knochenbruch-Gefahr, Immunschwäche, Nervenschädigung, Kraftlosigkeit, Müdigkeit
enthalten in: Vollkornprodukte, Innereien, Schalentiere, Nüsse, Kakao, Kaffee, grünes Gemüse, Fisch, Tee

zu wenig Mangan: Menstruationsbeschwerden, trockene Haut, ergrauende Haare, Schäden an den Nägeln, Appetitlosigkeit, Gewichtsverlust
enthalten in: Gemüse (Lauch, Spinat, Zwiebeln), dunkle Beeren (Heidelbeere, Aroniabeere), Haferflocken, Quinoa, Hirse

zu wenig Chrom: erhöhtes Diabetes-Risiko, Gewichtsverlust, Koordinationsstörungen, Verwirrung
enthalten in: Fleisch, Leber, Eier, Haferflocken, Tomaten, Pilze, Salat, Kakao

zu wenig Molybdän: Bauchkrämpfe, Übelkeit, Erbrechen, Herzrasen, Atembeschwerden, Kurzatmigkeit, Nachtblindheit, Konzentrationsstörungen, Benommenheit, Reizbarkeit, Stimmungsschwankungen
enthalten in: Hülsenfrüchte (Erbsen, Linsen, Bohnen), Getreideprodukte

zu viel Fleisch: Herz/Kreislauf-Erkrankungen, Diabetes, Niereninsuffizienz, chronische Entzündungen, Darmkrebs, Arthrose, Rheuma
=> weiteres Symptom: Klimaerwärmung

zu wenig Fleisch: Kreislauf-Symptome durch Vitaminmangel und fehlende Spurenelemente, Bluthochdruck, eingeschränkte körperliche und geistige Leistungsfähigkeit, Kälteempfindlichkeit, Frieren, Kältezittern, Müdigkeit, Antriebsarmut, Benommenheit
=> Vegetarische Ernährung senkt jedoch deutlich das Risiko für Herz/Kreislauf-Erkrankungen, Diabetes und Krebs. Die Stoffe, die im Fleisch enthalten sind, können auch durch andere Nahrungsmittel aufgenommen werden.

zu wenig Bewegung: Übergewicht, Knochenschwund, Verspannungen, Rückenschmerzen, Herz-Kreislauf-Erkrankungen, Herzerkrankungen, Schlaganfälle, Bluthochdruck, Diabetes Typ 2, einige Krebsarten, psychische Erkrankungen, Schlafstörungen
enthalten in: Wanderungen, Schwimmen, Sport

zu viel Alkohol: Kopfschmerzen, Schädigungen des Gehirns, Übergewicht, Bierbauch, Muskelerschlaffung, Impotenz, Magen-Darm-Beschwerden, Entzündungen der Magenschleimhaut, Entzündungen im Magen-Darmtrakt, Entzündungen der Bauchspeicheldrüse, Lebererkrankungen, Durchfall, Übelkeit, Erbrechen, Herzinsuffizienz, Herz-Kreislauf-Erkrankungen, Bluthochdruck, Kreislaufversagen, Schlaganfall, Atemstillstand, Krebserkrankungen, Koma; Appetitlosigkeit, Zittern, Zittern der Augenlidern, Zittern der Hände oder Finger, Gleichgewichtsstörungen, Hang zum Schwitzen; Abgeschlagenheit, Müdigkeit, Konzentrationsstörungen, schlechtere Gedächtnisleistung, Gedächtnislücken, Unzuverlässigkeit, schlechteres Urteilsvermögen, nachlassende Intelligenz, Demenz, Krankheitsgefühl, Persönlichkeitsveränderungen, Reizbarkeit, Unruhe, übertriebene Eifersucht, vielfältige Ängste, Depressionen, Selbstmordgedanken
viel enthalten in: Flaschen, Kneipen, Festen
=> Die Diagnose „psychische Störungen und Verhaltensstörungen durch Alkohol" war im Jahr 2017 der zweithäufigste Behandlungsgrund in deutschen Krankenhäusern.

Man sollte nun aber keineswegs aufgrund dieser Liste anfangen, penibel seine Nahrungsmittel zu prüfen. Solange es einem gut geht, kann die Ernährung auch nicht allzu verkehrt sein – und wenn man von vielem etwas und von nichts sehr viel isst, ist die Wahrscheinlichkeit groß, dass man alle Stoffe in ausreichendem Maße aufnimmt. Außerdem sollte man immer darauf achten, worauf man gerade wirklich Appetit hat.

Da braust es noch einmal wie ein Orkan,
ein Recke mit Übergewicht
wirft sich aufs Buffet im Größenwahn,
worauf es donnernd zerbricht.
Nur leises Verdauen dringt noch an das Ohr,
das Schlachtfeld wird nach und nach still;
unter Trümmern sieht angstvoll ein Kellner hervor,
der längst nicht mehr fliehen will.

Reinhard Mey: „Die heiße Schlacht am kalten Buffet"
(mittlere Strophe)

8. Verteilung

♏

Ein wichtiger Aspekt der Ernährung ist die Verteilung der vorhandenen Nahrungs-mittel, also die Frage wer wie viel bekommt. Das ist leider noch immer sehr ungleich. Zudem verderben – wie bereits gesagt – 20% der Lebensmittel oder werden fort-geworfen.

Die folgende Übersicht zeigt, wie der Ernährungs-Zustand der Menschen auf der gesamten Erde derzeit aussieht:

   1%   starkes Übergewicht als Todesursache
 10%   starkes Übergewicht
 77%   gut ernährt
 10%   Unterernährung
   1%   Unterernährung als Todesursache

Die Verteilung der übergewichtigen und der unterernährten Menschen ist sehr ungleich auf die Kontinente verteilt. Nordamerika hat die mit Abstand den höchsten Anteil an Übergewichtigen – dicht gefolgt von Australien. In Afrika und Asien sind die Nahrungsmittel auch innerhalb des Kontinents sehr ungleich verteilt, sodass es dort sowohl Übergewichtige als auch Hungernde gibt.

Die Länder mit den meisten Übergewichtigen, also die USA, Ägypten, Saudi-Arabien und Irak gehören – wie nicht anders zu erwarten – zu den reichsten Ländern der Welt.

Übergewicht und Untergewicht				
Kontinent	Übergewicht		Untergewicht	
	Menschen	*Anteil*	*Menschen*	*Anteil*
Nordamerika	230.000.000	40%		
Afrika	180.000.000	15%	282000000	23%
Südamerika	100.000.000	24%		
Europa	60.000.000	8%		
Asien	60.000.000	2%	402000000	9%
Australien	1.000.000	35%		
Welt	631.000.000	10%	684000000	10%

Auch die Qualität der Nahrungsmittel ist sehr verschieden. Der Bio-Anbau verteilt sich keineswegs gleichmäßig auf alle Kontinente. Diese ungleiche Verteilung wird noch deutlicher, wenn man sie in % der Ackerbaufläche angibt

Verbreitung des Bio-Landbaus			
Kontinent	**Landwirtschaft, gesamt**	**Bio-Landbau**	
	Fläche	*Fläche*	*Anteil*
Australien	3.500.000 km^2	360.000 km^2	10,3%
Europa	5.000.000 km^2	165.000 km^2	3,3%
Südamerika	8.000.000 km^2	83.000 km^2	1,0%
Asien	18.000.000 km^2	59.000 km^2	0,3%
Nordamerika	4.500.000 km^2	36.000 km^2	0,8%
Afrika	10.000.000 km^2	20.000 km^2	0,2%
Welt	49000000 km^2	723000 km^2	1,5%

Die folgende Übersicht über die landwirtschaftliche Fläche, die einem Einwohner durchschnittlich zur Verfügung steht, zeigt deutlich, dass Australien und Südamerika Nahrungsmittel exportieren. Asien muss hingegen eine sehr intensive und ertragreiche Landwirtschaft haben, da sonst der Hunger auf diesem Kontinent noch bedeutend größer sein müsste als er ohnehin schon ist. Afrika hat zwar überdurchschnittlich viel landwirtschaftliche Fläche pro Person, aber die Erträge der Landwirtschaft sind sehr gering.

Landwirtschaftsfläche pro Person			
Kontinent	Landwirtschaftsfläche	Einwohner	Fläche/Einwohner
Asien	18.000.000 km²	4.561.000.000 Einw.	3.946 m²/Einw.
Europa	5.000.000 km²	746.000.000 Einw.	6.702 m²/Einw.
Nordamerika	4.500.000 km²	579.000.000 Einw.	7.772 m²/Einw.
Südamerika	8.000.000 km²	422.000.000 Einw.	18.957 m²/Einw.
Australien	3.500.000 km²	26.000.000 Einw.	134.615 m²/Einw.
Afrika	10.000.000 km²	1.216.000.000 Einw.	8.223 m²/Einw.
Welt	49.000.000 km²	7.550.000.000 Einw.	6.490 m²/Einw.

Auch die Verwendung der Gentechnik in der Landwirtschaft ist nicht gleichmäßig auf die Kontinente verteilt, sondern fast vollständig auf Amerika begrenzt:

Verteilung der Gentechnik in der Landwirtschaft	
Kontinent	**Anteil am weltweiten Anbau von gentechnisch veränderten Pflanzen**
Nordamerika	45,0%
Südamerika	42,0%
Asien	10,0%
Afrika	2,0%
Europa	0,5%
Australien	0,5%
Welt	100,0%

Ganz platt zusammengefaßt: Eine gleichmäßigere Verteilung der Nahrungsmittel auf der Erde würde sowohl das Übergewicht der Reichen reduzieren als auch den Hunger der Armen beenden.

ᚻᛁᚹᚷᛁᛒᚠᚪᚾᚷᛁᚱᚢᛏᚩᚾ

Sif geban gerston

Sif, gib Gerste!

Sif ist eine germanische Erdgöttin, deren goldenes Haar als das reife Getreide angesehen worden ist.

9. Politik

♐

Was ist das Ziel? Was will man selber erreichen? Was wollen wir als Menschheit erreichen? Einige Ziele liegen auf der Hand:

- den Hunger beenden
- das Übergewicht beenden
- gesunde Nahrungsmittel anbauen
- die Artenvielfalt erhalten

Was ist dafür notwendig?

Da 1. genügend Nahrungsmittel vorhanden sind, aber sie ungleich verteilt werden;

da 2. bekannt ist, wie man gesunde Lebensmittel anbaut ohne Chemie und Gentechnik anbaut; und

da 3. auch bekannt ist, wie der Artenschwund aufgehalten werden kann,

ist offensichtlich, dass das Erreichen der vier obengenannten Ziele vor allem eine politische Aufgabe ist. Die Möglichkeiten sind vorhanden, es ist wirtschaftlich umsetzbar – aber es wir nicht oder nur unzureichend getan.

Das Bewusstsein ist vorhanden – schließlich gibt es die Ernährungs- und Landwirtschafts-Organisation der UNO (FAO) – doch die FAO und auch die Organisationen „Brot für die Welt", „Ärzte ohne Grenzen", „Welthungerhilfe", „UNICEF", „Aktion gegen Hunger" usw. haben bisher den Hunger auf der Erde nicht beenden können. Auch das Welternährungsprogramm der UN (WFP) hat dieses Ziel bisher nicht erreichen können.

Wenn die Regierungen der wohlhabenden Staaten etwas mehr Engagement hätten, würde es deutlich schneller gehen. Doch vor einigen Tagen hat die FDP in Deutschland ganz im Gegenteil gefordert, das Entwicklungshilfe-Ministerium aufzulösen.

Offensichtlich ist der Kampf gegen den Hunger ein Ziel, das auf einer vorwiegend sozialen Einstellung beruht und nicht auf einer vorwiegend liberalen Einstellung. Die liberale Einstellung ist in diesem Fall jedoch ein wenig kurzsichtig, da der Weltfrieden u.a. auch davon abhängt, dass die Polarisierung zwischen Reichtum und Armut und dem damit zusammenhängenden Hunger nicht zu groß wird.

Ganz konkret muss dieses Problem vor allem in Afrika und in Afghanistan gelöst werden, wo die Landwirtschaft besonders stark unter dem Klimawandel leidet, sowie in Indien, Bangladesch und Indonesien, die besonders stark bevölkert sind. Die beiden sinnvollsten Ansätze sind somit das Bremsen des Klimawandels und das Bremsen der wachsenden Bevölkerungsdichte.

Ein weiterer Grund für Hungersnöte, der ebenfalls nur politisch gelöst werden kann, sind die Kriege – insbesondere die in Afrika, da die dortigen Kriege die ohnehin schon schlechte Versorgungslage mit Lebensmitteln noch deutlich verschlechtern.

Doch derzeit ist die Aufmerksamkeit der Regierungen vor allem auf den Russland/Ukraine-Kriege gerichtet, der zu allem Leid, den jeder Krieg verursacht, auch noch die Finanzmittel bindet, die zum Aufhalten der Klimaerwärmung und zum Beenden des Hungers nötig wären.

Leider werden der Hunger auf der Erde und die Klimaerwärmung aufgrund des Russland/Ukraine-Krieges kaum noch als ein dringendes Problem wahrgenommen.

Im Russland/Ukraine-Krieg sind in den ersten beiden Jahren auf beiden Seiten zusammen mindestens 300.000 Soldaten und Zivilisten getötet worden. In derselben Zeit sind mindestens 700.000 Menschen an Hunger gestorben.

Der Hunger tötet mehr Menschen als der Krieg – doch wem ist das bewusst?

民之饑　以其上　是以饑

mín zhī jī　yǐ qí shàng shí shuì zhī duō　shì yǐ jī .

Das Volk hungert,
weil seine Herrscher sein Getreide haufenweise verschlingen.
Darum hungert es.

aus der 75. Strophe des Tao Tê King von Lao tse

10. Geschichte

Hungersnöte hat es schon immer gegeben. Und den Hunger gibt es nicht nur bei den Menschen, sondern auch im Tierreich. Die schwachen und deshalb hungernden Tiere sterben als erste.

Der Hunger ist eines der Übel, das nicht erst die Menschen erfunden haben …

- Auch in der Altsteinzeit (vor 1.000.000 bis vor 12.000 Jahren) wird es immer wieder einmal vorgekommen sein, dass in den damaligen Jägersippen einige an Hunger gestorben sind, wenn die Jagd nicht erfolgreich war.

- In der Jungsteinzeit (10.000-3.250 v.Chr) wurde die Versorgung mit Nahrungsmitteln sicherer, da nun nicht mehr nach Nahrungsmitteln gesucht wurde – Jagd und Sammeln – sondern weil die Nahrung angebaut (Pflanzen) bzw. gezüchtet (Tiere) wurde.

- In der Epoche des Königtums (3250 v.Chr. – 1500 n.Chr.) wurde die Versorgung mit Nahrungsmitteln durch die Koordination der Landwirtschaft und vor allem der Bewässerung noch einmal deutlich sicherer.

- In der Epoche des Materialismus (1500-1945) wurde die Versorgung mit Nahrungsmitteln zwar durch die Verwendung von Maschinen und ab 1913 auch durch den Kunstdünger noch einmal sicherer. Doch die Verteilung war wie auch schon im Königtum sehr ungleich.

- In der Epoche der Globalisierung (ab 1945) gibt es zwar deutlich stärkere Bestrebungen zur Beendigung des Hungers in der Welt, doch sie haben bisher nur dazu geführt, dass die Zahl der Hungertoten nicht noch weiter gestiegen ist.

Es hat einige große Hungersnöte gegeben, wobei die weiter zurückliegenden Hungersnöte natürlich weniger gut bekannt sind – und auch nur in Ausnahmefällen überhaupt überliefert worden sind. Um sie einschätzen zu können, muss die Zahl der Hungertoten jeweils mit der Gesamtbevölkerungszahl auf der Erde verglichen werden.

Die Ursachen für diese Hungersnöte waren vor allem strenge Winter, Dürren, Vulkanausbrüche, die durch die Vulkanasche in der Atmosphäre eine mehrjährige Kälteperiode bewirkt haben u.ä.

Die aufgeführten Hungersnöte dauerten z.T. mehrere Jahre lang. Wenn Kriege die Ursache waren, konnten diese Hungersnöte auch mehrere Jahrzehnte dauern – wie z.B. beim 30-jährigen Krieg. Manchmal wurden diese Hungersnöte zudem von Seuchen begleitet.

Die ungleiche Verteilung der Hungersnöte liegt auch daran, dass solche Ereignisse verschieden gut überliefert worden sind.

Die %-Angaben, also der Anteil der Hungertoten, beziehen sich auf das jeweilige Land, in dem es die Hungersnot gab.

1930 v.Chr.	Ägypten		
1200 v.Chr.	Hethiter (Kleinasien)		
354 n.Chr.	Antiochia (Kleinasien)		
362 n.Chr.	Antiochia (Kleinasien)		
384 n.Chr.	Antiochia (Kleinasien)		
500 n.Chr.	Edessa (Kleinasien)		
975 n.Chr.	Frankreich		30%
1090 n.Chr.	Dänemark		
1225 n.Chr.	Thüringen		
1235 n.Chr.	London	20.000 Menschen	
1302 n.Chr.	Spanien		25%
1315 n.Chr.	Europa	5.000.000 Menschen	8%
1333 n.Chr.	China	4.000.000 Menschen	
1437 n.Chr.	Europa		
1597 n.Chr.	Ostseeraum		
1601 n.Chr.	Russland	500.000 Menschen	
1618 n.Chr.	Europa		
1630 n.Chr.	Indien		
1693 n.Chr.	Frankreich	1.500.000 Menschen	2%
1709 n.Chr.	Frankreich		

1769 n.Chr.	Bengalen (Ganges-Delta)	6.500.000 Menschen	10%
1770 n.Chr.	Osteuropa	190.000 Menschen	
1771 n.Chr.	Europa		
1816 n.Chr.	Europa		
1837 n.Chr.	Nordwestindien	800.000 Menschen	
1844 n.Chr.	Europa	1.000.000 Menschen	3%
1866 n.Chr.	Bengalen	1.500.000 Menschen	
1866 n.Chr.	Finnland	150.000 Menschen	
1867 n.Chr.	Schweden		
1874 n.Chr.	Kleinasien	150.000 Menschen	
1876 n.Chr.	Nordchina	11.000.000 Menschen	
1876 n.Chr.	Indien	10.000.000 Menschen	8%
1876 n.Chr.	Java		
1877 n.Chr.	Algerien	300.000 Menschen	
1891 n.Chr.	Russland	500.000 Menschen	
1892 n.Chr.	China	1.000.000 Menschen	
1896 n.Chr.	China	5.000.000 Menschen	
1896 n.Chr.	Indien	5.000.000 Menschen	2%
1899 n.Chr.	Indien	5.000.000 Menschen	2%
1916 n.Chr.	Deutsches Reich	800.000 Menschen	
1916 n.Chr.	Libanon	100.000 Menschen	20%
1920 n.Chr.	Nordchina	500.000 Menschen	
1921 n.Chr.	Russland	5.000.000 Menschen	5%
1928 n.Chr.	China	10.000.000 Menschen	3%
1930 n.Chr.	Russland	9.000.000 Menschen	8%
1939 n.Chr.	Europa		
1941 n.Chr.	Griechenland	250.000 Menschen	
1941 n.Chr.	Leningrad	1.100.000 Menschen	
1943 n.Chr.	Uranda/Urundi	45.000 Menschen	
1943 n.Chr.	Indien	2.500.000 Menschen	1%
1944 n.Chr.	Niederlande	22.000 Menschen	
1944 n.Chr.	Vietnam	1.000.000 Menschen	2%
1959 n.Chr.	China	30.000.000 Menschen	4%
1967 n.Chr.	Biafra/Nigeria		
1968 n.Chr.	Sahelzone	500.000 Menschen	
1973 n.Chr.	Äthiopien		
1994 n.Chr.	Nordkorea	1.200.000 Menschen	6%
1994 n.Chr.	Somalia		
1994 n.Chr.	Sudan		
2000 n.Chr.	Simbabwe		
2003 n.Chr.	Sudan		
2005 n.Chr.	Niger		

2006 n.Chr.	Äthiopien, Nordost-Kenia, Somalia, Dschibuti
2011 n.Chr.	Äthiopien
2017 n.Chr.	Ostafrika
2020 n.Chr.	Madagaskar
2023 n.Chr.	Palästina

Diese Übersicht zeigt deutlich, dass Hungersnöte ein großes Problem sind. Alleine seit 1800 sind in den großen Hungersnöten, von denen Zahlen bekannt sind, über 100 Millionen Menschen gestorben. Wenn man die kleineren Hungersnöte und die, von denen keine Zahlen bekannt sind, noch hinzuzählt, wird man vermutlich auf annähernd 150 Millionen Menschen kommen.

Allerdings sind nur in den großen Kriegen dieser Zeit bereits 190 Millionen Menschen getötet worden – rechnet man die kleineren Kriege noch hinzu, kommt man auf ca. 250 Millionen Tote. Auch die Gefahr, durch einen Mord zu sterben, ist größer als die Gefahr, durch Hunger zu sterben: Weltweit werden pro Jahr ca. 470.000 Menschen ermordet – weltweit sterben pro Jahr 370.000 Menschen an Hunger.

Offensichtlich ist der Mensch eine größere Gefahr für den Menschen als sogar der Hunger …

Die großen Hungersnöte sind zwar in den letzten 30 Jahren ausgeblieben, aber man kann sie für die Zukunft keineswegs ausschließen. Es gibt allerdings inzwischen – zumindest in den reichen Ländern – auch eine deutlich bessere Vorratshaltung an Nahrungsmitteln als früher.

सोमानं स्वरणं कृणुहि ब्रह्मणस्पते | कक्षीवन्तं य औशिजः
यो रेवान्यो अमीवहा वसुवित्पुष्टिवर्धनः | स नः सिषक्तु यस्तुरः
मा नः शंसो अररुषो धूर्तिः प्रणङ्मर्त्यस्य | रक्षा णो ब्रह्मणस्पते
स घा वीरो न रिष्यति यमिन्द्रो ब्रह्मणस्पतिः | सोमो हिनोति मर्त्यम्

somānaṃ svaraṇaṃ kṛṇuhi brahmaṇas pate | kakṣīvantaṃ ya auśijaḥ
yo revān yo amīvahā vasuvit puṣṭivardhanaḥ | sa naḥ siṣaktu yas turaḥ
mā naḥ śaṃso araruṣo dhūrtiḥ praṇaṅ martyasya | rakṣā ṇo brahmaṇas pate
sa ghā vīro na riṣyati yam indro brahmaṇas patiḥ | somo hinoti martyam

Mach, Brahmanaspati, den Somapressenden, Lautsingenden | zu einem zweiten
Kaksivat, dem Sohn der Usij.
Du, der Reiche, der Krankheitsvertreiber, der Schätzefinder, der Wohlstandmehrer |
sei mit uns, Du Überlegener.
Nicht soll uns das harte Wort eines Geizigen, noch die Tücke eines Sterblichen
treffen. | Schütze uns davor, Brahmanaspati!
Der Mann kommt wahrlich nicht zu Schaden, der Sterbliche, der Indra,
Brahmanaspati, |
und Soma anbetet.

Zeile 1-4 des 18. Liedes des 1. Liederkreises des Rig Veda

11. Solidarität

~~~

Das Element, das sowohl Kriege verhindern als auch den Hunger beenden kann, ist die Solidarität der Menschen miteinander. Damit ist jedoch nicht wie in den meisten politischen Zusammenhängen, in denen das Wort „Solidarität" wird, ein Zusammenhalten mit jemanden gegen einen anderen, sondern ein globales Zusammenhalten aller Menschen gemeint. Diese „globale Solidarität" entspricht dem, was man auch die „Menschheits-Familie" nennen könnte.

Das ist zwar letztlich ganz schlicht eine Einsicht in die Notwendigkeit des gemeinsamen Handelns aller Menschen, aber solange diese Einsicht nicht auch zu einem politischen Handeln wird, wird es nur wenig Wirkung haben. Angesichts der Tatsache, daß mehr Menschen durch Kriege und Morde als durch Hunger und Hungersnöte sterben, ist es zwar immer noch sinnvoll, alle denkbaren Maßnahmen gegen den Hunger zu ergreifen, doch da der Hunger teilweise auch durch die Kriege verursacht wird, sollte man das Beenden des Hungers möglichst zusammen mit dem Beenden der Kriege denken. Dies ist auch schon deshalb naheliegend, weil für beide menschengemachten Übel die globale Solidarität die Lösung ist.

Die Möglichkeit der Lösung des Problems durch Solidarität zeigt sich auch schon daran, dass es genügend Nahrungsmittel für alle gibt – es verderben lediglich zu viele oder werden fortgeworfen … und ein Teil der Menschheit isst schlichtweg viel zu viel.

An dieser Einsicht führt kein Weg vorbei, wenn man den Hunger und die Kriege beenden will: Es ist eine globale Kooperation notwendig, eine globale Solidarität.

Der Ausbau der Bio-Landwirtschaft ist notwendig, um Allen gesunden Nahrungsmittel zur Verfügung stellen zu können. Doch angesichts von Krieg und Hunger ist dies zweitrangig – was jedoch keineswegs bedeutet, dass man den Bio-Landbau vernachlässigen könnte.

Dasselbe gilt für neue Methoden und Techniken der Weiterverarbeitung von Nahrungsmitteln wie die Wasserverwirbelung, das Kristallwasser (Heilstein-Wasser), das schonende Zubereiten von Speisen, den vermehrten Verzehr von Obst und Gemüse usw.

Es wäre sinnvoll, einmal zu untersuchen, wo genau Nahrungsmittel verderben oder fortgeworfen werden oder wo einfach zu viel gegessen wird. Möglicherweise ließe sich durch die Behebung dieses Problems die Menge an zur Verfügung stehenden Lebensmitteln so sehr vergrößern, dass dann genug Nahrungsmittel für alle zur Verfügung stehen würden. Immerhin sind es 20% aller Nahrungsmittel, die niemals gegessen werden, sondern auf die eine oder andere Weise verderben.

Allerdings kann es natürlich sein, dass diese Lebensmittel nicht mehr weit transportiert werden können. Trotzdem sollte es doch bei ausreichend gutem Willen möglich sein, zumindest einen Teil dieser Nahrungsmittel, die ansonsten verderben, zu retten und in Hungergebiete zu transportieren.

Ein häufiges Streitthema ist die Subventionierung der Landwirtschaft. Durch sie bleibt die Landwirtschaft mit den Importprodukten konkurrenzfähig.

Wenn man sich ansieht, dass ein Bauer in der BRD an sechs Tagen insgesamt nur 50 Stunden arbeiten darf – was oft überschritten wird – und wenn man bedenkt, dass die Landwirtschaft unsere Lebensgrundlage ist, dann sollten Nahrungsmittel generell teurer sein, damit die Bauern sich nicht buchstäblich krank arbeiten.

Subventionen sind eine Alternativ-Strategie, die in manchen Ländern die Landwirtschaft am Leben erhält und zugleich die Lebensmittel-Preise niedrig hält.

Hier ist ein großräumiges Umdenken notwendig, da letztlich mehr Menschen in der Landwirtschaft arbeiten müssten, damit auch die Bauern auf eine 40-Stunden-Woche kommen und damit die Landwirtschaft weitestgehend auf den noch arbeitsintensiveren Bio-Anbau umgestellt werden kann.

Doch wenn die Nahrungsmittel teurer werden, müssten andere Produkte gleichzeitig billiger werden. Einen Teil dieser Kostenersparnisse könnte durch das Herstellen von langlebigen Produkten erreicht werden.

Auch das ganz schlichte „weniger essen", das in den Wohlstands-Ländern sehr vielen gut tun würde, kann die Gesamt-Ausgaben für die Nahrungsmittel auch bei steigenden Nahrungsmittel-Kosten konstant halten.

Hier wird offensichtlich ein Gesamtkonzept gebraucht; das die folgenden Ziele hat:

- das Vermeiden des Verderbens von 20% der Lebensmittel

- das Verteilen von Nahrungsmittel an die Hungernden

- das Fördern der Landwirtschaft in den Hungergebieten

- das Bremsen der Bevölkerungsexplosion, die nur noch in Afrika und Indien anhält, und anschließend ein weltweiter Rückgang der Bevölkerungszahl

- die Reduzierung der Arbeitszeit der Bauern auf ein Normalmaß

- die Förderung des Bio-Landbaus

- die Förderung einer gesünderen Ernährung

- die Erforschung und Anwendung neuer Verarbeitungs-Methoden für Lebensmittel, die sie gesünder und haltbarer machen

- und last but not least: die Beendung der Kriege

Das ist zugegebenermaßen alles andere als eine kleine Aufgabe, aber immerhin haben alle diese Ziele einen gemeinsamen Ansatz: die globale Solidarität.

Wir müssen zu einer Menschheits-Familie werden – anders lassen sich diese Probleme nicht lösen.

- - -

In früheren Zeiten hat man in solchen Situationen den Korngott oder die Erd- und Korngöttin um Hilfe angerufen. Da sie für die Nahrung sorgten, waren sie zwei der wichtigsten Gottheiten.

Der Korngott hieß in Ägypten Osiris, in Sumer Tammuz, in Babylon Dumuzi, in Kleinasien Kumarbi, in Nordmesopotamien Attis, in China Hou Chi, bei den Mayas

155

Hunahpu und bei den Azteken Cinteotl.

Die Erd- und Korngöttin hieß in Griechenland als Muttergöttin/Korngöttin Demeter, als Jenseitsgöttin/Korngöttin Persephone, als Erdgöttin/Korngöttin Gaia und als reine Korngöttin Ceres, bei den Slawen hieß sie Ceroklis oder Siva, bei den Germanen Sif, bei den Chinesen Chiang Yiian, bei den Indern Lakshmi und in Kleinasien Kybele.

Diese Gottheiten des Dinkels, der Gerste, des Roggen, des Weizen, des Mais, des Reis und der Hirse wurden oft um Hilfe angerufen. Sie waren die Ernährer der Menschen.

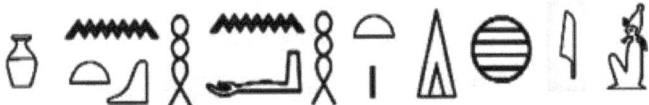

ausar iḥ di te hena henqet

Osiris, bitte gibt Brot und Bier!

eine häufige Inschrift auf altägyptischen Grabstelen,
die die Toten im Jenseits mit Nahrung versorgen sollte

12. Umwelt

♓

Zu der Ernährung gehört neben Nahrung, Wasser, Luft und Licht auch noch die Umwelt. Es genügt nicht, genügend zu essen zu haben, wir brauchen auch eine Wohnung, eine menschliche Arbeit und vor allem eine Erde, auf der das Leben ein Genuss ist.

Schließlich will niemand in einer dystopischen Szenerie leben, in einer post-apokalyptischen Erd-Ruine, in der es kaum noch Pflanzen und Tiere gibt, in der die Erde durch den ungehinderten CO_2-Ausstoß weitgehend zu einer Wüste geworden ist.

Es ist nicht nur notwendig, dass wir uns um das Beenden der Kriege und des Hungers kümmern – wir müssen uns auch um die Erhaltung der Erde, um das Verhindern einer „humanoiden Monokultur" durch eine weitere Bevölkerungsexplosion kümmern, und um das Abschaffen der atomaren, biologischen und chemischen Bedrohung, der krassen Ungleichheit des Wohlstands …

Die gesunde Ernährung ist ein kleiner Baustein in einer viel umfassenderen Aufgabe: Wir müssen als Menschheit aus unserem pubertären Verhalten der letzten 500 Jahre herauswachsen und uns endlich wie Erwachsene verhalten und die Menschheit als unsere Familie ansehen …

Wir müssen zu „Eltern der Erde" werden.

Eine Dame träumt lächelnd vom Heldentod,
gebettet in Kaviar und Sekt,
derweil sie, was übrigzubleiben droht,
blitzschnell in die Handtasche steckt.

Das war die Schlacht am kalten Buffet,
von fern tönt das Rückzugsignal.
Viel Feind, viel Ehr und viel Frikassee,
na denn: "Prost", bis zum nächsten Mal, hurra!
Na denn: "Prost", bis zum nächsten Mal!

Das war die Schlacht am kalten Buffet
und von dem vereinnahmten Geld
geh'n zehn Prozent – welch noble Idee! –
als Spende an "Brot für die Welt", hurra!
Als Spende an "Brot für die Welt" ...

Reinhard Mey: „Die heiße Schlacht am kalten Büffet" (Ende)

Die 12 Flüge der Bienen

Entwürfe für die Zukunft – Band 9

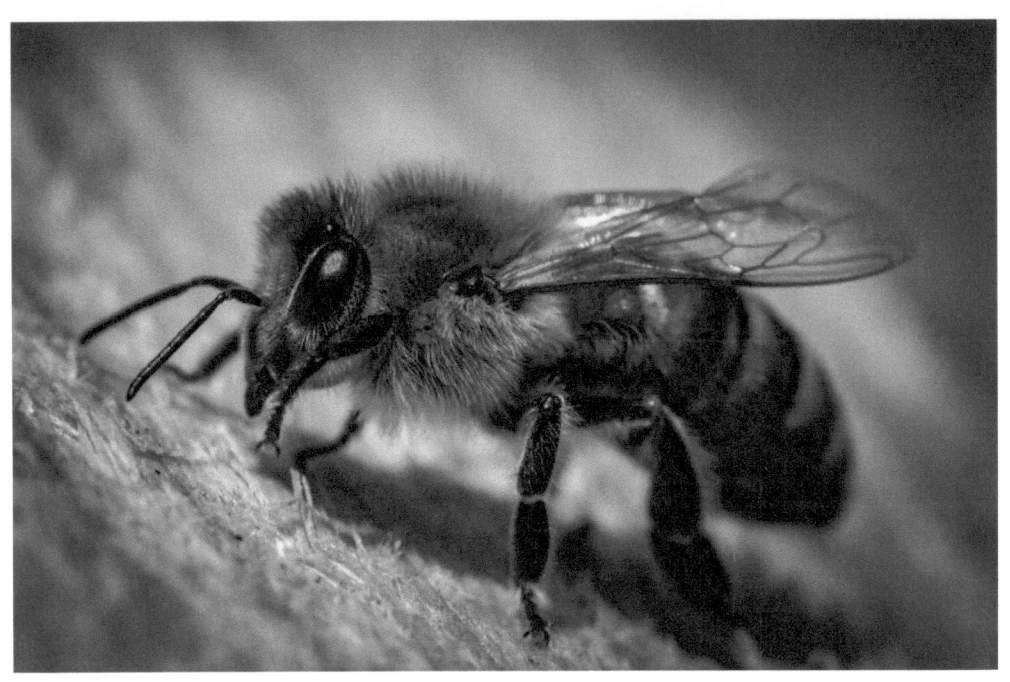

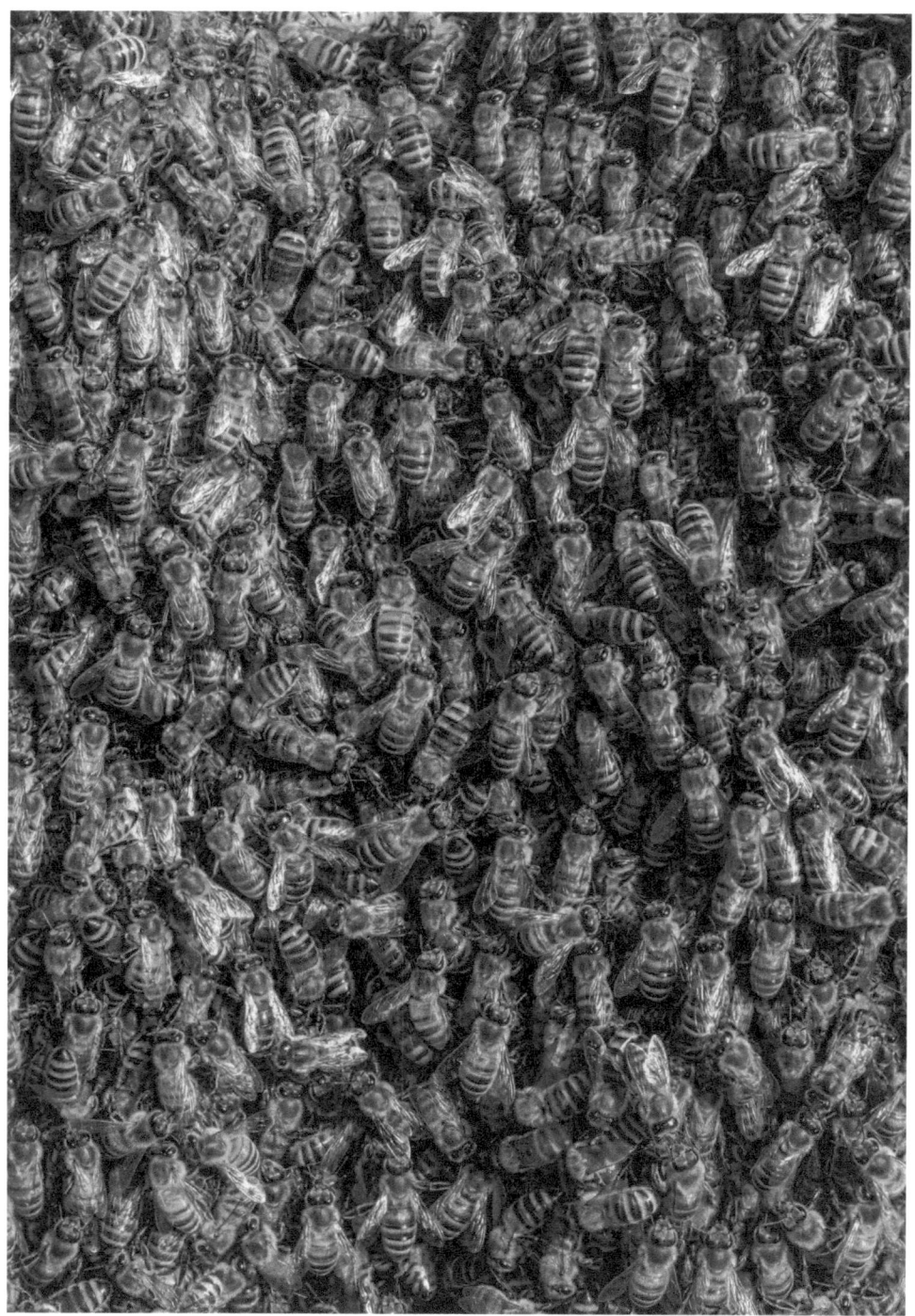

Inhaltsübersicht

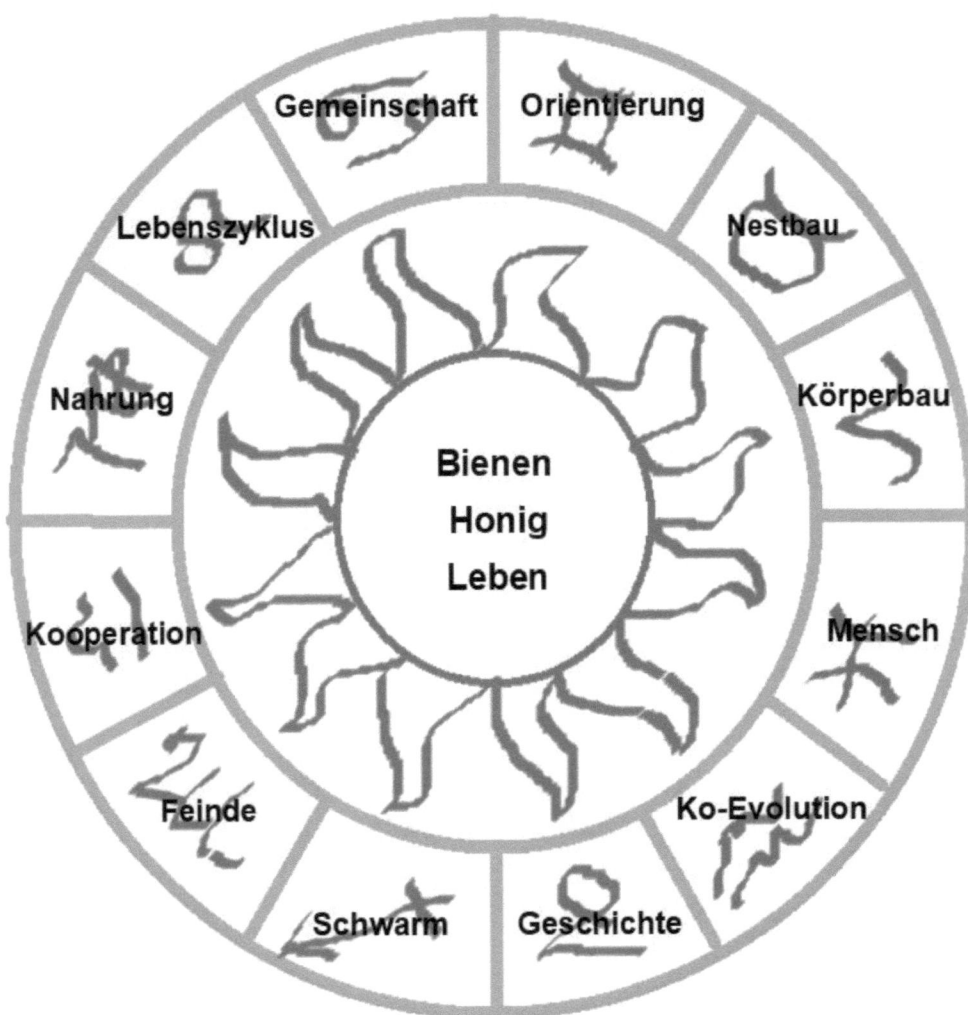

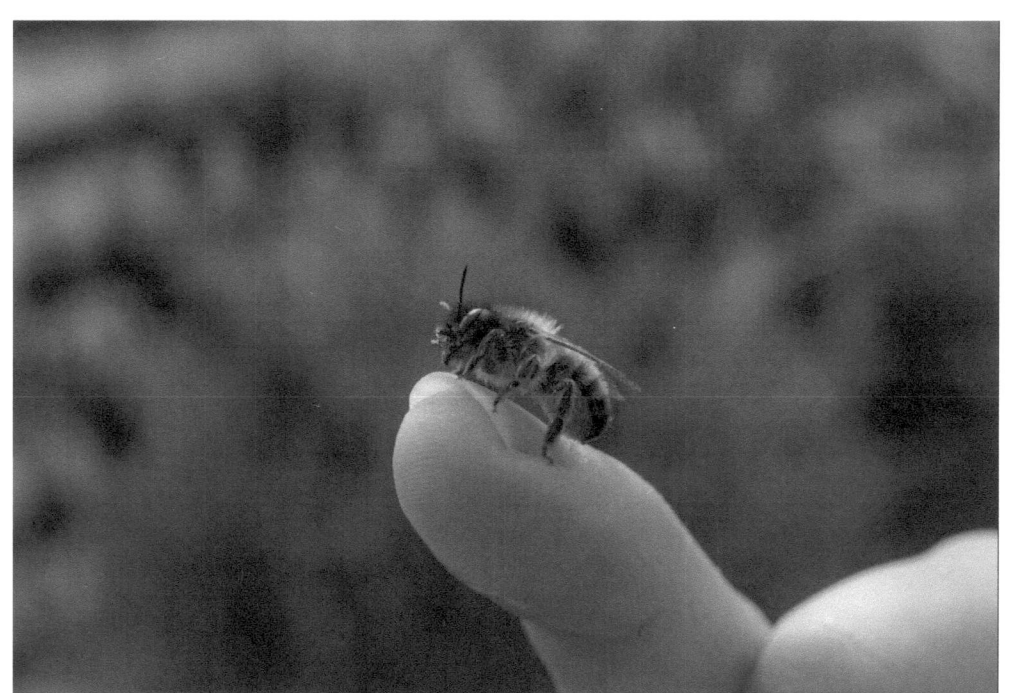

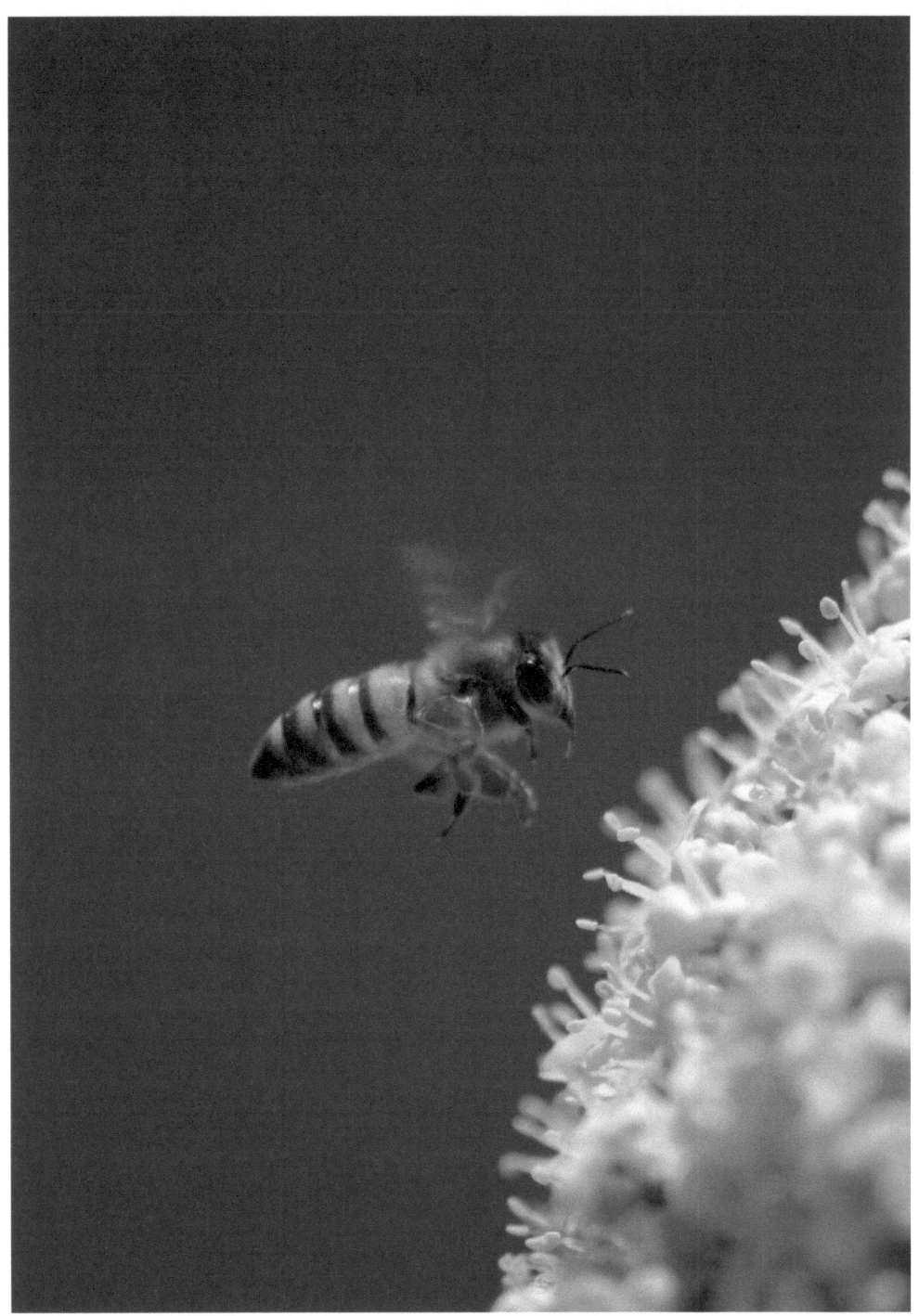

1. Körperbau

♈

Der Name

Der Name „**Biene**" ist ein in den germanischen, keltischen und slawischen Sprachen verwendetes Wort. Die weitere Herkunft dieser west-indogermanischen Bezeichnung ist unbekannt.

Der Bienen-Name „**Imme**" leitet sich vom mittelhochdeutschen „imbe, impe" für den Bienenschwarm ab. Diese Bezeichnung ist früher auch in England in der Form „ymbe" für „Bienenschwarm" üblich gewesen. Von „Imme" leitet sich auch „Imker", also „der, der mit den Immen zu tun hat" ab. Die weitere Herkunft dieses Wortes ist unbekannt.

Die Bezeichnung „**Drohne**" für die männliche Biene ist mit dem Verb „dröhnen" verwandt. Beide Worte stammen von dem indogermanischen Verb „dher, dhren" für „brummen, murren, lärmen" ab. Die Drohen und vermutlich auch die Bienen allgemein sind also ursprünglich nach ihrem summenden Geräusch benannt worden: Sie waren die „Brummer", oder die „Summsen".

Die heute außerhalb von Imker-Kreisen unüblich gewordene Bezeichnung „**Weisel**" für die Bienenkönigin leitet sich von dem mittelhochdeutschen Substantiv „wisel" für „Führer, Anführer, Oberhaupt, Bienenkönig" ab – damals hielt man die Bienenkönigin noch für einen Bienenkönig. Dieses Substantiv ist mit dem Verb „weisen" verwandt – der Anführer ist der, der die anderen anweist, was sie zu tun haben.

Das Substantiv „**Wachs**" ist eine Ableitung des Verbs „wickeln", d.h. das Wachs ist das „Gewebe (der Bienen)" – früher gab es nur Bienenwachs. Diese Worte sind Ableitung des indogermanischen „ueg" für „weben, knüpfen, Gespinst".

Der Körper

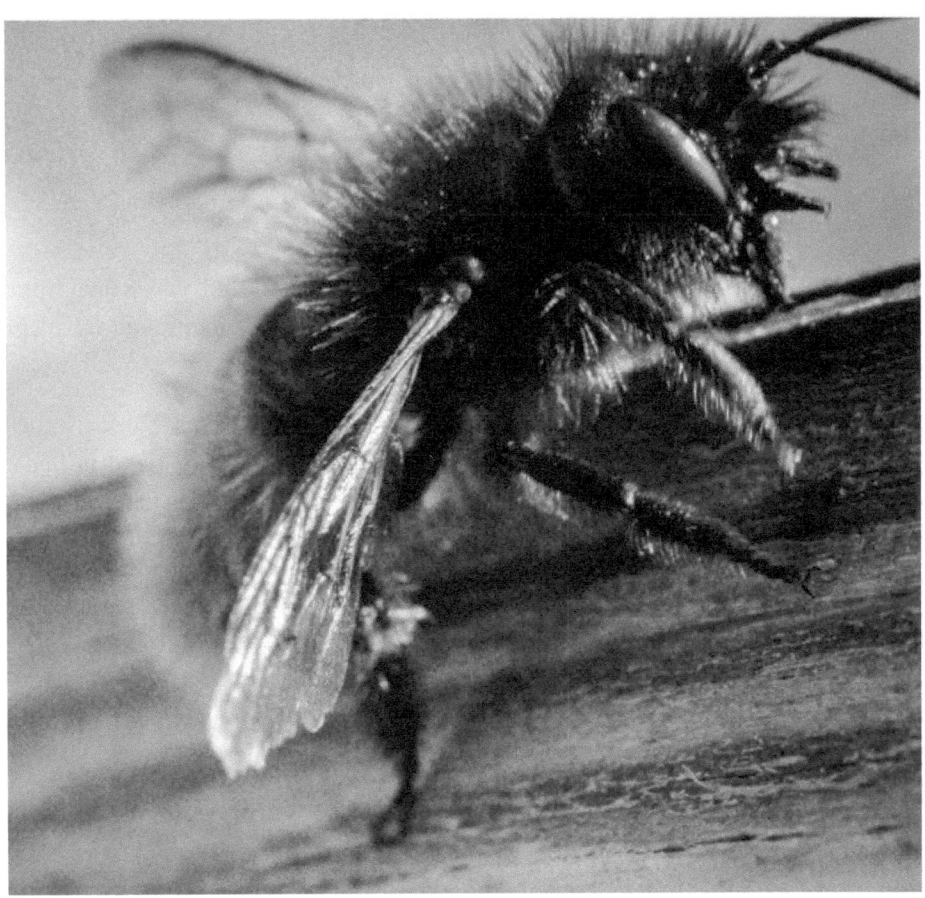

allgemein

Der Körper der Bienen ist deutlich dreigeteilt und besteht aus 1. dem Kopf mit dem Mund, den Augen und den Fühlern; 2. aus der Brust (Mittelteil) mit den vier Hautflügeln und den sechs Beinen; und 3. aus dem Hinterleib mit dem Stachel.

Die Körperhülle besteht aus Platten und Ringen aus Chitin. Dieses Außenskelett („Exoskelett") ist sozusagen eine „Ritterrüstung" – die Biene ist also ein fliegender Ritter, mit einem Stachel als Lanze.

Die Muskeln sind allesamt – wie bei Außenskeletten üblich – innen an dem Außenskelett befestigt. Das ist bei Fischen, Amphibien, Reptilien, Vögeln und Säugetieren genau umgekehrt: dort sitzen die Muskel außen an dem Innenskelett, also an den Knochen.

Das farblose Blut fließt bei der Biene größtenteils frei im ganzen Körper statt in Adern. Es dient dem Transport von Nährstoffen und Abfallstoffen.

Die Stacheln und Haare, die sich auf dem Außenskelett der Biene befinden, bestehen wie das Außenskelett selber ebenfalls aus Chitin. Die Haare, Bärte, Fingernägel, Fußnägel, Hufe, Krallen, Klauen, Barten, Hörner, Stacheln, Schnäbel, Federn und Schuppenpanzer der Säugetiere, Vögel und Reptilien bestehen hingegen aus Hornsubstanz, die sich aus umgewandelten abgestorbenen Hautzellen bilden. Die Haare der Bienen, die bei den Hummeln besonders stark ausgeprägt sind, halten die Bienen warm („Pelzmantel"), sodass sie auch noch bei tieferen Temperaturen beweglich bleiben.

Kopf

Der **Kopf** und vor allem das „Gesicht" der Biene sind ziemlich komplex und enthalten mehr Einzelheiten als das menschliche Gesicht.

Wenn man die Biene von vorne betrachtet, sieht man in der Mitte die lange, schlanke **Zunge**, die weit nach unten reicht. Sie liegt hinter dem Unterkiefer und dem Oberkiefer – also nicht dazwischen wie beim Menschen.

An der Spitze der Zunge befindet sich das **Löffelchen**.

Die **Speicheldrüse** („Hinterkieferdrüse", „Labialdrüse", „Oberkieferdrüse", „Hintere Mandibeldrüse") sitzt unten in der Nähe des Halsansatzes, aber beginnt mit einigen Verzweigungen im Hinterkopf und in der Brust und endet an der Zungenwurzel. Sie produziert eine Flüssigkeit zum Lösen von Zucker sowie einige Bestandteile für die Fütterung der Larven. Bei der Made kommt aus dieser Drüse die „Seide", in die sie sich bei der Verpuppung einspinnt. Nach dem Schlüpfen wird diese Drüse dann zur Speicheldrüse.

Die **Futtersaftdrüse** („Schlunddrüse", „Kopfspeicheldrüse") produziert bei den Ammen-Bienen im Bienenstock den Futtersaft für die Junglarven und für die Königinnen-Larven. Nachdem diese Ammen dann zu Sammelrinnen geworden sind und aus ausfliegen, stellt sich diese Drüse auf die Produktion von Fermenten um. Diese

Futtersaftdrüse sitzt im Kopf und nimmt einen deutlich größeren Raum ein als das Gehirn – ca. 1/3 des Innenraumes des Kopfes der Biene.

Die **Brustspeicheldrüsen** liegen vorne in der Nähe des „Halses" der Biene.

Die **Vorderkieferdrüse** bildet ein saures Sekret, das den aus Wachs bestehenden Deckel auf der Zelle, in der sich die Made verpuppt hat, beim Schlüpfen der Biene aufweicht. Diese Drüse ist bei der Königin besonders stark ausgebildet und dient bei ihr der Bildung von Duftstoffen („Pheromone").

Die **Oberkieferdrüse** befindet sich über den Lippen.

Die **Hypopharyngeal-Drüse** produziert einige wichtige Bestandteile des Gelée royals, mit dem die Königinnen-Larven gefüttert werden.

Neben den beiden Zungen-Tastern sind die **Unterkiefer** („Maxille") zu sehen. Sie sind deutlich breiter, kürzer und stärker nach außen hin gebogen.

Hinter der Zunge befindet sich das Kinn mit dem **Hinterkiefertaster** („Unterkiefertaster"). Die Biene verfügt über etliche solcher Taster, also „Mini-Fühler".

Der Unterkiefer kann zusammen mit der Zunge vor ihm den **Saugrüssel** („Probiscis") bilden. Der Taster und die Zunge ergeben zusammen sozusagen ein Paar „gespitzer Lippen", die allerdings deutlich länger sind als beim Mensch. Der Rüssel ist bei der Honigbiene 6,5mm lang, aber er kann noch weiter ausgestreckt werden. Im Ruhezustand wird dieser Rüssel in eine Furche unterhalb des Kopfes gelegt. Mit dem Rüssel können die Bienen Nektar, Wasser und andere Flüssigkeiten aufnehmen und den in ihrem Honigmagen gesammelten Nektar oder Wasser auch wieder an andere Bienen abgeben. Der Saugrüssel dient auch der Aufnahme von Duftstoffen („Pheromonen"). Mit diesem Rüssel putzen die Bienen sich selber und auch sich gegenseitig und ebenso ihre Königin. Mit ihm reinigen sie auch die „Bürsten" an ihren Beinen.

Neben der Zunge befinden sich links und rechts die dünnen und leicht nach außen gebogenen **Zungen-Taster** („Labialtaster), die etwas kürzer als die Zunge sind.

Auf dem Unterkiefer befindet sich die **Unterkiefer-Taster** („Maxillartaster"). Sie enthalten Geschmacks-Rezeptoren.

Oben außen neben den Unterkiefern befinden sich die **Oberkiefer** („Mandibel"). Die Zunge und die anderen Dinge hängen alle unterhalb des Kiefers. Der Oberkiefer ist ein festes Beißorgan und wird zum Sammeln von Pflanzenharzen benutzt, zum

Schneiden von Blütenblättern („Beißen"), zum Zerkleinern („Kauen") von fester Nahrung, zum Pollen-Knabbern, zum Wachs-Kneten und Wachs-Formen, zum Festhalten von Feinden, um sich beim Ausruhen an etwas festzuklammern und zum Putzen anderer Bienen.

Die **Unterlippe** und die Oberlippe liegen über dem Unterkiefer.

Zwischen den beiden Oberkiefern befindet sich die **Oberlippe**.

Der **Mund** ist vorne und recht weit oben. Dieser „Schlund" geht innen in das Schlundrohr („Speiseröhre") über. Dieser Mund kann sowohl saugen als auch beißen und kauen. Bei der Königin sind die Mund-Sammelwerkzeuge verkümmert, da sie selber nicht mehr sammelt, sondern von den Ammen-Bienen gefüttert wird.

Die **Mundklappe** („Labium") ist eine bewegliche Klappe zum Verdecken des Mundes – ähnlich den Lippen beim Menschen.

Der Mundklappenmuskel („**Pharynx**") ist ein Muskel zur Steuerung der Mundklappe und zum Auflecken von Blütennektar.

Durch die **Speiseröhre** gelangen die aufgenommenen Flüssigkeiten in den Honigmagen im Hinterleib und weiter in den Mitteldarm.

Die Biene hat zwei Arten von **Augen**.

Die beiden **Facettenaugen** („Netzaugen") bestehen aus jeweils 6.000 Einzelaugen („Ommatiden", „Facetten") – nach anderen Angaben bestehen sie bei der Königin aus je 8.000 Facetten, bei den Arbeiterinnen aus je 9.000 Facetten, und bei den Drohnen aus je 19.000 Facetten. Jede Facette hat eine eigene Linse und eigene Sinneszellen; sie sind sechseckig wie die Bienenwaben. Die Honigbienen hat zum Schutz der Augen Haare zwischen den einzelnen Facetten – die Wildbienen haben jedoch niemals Haare auf den Augen.

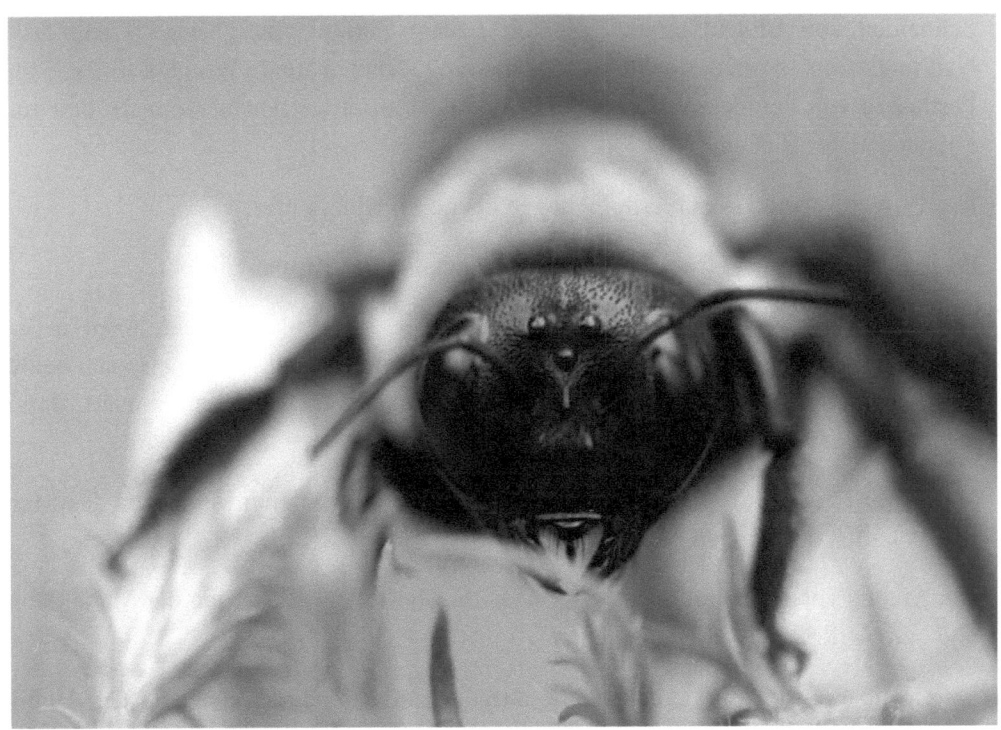

Die drei kleinen Augen oben auf dem Kopf werden „**Ocellen**“ genannt. Sie sind sehr lichtempfindlich und bilden eine Art „Lichtkompass“, da sie die Polarisierung des Lichtes wahrnehmen können und daraus den Stand der Sonne ableiten können. Diese drei Augen oben auf dem Kopf sind, da sie den Stand der Sonne erkennen können, auch eine Art „innere Uhr“.

Die **Antennen** („Fühler“) sitzen in Gelenken auf dem Kopf recht nah beieinander und können gezielt bewegt werden – sie können sowohl sowohl gedreht, gebeugt, aufgerichtet als auch geknickt werden. Diese Tastorgane werden auch zur Begrüssung und Kommunikation mit anderen Bienen benutzt. Auffälligerweise benutzen sie dabei aber fast ausschließlich ihre rechte Antenne – offenbar sind die Bienen „Rechtshänder“ und reichen den anderen Bienen ihre rechte „Hand“. Wenn eine Biene ihre rechte Antenne verliert, wird sie ziemlich hilflos. Die Antennen werden auch bei der Futterabgabe der Sammlerin-Bienen an die Ammen-Bienen benutzt. Die Königin erkennt mit ihren Antennen, ob eine Ei-Mulde für eine Arbeiterin oder eine Drohne angelegt worden ist und legt das entsprechende Ei in die Mulde, die dann zu einer Wabenzelle ausgebaut wird. Die Ammen-Bienen betasten die Königin und füttern sie – wenn sie durch ihre Fühler keinen Kontakt mehr zur ihr haben, können sie die Königin auch nicht mehr füttern.

Der **Schaft** („Scapus") ist das unterste, lange, gerade Glied der Antenne – sozusagen der Oberarm.

Am Ende des Schaftes befindet sich das **Wendeglied** („Pedicellus"). Mit seiner Hilfe kann die Biene ihren Fühler ausstrecken und einknicken. Dies entspricht dem Ellenbogen.

Die **Geißel** ist der vordere Teil der Antenne. Sie sind bei den Honigbienen so lang wie der Kopf – bei den Langhornbienen sind sie jedoch so lang wie der ganze Körper. Die Geißeln bestehen bei den Weibchen in der Regel aus 10 Segmenten, bei den Männchen hingegen aus 11 Segmenten, doch trotz dieser Gliederung in Segmente lassen sich diese Segmente nicht einzeln bewegen lassen. Sie ist sozusagen der „Unterarm".

Auf dieser Geißel befinden sich die „**Sinneshaare**" sowie ganz vorn auf dem Segment, das deutlich länger als die andern 9 Segmente ist, die „**Sinnesplatte**", die der „Hand" entspricht. Auf der Geißel befinden sich ca. 170 Geruchs-Rezeptoren (Stoffe in der Luft wahrnehmen), die Geschmacks-Rezeptoren (Stoffe durch Berührung wahrnehmen) und die Tast-Haare. Weiterhin können die Bienen anhand der Krümmung der Fühler die relative Windgeschwindigkeit bzw. ihre eigene Fluggeschwindigkeit erkennen. Da die Haare auf der Oberfläche der Geißel auch Vibrationen in der Luft wahrnehmen können, können sie mit den Geißeln auch hören. Die Geißeln sind also die Nase, die Ohren, die Zunge, die Fingerspitzen und das Fluggeschwindigkeits-Messinstrument – alles in einem.

Der **Kopfschild** befindet sich da, wo sich bei einem Säuger die Nase befindet. Er ist bei den Drohnen sehr ausgeprägt.

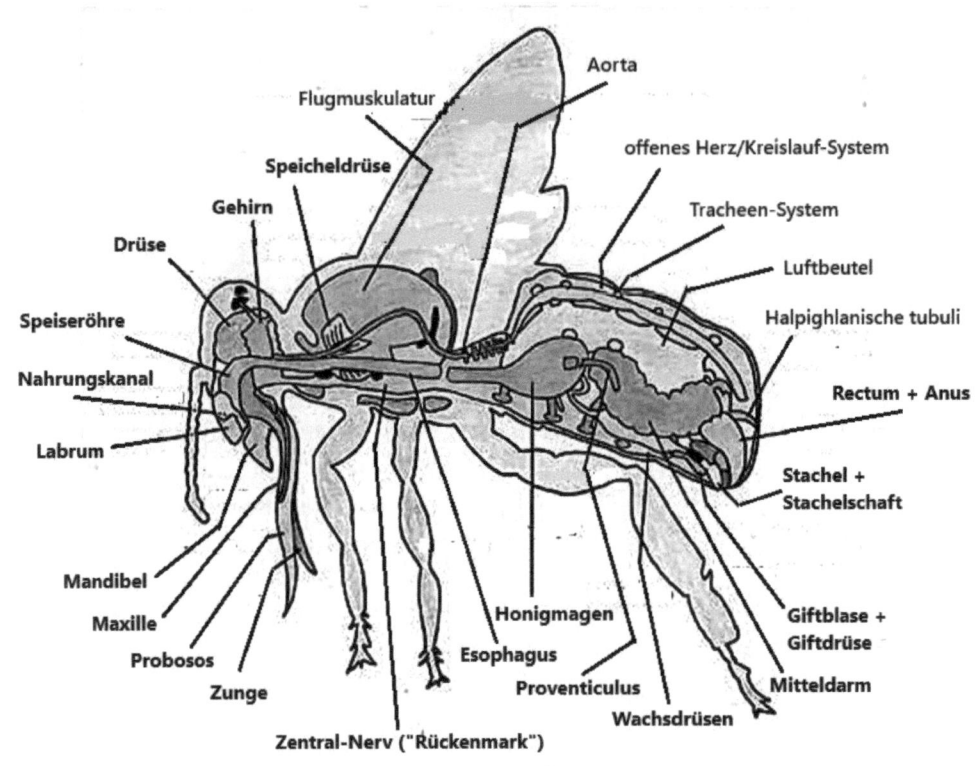

Das **Gehirn** hat eine pilzförmige Gestalt und befindet sich im hinteren Teil des Kopfes in Richtung Nacken. Von ihm geht ein Strickleiter-Nervensystem auf der Bauchseite durch den ganzen Leib – sozusagen ein „Bauchmark" statt eines „Rückenmarks". Da diese Nerven-Verbindung aus zwei parallel laufenden Strängen mit Querverbindungen besteht, ähnelt sie einer Strickleiter. In dieser „Strickleiter" befinden sich 10 weitere Zentren, die jedoch deutlich kleiner sind: eines im Kopf, vier in der Brust und 5 im Hinterleib. Weil diese Ganglienknoten nicht sehr viel kleiner als das Gehirn sind, kann man beinahe von einem „dezentralisierten Gehirn" sprechen.

Brust

Die **<u>Brust</u>**, also das Mittelteil der Beine, ist fast kugelförmig.

Die **Beine**, die sich an der Unterseite der Brust befinden, bestehen aus 3 Beinpaaren, also insgesamt aus 6 Beinen. Auch sie haben eine Chitin-Hülle („Exoskelett") und innen Muskeln und Nerven. Die Beine bestehen aus fünf Gliedern: Hüfte („Coxa") – Schenkelring („Trochanter"; sozusagen das Knie) – Schenkel („Hinterbein", „Femur"; sozusagen das Schienbein) – Schiene („Tibia") – Fuß. Zwischen allen Teilen befinden sich Gelenke. An den Bein-Segmenten befinden sich „Dornen" zum Festhalten sowie Sinneszellen für die Geschmackswahrnehmung – die Bienen können also auch mit ihren Beinen und Füßen schmecken. Außerdem können die Beine Vibrationen wahrnehmen, also z.B. die Schritte eines Menschen, der auf sie zukommt, während sie auf dem Erdboden sitzen.

Die **Vorderbeine** werden neben dem Krabbeln auch für das Putzen benutzt, für das die Vorderbeine eine Putzscharte haben, die das Entfernen von Fremdkörpern ermöglicht („starre Finger"). Mit ihnen werden auch die Antennen und die Augen gesäubert – sie sind sozusagen „Scheibenwischer".

Die **Mittelbeine** werden für die Fortbewegung und für das Festhalten am Untergrund verwendet.

Mit den **Hinterbeinen** tragen die Arbeiterin die gesammelten Pollen. Dazu wird der Pollen von den Bienen mit Nektar befeuchtet und von den Vorderbeinen zu einem Pollenpaket geformt, das dann an den oberen Teil der Hinterbeine geklebt wird („Höschen"). Auf dieselbe Weise wird auch Harz gesammelt und transportiert. Die Hinterbeine sind die „Einkaufstaschen" der Bienen. Die Drohnen halten bei der Paarung die Königin mit ihren Hinterbeinen fest.

Die **Haare** an den Beinen sind z.T. gefiedert (wie eine Feder) und dienen dem Pollentransport. Bei den Wildbienen sind entweder die Hinterbeine stark behaart (Beinsammler) oder der Bauch (Bauchsammler).

Die **Füße** bestehen aus einem oberen Teil („Metatarsus"), einem mittleren Teil („Tarsus") und einem unteren Teil („Tarsusklaue"). Zwischen diesen Teilen befinden sich jeweils Gelenke – der Fuß ist also sehr beweglich. Der untere Teil des Fußes besitzt zum einen vorne zwei Krallen zum Festhalten an rauen Oberflächen (sozusagen „Zehnägel") und hinten (sozusagen an der Ferse) und einen Haftlappen zum Festhalten an glatten Oberflächen (gewissenmaßen eine „Anti-Rutsch-Sohle"). Die Füße haben weiterhin eine Vorrichtung zum Pollengreifen und zum Anhaften der Pollen an den Haaren des Leibes sowie eine Vorrichtung zum Pollenabstreifen von den Haaren des Leibes.

Die **Flugmuskulatur** befindet sich in der Brust. Sie besteht aus den vier stärksten Muskeln der Bienen und füllt beinahe den gesamten Brustraum aus. Die Flügel sind mit einem „Scharnier" an dem Rückendeckel des Brustteils der Biene und an dem Außenteil des Außenskeletts der Brustteils befestigt. Wenn die beiden senkrechten Muskeln angespannt werden, heben sich die Flügel und der Brustteil wird flacher und länger – anschließend werden die beiden waagerechten Muskeln angespannt und der Brustteil wird wieder kürzer und höher und die Flügel bewegen sich nach unten. Durch ein schnelles An- und Entspannen dieser Muskulatur kann die Biene auch Wärme erzeugen ohne dabei die Flügel zu bewegen – das entspricht dem Zittern beim Menschen, durch das der Leib „beheizt" und vor Unterkühlung geschützt wird.

Die Biene hat zwei vordere und zwei hintere **Flügel**. Die Vorderflügel haben an ihrer Hinterkante eine Haftfalte, in die sich die Hinterflügel mithilfe von ca. 25 Häkchen, die wie bei einer Harke angeordnet sind, während des Fluges einhaken, sodass die vier Flügel wie nur zwei Flügel bewegt werden. Insgesamt haben diese Flügel, obwohl sie einzeln recht schmal sind, eine große Oberfläche. Sie bestehen aus Chitin und sind nur wenige Mikrometer dick, aber durch Rippen und Stege sehr stabil. Das Muster dieser Rippen und Stege ist bei jeder Bienenart anders, sodass man sie anhand dieser Muster unterscheiden kann. Die Bienen lenken beim Fliegen durch das Variieren der Muskelkontraktionen. Eine Jungbiene hat eine Reichweite von ca. 500m, eine ältere Biene kann hingegen ohne Pause 5km weit fliegen. Dabei haben die Bienen eine Fluggeschwindigkeit von ca. 28km/h – man muss also schon ein recht guter Sprinter sein (100m in 13 Sekunden), um vor einer Biene davonrennen zu können.

Insektenflügel erschaffen einen Wirbel, der Auftrieb gibt. Die Flügel machen kurze, abgehackte Flügelschläge sowie schnelle Rotationen der Flügel zwischen Auf- und Abschlagen. Diese Bewegungen sind in etwa mit den Bewegungen beim Brustschwimmen vergleichbar, bei dem die Vorwärtsbewegung möglichst wenig Widerstand im Wasser erzeugt, während die Rückwärtsbewegung möglichst viel Widerstand im Wasser erzeugt. Während die Flügel nach unten schlagen, stehen sie waagerecht – während sie nach oben schlagen, stehen sie senkrecht. Diese „schaufelnde" Bewegung, die dem Brustschwimmen wirklich sehr ähnlich ist, kann man gut in Zeitlupen-Aufnahmen erkennen.

Normalerweise ist die **Flügelschlagfrequenz** umso schneller, je kleiner das Insekt ist, doch da die Bienenflügel nur sehr kleine Bewegungen machen, kommen sie auf 230 Flügelschläge pro Sekunde. Die Fruchtfliege nur erreicht nur 200 Flügelschläge pro Sekunde, obwohl nur 1/80 so groß wie eine Biene ist. Die Biene hat also einen

„vibrierenden" Flug-Stil, der auch das Summen erzeugt.

Die **Flugspange** steht senkrecht hinten oben in dem Brustteil der Beine. Sie dient vermutlich zum Lenken der Flügelbewegungen.

Über die **Hummel** gibt es einen irreführenden Spruch: „*Die Hummel hat 0,7 cm² Flügelfläche und wiegt 1,2 Gramm. Nach den Gesetzen der Aerodynamik ist es unmöglich, bei diesem Verhältnis zu fliegen. Die Hummel weiß das nicht und sie fliegt trotzdem.*" Da Bienen jedoch nicht wie Flugzeuge feste, sondern bewegliche Flügel haben, gelten für sie nicht die Regeln der Flugzeuge, sondern die Regeln für Hubschrauber, die ganz anders sind. Außerdem sind Hummeln sehr viel kleiner als Flugzeuge, was bedeutet, dass sie in der Luft ein ganz anderes Strömungsfeld erzeugen. Die Abhängigkeit der Luftströmung von der Größe des fliegenden Objektes wird durch die „Reynoldszahl" beschrieben.

Das **Bauchmark** der Biene entspricht dem „Rückenmark" bei Menschen. Es ist der mittlere Teil des Strickleiternervensystems der Biene, der auf ihrer Bauchseite verläuft.

Hinterleib

Der **Hinterleib** der Biene besteht aus 9 Segmenten aus Chitin. Bei den Arbeiterinnen und den Königinnen sind die letzten 3 zum Stachel umgewandelt worden – bei den Drohnen sind nur die letzten beiden umgewandelt worden, sodass die weiblichen Bienen 6 Hinterleibs-Segmente haben, die Drohnen jedoch 7. Diese Segmente bestehen aus den Rückenplatten („Tergiten") und den Bauchplatten („Sterniten"), die einen gemeinsamen Ring bilden. Sie sind wie der Ringpanzer eines Gürteltiers oder eines Ritters. Zwischen diesen Ringen befinden sich elastische Hautstreifen („Intersegmentalhäute"), durch die der Hinterleib insgesamt beweglich wird. Die Biene kann ihn schnell in alle Richtungen bewegen, was sie nicht nur beim Stechen, sondern auch beim Bau und bei der Pflege der Waben benutzt. Der Hinterleib kann sich an den Füllstand des Magens und der Drüsen einstellen – er kann gewissermaßen ein „dicker Bauch" und ein „dünner Bauch" werden.

Der **Verdauungstrakt** besteht erstens aus dem Mund vorne am Kopf, zweitens aus der Speiseröhre in Kopf und Brust, und drittens aus der Honigblase, dem Pförtner

(„Proventiculus"), dem Mitteldarm, dem Dünndarm („Ileum"), der Kotblase („Rectum") und der Afteröffnung („Anus") im Hinterleib.

Der **Mund** ist bereits bei dem Kopf der Biene besprochen worden.

Die **Speisröhre** führt die Nahrung durch den Kopf und die Brust in den Hinterteil der Biene.

Die **Honigblase** („Honigmagen") nimmt die unverdauten Nektarvorräte auf, die die Biene gesammelt hat. Dieses „Lager" ist gefüllt, wenn die Biene bei ca. 1.000 Blüten gewesen ist. Der Honigmagen hat dieselbe Funktion wie die dicken Backentaschen des Hamsters, der dort erst mal alles Fressbare einlagert und es dann später in Ruhe kaut und runterschluckt.

Zwischen der Honigblase und dem Mitteldarm befindet sich der „**Pförtner**" („Proventriculus"), der ein Ventil ist, durch das der Nektar weiter in den Mitteldarm durchgelassen werden kann, wenn die Biene den Nektar selber verdauen will. Den größten Teil des Nektars wird sie jedoch im Bienenstock wieder durch die Speiseröhre an die Ammen-Bienen weitergeben.

Im **Mitteldarm** geschieht der größte Teil der Verdauung. Er entspricht dem Magen und dem Zwölffingerdarm des Menschen.

Der **Dünndarm** („Ileum") ist eine schmale, kurze Röhre zwischen dem großen Mitteldarm und dem kleinen Enddarm, die verdauungsfreundliche Mikroben enthält. Er hat also in etwa dieselbe Funktion wie der Blinddarm beim Menschen.

Die **Kotblase** („Rektum") nimmt bei der Biene die Rolle des Dickdarms im menschlichen Körper ein. Sie ist im Wesentlichen für die Wasseraufnahme des Darms aus dem Darminhalt nach der Verdauung und der Nährstoffaufnahme zuständig.

Der **Anus** ist der Ausgang des Verdauungstraktes zur Ausscheidung von körpereigenen Abfällen.

Der **Kot**, also die Verdauungsreste werden von den Ammen im Stock, von den Sammlerinnen jedoch meist im Flug ausgeschieden – sie werfen Ballast ab und halten zugleich den Bienenstock sauber. Da die Ammen-Bienen und die Königin den Bienenstock in der Regel nicht verlassen, muss deren Kot von den Arbeiterinnen nach draußen getragen werden.

Die Nieren der Bienen („**Malpighische Gefäße**") bestehen aus einem feinen Röhrensystem seitlich am Mittel- und Dünndarm, die Wasser, Abfälle und Salze aus dem Bienenkörper herausfiltern und in den Darm abgeben. Die Bienen haben also keinen Harnleiter und keine Blase wie die Menschen, sondern geben die ausgefilterten Stoffe in den Darm ab.

Die Bienen müssen ihre **Fettreserven** recht aufwendig und ineffizient sekundär aus Zucker herstellen, da die Bienen kaum Fett in ihrer Nahrung haben. Dieses Fett benötigen sie als Energie-Reserve und für die Wachsproduktion.

Unter dem Hinterleib befinden sich die **Wachsdrüsen**, die sich in 4 Paaren angeordnet an den Bauchschuppen befinden. Zwischen dem 12. und 18. Lebenstag einer Biene scheiden sie Wachs aus, aus dem die Waben aufgebaut werden. Wenn eine Biene keinen Wachs mehr „ausschwitzt", beginnt sie mit ihrer Arbeit als Wächterin am Einflugloch. Die Biene kann also nur 6 Tage in ihrem Leben Wachs produzieren – folglich ist der Bienenstaat dauerhaft auf neugeborene Arbeiterinnen angewiesen.

Die Biene „**atmet**" durch das Zusammenziehen und Ausdehnen des Hinterleibes, der ihr den Luftaustausch ermöglicht. Die Biene atmet also mit dem Hinterleib und nicht mit der Brust wie die Lebewesen mit einem Innenskelett wie wir Menschen. Zudem atmet die Biene nicht wie wir zentral durch den Mund, sondern dezentral durch ein Tracheensystem, das aus vielen Tracheenröhrchen („Luftröhren") besteht, die an den je 10 Atemlöchern an beiden Seiten des Hinterleibes enden. Diese Röhrchen führen zu allen Organen und verästeln sich dort und versorgen sie mit Sauerstoff. Die Bienen haben folglich eine „dezentrale Lunge".

Der „**Luftbeutel**" ist ein Reservoir für Luft, das sich hinten oben im Hinterleib befindet. Er ist durch Röhrchen mit Öffnungen auf dem Rücken („Stigmata") verbunden. Vermutlich dient er hauptsächlich der Anreicherung des Blutes in der Nähe des Herzens mit Sauerstoff, doch auch als „Sauerstoffflasche", wenn die Biene einmal unter Wasser geraten solle. Hummelköniginnen können eine ganze Woche lang unter Wasser bleiben, indem sie in den Winterschlaf-Modus gehen. Da Bienen im Vergleich zu Menschen sehr klein sind, kann es bei ihnen evtl. längere Zeit dauern, bis sie, wenn sie ins Wasser geraten sind, wieder an die Oberfläche kommen und sie an Land oder auf ein Stück Holz im Wasser krabbeln können.

Auch das **Herz** und das Kreislaufsystem der Biene sind weniger systematisch aufgebaut als beim Menschen. Wie alle Insekten besitzt auch die Biene ein offenes Herz-Kreislaufsystem, in dem das Blut nicht in Venen und Adern fließt. Im hinteren Teil des Hinterteils befindet sich auf der Oberseite das langgezogene Röhrenherz, das wegen seiner Schlauchform einer dicken Ader gleicht. An den Seiten dieses Schlauches sind Klappen, die sich nur in eine Richtung öffnen lassen und die dadurch wie beim menschlichen Herz das Pumpen des Blutes ermöglichen. Das Blut fließt dann durch eine Ader nach vorne in den Kopf und von dort aus dann frei durch den Leib wieder nach hinten – die Biene hat also einen „offenen Kreislauf".

Die **Herzklappen** der Biene entsprechen genau den Herzklappen im menschlichen Herzen.

Die Hauptschlagader, die von dem Herzen an der Oberseite des Bienenleibes nach vorne in den Kopf führt, wird „**Herzschlinge**" genannt. In ihr wird das Blut, das im Hinterleib mit Nährstoffen und Sauerstoff angereichert wird, nach vorne in den Kopf und zu den Flügelmuskeln im Brustraum gepumpt.

Auf der Unterseite des Hinterleibes befinden sich bei einigen Bienenarten die **Bauchhaare**, die anstelle der Haare an dem hinteren Beinpaar zum Transport der Pollen verwendet werden (also als „Einkaufstasche").

Das Strickleiternervensystem – also das „**Bauchmark**", das dem „Rückenmark" des Menschen entspricht – verläuft auch durch den Hinterleib auf der Bauchseite.

Die **Samendrüsen**, also die männlichen Keimdrüsen, sind bei den Drohnen die beiden Hoden, in denen das Sperma erzeugt wird. Sie liegen hinten unten im Hinterleib gleich am Anfang an der Giftdrüse.

Die weibliche Keimdrüsen sind zwei paarig angeordnete **Eierstöcke** mit jeweils bis zu 180 Eischläuchen bei der Königin und 20 Eischläuchen bei den Arbeiterinnen. Dabei wechseln sich stets eine Eikammer und eine Nährkammer, die aus mehreren Nährzellen ebsteht, ab. Die Eierstöcke machen den größten Teil des Hinterleibes der Königin aus. Die vielen kleinen Eischläuche münden in die beiden Eileiter, die sich zur Scheide vereinigen. Wenn in einem Volk die Königin stirbt und keine neuen Königinnen vorhanden sind, beginnen die Arbeiterinnen („Drohnenmütterchen") unbefruchtete Eier zu legen, aus denen dann Drohnen schlüpfen.

Die **Duftdrüse** befindet sich hinten oben oberhalb des Afters an dem letzten Hinterleibs-Ring der Arbeiterin. Sie strömt Duftstoffe aus, die der Markierung und der Orientierung dienen. Wenn eine Arbeiterin diesen Duft verteilen will, hebt sie ihren Hinterleib an und senkt zugleich die Spitze des Hinterleibs, lässt den Duftstoff austreten und verdunstet und verteilt ihn durch Flügelbewegungen. Dieser Vorgang wird „Sterzeln" genannt.

Die **<u>Giftdrüse</u>** befindet sich am Stachelapparat der Arbeiterinnen und Königinnen. In ihr wird das Bienengift produziert.

Das **Bienengift** der Bienen, Wespen und Hornissen ist ein saures Sekret, also eine Säure. Sie enthält vor allem Melittin, das aus einer Folge von 26 Aminosäuen besteht. Das Bienengift lagert sich in die Zellmembranen des Opfers ein und bildet dort Kanäle, durch die Ionen in das Innere der Zelle dringen, was dann zur Gefäßerweiterung und zum Tod der Zelle führt. Pro Stich gibt die Biene ca. 0,1mg Gift ab.

Das Gift, das in der Giftdrüse produziert wird, wird bis zu seiner Verwendung in der **<u>Giftblase</u>** gespeichert.

Der Stachel befindet sich in der **<u>Stachelrinne</u>** in der Stachelkammer.

Der **<u>Stachelkanal</u>** ist ein schmaler Kanal im Inneren des Stachels zur Beförderung des Giftes.

Der **<u>Stachelschaft</u>** ist eine Röhre im Hinterleib der Biene zum Führen des Stachels.

Der **<u>Stachel</u>** befindet sich am Hinterleib. Da er sich aus dem Legebohrer der Weibchen entwickelt hat, haben nur die Weibchen, aber nicht die Drohnen einen Stachel. Auch die Königin hat ebenfalls keinen Stachel, da bei ihr der Eier-Lege-apparat noch seine ursprüngliche Funktion behalten hat. Die Arbeiterinnen brauchen ihn nicht mehr und haben ihn zum Stachel umgewandelt. Der Stachel ist das einzige Abwehrinstrument der Biene. Durch den Stachel ist die Biene in der Lage, Gift in Angreifer zu pumpen und Schmerzreaktionen auszulösen bzw. Insekten und kleinere Tiere zu töten. Beim Stich krümmt sie ihren Hinterleib, wodurch der Stachel hervorschnellt. Durch das Krümmen entsteht auch ein Druck auf die Giftblase, wodurch das Gift durch die Röhre in die Stichwunde gepresst wird. Das entspricht dem Prinzip einer Spritze. Der Stachel besteht aus zwei Stechborsten, die in der Mitte eine Röhre für das Gift bilden – das ist dasselbe Bauprinzip wie bei dem Saugrüssel.

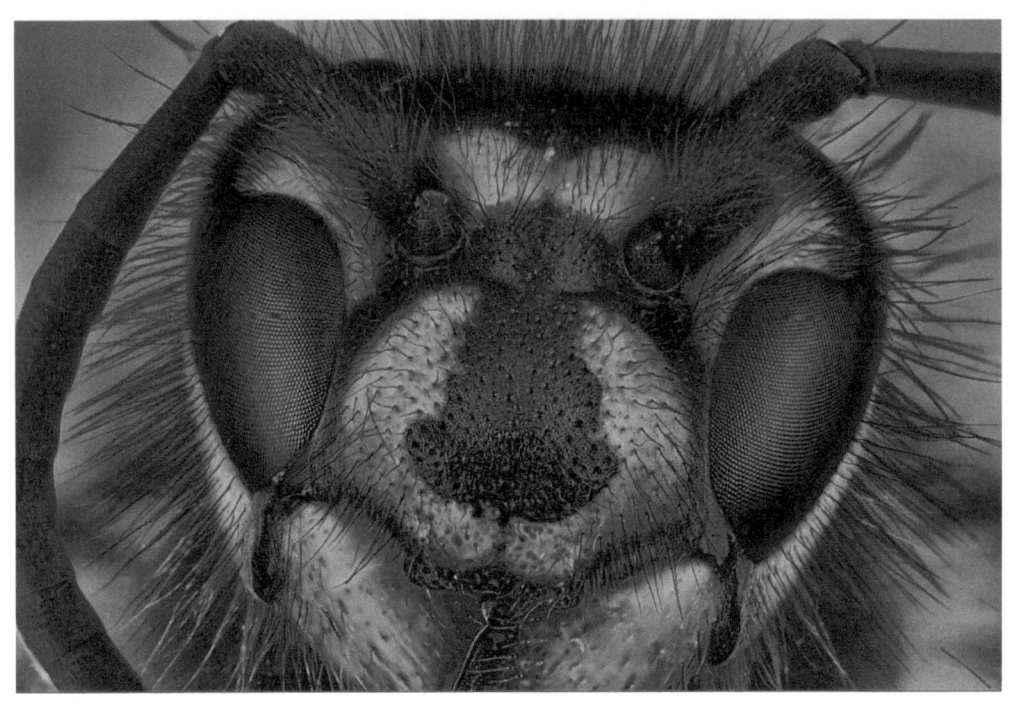

2. Nestbau

♉

Honigbienen

Wildlebende Honigbienen nisten in hohlen Baumstämmen, Felsnischen und ähnlichen gut geschützten Orten. Den domestizierten Honigbienen, die die kleinsten Haustiere des Menschen sind, stellt der Imker Holzkisten oder aus Stroh geflochtene Bienenkörbe zum Nisten zur Verfügung.

Die Honigbienen brauchen einen trockenen, sauberen Hohlraum, der vor dem Wetter geschützt ist und der ein Volumen von ca. 20 Litern (z.B. 25cm x 25cm x 35cm) hat. Größere Bienenstöcke haben ein Volumen von 60 Litern (z.B. 40x40x40cm).

Der Eingang sollte 4-6cm² groß sein (z.B. 1,5cm x4cm) und sich in ungefähr 3m Höhe über dem Erdboden befinden. Der Eingang sollte zudem auf der Nordhalbkugel der Erde in Richtung Süden oder Südosten bzw. auf der Südhalbkugel der Erde in Richtung oder Norden oder Nordosten weisen, also in die warme Richtung des Sonnenaufgangs und der Mittagsonne. Doch die Bienenvölker nehmen auch Wohnorte an, die keine solchen 5-Sterne-Hotels sind.

In diesem Hohlraum werden von den Honigbienen senkrechte Platten aus waagerecht liegenden, sechseckigen Waben angelegt. Sie werden aus dem Wachs gefertigt, das die Arbeiterinnen an der Unterseite ihres Hinterleibes „ausschwitzen". Der Wachs selber wird aus dem Zucker der Pollen und des Nektars hergestellt, indem der Zucker erst in Fett und dann in Wachs umgewandelt wird. Das ist ein sehr aufwendiges Verfahren: Die Bienen brauchen 7-8kg Honig, um 1kg Wachs herzustellen.

Bienenwachs ist zunächst glasklar und farblos und wird erst durch das Kauen durch die Bienen und das Mischen mit Pollen gelblich und duftend. Für 1g Wachs müssen die Bienen 1100 Wachsplättchen von ihrem Unterleib abscheiden – „fleißig wie eine Biene" … Für die Wachsausscheidung im Bienenstock wird eine Temperatur von 33-36° C benötigt. Bei dem Nestbau wird auch das Bienengift verwendet.

Bienenwachs ist wasserfest, wärmeisolierend und auch ein guter Schutz gegen Pilze, Bakterien und Viren. Genau diese Eigenschaften werden auch benötigt, da in den Bienenwachs-Waben die Larven heranreifen und der Honig aufbewahrt wird. Bienenwachs ist zudem recht stabil, sodass in den Waben, die die Bienen aus 1kg Wachs formen können, 25kg Honig aufbewahrt werden können. Der Inhalt ist also 25-mal so schwer wie die „Verpackung".

Der Bau von sechseckigen Waben ist die optimale Raum- und Materialnutzung. Für quadratische oder runde Formen wird mehr Material benötigt als für die sechseckige Form. Auch Wespen bauen Waben-Zellen aus präzisen Sechsecken.

Von der Mitte einer Wabenplatte bis zur Mitte der nächsten Wabenplatte sind ca. 4cm Abstand. Auf den beiden Wabenplatten sind jeweils ca. 12mm lange Zellen aus Bienenwachs, sodass zwischen den beiden mit Waben bedeckten Mittelplatten noch ca. 18mm Platz bleibt – genug, dass zwei Bienen dort aneinander vorbeikrabbeln können und dabei auch noch genügend Platz zur Arbeit an zwei gegenüberliegenden Waben-Zellen haben.

In der Natur sind die Waben oval, halbrund oder tropfenförmig. Die Wabenplatten, die die Imker den Bienen bereitstellen, sind hingegen rechteckig. Die Bienen streben – wenn der Platz reicht – danach, die gesamten Waben so zu bauen, dass die Platten, die parallel nebeneinander stehen, insgesamt in etwa eine Kugel ergeben. Daher beginnen sie auch in den rechteckigen Imker-Kästen mit den rechteckigen Waben-platten in ihnen von der Mitte her die Waben so mit Zellen zu bebauen, das sich eine Kugel ergibt.

Die Waben haben eine gemeinsame Mittelplatte, auf die von zwei Seiten her Waben-zellen gebaut werden. Durch diese gemeinsame Rückwand der Zellen wird eine beträchtliche Menge an Wachs gespart, das von den Bienen ja nur mit sehr großem Aufwand hergestellt werden kann.

Die Waben-Zellen der Arbeiterinnen und die Waben-Zellen für die Vorräte sind ca. 5,3mm im Durchmesser und ca. 11mm tief, gerade und liegen stets waagerecht.

Die Drohnen-Zellen, sind ca. 6,9mm im Durchmesser und ca. 15mm tief, und eben-falls gerade und waagerecht. Die Königinnen-Zellen sind deutlich größer: ca. 11mm im Durchmesser und ca. 25mm tief. Sie sind leicht gekrümmt (wie eine Erdnuß-schale) und befinden sich senkrecht am Rand oder auf der Fläche einer Wabe.

Eine Arbeiterinnen-Zelle hat ein Volumen von 0,3ml. In eine solche Zelle passen 0,4g Honig. Auf einer Fläche von 1dm² (10cmx10cm) passen auf jede der beiden Seiten der Mittelplatte ca. 420 Waben-Zellen für Arbeiterinnen oder ca. 255 für Drohnen. Das bedeutet, dass sich in 3dm² Waben 1kg Honig befindet.

Es gibt in jedem Bienenstock eine Hausordnung, d.h. eine Nestordnung:

- Der Bienenstock befindet sich in einem wettergeschützen Hohlraum (Höhle, hohler Baum, Imker-Kister u.ä.), die an einer Seite ein Flugloch hat.

- Wenn man den Bienenstock betritt, trifft man als erstes gleich hinter dem Flugloch den Brutbereich.

- In der Mitte des Bienenstocks sind die meisten Bienen anzutreffen: Hier werden die jungen Bienen aufgezogen. Dieses Brutnest ist, wenn der Raum das zulässt, möglich kugelförmig, da die Kugel die kleinste Oberfläche bei einem bestimmten Volumen hat. Das bedeutet, dass die Bienen in einem kugelförmigen Brutnest die Brut leichter warm halten können, d.h. auf 35° C +/- 1°.

- Hinter dem Brutbereich in der Mitte des Bienenstocks findet man an der Rückseite des Raumes, also möglichst fern von dem Flugloch, den Vorrats-bereich.

- Unter und neben dem Brutnest – manchmal auch über ihm – werden Blüten-pollen einlagert.

- Über dem Brutnest bzw. rings um den Ring der mit Blütenpollen gefüllten Zellen werden in den Zellen die Honigvorräte eingelagert.

Es ist trotz vieler Erklärungsversuche nach wie vor nicht geklärt, wie es den Bienen gelingt, so präzise sechseckige Waben zu bauen – einmal davon abgesehen, dass die zweiseitige Sechseck-Bauweise die effektivste Möglichkeit ist, da bei ihr am wenigs-ten Wachs benötigt wird. Die Aufteilung des Raumes des Bienenstocks ergibt sich hingegen daraus, dass es die Brut am wärmsten haben muss (also sind sie in der Mitte), und dass die Vorräte gut geschützt sein müssen (also sind sie ganz hinten).

Wildbienen

Die meisten Wildbienen leben solitär, d.h. einzeln und nicht als Teil eines Bienenvolks.

Sie brauchen offene Flächen mit wenig Büschen und Bäumen und mögen einen vielfältigen Bewuchs.

Wildbienen bauen ihre Nester oft in der sandigen Wand von Abbruchkanten in ehemaligen Kiesgruben und Tongruben. Manche Wildbienen haben jedoch auch sehr spezielle Nestbauten: in abgestorbenen Pflanzenstengeln, in Totholz, in altem Mauerwerk – sogar in leeren Schneckenhäusern. Doch die meisten Solitärbienen graben Höhlen in die Erde. Dasselbe gilt auch für die ihnen nah verwandten Grabwespen.

Bei den meisten Wildbienen werden die zuletzt gelegten Eier nahe am Eingang zu den Männchen, die zuerst schlüpfen und dann die später geschlüpften Weibchen befruchten.

Nisthilfen (Kästen mit Stroh, Röhren, Ästchen u.ä.) für die Wildbienen sind ausgesprochen förderlich. Sie sind in Obstplantagen mittlerweile schon nötig, damit die Blüten von den Bienen bestäubt werden können. In ihnen wird vor allem die Rote Mauerbiene angesiedelt.

Wärme

Die Honigbienen brauchen in ihrem Brutnest eine Temperatur von ca. 35°C und eine Luftfeuchtigkeit von 40%. Diese Werte können die Bienen mit ihren Antennen wahrnehmen. Sie heizen den Bienenstock oder die Bienentraube (in der alle Bienen im Freien zusammensitzen) mithilfe ihrer Flugmuskulatur, die sie vibrieren lassen können, ohne die Flügel zu bewegen („Zittern") auf die benötigte Temperatur auf bzw. lüften den Bienenstock durch Flügelbewegungen („Pusten" beim Menschen). Die benötigte Luftfeuchtigkeit erschaffen sie dadurch, dass sie zu Gewässern fliegen, mit ihrem Rüssel Wasser in ihren Honigmagen saugen, das Wasser in ihren Bienenstock bringen, dort wieder „ausspucken" und durch Flügelfächeln verdunsten lassen.

Die Bienen verfallen bei +8°C in Reglosigkeit und bei +6° in Starre, doch sie können auch Außentemperaturen von -40°C überleben. In einer Bienentraube herrschen von außen nach innen +10° bis +35°C. Dort in der Mitte der Traube sitzt die Bienenkönigin.

Vor dem Flug bringen die Bienen ihren Körper auf eine Temperatur auf 36°, die für sie optimal ist.

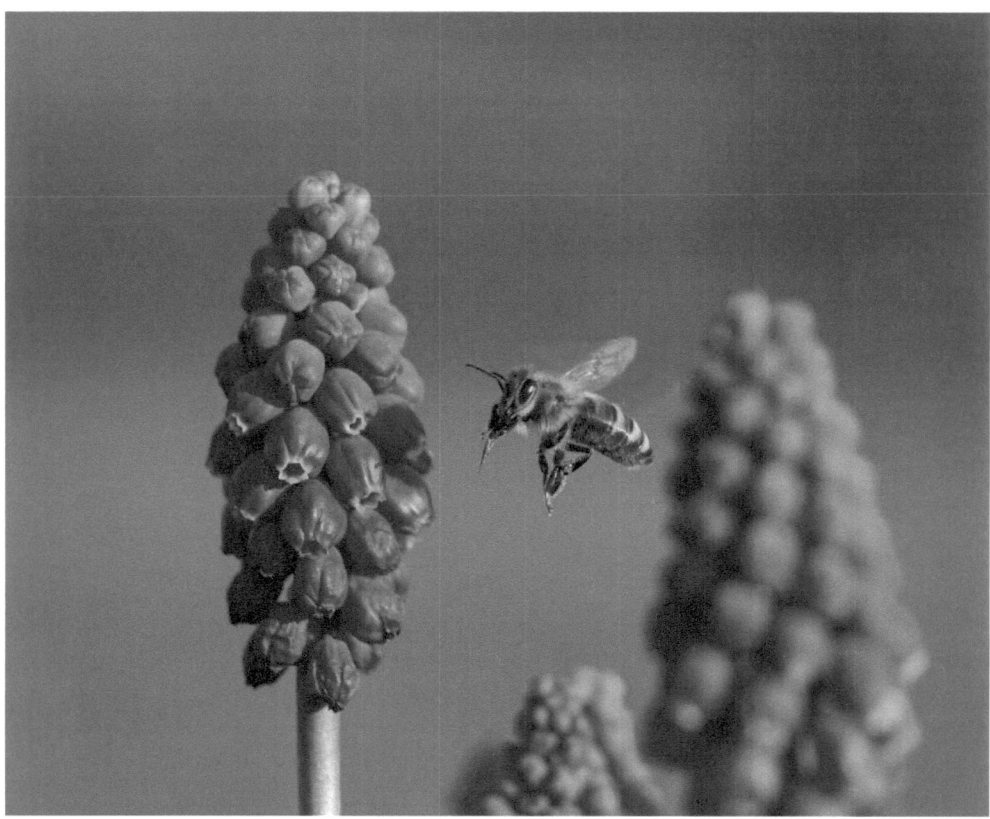

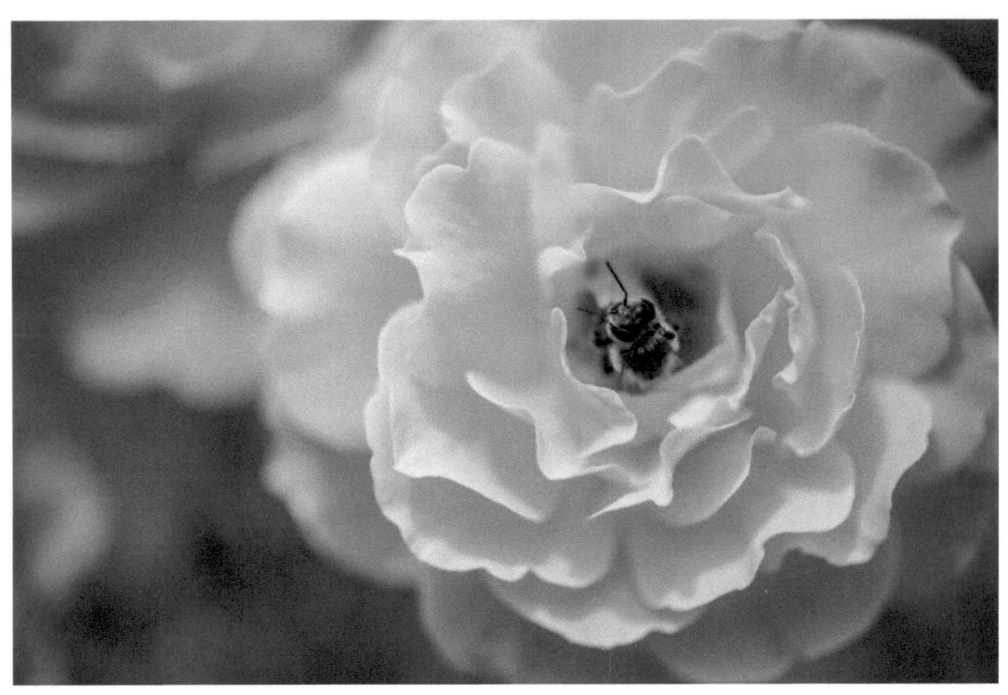

3. Orientierung

Ⅱ

Die Art der Wahrnehmung ist bei der Biene teilweise dieselbe wie bei den Menschen, doch ganz genau gleich ist keine der Wahrnehmungsmöglichkeiten und einige sind auch grundsätzlich anders. Hinzu kommen noch das Gedächtnis und die ausgeprägte Lernfähigkeit der Bienen.

Gegenstands-Sehen

Die erste Wahrnehmungsmöglichkeit der Honigbienen ist das Sehen mit ihren beiden großen Facettenaugen.

Sie haben ein Blickfeld von 280°-300°, also einen Beinahe-Rundumblick. Der Mensch kann nur in einem Bereich von 180° vor sich sehen. Die Bienen sind aber im Gegensatz zu den Menschen nicht in der Lage, räumlich zu sehen, da die Facettenaugen starre Linsen haben.

Bienen können 200-300 Bilder pro Sekunde sehen – der Mensch hingegen nur 60 Bilder pro Sekunde). Dieser Augen-Typ ist für schnellfliegende Insekten ideal – Menschen könne sich gar nicht so schnell bewegen, dass sie eine solche hohe Rate an Bildern pro Sekunden nutzen könnten. Menschen können schon ab 15-24 Bildern pro Sekunde keine Einzelbilder mehr wahrnehmen, sondern nur noch einen Bewegungsfluss. Daher werden im Kino und im Fernsehen auch ca. 25 Bilder pro Sekunde gesendet – das wäre für die Biene nur eine langsame Dia-Show.

Diese beiden Augen bestehen aus 6.000-19.000 stäbchenförmige Einzelaugen. Die meisten Facetten finden sich bei den Drohnen – schließlich müssen sie eine Bienenkönigin finden, da es ihre einzige Aufgabe ist, sich mit einer Bienenkönigin zu vereinen. Diese beiden Augen können nach oben, unten, seitlich und vorne sehen und erschaffen ein Puzzle-Bild aus Einzelbildern, bei denen alles gleich scharf, aber sehr

„pixelig" ist. Bienen können also nur aus der Nähe klar sehen. Das menschliche Auge hat eine 12.000-mal größere Bildauflösung: Jedes menschliche Auge hat 120.000.000 Helligkeits-Rezeptoren und 7.000.000 Farbrezeptoren. Trotzdem sind Bienen in der Lage z.B. Gesichter zu erkennen.

Bienen finden strukturreiche Blüten wie z.B. die vielen kleinen Blüten der Blüten-dolde des Holunders interessanter als einfache Blüten. Ebenso fliegen sie eher Blüten mit 12 als mit 6 Blütenblättern an. Daher erkennen sie auch strahlenförmige oder ein-geschnittene Formen besser als gefüllte Kreise oder Rechtecke – sie sind sozusagen Blütenblätter-orientiert. Die Bienen können Blüten erst ab ca. 1m Entfernung erken-nen, weshalb sie sich bei ihrer Suche zunächst an dem Duft der Blüte orientieren und beim Näherkommen dann auch noch an der Farbe – wenn viele Blüten gleicher Farbe beisammenstehen. Erst wenn sie ganz nah sind, orientieren sie sich an der Form der Blüte.

Mit ihren beiden Facettenaugen können Bienen auch Farben sehen. Sie sehen zwar kein Rot, dafür aber UV-Licht. Folglich sehen sie die Welt in anderen Farben als wir Menschen. Das menschliche Augen kann drei Farben unterscheiden: rot, gelb, blau; das Biene-Auge kann vier Farben unterscheiden: gelb, blaugrün, blau, ultraviolett. Dazu kommen dann noch die Mischfarben, die dadurch entstehen, dass etwas in mehreren Farben gleichzeitig gesehen wird.

Die Menschen sehen also 3 Grundfarben (rot, gelb, blau), drei einfache Mischfarben (grün, orange, violett) und eine dreifach-Mischfarbe (braun) – das sind insgesamt 7 grundlegende Farben plus hell und dunkel.

Die Bienen sehen 4 Grundfarben (gelb, blaugrün, blau, ultraviolett), woraus sich 6 zweifach-Mischfarben, 4 dreifach-Mischfarben und 1 vierfach-Mischfarbe ergeben – das sind insgesamt 15 grundlegende Mischfarben plus hell und dunkel. Die Welt ist für die Bienen zwar deutlich unschärfer zu sehen als für uns Menschen, aber durch die doppelte Anzahl an Farben, die sie wahrnehmen können, ist die Welt auch sehr viel bunter, was die Orientierung wieder erleichtert.

Da das rote Licht fortfällt, aber das UV-Licht hinzukommt, sehen die Blüten für die Bienen anders aus als für Menschen. Sie sehen UV-Muster auf den Blüten, die für uns unsichtbar sind. Blütenblätter haben oft eine UV-Landemarkierung für die Bienen, die das menschliche Auge nicht sehen kann.

Bei einer größeren Entfernung von einem Objekt verschwimmen die Farben aufgrund der geringen Sehschärfe für die Bienen jedoch zu einem diffusen Grau. Sie sehen Landschaften insgesamt also nur als helleres oder dunkleres Grau. Dasselbe geschieht auch, wenn die Bienen schnell fliegen – auch dann verschwimmen die Farben miteinander zu einen schwarz-grau-weißen Bild. Das geschieht bereits ab einer Geschwindigkeit von ca. 5km/h.

Daher orientieren sich die Bienen zuerst an dem Duft der Blüten, wenn sie näher kommen, an der Farbe der Blüten und ab einer Entfernung von 1m an der Form der Blüten – eine 3-Stufen-Annäherung.

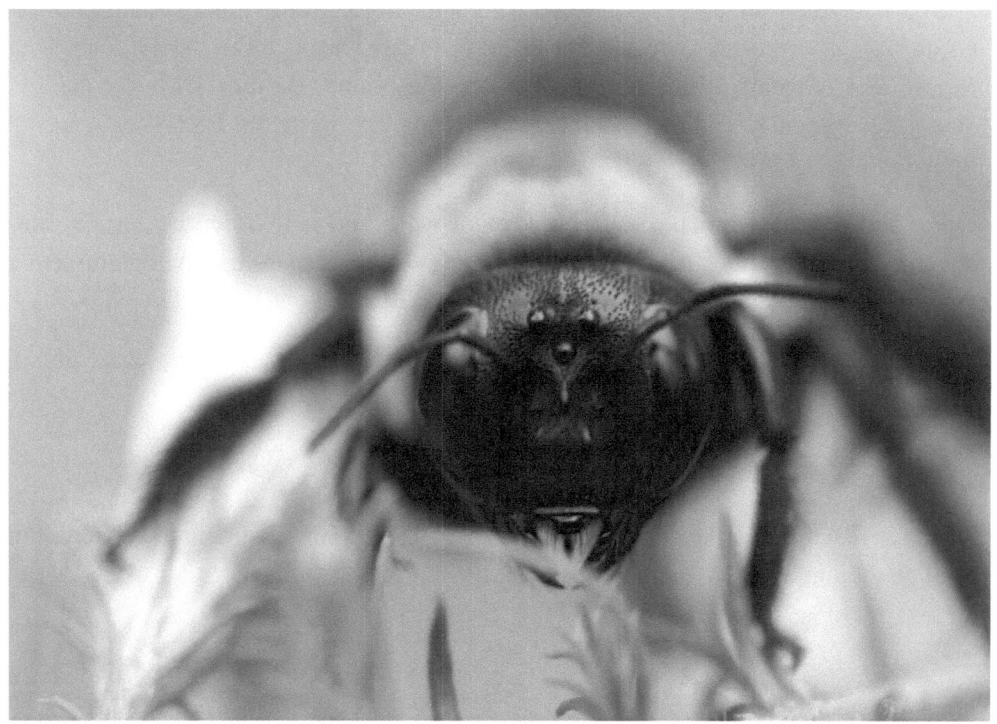

Orientierungssehen

Die zweite Wahrnehmungsmöglichkeit der Honigbienen ist das Sehen mit den drei kleinen Knopfaugen oben auf ihrem Kopf zwischen und etwas hinter den beiden großen Facettenaugen. Diese drei Augen sind in einem ungefähr gleichseitigen Dreieck, das mit einer Spitze nach vorne weist, angeordnet. Diese drei Augen bestehen jeweils aus einer Linse und dahinter 800 Sehzellen.

Diese „Ocellen" genannten Augen sind einfach gebaute Augen, die neben der Informationen über die generelle Helligkeit auch noch die Richtung von polarisiertem Licht erkennen können.

Die Brechung des Lichtes, das von der Sonne kommt, an der Atmosphäre der Erde zwingt dem Licht eine senkrechte Schwingungsrichtung auf (Polarisierung). Daraus ergibt sich – wenn man wie die Biene diese Polarisierung wahrnehmen kann – ein Muster aus konzentrischen Kreisen rings um die Sonne. Da dieses Muster auch bei einem bewölkten Himmel noch immer zu sehen ist, weiß die Biene stets, wo die Sonne steht.

Diese drei Augen nehmen die Lichtintensität wahr und helfen den beiden Facettenaugen, die Farbveränderung der Blüten bei verschiedenen Lichtverhältnissen zu verarbeiten und die Blüten trotzdem zu erkennen.

Die Biene kann anhand der Helligkeit und des Sonnenstandes die Tageslänge und die Tageszeit erkennen.

Einige Bienen sind auch nachtaktiv, sie haben vergrößerte Augen auf dem Kopf, mit denen sie jedoch nur die Helligkeit erkennen können, aber keine Formen. Diese nachtaktive Strategie bietet diesen Bienen Schutz vor Bienen-fressenden Tieren und ermöglicht ihnen die Nutzung von Blüten, die nur nachts blühen.

Hören

Die dritte Wahrnehmungsmöglichkeit der Honigbienen ist das Hören, also die Wahrnehmungen von Schwingungen in der Luft. Diese Schallwellen können die Bienen rudimentär mit den Antennen wahrnehmen. Diese „Antennen-Ohren" sind von ihrer Hör-Schärfe jedoch bei weitem nicht den menschlichen Ohren vergleichbar.

Erschütterungsspüren

Die vierte Wahrnehmungsmöglichkeit der Honigbienen ist das Erkennen von Erschütterungen des Bodens oder des Gegenstandes, auf dem die Biene gerade hockt, mithilfe ihrer Beingelenke. Die Bienen haben also eine Art Erschütterungs-Sinnesorgan in ihren „Knien". Menschen nehmen solche Erschütterungen mit dem Körperteil wahr, mit dem sie sich gerade in Kontakt mit dem befinden, das erschüttert wird.

Riechen

Die fünfte Wahrnehmungsmöglichkeit der Honigbienen ist der Geruchssinn. Bienen können besser riechen als Hunde und können Gerüche kilometerweit wahrnehmen. Sie riechen mithilfe ihrer Antennen, an denen sich Poren befinden, die mit einem Häutchen verschlossen sind und die verschiedensten Düfte unterscheiden können. Die Bienen haben also eine „externe Nase". Mit ihr können sie sogar erkennen, was in einer verschlossenen Wabe gespeichert wird, und sie können „räumlich riechen", da ihre beiden Antennen einen unterschiedlichen Gehalt eines Duftstoffes in der Luft und folglich die Richtung, aus der er kommt, wahrnehmen können. Sie können auch erkennen, an welchem Fühler ein Duft zuerst ankommt. Dabei können sie Zeitunterschiede bis zu 6 Millisekunden erkennen – das entspricht der Geschwindigkeit, mit der sie auch Bilder sehen könne (also 200-300 Bilder pro Sekunde). Auch das Erkennen der Zugehörigkeit einer Biene zum eigenen Volk wird über den Geruch dieser Biene überprüft.

Im Unterschied zum Menschen müssen die Duftstoffe bei den Bienen nicht angefeuchtet werden – d.h. dass der Geruchssinn der Bienen kein „umgebauter Geschmackssinn" wie beim Menschen ist. Der Geschmackssinn im Mund ist ja in einem stets feuchten Bereich (Speichel).

Mittlerweile werden dressierte Bienen auch bei der Drogensuche eingesetzt.

Schmecken

Die sechste Wahrnehmungsmöglichkeit der Honigbienen ist der Geschmackssinn, der sich bei den Bienen an den Beinen und Füßen befindet. Sie schmecken also das, worauf sie stehen.

Sie haben allerdings auch einen Geschmackssinn an der Zungenwurzel in ihrem Mund. Sie können Zuckerlösungen erst ab 4% Zucker als „süß" wahrnehmen, da sie sonst auch schwächere Zuckerlösungen sammelt würden, wodurch sie dann jedoch mehr Energie durch das Fliegen verbrauchen als durch Sammeln erhalten würden. Nektar und Honigtau haben ca. 20% Zucker.

Die Geschmackswahrnehmung der Bienen ist ähnlich wie beim Menschen – allerdings können sie keine Bitterstoffe wahrnehmen.

Tasten

Die siebte Wahrnehmungsmöglichkeit der Honigbienen ist ihr Tastsinn. Da sie jedoch keine weiche Haut haben, sondern von einem Chitin-Panzer umhüllt sind, muss sie an verschiedenen Stellen „Taster" ausstrecken. Das kann man mit einem Ritter vergleichen, der auch eine Hand aus seiner Rüstung heraus ausstrecken müsste, um etwas ertasten zu können – zumindest um Dinge zu ertasten, die feiner sind als eine Wand, gegen die er versehentlich mit dem Kopf gestoßen ist.

Zu diesem Zweck hat die Biene viele einzelne Taster an Kopf und Beinen. Die wichtigsten Taster sind ihre beiden Antennen. Mithilfe der Haare auf den Antennen und der Borsten am ganzen Körper können die Bienen räumliche Formen abtasten.

Temperatur spüren

Die achte Wahrnehmungsmöglichkeit der Honigbienen ist das Erkennen von Temperaturen, wofür wieder die Antennen zuständig sind. Diese beiden Antennen (Fühler) sind sozusagen das Universalwahrnehmungsorgane der Bienen.

Feuchtigkeit spüren

Die neunte Wahrnehmungsmöglichkeit der Honigbienen ist das Erkennen von Feuchtigkeit einschließlich der Luftfeuchtigkeit, die sie sehr genau wahrnehmen können. Auch das geschieht mithilfe der beiden Antennen.

Geschwindigkeitsmessung

Die zehnte Wahrnehmungsmöglichkeit der Honigbienen ist das Erkennen der relativen Geschwindigkeit der Biene zur sie umgebenden Luft. Ob sie dabei die Windstärke einberechnen kann und so ihre Geschwindigkeit in Bezug auf den Erdboden erkennen kann, ist ungewiss. Auf den Menschen übertragen wäre diese Wahrnehmung der Luftdruck des Windes im Gesicht bzw. die flatternden Haare – was allerdings wahrscheinlich deutlich ungenauer ist als die Biegung der Antennen der Bienen beim Fliegen, mit deren Hilfe sie ihre Fluggeschwindigkeit messen können.

Spüren elektromagnetischer Ladungen

Die elfte Wahrnehmungsmöglichkeit der Honigbienen ist das Erkennen von elektrostatischen Ladungen. In der Nähe solcher Ladungen werden die beiden Antennen von der Ladung angezogen. Daher können sie die Richtung, in der sich eine solche Ladung befindet, wahrnehmen.

Magnetfelderspüren

Die zwölfte Wahrnehmungsmöglichkeit der Honigbienen ist das Erkennen von Magnetfeldern, d.h. vor allem das Erkennen des Erd-Magnetfeldes. Das ist ihnen mithilfe der Magnetkristalle (Magnetit) in ihrem Hinterleib möglich.

In der Regel richten sie ihre Waben nach dem Magnetfeld der Erde aus

Gravitationsspüren

Die dreizehnte Wahrnehmungsmöglichkeit der Honigbienen ist der „Schweresinn". Dabei wird der Hinterleib, der an dem Vorderleib hängt, nach unten gezogen. An der genauen Richtung, in die der Hinterleib durch sein Gewicht gezogen wird, können die Bienen ihren Winkel in Bezug auf das „Unten", also zur Erde hin erkennen. Dieses Verfahren, das ihnen Orientierung in den dunklen Waben und Höhlen gibt, kann man der Verwendung eines Lots vergleichen.

Gleichgewicht

Die vierzehnte Wahrnehmungsmöglichkeit der Honigbienen ist eine Kombination aus zwei der bereits beschrieben Sinne und ermöglicht ihnen das Halten ihres Gleichgewichts. Sie können zum einen das „Unten" anhand der Richtung, in die ihr Hinterleib durch sein Gewicht zieht, erkennen, und sie können zum anderen mit ihren drei Punktaugen („Ocellen") die Polarisierung des Lichtes und dadurch ein innerhalb kurzer Zeitspannen konstantes „Oben" erkennen.

Anhand der Polarisierung des Lichtes können sie möglicherweise zudem den theoretischen Horizont (also wie er in einer Ebene ohne Berge wäre) erkennen und dadurch eine stabile Fluglage einhalten – doch ob die Bienen wie ein Flugzeugpilot zu dieser fortgeschrittenen „Berechnung" in der Lage sind, ist ungewiss.

Erinnern

Als fünfzehntes kommt bei den Bienen noch ihr Gedächtnis als Verarbeitungsmöglichkeit hinzu.

Bienen können sich Landmarken merken (Bäume, Berge, Häuser usw.), d.h. sie entwickeln nach und nach eine innere Landkarte. Die Bienen können sich, wenn sie in einem verschlossenen Behälter an einen neuen Ort gebracht werden, anhand der Landschaft orientieren und finden sofort wieder zu dem vorher benutzten Futterplatz bzw. zum Bienenstock zurück. Dabei benutzen sie den Sonnenstand, um sich zu orientieren. Der Sonnenstand wird durch das Polarisationsbild des Lichtes am Himmel und die Wahrnehmung des Magnetfeldes der Erde unterstützt.

Die Bienen haben auch ein Zeitgedächtnis: Manche Pflanzen liefern nur zu bestimmten Tageszeiten Nektar, was die Biene sich merken kann. Die Nektar-Tageszeiten der verschiedenen Blütenarten lernt die Biene durch Versuch und Irrtum. Dabei ist nur ein einziger Versuch notwendig, wenn die Biene bei der Blüte Nektar findet und gleichzeitig den Sonnenstand wahrnehmen kann. Durch dieses „Blüten-Wissen" entsteht in ihr ein Tageslauf-Bild für die Zeiten, zu denen die einzelnen Blütenarten Nektar haben – der Sonnenstand zeigt ihr, welche Blüte jetzt an der Reihe ist.

Mit dem Alter wächst das Gehirn der Biene: Wenn sie zur Sammelbiene wird und ausfliegt, hat sie ihr Gehirn um 160.000 Zellen erweitert. Das sind bei ihren 100 Millionen Gehirnzellen allerdings nur 0,2%. Zum Vergleich: Ein Mensch hat ca. 86

Milliarden Gehirnzellen – also knapp 1000-mal so viele.

Lernen

Als fünfzehntes kommt bei den Bienen noch ihre Lernfähigkeit hinzu. Bienen können mehrere Dinge erinnern, vergleichen, zwischen Alternativen die bessere Möglichkeit auswählen, Veränderungen mitbedenken (Wetter, Pollen an einem Ort vollständig abgeerntet) usw. Sie haben ein assoziatives Lernen wie die Säugetiere und die Vögeln. Dabei stufen sie eigene Erfahrungen höher ein als die Mitteilungen anderer Bienen. Beim Treffen von Entscheidungen bedenken sie auch die aktuelle Lage im Bienenstock.

Tanzen

Als sechzehntes kommt bei den Bienen noch eine Form der Sprache hinzu. Dies sind Tänze bzw. komplexe Gesten. Die Tänze dienen alle der Verständigung, der Koordination und der Kooperation.

Es gibt fünf verschiedene Tänze, die die Bienen bei verschiedenen Gelegenheiten aufführen:

Der Kreistanz

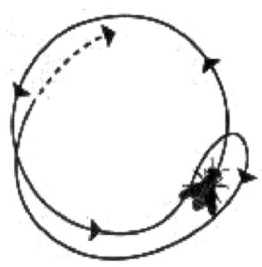

Bei diesem Tanz läuft die Biene einen Kreis, dreht sich dann um und läuft ihn in die entgegengesetzte Richtung. Diesen Kreistanz führt die Biene auf, wenn die entdeckte Nahrung weniger als ca. 15m entfernt ist. Wenn die Nahrung mehr als ca. 40m entfernt ist, führt sie den Wedel-Kreistanz auf (siehe nächste Beschreibung). Zwischen diesen beiden Entfernungen führt sie Mischformen der beiden Tänze auf, weshalb diese beiden „Grenz-Distanzen" nicht ganz eindeutig angegeben werden können.

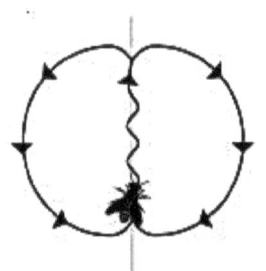 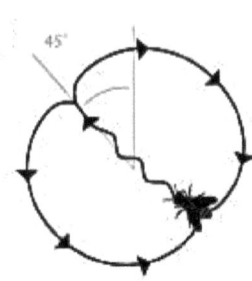

Bei diesem Tanz läuft die Biene ein Stück geradeaus und bewegt den Hinterleib so schnell hin und her (13-15mal/Sekunde), dass man ihn als Mensch kaum noch erkennen kann. Dabei geht sie einmal geradeaus und kehrt dann in einem Halbkreis rechts herum zum Ausgangspunkt zurück und wiederholt dann die gerade Bewegung. Danach kehrt sie jedoch links herum in einem Halbkreis zum Ausgangspunkt zurück – also: gerade, rechts herum, gerade, links herum, gerade, rechts herum usw.

Dieser Tanz, der auch „Wedeltanz", „Wackeltanz" und „Schwänzeltanz" genannt wird, wird wie der vorige Tanz auf der senkrechten Wabe ausgeführt.

Wenn eine Sammlerin zum Bienenstock zurückgeflogen kommt, kommt eine Amme zu der gelandeten Sammlerin, die ihr dann entweder die Nahrung übergibt oder – wenn die Sammlerin eine besonders ergiebige Futterstelle entdeckt hat – einen Tanz für die anderen Sammlerinnen aufführt.

Dabei werden auf verschiedene Weise Informationen weitergegeben.

- Durch den Tanz weist die Biene in den meisten Fällen auf Nahrung hin, aber es kann sich auch um Wasservorkommen oder um eine neue Nist-Möglichkeit handeln.

- Wenn die Biene senkrecht nach oben läuft, liegt die Nahrung – also die Blüten – genau in der Richtung der Sonne (linkes Bild). Weicht sie mit dem geraden Teil des Tanzes 45° nach links hin ab, liegt die Nahrung in dem entsprechenden Winkel links von der Sonnenrichtung (rechts Bild); weicht sie nach rechts hin ab, liegt die Nahrung in dem entsprechenden Winkel rechts von der Sonnenrichtung. Diese Winkelangaben sind sehr genau. Die Zuschauer-Bienen merken sich den Winkel zwischen der Futterrichtung und der Sonne und wenn sie erst deutlich später losfliegen, rechnen sie den Winkel in Bezug auf die Sonne, die ja inzwischen weitergewandert ist, korrekt um.

- Möglicherweise hängt der Tanz auch ein wenig von den landschaftlichen Gegebenheiten ab.

- Die Dauer der Wedel-Bewegung gibt die Entfernung zum Futter an: 1Sekunde scheint 1km zu sein. Sie tanzen langsamer, wenn die Futterquelle weiter entfernt ist – weniger Begeisterung … Die Bienen können die Entfernung offenbar recht genau in eine Dauer übersetzen. Die Übersetzung der Entfernung unterscheidet sich bei den verschiedenen Bienen-Arten

- Die Heftigkeit des Tanzes zeigt die Fülle an Blüten an. Je begeisterter die Biene von ihrem Fund ist, desto schneller wedelt sie. Der Tanz wird manchmal nur einmal durchgeführt, bei anderen Gelegenheiten aber bis zu 100-mal wiederholt. Die Häufigkeit ist ein Hinweis auf die Ergiebigkeit der Fundstelle. Weiterhin erzeugen die Bienen einen Ton beim Tanz, dessen Intensität zeigt, wie viel Futter sie gefundenen haben. Wenn die Bienen jedoch eine tote Biene der eigenen Art an einem Futterplatz finden, berichten sie weit zurückhaltender von dem Fund – sie wägen also Futter gegen Gefahr ab.

- Jede Biene zeigt durch ihren Tanz, wo sie Nahrung gefunden hat. Die anderen Bienen vergleichen diese Tänze und entscheiden dann, welcher Biene sie folgen. Es folgen immer nur einige Bienen der Sammlerin-Biene nach ihrem Tanz – ca. 10% der Zuschauerinnen.

- Vermutlich kombinieren die Zuschauerinnen dabei die durch den Tanz übermittelten Informationen mit ihrem eigenen Landschafts-Gedächtnis. Aufgrund der Richtungs- und Entfernungsangabe können sie ungefähr erkennen, um welchen Ort es sich handelt. Vermutlich findet dabei auch ein Vergleich von eigenen Informationen mit den Informationen der tanzenden Sammlerin statt – wobei dabei vermutlich die sicheren eigenen Informationen den Informationen der tanzenden Biene vorgezogen werden.

- Manchmal entstehen sogar Kämpfe zwischen zwei oder mehr Bienen um die Aufmerksamkeit der anderen für den eigenen Wedeltanz – anscheinend glaubt jede der Bienen, den ergiebigsten Futterplatz gefunden zu haben …

- Beim Tanzen produzieren die Bienen zwei Alkane (Wachs-Bestandteile: Tricosan und Pentacosan) und scheiden sie auf ihren Hinterleib und in die Luft aus. Vermutlich sind das Begeisterungs-Duftstoffe.

197

- Der Tanz wird auch durch den Duft des mitgebrachten Pollens und Nektars unterstützt – die anderen Bienen können anhand dieses Duftes erkennen, was die Tänzerin gefunden hat. Auch die Weitergabe der gesammelten Nahrung an die Ammen-Bienen verdeutlicht den anderen die Qualität der gefundenen Nahrung. In Zeiten, in denen Nahrung knapp ist, folgen mehr Bienen der tanzenden Sammlerin. Bienen folgen bevorzugt älteren, erfahrenen Tänzerinnen.

- In den Tropen, wo nur vereinzelt, aber dann viel Futter zu finden ist (z.B. selten blühende Bäume) ist der Tanz viel wichtiger und wird auch von mehr Bienen befolgt.

- Der Tanz ist in seinen Grundlagen vermutlich genetisch festgelegt. Neue Sammlerinnen beobachten jedoch erst einmal ca. 4 Tage lang die Wedeltänze der erfahreneren Sammlerinnen, bevor sie selber ausfliegen. Experimente haben bestätigt, dass die Bienen diesen Tanz zumindest teilweise durch Beobachtung lernen (ähnlich wie Vögel ihren Gesang teilweise ererben, aber teilweise auch erlernen). Wenn zwei Bienenarten zusammenleben (im Experiment), sind sie in der Lage, nach und nach den „Tanz-Dialekt" des anderen Volkes zu verstehen.

Wie die Vielfalt der Beschreibungen schon zeigt, ist es zwar deutlich, dass die Tänzerin den anderen Sammlerinnen etwas voller Begeisterung mitteilt, aber was die einzelnen Bewegungen genau bedeuten, ist nur näherungsweise bekannt. Vermutlich sind die Informationen, die nach den vorstehenden Beschreibungen ja zum Teil doppelt und dreifach definiert sind, allesamt von Bedeutung. Das Darstellen der Ergiebigkeit einer Futterstelle durch häufige Wiederholung des Tanzes, durch besonders lautes Summen, die Schnelligkeit der Bewegungen, die Heftigkeit des Schwänzelns usw. können schließlich auch alle Aspekte derselben Aussage sein – so wie begeisterte Menschen ja auch gleichzeitig laut und schnell reden, eine lebhafte Mimik haben, hin und her laufen, weit ausholende Gesten machen können usw. Vielleicht sollte man diese Vielfalt an Möglichkeiten einfach als ein Gesamtbild auffassen und nicht so sehr wie eine nüchterne mathematische Information – obwohl die Tanz-Informationen natürlich trotzdem klar und eindeutig sein könnten.

Vibrations-Tanz

Der Vibrations-Tanz besteht aus einer schnellen Bewegung in der Rücken/Bauch-

Richtung, wenn eine Biene mit anderen Biene in Kontakt ist. Er tritt besonders dann auf, wenn mehr Nahrung gesammelt werden muss. Er ist auch oft vor dem Schwärmen, also dem Teilen des Bienenvolkes zu beobachten.

Man kann diese Bewegung als große Aufregung auffassen.

Vibrations-Tanz mit Kopfstoß

Ein kurzer Vibrations-Tanz mit anschließendem Kopfstoß gegen die Biene, vor der die Tänzerin steht, ist ein Zeichen, dass etwas nicht gebraucht wird oder das etwas gefährlich ist. Bei diesem „head-banging"-Tanz kann es darum gehen, dass genügend Nahrung vorhanden ist, dass Bienenfeinde unterwegs sind und dergleichen mehr.

Zitter-Tanz

Der Zittertanz ist ein Ruf nach Hilfe: Er wird aufgeführt, wenn Ammen von einer zurückgekehrten Sammlerin Pollen und Nektar übernehmen sollen oder wenn eine Biene um Pflege durch eine andere Biene bittet, wenn sie von Kalkstaub bedeckt ist oder eine Milbe auf ihr sitzt.

Wenn der Zittertanz einer Sammlerin anzeigt, dass die Sammelbienen mehr Arbeiterinnen brauchen, die ihnen den Nektar und den Pollen abnehmen, übernehmen einige Arbeiterinnen diese Tätigkeit statt selber auszufliegen und zu sammeln.

Ursprung der Tänze

Die begeisterten Bewegungen, das Zittern, das Zickzack-Laufen, das Summen, das Anstoßen anderer Honigbienen usw. ist auch als Verhalten von verschiedenen anderen Bienen, Wespen, Hummeln und Ameisen bekannt. Es muss sich dabei also um ein sehr altes Verhalten handeln, durch das staatenbildende Insekten ihr Verhalten aufeinander abstimmen.

Das aufgeregte Verhalten, das zu einem Mini-Schwarm führt, der zu einer guten Futterstelle fliegt, ist vermutlich von dem Verhalten des Schwarms abgeleitet, wenn er sich teilt und zwei neue Bienenvölker bildet. Diese Tänze könnten daher ursprünglich möglicherweise auf einen neuen guten Nistplatz und nicht auf Nahrung hingewiesen haben. Allerdings wäre in beiden Fällen die Aufregung der Bienen verständlich.

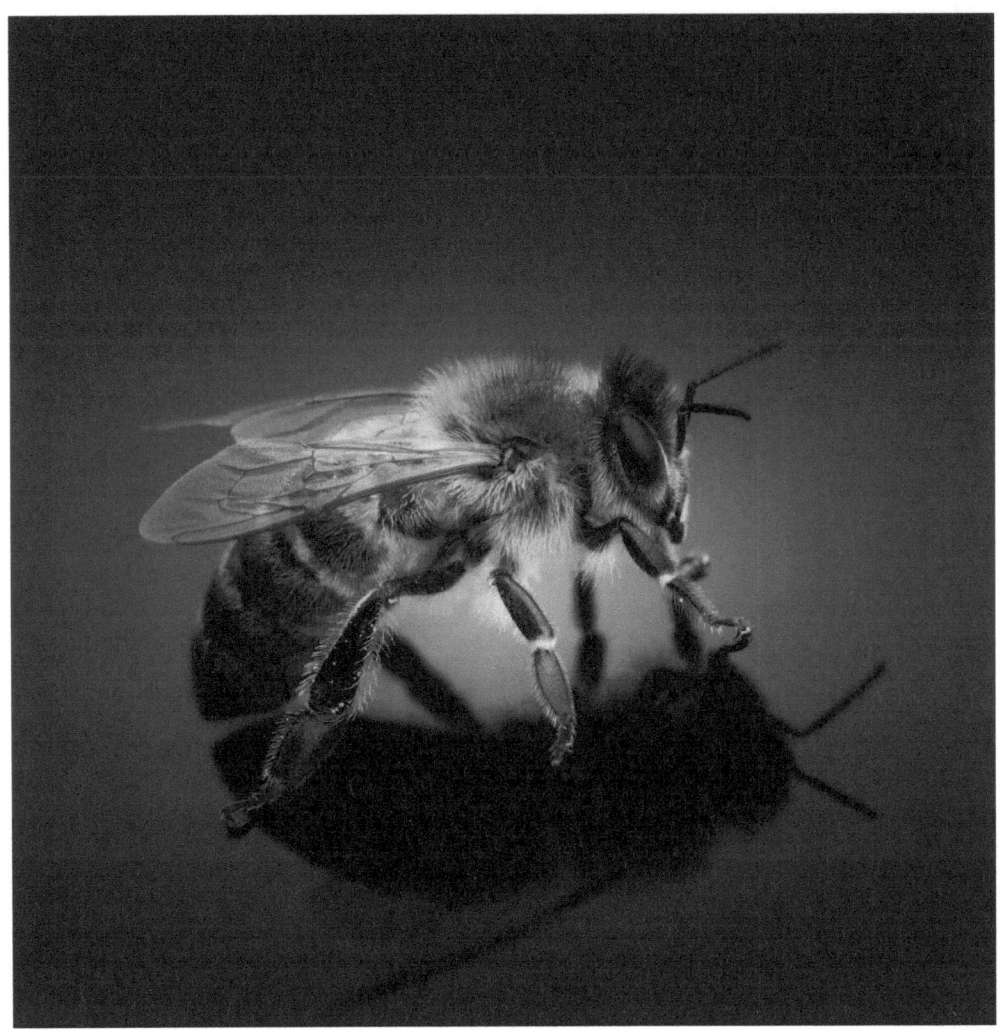

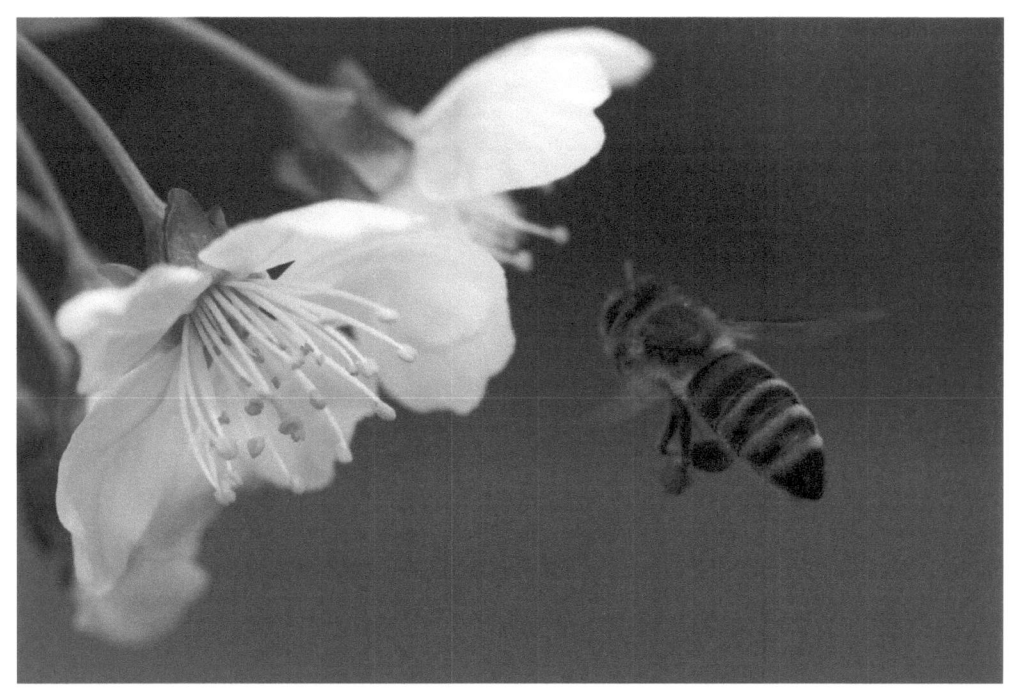

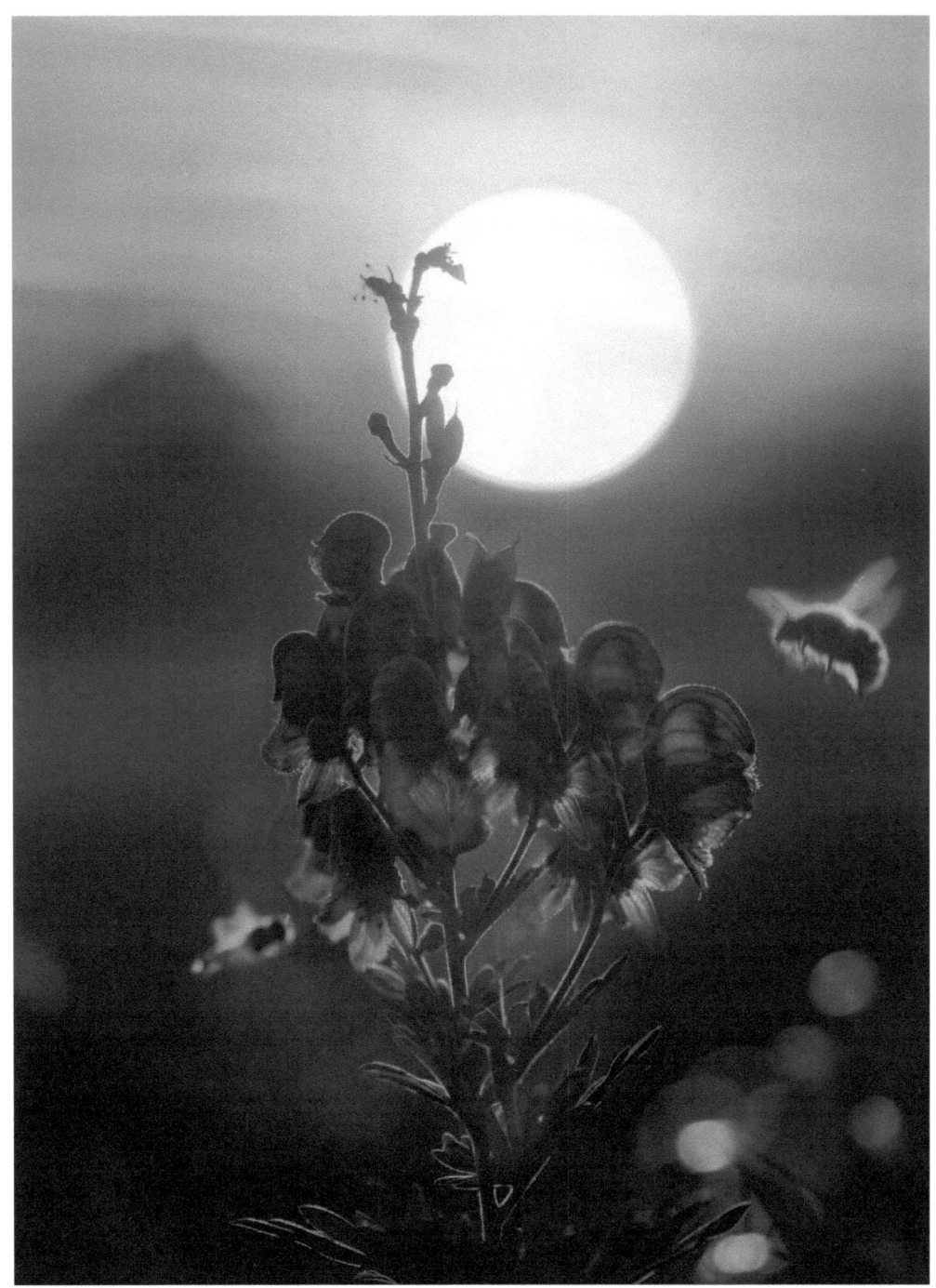

4. Gemeinschaft

♋

Über die Art der Gemeinschaft der Bienen lässt sich nicht viel sagen, obwohl dies etwas sehr Wichtiges ist: Ein Bienenvolk ist eine Familie.

Die Königin ist die Mutter eines Bienenvolkes. Sie hat mehrere 10.000 Töchter – die Arbeiterinnen. Sie hat einige 100 Söhne – die Drohnen. Solch ein Bienenvolk hat ca. ein Dutzend Väter – die Drohnen, mit denen sich die Königin bei ihrem Paarungsflug vereint hat, bevor sie zu der Mutter eines Bienenvolkes wurde.

In dieser Familie sind alle eng miteinander verwandt – sie bilden sozusagen ein „Mega-Rudel" mit der Königin als der Mitte. In dieser extrem kinderreichen Familie bildet sich ein einheitlicher Sippen-Duft, an dem sich die miteinander verwandten Bienen sofort erkennen können. Es gibt eine klare Trennung von Innen (eigener Schwarm) und Außen (andere Bienen, andere Tiere). Das Innen wird gegen das Außen verteidigt.

Diese Bienen-Familie wohnt in einer einzigen Wohnung, d.h. genaugenommen in einem einzigen Zimmer.

In dieser Familie gibt es eine weitgehende Arbeitsteilung – alle tragen einen Teil zum Gedeihen des Ganzen bei. Bienen handeln so gut wie immer solidarisch: „Eine für alle – alle für eine!"

Man kann daher einen Bienenschwarm, in dem ja alle Bienen genauso miteinander kooperierenden wie die Zellen in einem Lebewesen, auch als einen komplexen Organismus auffassen – oder eben wie einen gut organisierten Staat, in dem alle miteinander kooperieren.

Diese Kooperation hat schon Immanuel Kant beeindruckt, der sie deshalb als Bild für seine Vorstellung von einem kooperativen Zusammenleben der Menschen genommen hat: „Der Mensch war nicht bestimmt wie das Hausvieh zu einer Herde, sondern wie die Biene zu einem Stock zu gehören."

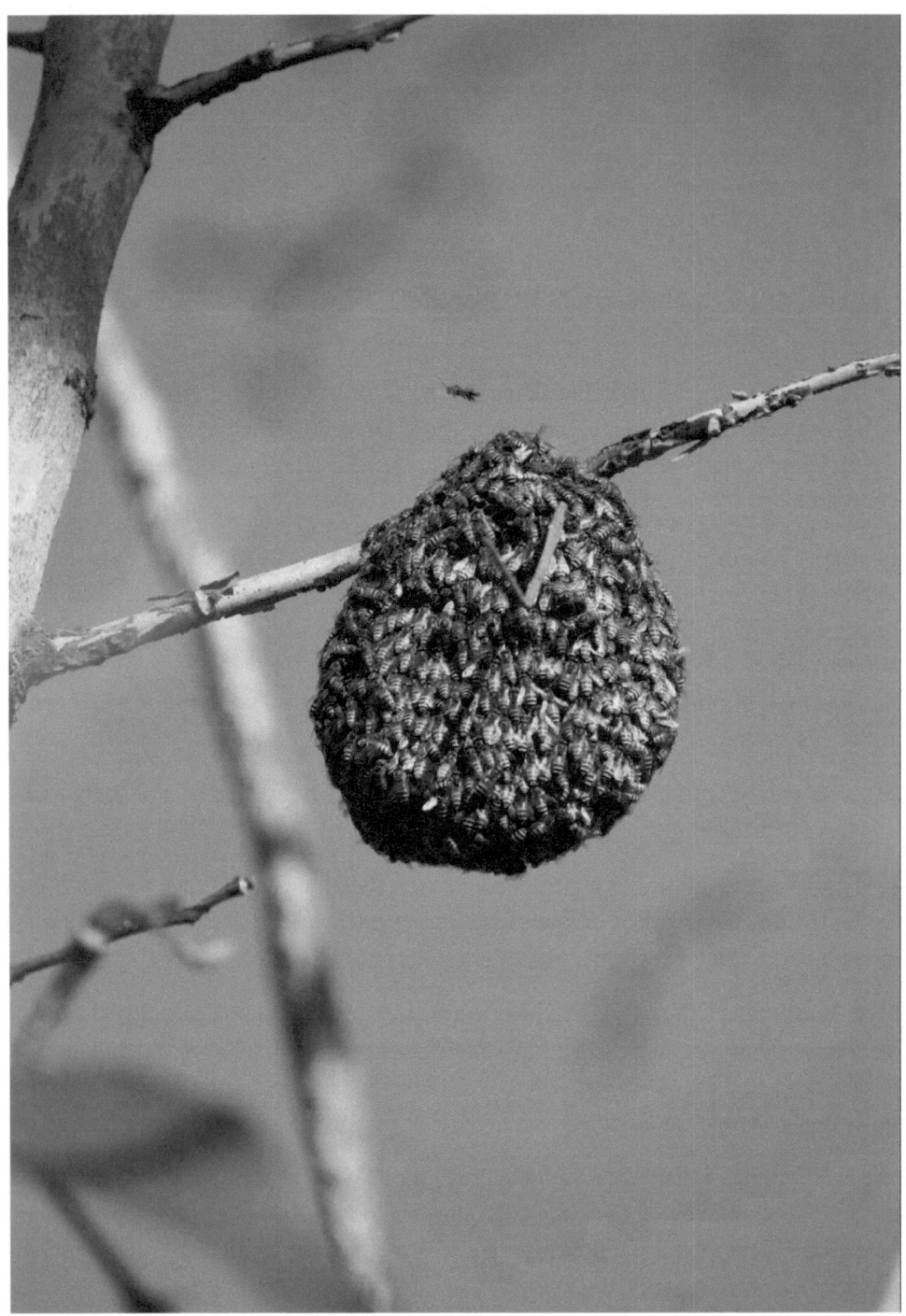

5. Lebenszyklus

♌

Das Leben in einem Bienenscharm läuft immer wieder gleich ab – in einem Zyklus, der ungefähr 2-7 Jahre umfasst.

Die alte Königin

Ein solcher Zyklus beginnt damit, dass die Königin allmählich alt wird. Sie legt dann Königinnen-Eier in die Waben, damit eine Nachfolgerin schlüpfen kann.

Wenn die Königin alt oder krank und allmählich unfähig zum Eier-Ablegen wird, strömt sie weniger Duftstoffe („Pheromone") aus, was die Bindung der Arbeiterinnen an ihre Königin allmählich auflöst.

Wenn der Imker eine neue Königin will, schneidet er ihr eines der mittleren oder hinteren Beine ab, wodurch sie ihre Eier nicht mehr richtig ablegen kann.

Dann bereiten die Arbeiterinnen alles dafür vor, die alte Königin zu ersetzen. Das beginnt damit, dass sie Waben-Zellen für Jungfrau-Königinnen anlegen und die Königin dann Eier in diese Zellen legt.

Die Jungfrau-Königinnen

Die Eier, aus denen die neuen Königinnen schlüpfen sollen, brauchen wie alle anderen Bienen-Eier auch 3 Tage, bis sie zur Larve werden.

Das Larven-Stadium dauert 5 Tage. Die Larven werden ausgiebig gefüttert.

Danach verpuppen sich die Larven, d.h. sie spinnen sich in die „Seidenfäden" ein, die sie aus ihrem Mund ausspeien. Die Verpuppung dauert bei den Königinnen 8 Tage. In dieser Zeit macht die verpuppte Larve in ihrem Kokon eine vollständige Verwandlung („Metamorphose") durch, bei der sie sich mehrmals häutet.

205

Vom Ei bis zum Schlüpfen der Königin dauert es 16 Tage. Ab dem 23. Tag ist sie fruchtbar. Die geschlüpfte Jungfrau-Königin ist 18-22mm lang und wiegt 0,2g.

Der Königin-Mord

Wenn die Jungfrau-Königinnen zu schlüpfen beginnen, drängen sich die Arbeiterinnen um ihre alte Königin und bilden eine Kugel aus Bienen rings um sie und erhitzen sie zwischen sich so sehr, dass sie stirbt.

Der Kampf der Jungfrau-Königinnen

Die Jungfrau-Königinnen sind sehr aktiv – schon in ihren Zellen vor dem Schlüpfen ist von ihnen ein vibrierendes „Beben" zu hören. Der Grund für dieses „Beben" ist noch unbekannt.

Wenn die Jungfrau-Königinnen geschlüpft sind, bleiben sie im Bienenstock und geben ein „Pfeifen" von sich, das klingt, als wenn jemand in eine Plastik-Tröte bläst. Das ist sozusagen ihr Kriegsschrei, durch den sie die anderen Jungfrau-Königinnen zum Kampf herausfordern und durch den sie die Arbeiterinnen überzeugen will, das sie selber die Jungfrau-Königin ist, die es wert ist, von den Arbeiterinnen unterstützt zu werden.

Die Jungfrau-Königinnen kämpfen gegeneinander und töten sich gegenseitig bis nur noch eine Jungfrau-Königin übrigbleibt. Diese Jungfrau-Königin tötet dann auch alle Königin-Puppen in den Zellen, die noch nicht geschlüpft sind.

Diese Siegerin in dem Kampf der Jungfrau-Königinnen „ergreift dann das Szepter" in dem Bienenstock.

Der Paarungsflug

Die überlebende Jungfrau-Königin fliegt zwischen dem 6. Und 10. Tag nach dem Schlüpfen an einem sonnigen, warmen Tag zu einem Drohnen-Versammlungsplatz, an dem sie sich mit 12-20 Drohnen vereint. Die Drohnen halten bei der Paarung die Königin mit ihren Hinterbeinen fest.

Wenn das Wetter gut bleibt, kehrt sie mehrere Tage dorthin zurück, bis sie ihre Paarung vollendet hat. Sie träg dann bis zu 6.000.000 Spermien in sich, die sie dann in ihren 2-7 Lebensjahren benutzen wird.

Die neue Königin

Die Ei-Ablage durch die Königin beginnt meistens 2-3 Tage nach der letzten Rückkehr, manchmal jedoch auch schon früher. Wenn die Ei-Ablage beginnt, hat die neue Königin sozusagen ihren Thron bestiegen und mit der Ausübung ihrer Aufgabe begonnen, die sie ab diesem Zeitpunkt 2-7 Sommer lang innehaben wird.

Der Aufbruch im Frühjahr

Nach der Ruhepause im Winter beginnt die Königin Anfang März damit, neue Eier zu legen, sodass dann ungefähr zu Frühlingsanfang am 21. März die ersten Arbeiterinnen schlüpfen. Diese Zeiten können jedoch abhängig von den klimatischen Bedingungen variieren.

Der Reinigungsflug

Die Honigbienen scheiden den ganzen Winter über keinen Kot aus, sondern sammeln ihn in der Kotblase in ihrem Hinterleib – das macht dann am Ende des Winters bis zu 80% des Volumens ihres Hinterleibes aus. Das ist sinnvoll, da sie den ganzen Winter über in einer dicht gepackten Kugel zusammenhocken und der Kot ansonsten überall zwischen den Bienen liegen würde. Das wäre nicht sonderlich hygienisch und könnte die Verbreitung von Krankheiten fördern.

Sobald es wieder warm genug zum Fliegen ist, verlassen alle Bienen mehr oder weniger gleichzeitig den Bienenstock, um ihren Kot loszuwerden, den sie während des Fliegens fallenlassen. Oft fällt dieser Kot dann auf die Wäsche, die von den Menschen in die erste Frühlingssonne in den Garten zum Trocknen aufgehängt worden ist – doch statt von der Sonne weiß gebleicht zu werden, haben die Bettlaken dann lauter kleine braune Pünktchen und müssen noch einmal gewaschen werden …

Dieser „Toiletten-Flug", den die Bienen nach dem langen Winter vermutlich sehnsüchtig erwarten, darf auch nicht zu früh stattfinden, da die Bienen sonst in der noch kühlen Luft oder auf dem Schnee erstarren und dann erfrieren könnten.

Das Ei

Die Zeit, in der die Königin Eier legt, dauert von Anfang März bis Oktober oder November – das variiert je nach Bienenart und Wetter ein wenig.

Die Eier sind länglich, leicht gebogen und an einem Ende etwas schlanker. Die Weibchen und die Königinnen entstehen aus befruchteten Eiern, die Männchen aus unbefruchteten Eiern. Alle Eier liegen erst einmal 3 Tage lang in ihrer Waben-Zelle.

Die Befruchtung geschieht erst in dem Ei selber – ca. 2-3 Stunden nach der Eiablage in dem besamten Ei.

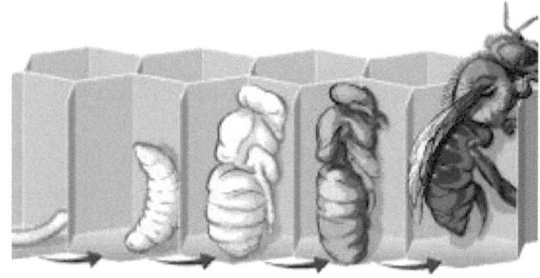

Die dünne Rundmade

Die Larve schlüpft nach 3 Tagen aus dem Ei und wird dann in ihrer Waben-Zelle von den Ammenbienen mit Futtersaft aus ihren Futterdrüsen gefüttert (das entspricht den Milch-Brüsten der Säugetiere). Die Honigbienen-Larve ist eine dünne halbkreisförmig gebogene Made.

Die Larven der meisten Bienen-Arten sind längliche Maden. Sie sind ungefähr oval und haben an beiden Enden abgerundete Spitzen. Sie bestehen aus 15 Segmenten mit Atemlöchern in jedem Segment. Sie haben keine Beine, aber bewegen sich in der Zelle mithilfe der Höcker an ihren Seiten. Sie haben kurze „Hörner" auf dem Kopf und Kiefer zum Kauen von Nahrung.

An den beiden Tagen nach dem Schlüpfen aus dem Ei häutet sich die Larve jeweils einmal – also an Tag 4 und 5 ihres Lebens.

Die dicke Rundmade

Die bisher noch recht dünne Larve wird weitergefüttert – allerdings bekommt sie jetzt schon robustere Kost: Blütenstaub (Pollen) und Honig. Sie wächst nun zu einer dicken, dreiviertelkreisförmig gebogene Made heran.

An dem 6. Tag nach der Ei-Ablage häutet sich die Larve zum drittenmal.

Die Streckmade

Die Made wird nun so dick, dass sie nur noch weitgehend gestreckt mit nur noch einer geringen Biegung in die Wabe passt. Sie wird weiterhin von den Ammen-Bienen gefüttert und wiegt nun das 5000-fache des Eies, das sie vor 7 Tagen noch gewesen ist.

An dem 7. Tag nach der Ei-Ablage häutet sich die Larve zum viertenmal.

Die Schließen der Zelle

Die Wabenzelle wird am 8. Tag von den Bau-Bienen mit einem luftdurchlässigen Deckel verschlossen. Die Made ist nun fertig gefüttert worden. Im diesem Ruhestadium werden alle Madenorgane eingeschmolzen und neu gebildet.

Sobald sich die Strecklarve zu verpuppen beginnt, also sich in den Kokon einspinnt, werden die Zellen von den Bau-Bienen mit Wachs verschlossen, damit die Puppe während ihrer vollständigen Metamorphose gut geschützt ist.

Die Vorpuppe

Die Streckmade verwandelt sich vom 8.-11. Tag in der verschlossenen Wabenzelle in eine Vorpuppe. Die Vorpuppe verwandelt sich während der 5 Tage ihrer Verpuppung nach und nach in eine geflügelte Biene. Am 15. Tag häutet sie sich zum fünftenmal. Aus dieser 5. Häutung geht die Puppe hervor, die schon die Gestalt der Biene hat.

Die Puppe

Die Vorpuppe spinnt sich am 16. Tag mithilfe des Seidenfadens, der aus einer Drüse unter dem Mund (die spätere Speicheldrüse) herauskommt, vollständig ein und wird dadurch zur Puppe. Dieser Kokon ist halbdurchsichtig, sodass man die Puppe durch den Kokon hindurch sehen kann. Dieser Kokon ist ein sicherer Schutz und verhindert Infektionen u.ä. Störungen.

Beim Einspinnen schrumpft die Larve beträchtlich, da die Nahrungsvorräte für das Ausbilden von Organen und Körperteilen gebraucht werden.

Wenn diese Verwandlung abgeschlossen ist, bricht die Jungbiene den Kokon auf ihrer Rückenseite auf, nagt den Zelldeckel auf, kriecht aus ihm heraus und bricht die Zelle von innen her auf. Das geschieht am 21. Tag nach der Ei-Ablage.

Wenn es draußen noch sehr kalt ist, können sich diese 21 Tage um 1,5 bis 2 Tage verlängern.

Die Säuberungs-Biene

Die Jungbiene ist von ihrem 1. bis zu ihrem 3. Tag nach dem Schlüpfen – also von Tag 22-24 ihres Lebens – als „Putzfrau" im Bienenstock tätig. Sie säubert zum einen ihren eigenen Körper, aber anschließend auch die Wabenzellen.

Die Ammen-Biene

Die Jungbiene ist von ihrem 4. bis zu ihrem 10. Tag nach dem Schlüpfen – also von Tag 25-31 ihres Lebens – als Amme im Bienenstock tätig. Ihre Futtersaftdrüsen („Brüste") sind nun voll entwickelt und sie hilft, die neue Brut in den Waben zu füttern – in denen sie vor gerade mal 21 Tagen selber aus dem Ei geschlüpft ist.

Die Hausmeister-Biene

An den nächsten beiden Tagen (Alter: 32-33 Tage) ist die Biene für die Erhöhung der Luftfeuchtigkeit durch das Verdunsten von Wasser mithilfe von Flügelschlagen vor einem Wassertropfen zuständig und ebenso für das Erhöhen der Temperatur im Bienenstock durch das Vibrieren („Zittern") mit ihrer Flügelmuskulatur und das Lüften des Bienenstocks durch das Fächeln mit ihren Flügeln.

Die Bau-Biene

Ab dem 13. Tag bis zum 18. Tag nach dem Schlüpfen (Alter: 34-39 Tage) ist die Biene neben ihren „Hausmeisteraufgaben" auch noch mit dem Bau von Waben beschäftigt. Dazu benutzt sie die beiden Reihen von je vier Wachsdrüsen an ihrem Unterleib. In diesen 6 Tagen ihres Lebens gehört sie zu dem „Hausmeister-Trupp" in dem Bienenstock. Die Biene kann nur in diesen 6 Tagen ihres Lebens Wachs produzieren – folglich ist der Bienenstaat dauerhaft auf neugeborene Arbeiterinnen angewiesen.

Die Logistik-Biene

 Gegen Ende ihrer Zeit „am Bau" übernimmt die Biene auch immer wieder einmal die Aufgabe, den Nektar und die Pollen, die von den Sammlerinnen zum Flugloch gebracht werden, anzunehmen und ihn in den Vorratswaben des Bienenstocks einzulagern.

Die Wächterin-Biene

Wenn die Biene 34 Tage alt geworden ist (19 Tage nach dem Schlüpfen), kann sie keinen Bienenwachs mehr „ausschwitzen". Dann verlässt sie den „Bau-Trupp" ganz und wechselt allmählich von ihrem Job als Logistik-Biene zu der neuen Aufgabe als Wächterin an dem Flugloch des Bienenstocks. Ihre Giftdrüse ist nun voll entwickelt und sie kann Wespen und Hornissen, die sich dem Bienenstock nähern, zusammen mit den anderen Wächterinnen bekämpfen.

Auch diese Tätigkeit übt sie nur 3 Tage lang aus: nur von ihrem 19. bis zu ihrem 21. Lebenstag. Bienen müssen ständig und schnell viel Neues lernen …

In den 21. Tagen, die die geschlüpfte Biene in dem Bienenstock verbringt, wird sie als „Stockbiene" bezeichnet. Das umfasst ihre Tätigkeiten als Säuberungs-Biene (3 Tage), Ammen-Biene (7 Tage), Hausmeister-Biene (2 Tage), Bau-Biene (6 Tage), Logistik-Biene (Übergang von Bau-Biene zu Wächterin) und Wächterin-Biene (3 Tage).

Die Sammlerin

Von ihrem 22.-30. Tag nach dem Schlüpfen, also 9 Tage lang (Tag 43-51 ihres Lebens) fliegt die Biene aus, um Pollen, Nektar, Honigtau, Wasser, Harz usw. zu sammeln und zu dem Bienenstock zu bringen.

Nach dieser Zeit stirbt die Biene – sie verbringt also 3 Wochen in ihrer „Kindheit" (Ei bis Schlüpfen) und 4 Wochen als „Erwachsene".

In dieser Zeit bewegt sie sich schrittweise von Innen nach Außen:

Tag		Tätigkeit	Ort
-	(lange)	Ei	im Bauch der Königin
1-21	(21)	Kindheit	in der Wabe
22-24	(3)	Säuberung	
25-31	(7)	Brutpflege (Amme)	in der Mitte des Bienenstocks
32-33	(2)	Hausmeisterin	
34-39	(6)	Waben-Bau	im gesamten Bienenstock
(37-41)	(-)	Logistik	
40-42	(3)	Wächterin	am Flugloch
43-51	(9)	Sammlerin	außerhalb der Bienenstocks

Das Schwärmen

Wenn der Schwarm so stark angewachsen ist, das er nicht mehr genügend Platz in dem Bienenstock hat und wenn demnächst neue Jungrau-Königinnen schlüpfen werden – also meistens im Sommer – schwärmt der halbe Schwarm mit der alten Königin aus und sucht sich einen neuen Nistplatz in einem hohlen Baum o.ä.

Die andere Hälfte des Schwarms bleibt zurück und eine der neuen Jungfrau-Königinnen wird, wenn sie geschlüpft und in dem Kampf gegen alle anderen Jungfrau-Königinnen gesiegt hat, nach ihrer Paarung mit den Drohnen zur neuen Königin des zurückgebliebene Schwarms. Diese neue Königin ist die Tochter der alten Königin.

Die Drohnen

Die Drohnen sind die männlichen Bienen. Sie sind leicht daran zu erkennen, dass sie größer als Arbeiterinnen, kleiner als die Königinnen und ein wenig plumper als die anderen Bienen sind und größere Augen als die Weibchen haben. Ihre einzige Funktion ist es, sich mit einer Königin zu paaren.

In einem Bienenstock, in dem bis zu 70.000 Bienen zusammenleben können, gibt es ungefähr 1000 Drohnen. Es sind also ungefähr 1-1,5% Drohnen in einem Bienenstock. Die Drohnen leben einige Monate lang.

Die Drohnenschlacht

Da die Drohnen nichts arbeiten und sich nicht selber ernähren, werden sie ab dem Herbst nicht mehr von den Arbeiterinnen versorgt. Sie werden schließlich alle in der „Drohnenschlacht" aus dem Stock geworfen oder getötet. Der Schwarm kann sich den Winter über keine unnützen Esser leisten …

Der Rückzug im Winter

Im Winter zieht sich das gesamte Bienenvolk in den Bienenstock zurück und bildet in der Mitte des Stocks eine Kugel mit der Königin in der Mitte. Die Bienen halten diese Bienentraube in dem Bienenstock auf 15-20° warm. Ein Volk von 20.000 Bienen verbraucht in dieser Zeit ca. 15kg Honig als Nahrung.

Die „Winter-Arbeiterinnen" in dieser Winter-Bienenstock-Kugel leben einige Monate lang – also deutlich länger als die „Sommerbienen", die nach ca. 51 Tagen sterben.

Im Februar beginnen die Bienen den Bienenstock allmählich wieder auf 32-35° aufzuheizen, damit die Königin wieder Eier legen und diese Eier dann auch zu Larven heranwachsen können.

Der Tod der Königin

Wenn die Königin schließlich alt oder krank wird und deutlich weniger Eier legen kann, beginnt der ganze Zyklus wieder von vorn.

- - -

Arbeiterinnen, Königinnen und Drohnen

Die Entwicklung der Arbeiterinnen, Königinnen und Drohen unterscheidet sich auf mehrere Weisen:

Tag		Arbeiterin	Drohne	Königin
0	Wabenzelle	5,3mm breit	6,9mm breit	11,0mm breit
		11,0mm tief	15,0mm tief	25,0mm tief
		waagerecht	waagerecht	senkrecht
		gerade	gerade	gebogen
1	Ei-Ablage	(befruchtet)	(unbefruchtet)	(befruchtet)
2	Ruhe	Ruhe	Ruhe	Ruhe
3	Schlüpfen	Schlüpfen	Schlüpfen	Schlüpfen
4	Dünne Rundmade	1. Häutung	1. Häutung	1. Häutung
		Futtersaft	*Futtersaft*	*Futtersaft*
5	Dünne Rundmade	2. Häutung	2. Häutung	2. Häutung
		Futtersaft	*Futtersaft*	*Futtersaft*
6	Dicke Rundmade	3. Häutung	3. Häutung	3. Häutung
		Pollen, Honig	*Pollen, Honig*	*Futtersaft*
7	Made	Streckmade	Streckmade	Streckmade
		4. Häutung	4. Häutung	4. Häutung
		Pollen, Honig	*Pollen, Honig*	*Futtersaft*
8		Zelle verdeckeln	*Pollen, Honig*	Zelle verdeckeln
9			*Pollen, Honig*	
10			Streckmade, verdeckeln	

11		Vorpuppe		Vorpuppe
				5. Häutung
12				
13			Vorpuppe	Puppe
14			5. Häutung	
15		5. Häutung		
16		Puppe		6. Häutung (Schlüpfen)
17			Puppe	
18				
19				
20				
21		6. Häutung (Schlüpfen)		
22				
23				
24			6. Häutung (Schlüpfen)	
	Körperlänge	12-15mm	15-17mm	18-22mm
	Geburtsgewicht	0,1g	0,2g	0,2g

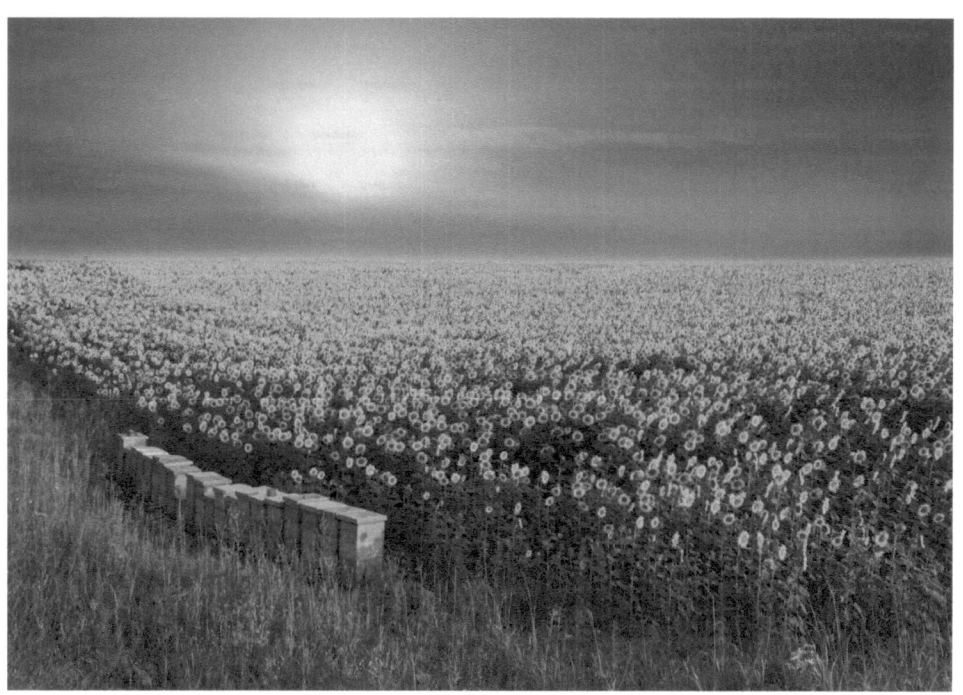

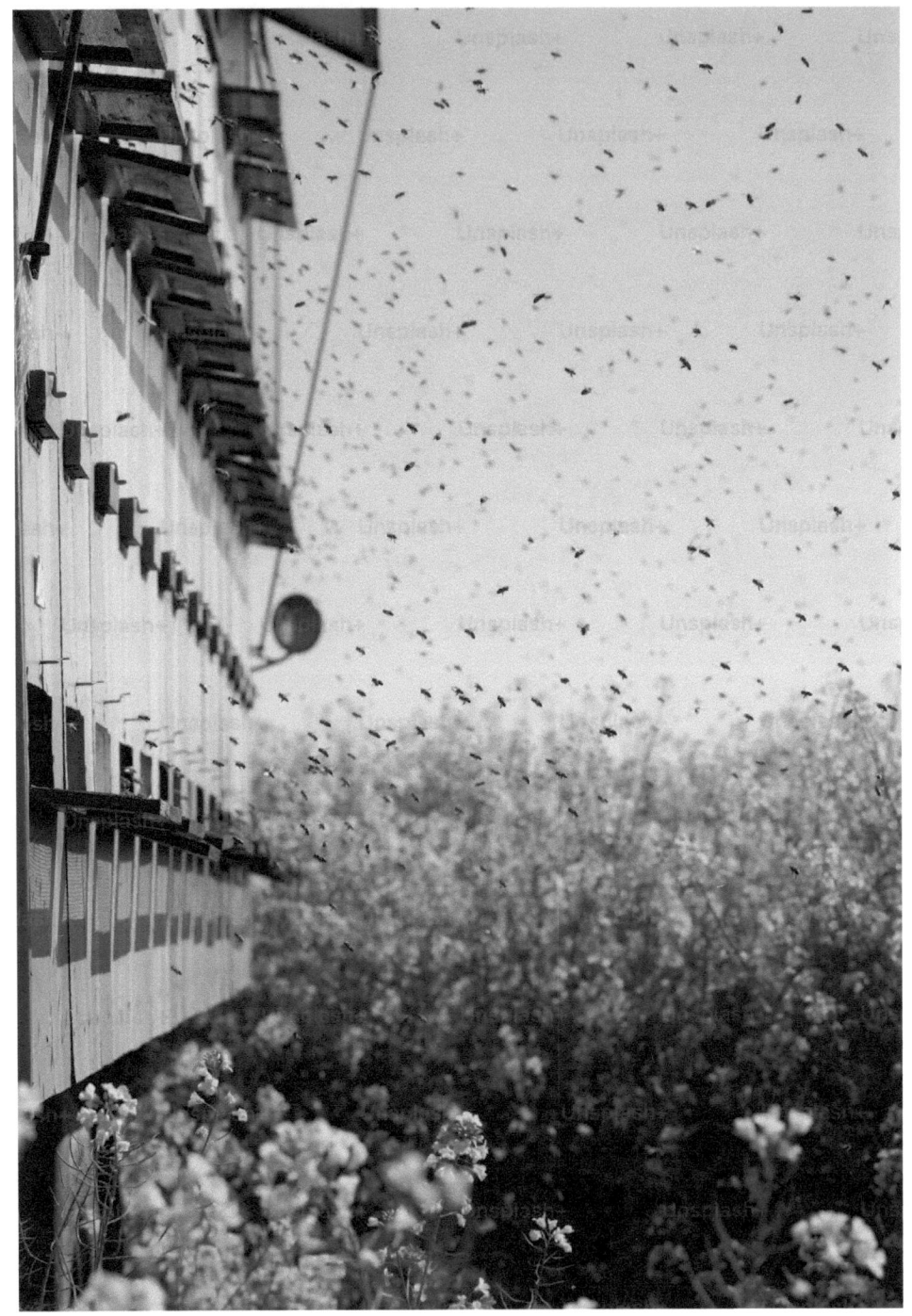

218

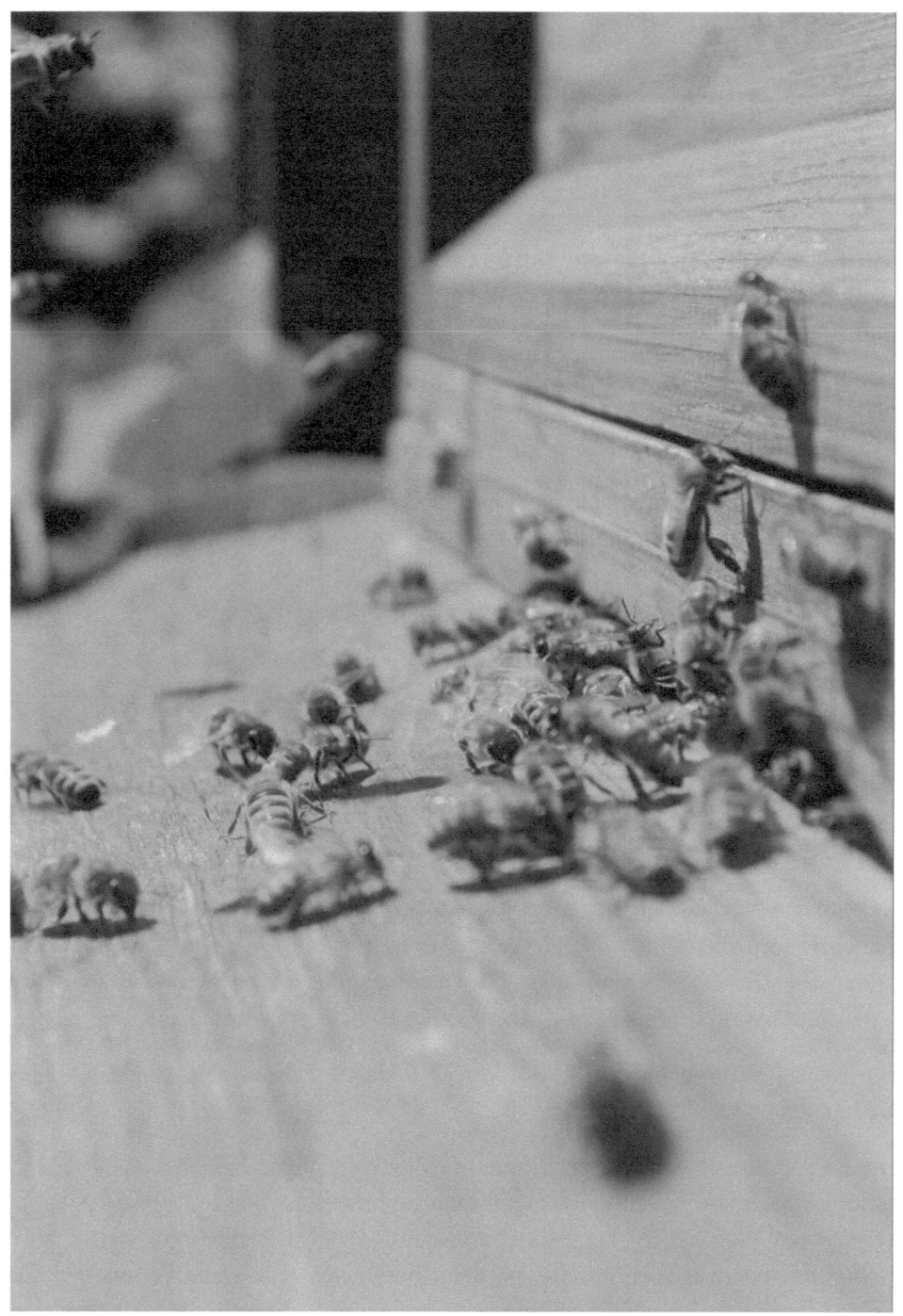

6. Nahrung

♍

Die Bienen brauchen für ihre Ernährung 6 Dinge: Blüten-Pollen, Blüten-Nektar, Honigtau, Wasser, Öl und Harz.

Daraus erschaffen sie 4 Dinge: Honig, Wachs, Gelée royale und Propolis.

Man kann in einem Bienenstock also insgesamt 10 Substanzen finden, von denen die Bienen 8 Substanzen (alle außer Wachs und Propolis) für ihre Ernährung benutzen.

Honigbienen leben rein vegetarisch. Sie haben jedoch auch Verwandte wie die Grabwespen, die von anderen Insekten leben.

Nektar

Der Nektar ist ein flüssiges, zuckerhaltiges Sekret aus den Nektardrüsen („Honigdrüsen") der Blüten, der bei manchen Pflanzen auch an den Blütenstengeln zu finden ist. Der Nektar wird von Pflanzen ausschließlich produziert, um mit diesem „Zuckersaft" Insekten anzulocken, die dann die Bestäubung der Blüten übernehmen. Nektar ist also ein „Lockstoff".

Er enthält vor allem Fruchtzucker (Fruktose), Traubenzucker (Glucose) und Rohrzucker (Saccharose), aber auch Wasser, Aromastoffe, Mineralien, Vitamine, Aminosäuren u.a. Dieser Blütennektar ist die Hauptnahrung der Bienen – bei den Bienen, die nicht im Wald leben, macht der Nektar 86-92% ihrer Nahrung aus.

Die Bienen bevorzugen den Nektar von Obstblüten, Löwenzahn, Linde, Raps, Sonnenblumen und Waldbäumen.

Die Bienen saugen den Nektar mit ihrem Rüssel auf, fügen Speichel aus ihrer Futtersaftdrüse dazu und lagern den Nektar dann in ihrer Honigblase („Sozialmagen"). Sie können pro Flug ca. 30 mg Nektar transportieren. Im Bienenstock geben sie den Nektar an andere Bienen ab, die ihn dann im Bienenstock weiterverarbeiten. Dabei wird dem Nektar Wasser entzogen (Trocknung) und weitere Bienen-Sekrete aus der Futtersaftdrüse zugesetzt. Durch diese Sekrete (Enzyme) verändert sich die Zucker-zusammensetzung: Saccharose wird durch Invertase in Fructose und Glucose aufge-spalten. Der auf diese Weise aus dem Nektar hergestellte fertige Honig ist dann durch die Enzyme und durch Mikroorganismen-hemmende Stoffe konserviert und lange haltbar.

Pollen

Pollen sind der männliche Samen der Pflanzen, der an den Staubfäden ihrer Blüten hängt und von Wind, Wasser (bei einigen Moosen und Wasserpflanzen) oder Insekten und keinen Vögeln (Kolibris) zu den weiblichen Organen der Blüten (im „Stempel") anderer Pflanzen derselben Art gebracht wird. Pollen wird von den Blüten in sehr großen Mengen produziert, damit er bei der extrem ungenauen Verteilung durch Wind, Wasser und Insekten auch den Weg zu den anderen Blüten derselben Art findet. Die Insektenbestäubung ist in diesem Zusammenhang deutlich effektiver als die Windbestäubung – zumindest dann, wenn die Insekten wie die Honigbiene an einem Tag immer nur dieselbe Blütensorte anfliegen.

Die männlichen Organe der Blüten und ihre weiblichen Organe sind so in der Blüte angebracht, dass die Bienen oder andere Insekten die Pollen von der einen Blüte zur anderen übertragen.

Viele Wildbienen sind vollständig auf die Blüten bestimmter Pflanzen oder Pflanzen-arten spezialisiert und sind daher zuverlässige Bestäuber – allerdings sind sie auch stärker vom Aussterben bedroht, weil sie, wenn ihre Futter-Blüte ausstirbt, nicht auf andere Blüten ausweichen können.

Pollen sind reich an Eiweißen („Proteine", „Aminosäuren") und in geringerem Maße auch an anderen Nährstoffen wie Fetten, Mineralstoffen, Vitaminen und Kohlehydra-ten. Die Pollen sind für die Bienen am reichhaltigsten auf Obstbäumen, Raps, Mohn, Mais und Klee zu finden.

Die Honigbienen haben eine dichte Behaarung an dem hinteren Beinpaar – die soge-nannten „Sammelkörbchen" („Corbicula"). Die Wildbienen haben diese Behaarung hingegen an ihrem Bauch. Beides dient zum Pollensammeln. Die Honigbienen mischen die Pollen mit Nektar, formen daraus Kügelchen und kleben sie dann an ihre Hinterbeine. Wenn sie im Bienenstock wieder von den Beinen gelöst wird, dauert das 2-10mal länger als beim üblichen Putzen – Polen und Nektar ergeben einen guten

Zweikomponentenkleber ...

Der von den Sammlerinnen zum Bienenstock gerbachte Pollen wird dort zum Teil von den Ammen gefressen und zu dem Futtersaft umgewandelt, mit dem Larven, Königinnen und Sammelbienen ernährt werden.

Die Produktivität der Bienen hängt vor allem von der Anzahl der passenden Blüten, dem Klima und der Temperatur sowie von der Wärme und der Luftfeuchtigkeit im Bienenstock ab.

Städte sind wegen der Vielfalt ihrer Flächen eine gutes Biotop für Wildbienen, wenn es dort genügend Blütenpflanzen gibt. Um solch ein Biotop entstehen zu lassen, reicht es oft schon, nur zweimal im Jahr zu mähen. Dann können die Freiflächen und Brachflächen in einer Stadt zu dem werden, was die Redewendung eines Unbekannten Autors beschreibt: „Das ist kein unordentlicher Garten, sondern eine 5-Sterne-Wellness-Oase für Bienen."

Nektar und Pollen

Ein Honigbienenvolk sammelt in einem Jahr 10-30kg Pollen sowie 120-180kg Nektar. Pollen macht also an der Bienennahrung 8-14% der Nahrung aus – der Rest ist Nektar.

Pro Flug sammelt eine Biene maximal 20mg Pollen. Das macht für einen Bienenstock also pro Jahr 6,5 bis 10,5 Millionen Flüge bei maximaler Beladung der Biene mit Pollen. Da die Biene jedoch nicht immer vollbeladen heimkehren wird, werden es mindestens noch einmal 50% mehr Flüge sein, also 10-15 Millionen Flüge pro Jahr.

Wildbiene sammeln nur im Umkreis von wenigen 100m um ihren Bienenstock. Das bedeutet, dass das „Feld", auf dem sie „ernten" können, recht klein ist und daher auch das Bienenvolk sehr klein sein muss bzw. die Wildbienen einzeln leben („Solitär-Bienen") müssen. Bei den Honigbienen ist dieser Radius auf bis zu 5km ausgeweitet – ihr „Feld" ist also sehr viel größer, weshalb sie auch in deutlich größeren Völkern zusammenleben können.

Um diese Zahlen anschaulicher zu machen: Für die 210kg Pollen und Nektar pro Jahr müssen die Honigbienen ca. 15 Millionen Flüge von im Schnitt 3km hin und 3km zurück fliegen. Das macht 90 Millionen km – das sind 2.250 Flüge um den Äquator der Erde! Selbst für nur ein 500g-Glas mit Honig müssen die Bienen ungefähr dreimal um den Äquator fliegen – das sind 120.000km.

Honigtau

In den Bäumen werden im Bast („Phloem") unter der Rinde Wasser, Zucker und Aminosäuren transportiert. Die Blattläuse, Schildläusen, Blattflöhe, Mottenschildläuse und Zikaden, die vor allem auf Bäumen leben, stechen diese Gefäße der Bäume („Pflanzen-Adern") an und saugen den Saft heraus, von dem sie dann leben. Diese Insekten sind also sozusagen „vegetarisch lebende Mücken".

Diese Insekten brauchen für den eigenen Stoffwechsel vor allem die Aminosäuren – den größten Teil des Zuckers scheiden sie sofort wieder aus und setzen ihn als Tröpfchen auf Ästen und Blättern ab, wo dieser Honigtau einen klebrigen Film bildet.

Honigtau findet sich vor allem auf den Ästen und Nadeln von Tannen und Fichten sowie auf den Blättern von Eiche, Buche, Linde, Esskastanie und Ahorn.

Honigtau wird u.a. von Bienen und Ameisen gesammelt, wobei die Ameisen die Blattläuse geradezu wie Kuh-Herden halten und sie sogar vor Fressfeinden beschützen.

Seinen Namen hat der Honigtau dadurch erlangt, dass er wie Tau auf Pflanzen sitzt, aber eben auch klebrig wie Honig ist.

Honig

Der Honig entsteht aus der Umwandlung von Nektar und dem ihm chemisch gesehenen recht ähnlichen Honigtau im Honigmagen der Ammen-Bienen. Der Honig ist vor allem die Nahrung der Bienen für den Winter.

Honig ist durch seinen sehr hohen Zuckergehalt sehr lange haltbar: In Georgien ist 5.500 Jahre Honig gefunden worden, der noch immer essbar gewesen ist …

Die mit Honig gefüllten und durch einen Wachs-Deckel verschlossenen Waben sind sozusagen die Konservendosen in der Speisekammer der Bienen.

Da ein Teil des Pollens schon in der Blüte in den Nektar staubt, kann man Honig durch die in ihm enthalte Pollenmischung identifizieren. Als „Sortenhonig" bezeichnet man einen Honig, der einen großen Anteil von Pollen einer bestimmten Blütenart hat. Die verschiedenen Honigsorten unterscheiden sich in ihrer Farbe, ihrem Geschmack, ihrer Viskosität und ihrer elektrischen Leitfähigkeit, die von dem Gehalt des Honigs an Mineralien abhängt. Das Folgende sind Beispiele für einige Honigsorten:

Akazienhonig	klar bis hellgelb	sehr mild, süß, leicht blumig	dünnflüssig
Wiesenhonig	hell	mild-aromatisch	zähflüssig
Kirschblüten-honig	hell- bis dunkelgelb	dezent-lieblich; leichter Duft	cremig bis fest
Lavendelhonig	hellgelb bis gelb-orange	süß, fruchtig; blumiger Duft	flüssig bis cremig
Rapshonig	hellbeige, weißlich	mild-süß, blumig, duftet nach Kohl	cremig, kristallisiert schnell
Lindenblüten-honig	hellgelb, leicht grünlich, leicht beige	intensiv, frisch, minzig, zitronig, leicht malzig	zart bis dickflüssig
Manukahonig	hellgelb bis bernsteinfarben	vollmundig, ätherisch, fruchtig, leicht herb-würzig	Gelantine-artig bis cremig-kristallin
Blütenhonig (verschiedene Blüten)	hell- bis dunkelgelb	mild, leicht süßlich, fruchtig-blumig; manchmal leicht malzig	verschieden
Edelkastanien-honig	hell- bis dunkel-braun, rötlicher Schimmer	herb, würzig; duftet intensiv	flüssig
Kornblumen-honig	intensiv gelb	aromatisch, bittersüße Note	feincremig

Sonnenblumen-honig	intensiv goldgelb bis braungelb	leicht süß, kräftig, leicht säuerlich; fruchtig-frischer Duft,	cremig
Thymianhonig	dunkelgelb bis orange	intensiv, kräftig-aromatisch, fruchtig-malzige Note	cremig gerührt
Lindenhonig (viel Honigtau)	grünlich bis gelb	frisch, aromatisch; würziger Duft nach Balsam	zart bis dickflüssig
Heidehonig	bernsteinfarben bis dunkelrot	stark, würzig, herb-aromatisch	cremig
Waldhonig (viel Honigtau)	dunkel; bernsteinfarben bis schwarz	würzig, malzig, oft etwas herb	dünnflüssig

Als „regionaler Honig" wird Honig aus nur einer Region bezeichnet – wobei es nicht gesetzlich festgelegt ist, wie groß eine solche „Region" ist: die Felder rings um ein Dorf, ein ganzes Tal mit mehreren Dörfern, ein Bundesland, die ganze BRD …

Beim Honig gibt es leider viel Täuschung und Betrug. Honig wird des öfteren illegal mit Zuckerwasser gestreckt.

Honig wird auch des öfteren als „Bienenhonig" bezeichnet, weil das besser und irgendwie qualitativ hochwertiger klingt. Aber Honig stammt immer von Bienen.

Auch „Imkerhonig" ist solch ein Begriff, der die Assoziation „Handwerk statt Industrie" hervorrufen soll – aber die Honigernte ist immer Imker-Handwerk.

Noch ein solcher absichtlich irreführender Werbe-Begriff ist „kaltgeschleudert". Man kann Honig nur kalt schleudern, also aus den Waben herausholen, da sonst das Wachs schmilzt und sich mit dem Honig mischt – folglich ist jeder Honig „kaltgeschleudert". Eine tatsächliche Qualitäts-Angabe ist hingegen „kalt abgefüllt", da Honig beim Abfüllen in Gläser gerne erhitzt wird, um ihn dünnflüssiger zu machen, was das Abfüllen erleichtert, aber die Qualität des Honigs mindert. Da kaum jemand „kaltgeschleudert" und „kalt abgefüllt" unterscheidet, kann man auch mit „kaltgeschleudert" werben –

auch wenn das im Grunde nur eine solche nichtssagende Aussage wie „Wasser ist nass." ist.

Eine andere Täuschung ist geradezu ein Standard, aber sie betrifft nicht die Menschen, sondern die Bienen selber: Der Imker entnimmt den Honig aus den Waben und ersetzt ihn durch Zuckerwasser. Das kann man auch als „Melken" oder „Ernten" ansehen.

- - -

Der Nektar, aus dem der Honig von den Bienen hergestellt wird, ist ein Lockstoff, den die Pflanzen einsetzen, um die Bienen zu der Befruchtung dieser Pflanzen zu bewegen. Und im Bienenstock ist das Futtermittel, dass die Ammenbienen in ihrer Honigblase aus diesem Nektar herstellen, sozusagen die „Milch" für die Bienenlarven. Ist es bei dieser Entstehungsgeschichte – Lockstoff und Babynahrung – ein Wunder, dass dieser Honig auch für uns Menschen eine Verlockung ist?

Der Honig, der aus Honigtau, also aus einem Ausscheidungsprodukt vor allem der Blattläuse, hergestellt wird, ist hingegen eine weniger angenehme Vorstellung – aber der Waldhonig, der zu einem großen Teil aus Honigtau hergestellt wird, ist ja auch deutlich herber als der Honig aus dem Nektar der Blüten …

Wasser

Bienen trinken auch Wasser – wenn sie zu wenig Wasser erhalten, bekommen sie Verstopfung. Auch das Wasser wird von den Sammlerinnen in ihrem Honigmagen in den Bienenstock zu den anderen Bienen gebracht. Dieser Honigmagen wird bisweilen auch recht anschaulich als „Sozialmagen" bezeichnet, da er ein Sammel- und Transportmagen für alles ist, was die Gemeinschaft braucht.

Dieses Wasser wird auch benötigt, um die Luftfeuchtigkeit im Bienenstock konstant auf 40% zu halten.

Für ein Bienenvolk ist es ideal, innerhalb einer Entfernung von maximal 400m vom Bienenstock ein zuverlässiges Vorkommen von Wasser wie eine Quelle, einen Bach oder einen Teich zu haben.

Öl

Einige Bienenarten sammeln auch Öl, das sich in Blüten findet, als Nahrung für sich selber und für die Larven sowie für den Nestbau.

Vor allem in Südamerika gibt es viele Pflanzen, die anstelle von Nektar fette Öle produzieren und damit die Bienen anlocken. Dort wird dieses Öl von den Bienen als Brutnahrung und zum Auskleiden der Waben verwendet.

Harz

Das Harz von Bäumen wird von den Bienen ab Juni und vor allem im Herbst an warmen Tagen gesammelt – am liebsten zwischen 10 und 16 Uhr, da der Tag dann am wärmsten und das Harz daher dann auch am weichsten ist. Dabei bevorzugen die Bienen das Harz, das sie hauptsächlich auf der Rinde, den Blättern und den Knospen von Birken, Buchen, Erlen, Pappeln, Rosskastanien, Weiden, Ulmen und Fichten finden. Abhängig von dem Angebot an Harz sammelt ein Bienenvolk 50-500g Harz pro Jahr.

Die Bienen brauchen das Harz, um aus ihm das Propolis herzustellen.

Die Bienen kauen das Pflanzenharz von dem Baum los und fügen ihm über ihre Kieferdrüsen ein Lösungsmittel hinzu. Das gelöste Harz wird auch mit den Vorderbeinen bearbeitet. Die Mittelbeine die Bienen reichen das Harz dann nach hinten weiter, wo es in den „Körben" (dichte Behaarung) an den Hinterbeinen festgeklebt wird, damit sie das Harz in den Bienenstock transportieren können.

Das Harz der Bäume entspricht den weißen Blutkörperchen beim Menschen, die den Schorf auf Wunden bilden – die Bäume schließen mit dem Harz die Wunden an ihrer Rinde und schützen sich mit ihm auch vor Pilzen und Bakterien.

Propolis

Wenn die Sammlerinnen in den Bienenstock zurückgekehrt sind, reichen sie das Harz an die Arbeiterinnen weiter, die aus ihm Propolis herstellen. Dazu kneten sie es erneut durch und mischen es mit Stoffen aus ihren Drüsen, mit Bienenwachs und mit fermentierten Blütenpollen.

Das fertige Propolis ist eine Mischung aus ca. 55% Harz und Pollenbalsam („Klebstoff" auf den Pollen), 30% Bienenwachs, 5% Pollen, und 10% ätherischen Ölen, die aus den Blütenknospen und aus dem Speichelferment der Bienen stammen.

Propolis wird von den Bienen überall in dem gesamten Inneren ihres Bienenstocks angebracht, um Dinge gut zu kleben und zu verschließen, doch der eigentliche Zweck liegt darin, dass Propolis in den Waben und allgemein in den Bienenstöcken gegen Pilze, Bakterien und Viren schützt. Da es in einem Bienenstock immer feucht-warm ist (36°C und 40% Luftfeuchtigkeit), würde sich in ihnen sehr schnell Schimmel bilden, was jedoch durch das Propolis verhindert wird.

Wenn ein Tier wie z.B. eine Maus in den Bienenstock eindringt und dort von den Bienen getötet wird, kann dieses Tier von den Bienen nicht nach draußen geschafft werden. Das würde bedeuten, dass diese Maus in dem Bienenstock verfaulen und ihn unbewohnbar machen würde. Um das zu verhindern, hüllen die Bienen die gesamte tote Maus mit Propolis ein und isolieren sie auf diese Weise.

Propolis war auch eine der Substanzen, die die Alten Ägypter verwendet haben, um ihre Toten zu mumifizieren – das haben die Ägypter von den Bienen gelernt …

Der Name „Propolis" bedeutet „vor der Stadt" und bezieht sich darauf, dass die Bienen das Propolis auch an ihrem Flugloch und rings um das Flugloch herum anbringen, um das Innere des Bienenstocks gegen Infektionen zu schützen.

Die Bienen benutzen Propolis auch, um kleine Löcher und Ritzen im Bienenstock zu verschließen, und sie überziehen auch das Innere der Brutwaben mit einem feinen Propolis-Film, um die Brut vor Infektionen zu schützen.

Propolis ist eine klebrige Substanz, deren Viskosität an den früher von den Glasern verwendeten Fensterkitt erinnert. Frisches Propolis ist gelb bis rotbraun, doch wenn es älter wird und ausgehärtet ist, wird es dunkler. Propolis hat einen ausgeprägten, angenehmen Geruch und einen ziemlich kräftigen Geschmack.

Gelée Royale

Der Futtersaft der Arbeiterinnen wird auch „Gelée royale" („königliche Creme"), „Weichselfuttersaft" („Weichsel" = „Königin") und „Bienenköniginnenfuttersaft" genannt. Die Königinnen entstehen aus normalen weiblichen Eiern, wenn diese nur mit Gelée royale gefüttert werden.

Die Ammen stellen das Gelée royale aus den Sekreten ihrer Futtersaftdrüsen und Oberkieferdrüsen her. Er enthält 60-70% Wasser, 10-23% Zucker, 9-18% Eiweiße, 4-8% Fette, sowie viele weitere Stoffe wie einige B-Vitamine und Spurenelemente in kleinen Mengen und schließlich noch, 4-Hydroxy-Benzosesäure-Methyl-Ester als Konservierungsstoff.

Gelée royale dient auch als Klebstoff, mit dem die Larven der Königinnen in ihren Waben-Zellen befestigt werden – diese Wabenzellen werden schließlich nicht waage-recht, sondern senkrecht und unten offen in dem Bienenstock angebracht.

Wachs

Die Honigbienen bauen ihre Waben aus Bienenwachs, den sie aus Zucker herstellen und den sie zunächst in Fett und dann in einer zweiten Stufe in Wachs verwandeln.

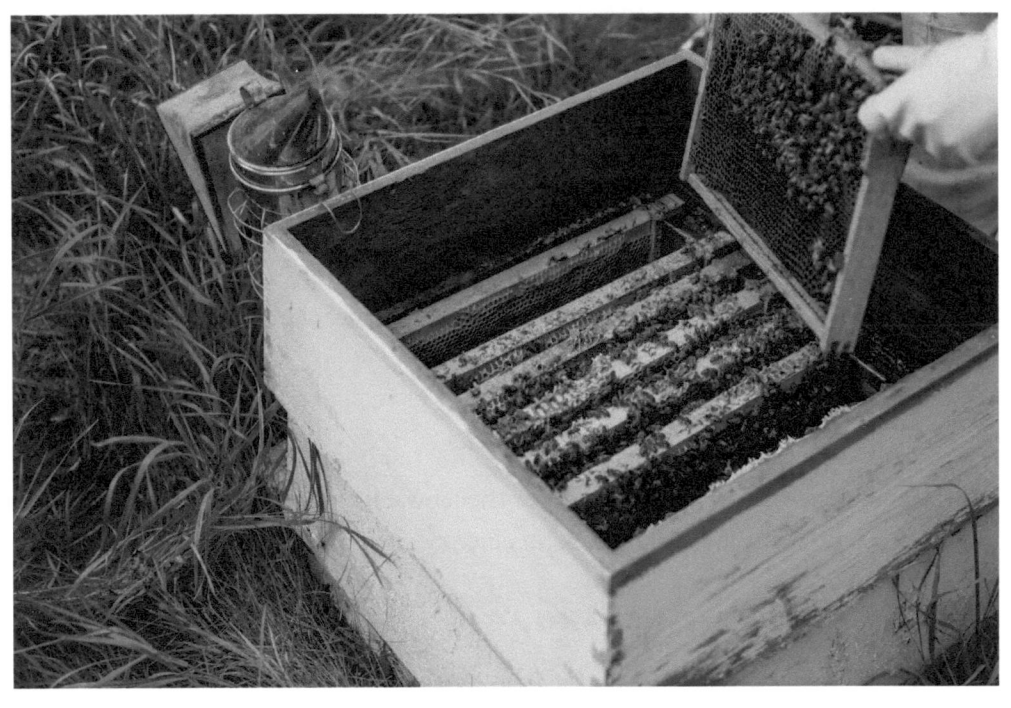

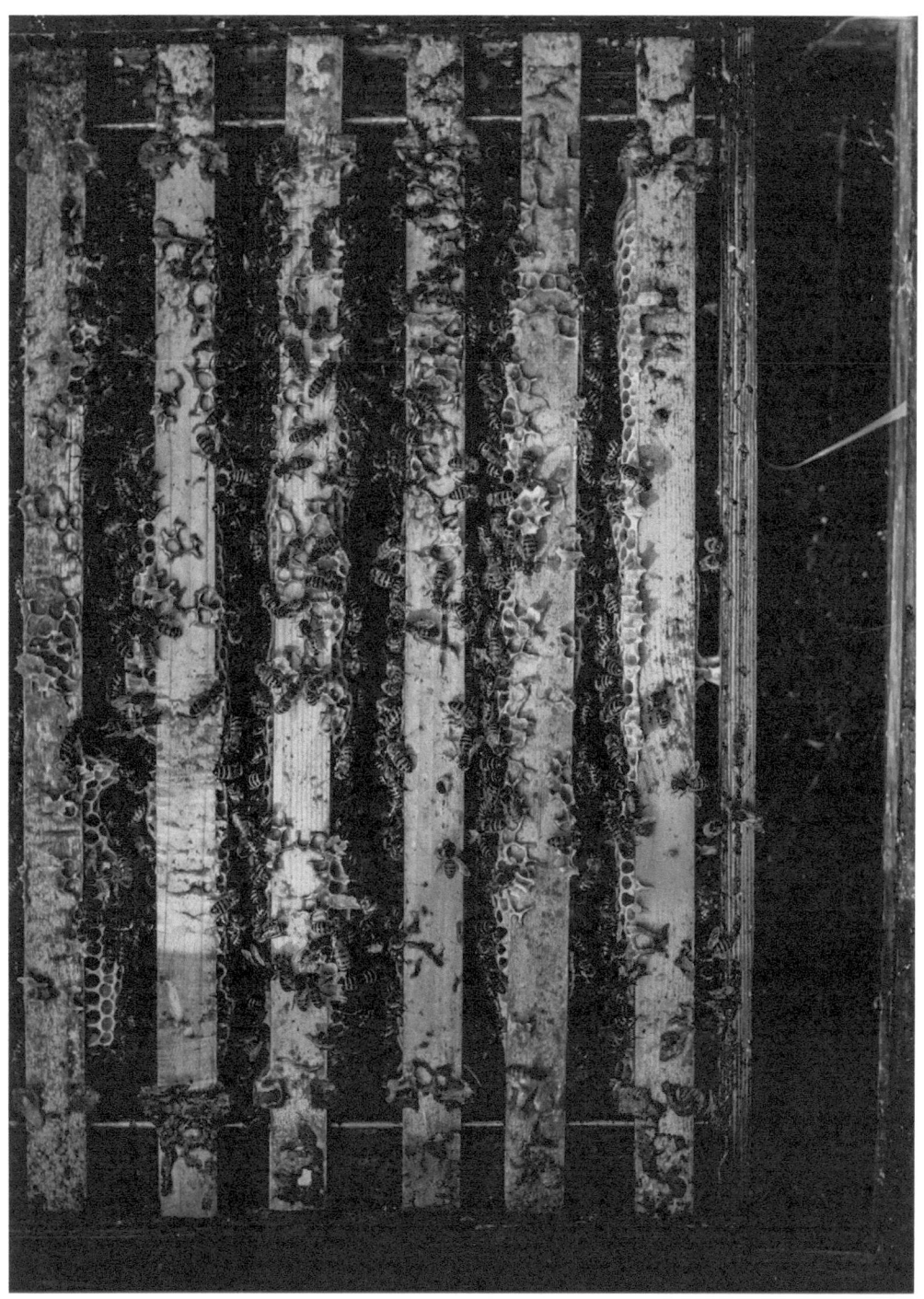

7. Kooperation

♎

Staatenbildende, also sozial organisierte Insektenvölker gibt es nur bei den Honigbienen, den Hummeln, den Deutschen Wespen, den Gemeinen Wespen, den Hornissen, den Ameisen und den Termiten. Diese Insekten legen u.a. Futtervorräte für die Regenzeit bzw. für den Winter an.

75% der Bienen sind Solitärbienen, weitere 15% sind Kuckucksbienen (Schmarotzer) und 10% sind soziale Bienen, die zum Teil Staaten bilden. Bei den Bienen sind 629 der insgesamt 21.000 Arten weltweit staatenbildend – das sind 3%.

Weltweit gibt es ca. 101 Millionen von Menschen gehaltene Bienenvölker. Es gibt nur noch vereinzelt wildlebende Honigbienen-Völker.

- - -

Es gibt auch einige verschiedene Zwischenformen zwischen der Solitärbien und den Bienenvölkern, die im Folgenden von der isolierten zur sozialen Verhaltensweise hin sortiert sind:

- die gemeinsame Abwehr von Feinden durch Solitärbienen

- die gemeinsame Überwinterungsgemeinschaften von Solitärbienen

- die Schlafgemeinschaften von Bienenmännchen im Frühjahr vor allem an Pflanzenstengeln (der Sinn davon ist noch unerforscht)

- die Nistgemeinschaften der Weibchen in Höhlen mit einem Eingang, aber vielen Nistzellen, Rücksichtnahme am Eingang

- die Wachdienste am Eingang von Nistgemeinschaften

- die Zusammenarbeit bei der Anlage und Versorgung der Zellen

- die Arbeitsteilung, bei der ein Teil der Weibchen Eier legt und die anderen sich um Nestbau, Proviant und Wachdienst kümmern

- die gemeinsame Brutpflege durch die Fütterung der Larven und das Hinaus-
tragen des Kots

- einige Wildbienen leben in kleinen Gruppen

Die Solitärbienen („Freiheit!") und die Bienenvölker („Solidarität!") sind also nur die beiden Extremformen der gesellschaftlichen Organisation bei den Bienen.

- - -

Die Honigbienen leben in Völkern von mehreren 10.000 Bienen zusammen – im Sommer können dies bis zu 70.000 Bienen werden und selbst im Winter sind es noch bis zu 20.000 Bienen in einem Volk. Es ist folglich ein hohes Maß an Koordination notwendig, damit dieses Zusammenleben auch zu einem Überleben führen kann. Andererseits ist auch die einzelne Honigbiene auf ihren Schwarm angewiesen: Sie stirbt schnell, wenn ihr der Kontakt zu den anderen Bienen fehlt.

Ein Aspekt dieses Zusammenwirkens ist schon in dem Kapitel über den Lebenszyklus der Bienen beschrieben worden: die Folge „Säuberungs-Biene – Ammen-Biene – Hausmeister-Biene – Bau-Biene – Logistik-Biene – Wächterin-Biene – Sammlerin", die die notwendigen Arbeiten in einem Bienenstock abdeckt.

Ein großer Teil dieser Koordination erfolgt über Duftstoffe:

- Jedes Bienenvolk hat einen eigenen Bienenstock-Geruch – die Wächterinnen können an dem Geruch fremde Bienen erkennen.

- Der Duft aus den Kopfdrüsen der Königin erhält die Harmonie im Bienen-schwarm und die Ausrichtung auf die Königin.

- Auch bei der Wahl der Partner zwischen Königin und Drohnen spielen Duft-stoffe eine große Rolle („Wer hat das beste Parfum?").

- Bei manche Bienenarten markiert eine Biene die Blüten, von denen sie Nektar und Pollen gesammelt hat, mit einem Duftstoff, wodurch dann keine andere Biene mehr an diese Blüten geht.

- Die Sammler-Bienen geben den Pflegerin-Bienen einen Duftstoff („Phero-mon"; hier Ölsäureethylester) aus ihrem Magen, der bewirkt, dass sie

Pflegerinnen bleiben. Wenn es jedoch zu wenig Sammlerinnen gibt, erhalten die Pflegerinnen weniger von diesem Duftstoff und werden teilweise zu Sammlerinnen, sodass dann wieder mehr Sammlerinnen da sind und die Pflegerinnen wieder mehr von diesem Duftstoff erhalten. Dieses Verfahren ist eine dezentrale Selbstregulierung des Systems.

- Der Duft aus der Duftdrüse der Arbeiterinnen kann andere Bienen anlocken und er kann die Schwarmbienen zusammenhalten.

- Das Ausströmen des Duftes aus der Mandibeldrüse und der Stachelrinne signalisiert Alarm und ruft andere Bienen zur Verteidigung des Bienenstocks herbei.

Bei dem Bau der Bienenwaben scheinen die Bienen ebenfalls eine dezentrale Intelligenz zu benutzen – das genaue Verfahren ist noch unbekannt.

Beim Anlegen von Waben bilden die Honigbienen manchmal Bienen-Bauketten, bei denen ca. 5 Bienen nebeneinander hängen und sich mit ihren Beinen festhalten – so als ob sie sich die Hände reichen würden. In dieser Form hängen sie dann z.B. von einer Wabe zur anderen. Der Zweck dieses Verhaltens ist noch ungeklärt.

- - -

Eine einzelne Biene kann sich für ihr Volk opfern – sie stellt die Erhaltung des Volkes über ihr eigenes Überleben.

Alle eusozialen Arten, also Arten, in denen die einzelnen Individuen zusammenarbeiten und sich sogar für ihr Volk opfern können, also Arten, die einen „Superorganismus" bilden, haben eine einzige Königin, d.h. alle Arbeiterinnen sind Schwestern (wenn sich die Königin nur mit einem Männchen paart) oder Halbschwestern (wenn sich die Königin mit mehreren Männchen paart).

- - -

Man kann ein Bienenvolk als einen „Superorganismus" ansehen, in denen alle Individuen gemeinschaftlich handeln. Eine „wie einsichtige Erwachsene" handelnde Menschheit wäre auch ein solcher „Superorganismus", der die anstehenden ökologischen und ökonomischen Probleme aufgrund seines Blickes, der auf das Wohlergehen des Ganzen ausgerichtet ist, auf sinnvolle und effektive Weise lösen könnte.

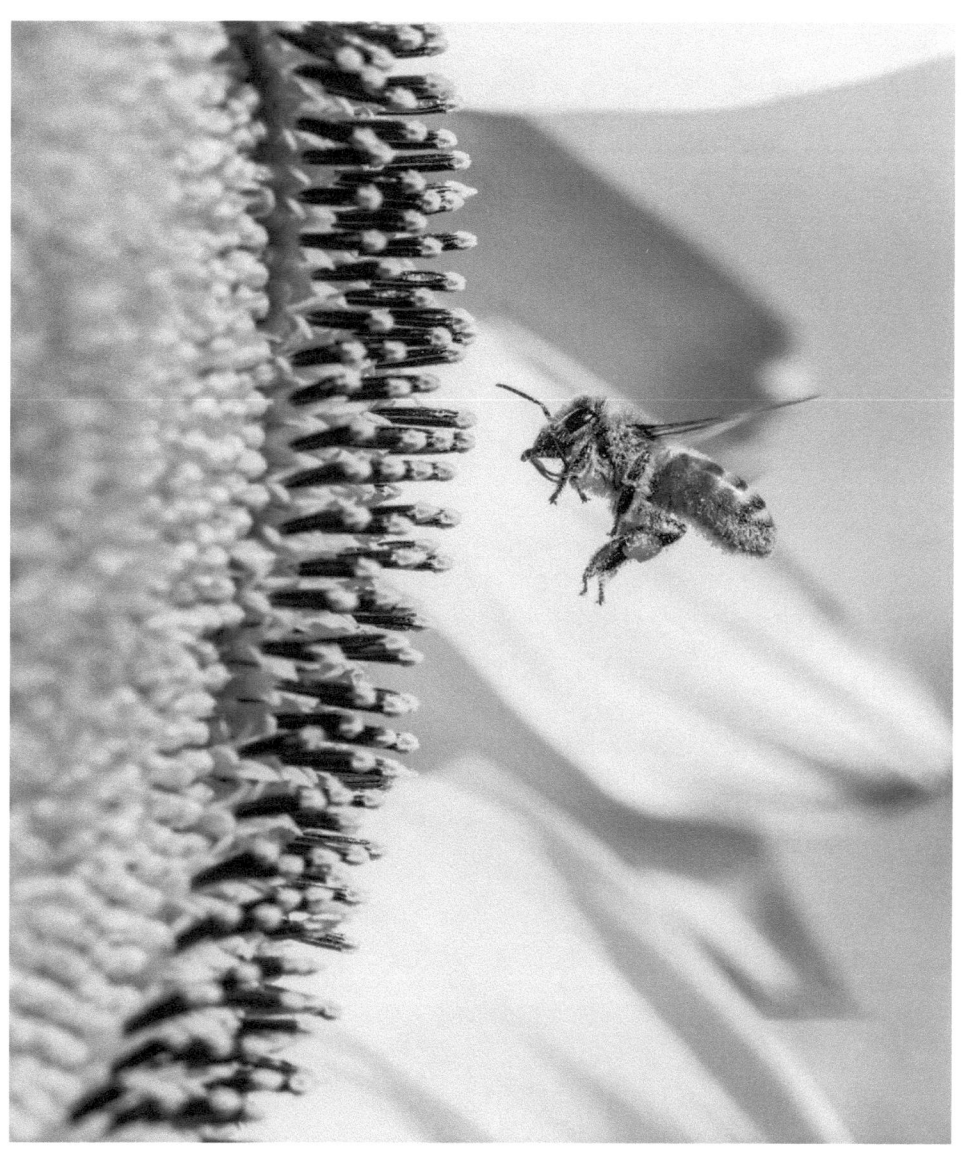

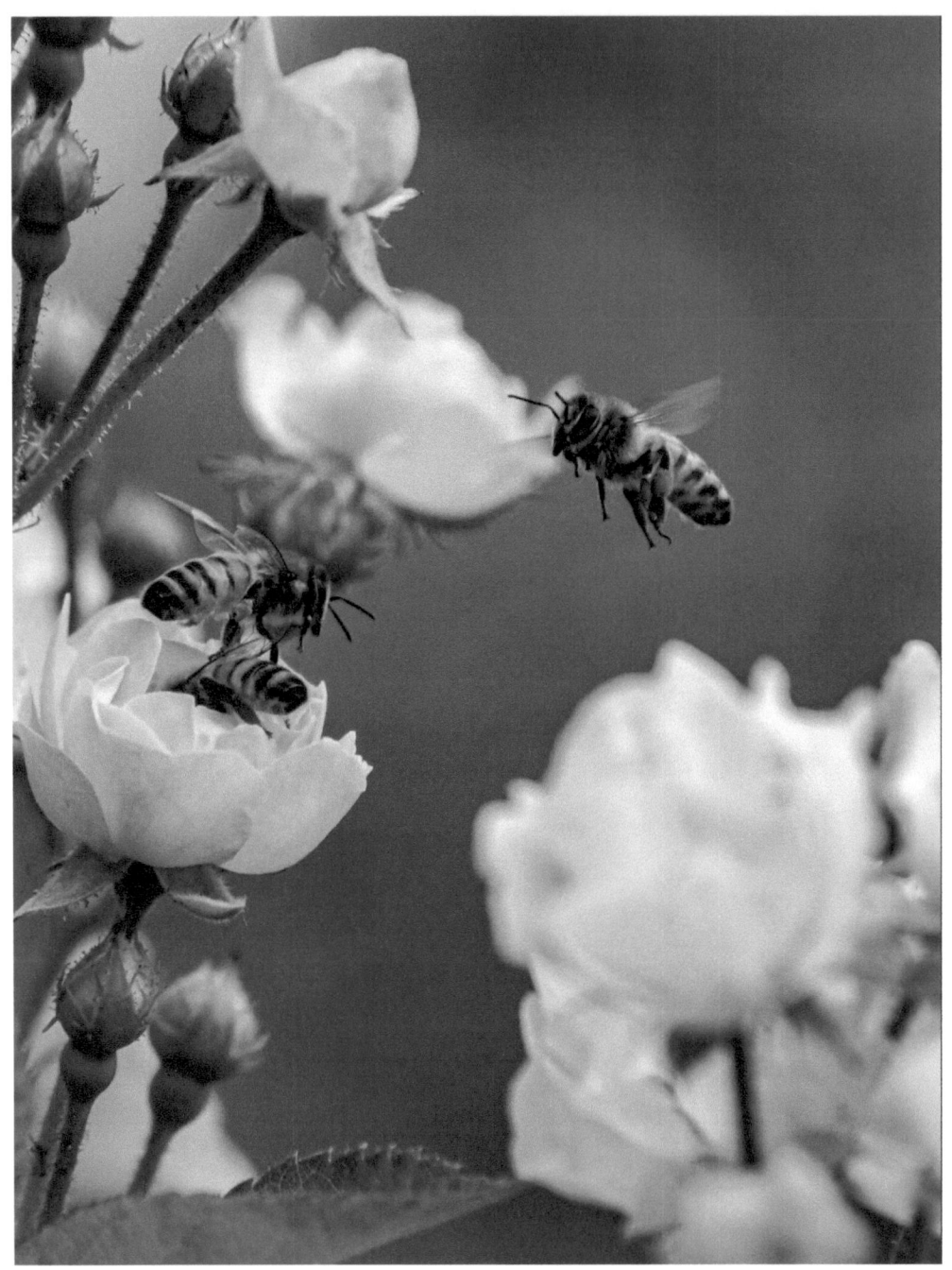

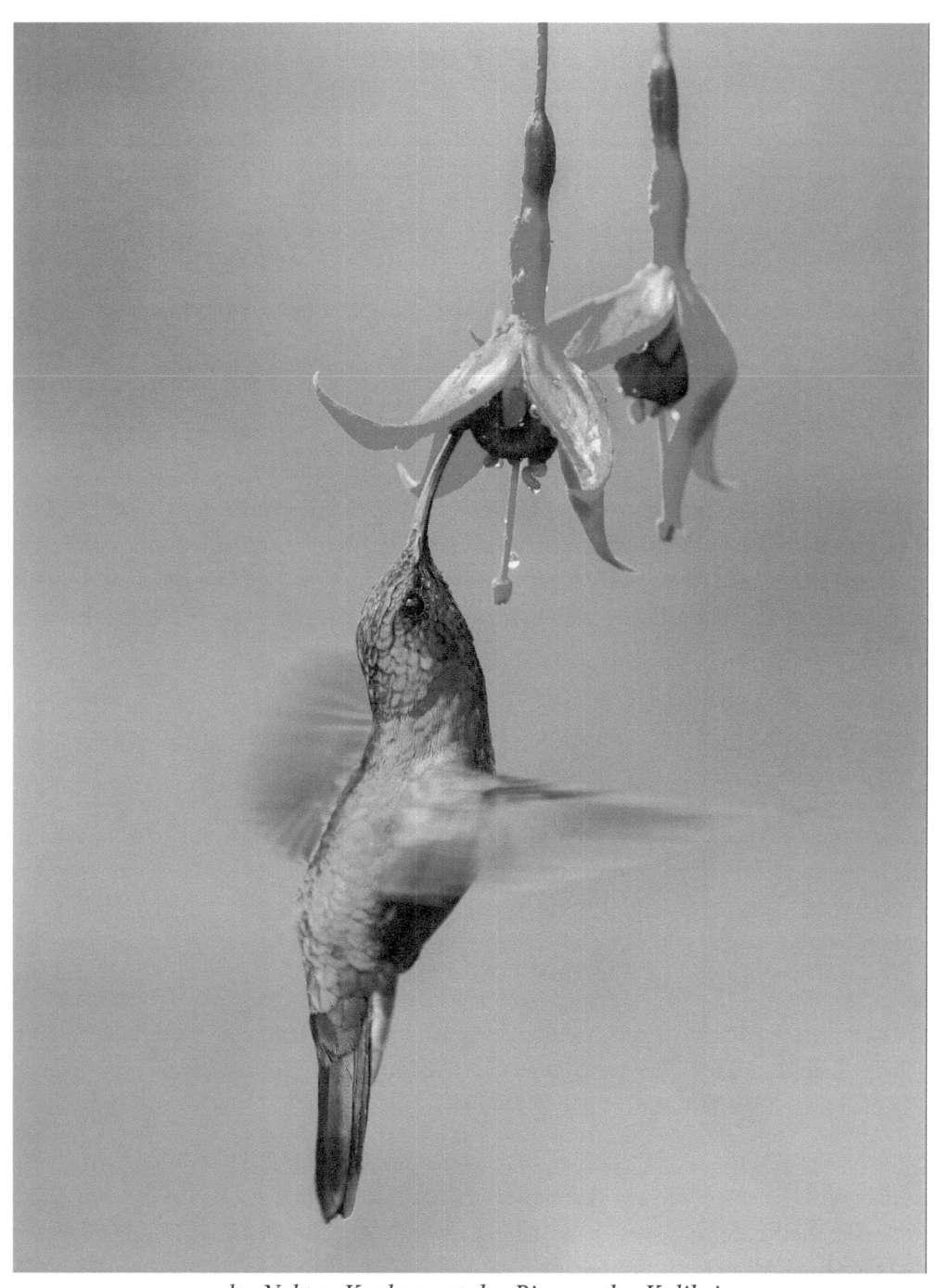

der Nektar-Konkurrent der Bienen: der Kolibri

8. Feinde

♏

Bienen leben keineswegs friedlich – sie sind einer Vielfalt von Gefahren ausgesetzt, gegen sie sie sich ständig wehren müssen.

Der Stachel – die Waffe der Bienen

Der Stachel ist die wichtigste, aber keineswegs die einzige Waffe der Bienen. So zählt z.B. auch das Propolis zu den Waffen – sie sind die „biologisch-chemische Keule" der Bienen gegen alle Arten von Infektionen und Schimmelpilze. Die Stachellosen Bienen wehren sich mit Bissen und Sekreten und es gibt auch noch weitere Verteidigungs-Strategien.

Bienen, Wildbienen und die meisten Wespen sind friedlich und stechen nur im Notfall – sie wollen schließlich vor allem Nektar und Pollen sammeln und dabei nicht gestört werden.

Die Wächterbienen am Flugloch erkennen am Aussehen und vor allem am Geruch jede Biene, die nicht zu dem eigenen Volk gehört, und auch jede Wespe und Hornisse. Sie werden vertrieben – und wenn sie nicht schnell genug fliehen – zu Tode gestochen.

Der Stachel der Bienen, Wespen und Ameisen hat sich aus dem Legeapparat der weiblichen Tiere entwickelt – daher haben nur weibliche Tiere einen Stachel. Von ihrer Kampfkraft her gesehen, sind die Honigbienen also „Amazonen" – nur die Frauen tragen Waffen.

Vom Kampf-Verhalten der Bienen hat sich sogar schon mal ein Weltmeister inspirieren lassen: „Flatter wie ein Schmetterling und stich wie eine Biene – seine Hände können nichts treffen, was seine Augen nicht sehen können." (Cassius Clay alias Muhammad Ali – Boxweltmeister)

Gelb-Schwarz: **die Warnfarbe**

Bienen und vor allem Wespen und Hornissen warnen Fressfeinde durch ihre auffälligen schwarz-gelben Streifen vor einem Angriff auf sie. Einige Fliegen imitieren in ihrem Aussehen (Mimikry) Bienen, um dadurch Schutz zu erhalten. Einige Bienenarten ahmen ihrerseits einige Käfer, Schmetterlinge und andere Insekten nach, die bitter schmecken oder giftig sind.

Der Fußballverein „Borussia Dortmund" hat seine gelb-schwarzen Trikot-Streifen sicherlich als Assoziation zur Wespe gewählt.

Auch der fiktive Quidditch-Verein „Wimbourne Wesps" aus den „Harry Potter"-Büchern trägt aus demselben Grund gelb-schwarz quergestreifte Trikots mit dem Bild einer Wespe auf der Brust.

- - -

Im Folgenden werden die verschiedenen Feinde von Ihrer Angriffsrichtung (von innen oder von außen) und von ihrer Größe her aufgeführt. Bei den Krankheiten werden nur die Wichtigsten von ihnen aufgeführt

Die Viren-Krankheit: **der Picornavirus**

Durch diese Gruppe von Viren, die durch die Varroa-Milbe übertragen werden, wird die Eiweiß-Produktion der Biene beeinträchtigt, was eine Immunschwäche zur Folge hat, sodass die Biene schließlich durch Sekundärkrankheiten stirbt.

Die Bakterien-Krankheit: **die Faulbrut**

Die Krankheit befällt die Brut der Honigbienen. Sie wird durch Bakterien ausgelöst, die mit der Nahrung aufgenommen werden. Diese Bakterien verbrauchen zunächst das Larvenfutter im Mitteldarm der Brut und fressen sich anschließend durch die Darmwand, wodurch die Bienenlarve stirb.

Die Krankheit kann von den Bienen eingedämmt werden, wenn sie den Bienenstock stets gründlich reinigt und die Faulbrut aus den Zellen entfernt. Der beste Schutz gegen die Krankheit ist möglichst hochwertiger Nektar. Hygiene und gute Nahrung sind zwei Dinge, die auch für die Gesundheit des Menschen förderlich sind.

Die erste Pilz-Krankheit: **die Nosemose**

Die Infektionskrankheit „Nosemose" ist die am weitesten verbreitete Krankheit der Honigbiene. Sie wird durch einzellige Pilzparasiten ausgelöst und ist in Europa weit verbreitet. Die Immunkrankheit ist für die Bienen tödlich, da die Pilzsporen den Mitteldarm der Bienen so schwer stören, dass ihr Stoffwechsel sie nicht mehr am Leben erhalten kann. Durch diese Krankheit schrumpft die Größe des Bienenvolkes.

Die kann von den Imkern hauptsächlich durch regelmäßige Desinfektion aller seiner Geräte eingedämmt werden.

Die zweite Pilz-Krankheit: **die Kalkbrut**

Diese Pilzkrankheit befällt ebenfalls die Brut der Bienen. In einem Bienenstock mit den von den Bienen angestrebten 35-36° Wärme können diese Pilze nicht gut gedeihen, da sie eine feucht-kalte Umgebung brauchen. Ein gesundes Volk, das einen Bienenstock zur Verfügung hat, der nicht zu groß ist, sodass es ihn gut rein halten und erwärmen kann, ist weitgehend gegen diese Krankheit geschützt.

Der weitverbreitete Feind im Bienenstock: **die Varroa-Milben**

Die 1-2mm großen Varroa-Milben bedroht die Honigbienen so sehr, dass die Bienen kaum noch in der Lage sind, ohne den Schutz durch die Imker zu überleben. Sie befällt nur die Arbeiterinnen. Die Milbe setzt sich auf den Rücken der Biene, also dorthin, wo die Biene sie nicht selber erreichen kann. Dort saugt diese Milbe zwischen den Chitin-Platten wie eine Zecke beim Menschen das Blut der Biene aus. Diese „Vampir-Milbe" ist eine ernsthafte Bedrohung für die Bienen und kann ein ganzes Bienenvolk innerhalb von 1-2 Jahren ausrotten.

Bei dem Aussaugen überträgt sie oft auch noch Viren in das Blut der Biene, sodass die bereits durch den Blutverlust geschwächte Biene auch noch erkrankt. Die entspricht der Borrelliose, die durch Zecken auf den Menschen übertragen wird. Zudem legen die Milben ihre Eier in die Bienenbrut, wodurch die Brut stirbt.

Bisher gibt es kein sicheres Gegenmittel gegen den Befall eines Bienenvolkes durch die Varroa-Milbe. Während sich die asiatischen Honigbienen-Arten gegen die Varroa-Milben wehren können, sind ihnen die europäischen, amerikanischen und afrikanischen Bienen-Arten weitgehend hilflos ausgeliefert

Der seltenere Feind im Bienenstock: **die Tracheen-Milben**

Tracheenmilben setzen sich in die vorderen Tracheen („Luftröhren") der Bienen und ernähren sich von der Körperflüssigkeit der Bienen. Auch hier kommt es zur Übertragung von Viruskrankheiten. Wenn die Milben sich stark vermehren, verstopfen sie die Tracheen, was zur Atemnot der Biene führt. Die geschlüpften Jungtiere suchen sich neue, jüngere Bienen als Wirt. Bei fortgeschrittenem Befall werden die Bienen flugunfähig und springen aus dem Bienenstock heraus auf den Boden vor dem Stock, um die anderen Bienen vor der Ansteckung zu schützen.

Der kleine Parasit: **die Kleine Beutenkäfer**

Dieser 5-6mm lange Käfer ist erst 1998 im Südosten der USA das erste Mal als Bienen-Schädling bemerkt worden. Er legt in den Bienenstöcken ca. 1 Woche lang täglich Gelege von 200 Eiern in Ritzen und Spalten ab. Die Maden fressen sich dann durch den Wachs, den Honig und die Brut und können innerhalb von 5-14 Tagen einen ganzen Bienenstock zerstören.

Die Konkurrenten: **die Wildbienen**

Die meisten Honigbienen-Völker können die Wildbienen in ihrem Revier aus mehreren Gründen vertreiben. In diesem Fall hat sich die Strategie „Solidarität" gegen die Strategie „Einzelgänger" durchgesetzt. Die Gründe für die Überlegenheit der Bienenvölker sind:

- Honigbienen sammeln in einem Radius von 5km, Wildbienen hingegen nur in einem Radius von 500m.

- Honigbienen beginnen früher am Tag mit der Nahrungssuche und haben dann, wenn die Wildbienen ausfliegen, bereits das meiste abgeerntet. „Fleißig wie eine Biene …"

- Honigbienen sind nicht auf eine Blütenart spezialisiert wie die meisten Wildbienen und sind daher flexibler, was das Blütenangebot und evtl. aussterbende Pflanzen betrifft.

- Honigbienen ernten auch an Standorten mit nur wenigen Blüten.

- Wildbienen weichen daher vor den Honigbienen in Gegenden aus, in denen es zu wenige Blüten für ein Honigbienen-Volk gibt.

Honigbienen vertreiben jedoch von sich aus keine Wildbienen – sie sind lediglich effektiver im Sammeln von Nektar und Pollen.

Wenn man die Wildbienen fördern will, kann man in Gärten und Vorgärten, auf Balkonen, in Vorgärten, Parks und auf Friedhöfen, auf offenen Straßenflächen und in Schrebergärten usw. den Anbau von Blütenpflanzen, die von den Bienen genutzt werden, unterstützen.

Der kleine verwandte Feind: **die Kuckucksbiene**

25% der Wildbienen töten die Eier oder Larven einer anderen Wildbienen-Art und legen dort ihre eigenen Eier ab. Dies ist z.B. von den Kuckuckshummeln, den Blutbienen und den Wespenbienen bekannt.

Die Bezeichnung „Kuckucks-Biene" ist ein Hinweis auf den Kuckuck, der seine Eier in die Nester anderer Vogelarten legt und sie von ihnen ausbrüten und anschließend die anderen Vögel auch die Kuckucks-Jungen füttern lässt.

Die größte Gruppe unter den Kuckucksbienen sind die Wespenbienen.

Die Kuckucksbienen befallen jedoch nur andere Wildbienen und nicht die Honigbiene, die durch ihre soziale Organisation gegen solche Schmarotzer gefeit ist.

Der große verwandte Feind: **die Hornisse**

Die Hornissen fangen gerne Sammlerinnen, die mit Nektar und Pollen beladen heimkehren, kurz vor ihrem Bienenstock ab. Wenn eine Hornisse eine Biene angreift, versuchen Hunderte von Bienen, die Hornisse zu umringen und in einer dichten Traube von Bienen festzuhalten. In der Mitte der Traube steigt die Temperatur schließlich bis auf 47°C an, wodurch die Hornisse nach ca. 20 Minuten an einem Hitzschlag stirbt.

Der versteckte Feind: **der Bienenwolf**

Der Bienenwolf, der zu den Grabwespen gehört, frisst ausschließlich Honigbienen, die er beim Sammeln von Nektar und Pollen überfällt. Eine Bienenwolf-Kolonie kann an einem Tag 1.000 Bienen töten.

Der erste Insekten-Jäger: **die Raubfliegen**

Raubfliegen jagen Wespen, aber auch Bienen und viele verschiedene Käfer, denen sie von einem erhöhten Punkt wie z.B. einem Baumstumpf aus auflauern und dann mit ihren giftigen Stacheln töten.

Der zweite Insekten-Jäger: **die Krabbenspinnen**

Die Krabbenspinnen lauern Bienen, Hummeln und anderen Insekten auf Blüten und Blättern auf. Sie überfallen die Honigbienen vor allem während diese Bienen Nektar und Pollen sammeln.

Der dritte Insekten-Jäger: **die Libelle**

Libellen jagen und fressen alle Insekten, die sie überwältigen können – sogar andere Libellen ihrer eigenen Art. Sie sind daher auch eine Gefahr für die Honigbienen, auch wenn die Libellen nicht speziell Jagd auf Bienen machen.

Der vierte Insekten-Jäger: **die Gottesanbeterin**

Diese 1cm bis 16cm großen Insekten warten oft lange Zeit reglos auf Beute, wobei sie durch ihr für Insekten untypisches Aussehen und ihre oft grüne, gelbe oder braune Farbe perfekt getarnt sind. Sie jagen alle Arten von Insekten und Spinnen, aber die größeren Gottesanbeterinnen-Arten können auch junge Schlangen, Eidechsen, kleine Säugetiere und kleine Vögel erlegen. Honigbienen sind nur eine von vielen Möglichkeiten auf ihrem Speiseplan.

Der schleichende Dieb: **die Nacktschnecken**

Die Schnecken – besonders die Tigerschnecken – suchen ab und zu Bienenstöcke auf, um den Müll auf dem Boden des Bienenstocks zu fressen oder um sich zu verstecken. Sie stellen keine Gefahr für die Bienen dar, da sie nicht an die Waben gehen. Trotzdem kommt es vor, dass die Bienen die Schnecken zu Tode stechen. Das geschieht vor allem im Sommer – im Winter sitzen die Bienen in einer großen Kugel zusammen und wärmen sich gegenseitig, sodass sie die Bienen-Kugel nicht verlassen und folglich auch nicht die Schnecken auf dem Boden des Bienenstocks angreifen.

Der große Fressfeind: **Vögel**

Es gibt mehrere Vogelarten, die auch Honigbienen jagen wie z.B. die Schwalben, die die Bienen im Flug schnappen, oder wie der Wespenbussard, der die Larven in den Bienenstöcken frisst.

Der Große Honiganzeiger – eine Specht-Art – frisst überwiegend Insekten, aber kann auch Bienenwachs verdauen (allerdings keinen Honig). Diese Specht-Art hat ihren Namen erhalten, weil sie – wie zumindest erzählt wird – mit Honigdachsen, Ginsterkatzen und Menschen zusammenarbeitet, um Bienennester plündern zu können. Sie sind zudem Brutschmarotzer, die wie der Kuckuck ihre Jungen von anderen Vögeln in deren Nestern aufziehen und füttern lassen.

Der sehr kleine vierbeinige Fressfeind: **die Maus**

Im Winter, wenn die Bienen in einer Traube zusammenhängen und sich nicht wehren können, weil sie die Wärme in der Bienentraube bewahren müssen, beginnen manchmal Mäuse die Honigreserven, die Brut und die muskulösen Brustteile der Bienen zu fressen. Sie können ein Bienenvolk so sehr schädigen, dass es den Winter nicht überlebt.

Wenn eine Maus im Sommer in den Bienenstock eindringt, wird sie sofort von Bienen mit vielen Stichen getötet.

Der kleine vierbeinige Fressfeind: **die Ginsterkatze**

Ginsterkatzen leben vor allem in Afrika, aber die Kleinfleck-Ginsterkatze kommt auch in Europa vor. Sie ist ein Allesfresser, die sich u.a. auch von Insekten einschließlich Bienen ernährt.

Der mittlere vierbeinige Fressfeind: **der Honigdachs**

Diese Marder-Art ist trotz ihres Namens kein Dachs, auch wenn sie ungefähr wie ein kleiner Dachs aussieht. Der Honigdachs lebt vor allem in Afrika und Asien. Er ist ein Allesfresser, aber bevorzugt Fleisch: kleine Säugetiere und Nagetiere, Jungtiere von Füchsen und Antilopen, Vögel und Vogeleier, Reptilien, junge Krokodile, Giftschlangen, Frösche, Aas, Insektenlarven, Skorpione, Giftnattern – und eben auch die Brut der Honigbienen.

Der große vierbeinige Fressfeind: **der Bär**

Bären fressen nicht nur Honig, sondern plündern den ganzen Bienenstock und fressen auch die Larven in den Waben. Sie sind außer auf ihrer Nase durch ihr dickes Fell gut vor den Stichen der Bienen geschützt.

Der größte Feind: **der Mensch – Bienensterben**

Das Bienensterben – also das Sterben ganzer Bienenvölker – ist ein komplexes Phänomen. Weltweit hat die Zahl der Bienenvölker zwischen 1961 und 2007 um 45% zugenommen. Während die Zahl der Bienenvölker in Nordamerika und Europa in dieser Zeit um knapp die Hälfte bzw. ein Viertel gesunken ist – von dort stammt daher auch der Begriff „Bienensterben" – hat sich die Zahl der Bienenvölker in Asien, Afrika und Südamerika vervielfacht. In Deutschland ist die Zahl der Bienenvölker zwischen 1990 und 2008 um rund 40% gesunken, erholt sich aber seitdem allmählich wieder. Es hat auch früher schon einige massenhafte Bienensterben gegeben, deren Ursachen nicht immer herausgefunden werden konnten.

Es ist nicht klar, was die Ursachen für das Bienensterben in Europa und Nordamerika in den letzten 35 Jahren sind. Allerdings sind durch die intensiven Untersuchungen in den letzten drei Jahrzehnten acht Faktoren deutlich geworden, die maßgeblich zu dem Bienensterben beitragen und die jedem Bienenvolk Stress bereiten:

1. die Varroa-Milbe

2. das Picorna-Virus

3. Mangelernährung durch Monokulturen in der Landwirtschaft

4. Pestizide, Herbizide, Fungizide, Insektizide

5. Immunschwäche durch Krankheitserreger

6. Mahd (Tod der Bienen beim Mähen der Felder)

7. Mobilfunk

8. Klimawandel

Die Schäden durch die Varroa-Milbe und das Picorna-Virus sind bereits weiter vorne in diesem Kapitel beschrieben worden.

Der größte Feind: **der Mensch - Monokulturen**

Die großen Flächen in der Landwirtschaft, in der nur eine einzige Pflanze angebaut wird, sind ein Problem für die Bienen: Eine einseitige Ernährung ist für sie genauso ungesund wir für uns Menschen und zudem blüht diese eine Pflanzenart dann höchstens 2 Monate lang – und den Rest des Jahres haben die Bienen keine Blüten, von deren Nektar und Pollen sie leben können. Das führt dazu, dass die Bienen leichter erkranken und deutlich kürzer leben.

Die Wildbienen finden in solchen Monokulturen weder Nahrung noch Nistplätze.

Die züchterische und gentechnische Optimierung der in diesen Monokulturen angebauten Pflanzen bringt ebenfalls Nachteile für die Bienen mit sich. So haben die neuen Arten der Sonnenblume, die früher eine wichtige Bienenweide gewesen sind, so gut wie keinen Nektar und keinen Pollen mehr.

Wenn der landwirtschaftliche Trend der letzten Jahre anhält, wird es in 10 Jahren nur noch halb so viele natürliche Flächen mit einer großen Blütenvielfalt geben wie heute.

Der größte Feind: **der Mensch – Biozide**

Die Pestizide, Herbizide, Fungizide und Insektizide, also die in der Landwirtschaft verwendeten Gifte gegen Lebewesen allgemein, Unkraut, Pilzbefall und Insekten, gelangen über den Nektar und die Pollen auch in die Biene, in der sich diese Gifte ansammeln und sie schwächen und schließlich erkranken lassen.

Insbesondere die „Neonicotinoide" (kurz: „Neonics") genannten Biozide, die starke Nervengifte sind, die die Nerven lähmen, setzen den Bienen arg zu. Das Sterben ganzer Bienenvölker konnte vermehrt in der Nähe von großen Feldern beobachtet werden in denen Neonics zum Schutz der angebauten Pflanzen ausgebracht wurde.

Wie bei solchen Fragen nicht anders zu erwarten, besteht aber über die Wirkung der Pestizide und der Neonics keineswegs Einigkeit zwischen Herstellern, Bauern, Imkern und Bienenschützern. Unterschiedliche Interessen untergraben leider immer wieder die wissenschaftliche Redlichkeit, sodass es schwierig ist, das genaue Ausmaß der Wirkung der Pestizide und der Neonics einzuschätzen. Ein Problem dabei ist auch, dass die Bienen einer Vielzahl von in der Landwirtschaft verwendeten Giften ausgesetzt sind –das macht die Bewertung eines einzelnen Giftes deutlich schwieriger.

Die durch diese Gifte geschwächten Bienen sind dann auch anfälliger für Krankheiten oder für die Varroa-Milbe. Es ist durchaus denkbar, dass die Probleme der Imker mit der Varroa-Milbe erst dadurch entstanden sind, dass die Bienen durch die Biozide so stark geschwächt sind.

Generell kann man allerdings sagen, dass der Biolandbau deutlich gesünder ist – nicht nur für die Bienen, sondern auch für die Menschen.

Der größte Feind: **der Mensch – Mahd**

Das Mähen der Felder und das Ernten der Getreidefelder mit großen Maschinen ist etwas, was als Gefahr für die Bienen und andere Insekten lange Zeit nicht deutlich genug gesehen worden ist. Wenn die Mahd nicht frühmorgens, sondern am Nachmittag geschieht, wenn die meisten Beinen gerade Nektar und Pollen sammeln, wird eine sehr große Zahl an Bienen während der Mahd getötet. Dadurch verlieren die Bienenvölker einen beträchtlichen Teil ihrer Sammlerinnen.

Der größte Feind: **der Mensch – Mobilfunk**

Da sich Bienen auch anhand des Magnetfeldes der Erde orientieren, sorgen die Magnetfelder des Mobilfunks für Stress bei den Bienen, da sie durch die sich ändernden Magnetfelder verwirrt werden. Eine ansteigende Strahlung führt zu einem mehrfach lauten Summen sogar im Bienenstock selber – was ein sehr deutliches Anzeichen für den Stress ist, den der Mobilfunk den Bienen verursacht.

Der größte Feind: **der Mensch – Klimawandel**

Der Klimawandel bedroht die Bienen gleich auf vier verschiedene Weisen:

- Die Vegetation verändert sich, wodurch sich die Bienen auf andere Blütenpflanzen umstellen müssen.

- Die kurzen, milden Winter führen zu veränderten Blühzeiten, was den biologischen Rhythmus der Bienen stört – ihre innere „Blüten-Uhr" passt nicht mehr zu den tatsächlichen Blühzeiten der Pflanzen. Wie präzise diese „Blüten-Uhr" ist, ist jedoch noch nicht sicher erforscht worden.

- Warme Winter und trockene Sommer gefährden die Gesundheit der Bienen.

- Durch den Anstieg des CO^2 in der Luft produzieren die Pflanzen ganz allgemein weniger Eiweiße, sodass die Bienen deutlich mehr Pollen sammeln müssen, um ihren Eiweiß-Bedarf decken zu können.

Der langsame Feind: **Überzüchtung durch den Mensch**

Nicht nur die Nutzpflanzen, sondern auch die Bienen selber sind immer weiter in Richtung größerer Erträge und nicht in Richtung Widerstandskraft und solide Gesundheit gezüchtet worden. Dadurch werden sie anfälliger für die ganzen Bedrohungen, die in diesem Kapitel bereits beschrieben worden sind.

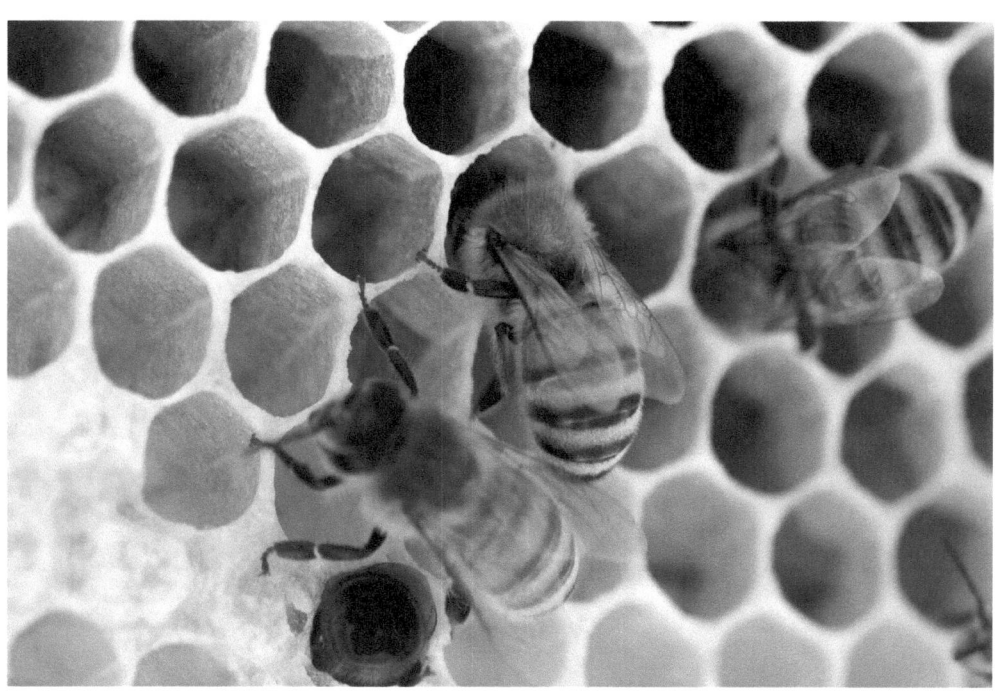

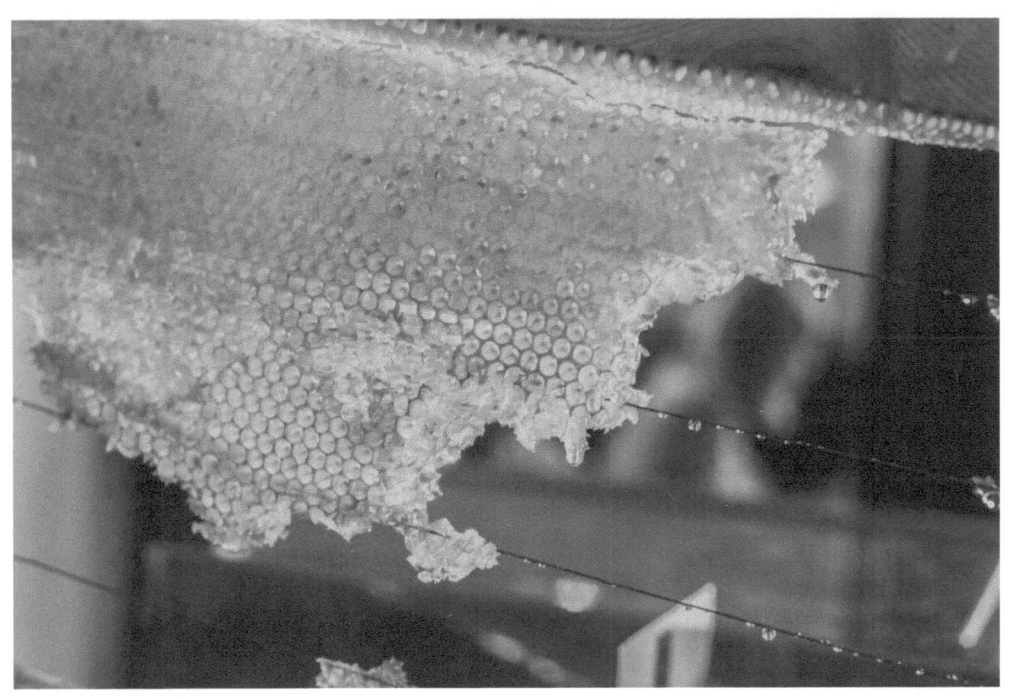

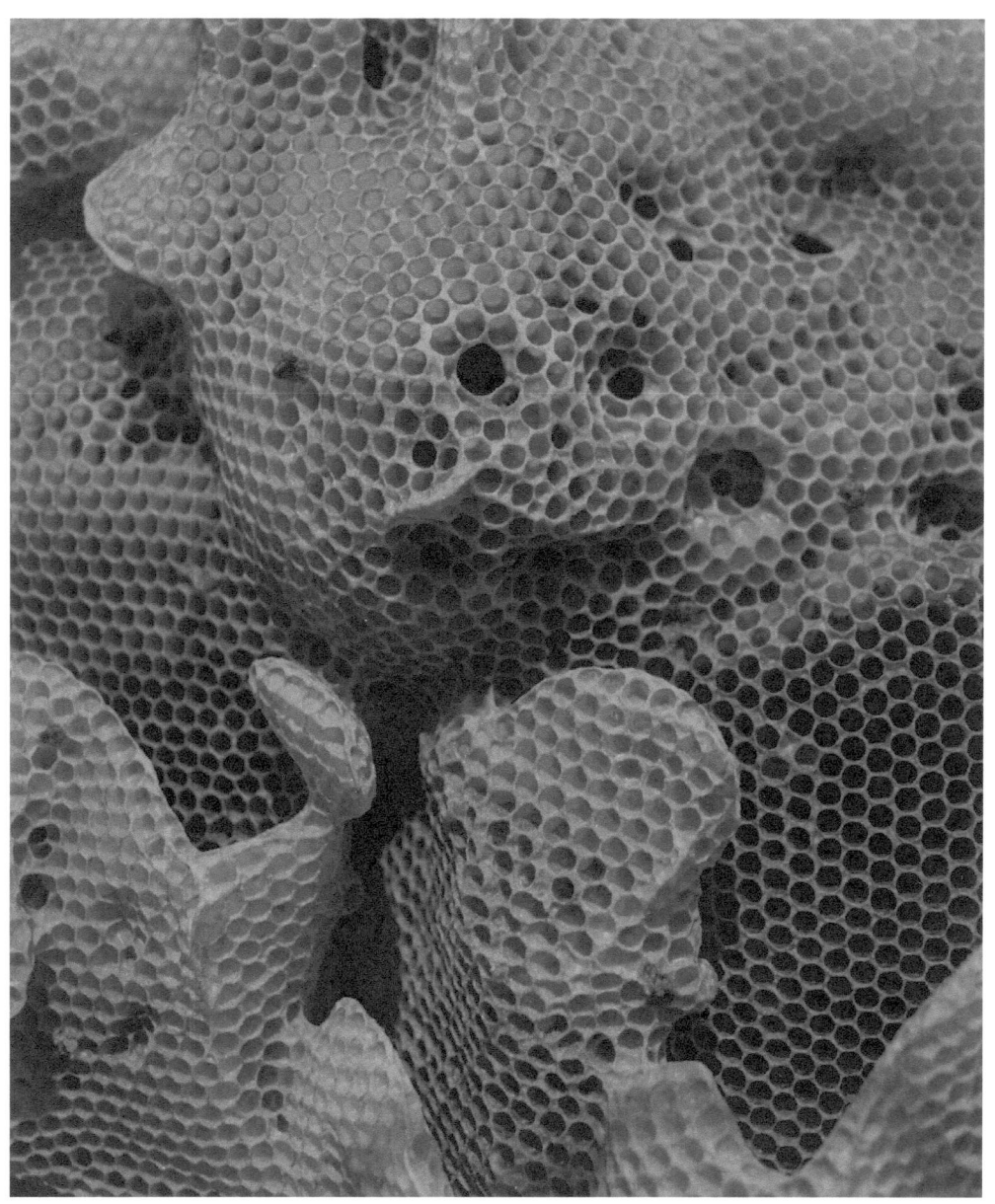

9. Schwarm

Der zentrale Orientierungspunkt und das Ziel aller Bienen-Tätigkeiten sind der Bienenschwarm und seine Erhaltung. Die einzelne Biene lebt durch den Schwarm und für den Schwarm.

Die Mitte des Schwarms

Die Königin ist diejenige, die in der Mitte des Bienenstocks ist – sowohl in örtlicher als auch in sozialer Hinsicht. An ihr orientieren sich alle und ihr Wohlergehen ist die Grundlage für das Wohlergehen des gesamten Bienenvolkes. Die Königin wird auch „Weisel", d.h. „Anweiserin, Bestimmerin, Herrin" genannt. Die Königin wird von Arbeiterinnen begleitet, die sie füttern und ihren Kot entfernen.

Im Winter wird die Königin in der Mitte der Bienentraube geschützt und warm gehalten – ohne Königin ist der ganze Bienenschwarm verloren.

Die Königin „schwitzt" Duftstoffe („Pheromone") aus, die von den Arbeiterinnen gesammelt und im Bienenstock verteilt werden. Dieser Duft zeigt den Arbeiterinnen, dass die Königin gesund und aktiv ist und hindert sie daran, neue Königinnen-Zellen anzulegen.

Jungfrau-Königinnen haben nur wenige Königin-Pheromone und werden von den Arbeiterinnen nicht als Königinnen erkannt.

Wenn die Königin alt oder krank oder unfähig zum Eier-Ablegen wird, produziert sie weniger Pheromone, was dazu führt, dass die Arbeiterinnen Königinnen-Zellen anlegen, um Nachfolgerinnen der alten Königin heranzuziehen. Wenn die Jungfrau-Königinnen heranwachsen, drängen sich die Arbeiterinnen dann in einer Kugel um die alte Königin und erhitzen sie zwischen sich so sehr, dass sie stirbt. Auf diese Weise töten sie z.B. auch Hornissen, die in den Bienenstock eingedrungen sind.

Die Eier des Schwarms

Im Spätherbst endet das Eier-Legen und beginnt im Frühjahr wieder, wenn die Temperaturen auf über 10° angestiegen sind und die Bienen wieder ausfliegen.

Eine Königin kann an einem Frühlingstag beim Aufbau des Schwarms bis zu 2000 Eier legen. Das bedeutet, dass sie alle 45 Sekunden ein Ei legt. Das Gewicht der Eier, die sie an einem Tag legt, ist daher größer als ihr eigenes Körpergewicht – sie muss in dieser Zeit also sehr viel essen. Im Laufe ihres Lebens legt eine Bienenkönigin, wenn sie lange lebt, über 2.000.000 Eier …

Die Königinnen im Schwarm

Wenn in einem Schwarm eine alte und eine neue Königin leben, wird die alte Königin manchmal leben gelassen, bis sie stirbt und wird erst dann von der neuen Jungfrau-Königin ersetzt, die sich daraufhin mit den Drohnen paart.

Manche Jungfrau-Königinnen verlassen den Schwarm um nicht getötet zu werden und suchen nach einem Schwarm ohne Königin.

Manchmal halten die Arbeiterinnen, nachdem ein Teil des Schwarms mit der alten Königin fortgezogen ist, die Jungfrau-Königinnen vom Kämpfen ab, woraufhin ein Teil dieser Jungfrau-Königinnen in einem kleineren Nach-Schwarm fortzieht. In diesem Fall wird erst ein neues Nest gesucht und erst wenn dieses gefunden worden ist, kämpfen die Jungfrau-Königinnen in dem Nach-Schwarm miteinander bis nur eine übrigbleibt. Selbst in diesem Fall steht die Erhaltung des Schwarms vor dem Egoismus der einzelnen Biene – hier dem Konkurrenzkampf zwischen den Jungfrau-Königinnen.

Die Brasilianische Stachellose Biene kann mehrere Königinnen haben oder wartende Königinnen („Zwergköniginnen"), die die derzeitige Königin ersetzen, wenn sie plötzlich sterben sollte.

Die Erhaltung des Schwarms

Wenn die Königin plötzlich stirbt, versuchen die Arbeiterinnen eine Notfall-Königin zu erschaffen. Dafür werden einige Zellen mit frisch geschlüpften Arbeiterinnen-Larven mit Gelée royale gefüllt und zu senkrechten Königinnen-Zellen ausgebaut und vergrößert. Diese Notfall-Königinnen sind meistens kleiner und weniger fruchtbar als normale Königinnen – aber sie sichern das Überleben des Schwarms.

Die Königin-Zellen („Weiselzellen") sehen aus wie eine Erdnuss-Schale – sowohl von ihrer Form als auch von ihrer Oberfläche her: Sie sind gebogen und haben viele Einbuchtungen und Stege auf ihrer Oberfläche. Zudem stehen sie senkrecht statt waagerecht wie die anderen Zellen. Wenn die Königin in ihrer Zelle ausgewachsen ist, beißt sie einen runden Schnitt in die Zelle, sodass sie die Zelle schließlich wie an einem Scharnier aufklappen kann.

Anarchie im Schwarm

Es gibt bei den Bienen auch das sogenannte „Anarchie-Syndrom". Damit werden Arbeiterinnen bezeichnet, denen es gelingt, auf den von ihnen selber abgelegten Eiern die Duftstoffe der Königin erfolgreich nachzuahmen und so selber Nachkommen zu produzieren. Da diese Eier jedoch unbefruchtet sind, schlüpfen aus ihnen allerdings nur Drohnen. Dieses „illegale Eier-Legen" durch die Arbeiterinnen kommt nur bei 0,12% der Arbeiterinnen vor. Zudem gibt es eine „Arbeiterinnen-Überwachung". Die aufmerksamen Arbeiterinnen fressen die Eier, die von anderen Arbeiterinnen statt von der Königin gelegt wurden. Die Eier der Königin sind durch die Königin-Duftstoffe erkennbar, die von den Arbeiterinnen nicht wirklich ganz echt nachgeahmt werden können.

Wenn die Königin plötzlich gestorben ist, aktivieren bei manchen Bienenarten bis zu 40% der Arbeiterinnen ihr Eierlegen, doch das Eier-Fressen durch andere Arbeiterinnen blieb bestehen. Es handelt sich dabei wohl eher um eine Chaos- oder Panik-Reaktion der Arbeiterinnen als um ein konstruktives Vorgehen, da aus den Eiern der Arbeiterinnen nur Drohnen, aber keine neuen Königinnen entstehen können.

Bei einigen Bienenarten – allerdings nur bei sehr wenigen – gibt es auch die Jungfrau-Geburt von Arbeiterinnen und Königinnen ohne Befruchtung („Thelytokie") durch Eier, die von Arbeiterinnen gelegt worden sind. Das ist jedoch sehr selten und kommt insgesamt nur bei ca. 0,1% aller Tierarten vor. Der Nachteil dieser Jungfrau-Geburt ist, dass dabei keine Gene neu kombiniert werden und folglich auch keine neuen genetischen Möglichkeiten erschaffen werden.

Die Teilung des Schwarms

Wenn der Schwarm zu groß wird, ziehen die Arbeiterinnen eine neue Königin heran. Die alte Königin fliegt dann einige Tage vor dem Schlüpfen der neuen Jungfrau-Königinnen mit der Hälfte des Schwarms an einen neuen Ort. Der Schwarm folgt der Königin und verteidigt sie äußerst heftig gegen alle Gefahren – die Königin ist die Quelle des Bienenvolks.

Der Imker des Schwarms

In einem Stock mit 60.000-80.000 Arbeiterinnen ist die Königin nicht leicht zu finden, weshalb der Imker sie oft mit einer unschädlichen Farbe auf ihrem Rücken markiert. Dabei gibt es eine aus England stammende Tradition, mit welcher Farbe man das Alter der Königin kennzeichnet, damit der Imker weiß, wann eine Königin zu alt wird:

Wenn die Jahreszahl des Schlüpfens mit „1" oder „6" endet (also z.B. 2011 oder 2016), erhält die Königin einen weißen Punkt auf ihren Rücken. Bei einer „2" oder „7" am Ende der Jahreszahl einen gelben Punkt; bei „3" oder „8" rot; bei „4" oder „9" grün; und bei „5" oder „0" blau.

Dazu gibt es den Anfangsbuchstaben-Merkspruch:

„**W**ill	**y**ou	**r**aise	**g**ood	**b**ees."
white	yellow	red	green	blue
1/6	2/7	3/8	4/9	5/0

Der Schutz des Schwarms

Es ist für dringend notwendig, dass sich die Bienen wieder hin zu robusteren Sorten entwickeln und dass sie weniger durch die Umwelt geschädigt werden – doch das sind beides Probleme, die der Mensch und nicht die Bienen verursacht haben. Folglich sind dies auch beides Dinge, die der Mensch durch die Bienenzucht und den Umweltschutz wieder in Ordnung bringen muss – da können die Bienen selber nicht viel tun …

Mensch und Biene sind weitgehend aneinander gebunden, denn ohne die Bestäubung der Nahrungspflanzen durch die Bienen wird es sehr, sehr eng mit der Ernährung der

Menschen. Das ist zwar noch keine Symbiose zwischen Mensch und Biene, aber es kommt dem schon recht nah.

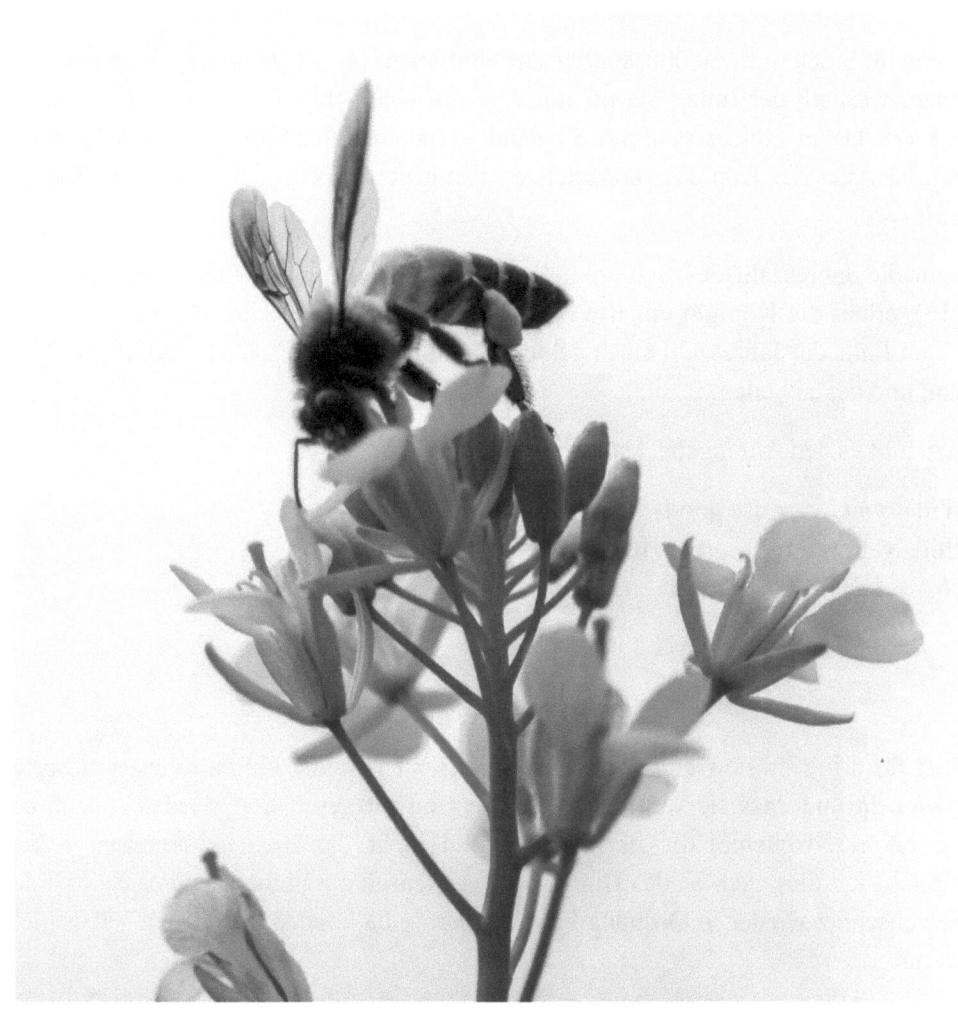

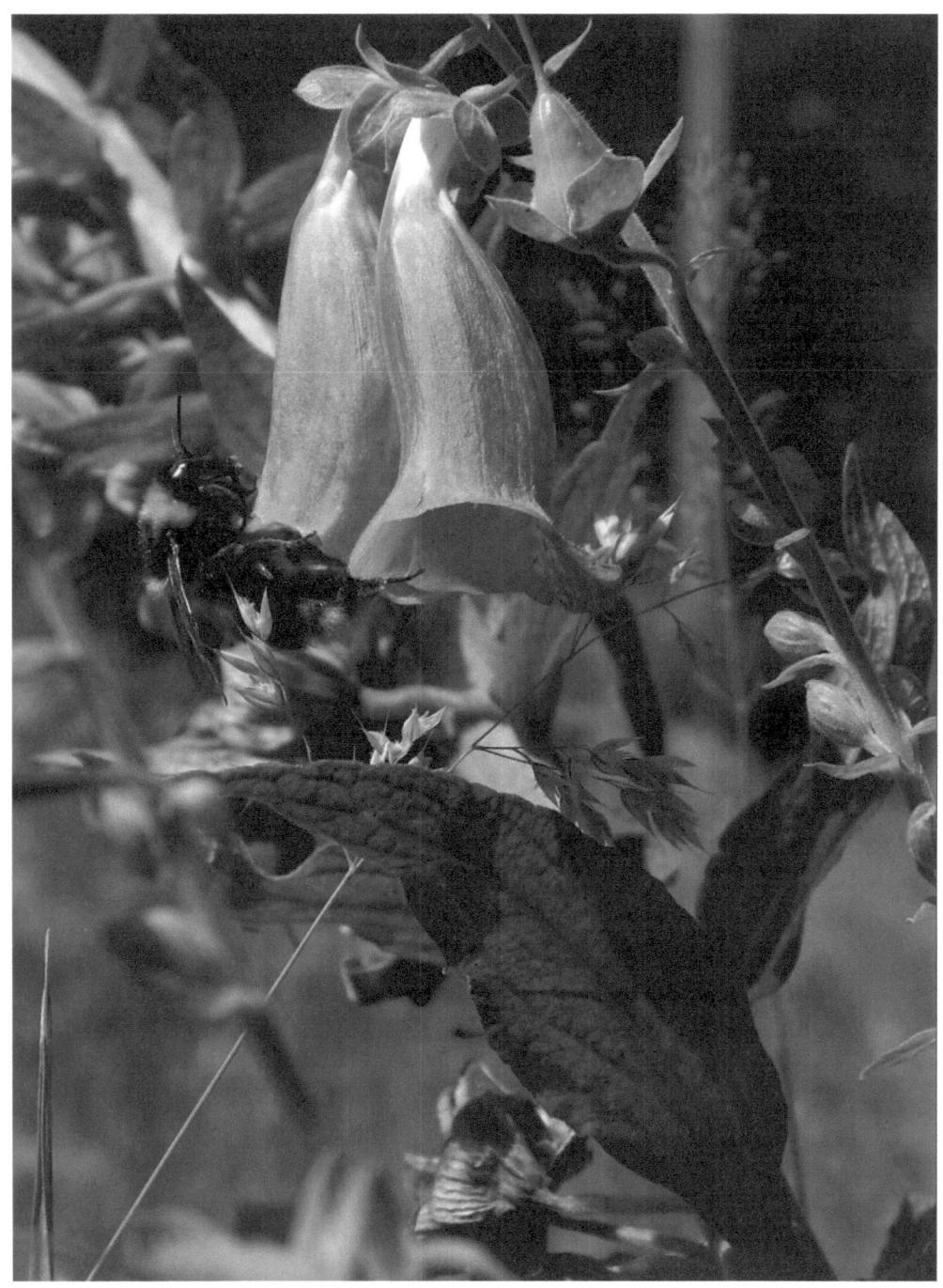

10. Geschichte

♍

Entstehung der Erde

- vor 4.600.000.000 Jahren -

Die Erde hat sich zusammen mit der Sonne und den anderen Planeten aus einem Wirbel aus Felsbrocken und Sternenstaub am Rand unserer Galaxie („Milchstraße") gebildet.

Entstehung einfacher organischer Moleküle

- vor 4.000.000.000 Jahren -

Aus den physikalischen Substanzen auf der Erde, also aus den chemischen Molekülen wie CO_2, CH_4, O_2, H_2O, NH_3 usw. entstanden erste organische Moleküle, die vor allem aus Kohlenstoff und Wasserstoff bestanden wie z.B. einfache Aminosäuren. Dabei dienten vorerst noch Eisen-Ionen und Blitze als Energiequelle.

Entstehung komplexer organischer Moleküle

- vor 3.900.000.000 Jahren -

Aus den einfachen organischen Molekülen entwickelten sich komplexere organische Moleküle. Den Übergang von der Chemie zur Biologie kann man in etwa zu dem Zeitpunkt ansetzen, wo die ersten Katalysatoren entstanden. Dies waren Abfall-produkte von chemischen Reaktionen, die ihrerseits anschließend dafür gesorgt haben, dass die chemische Reaktion, die sie hat entstehen lassen, nun leichter abläuft. Das bedeutet, dass sich die betreffende chemische Reaktion durch ihre eigenen Abfallprodukte stabilisiert hat und sie daher bevorzugt stattfand. Das war der Beginn der Selbsterhaltung der Lebewesen. Der Hauptenergiespeicher war zu dieser Zeit der Schwefel.

Die ersten Einzeller

- vor 3.500.000.000 Jahren -

Die sich selber durch Katalysatoren stabilisierenden chemischen Reaktionen wurden immer komplexer und stabiler und entwickelten die DNS als „Druckschablone" für die Herstellung neuer chemischer Verbindungen und entwickelten schließlich die Zellhülle, in der sich eine förderliche chemische Umgebung für die chemischen Prozesse ausbildete. Dies waren die ersten Einzeller. Sie benutzen Phosphor („ATP") als Energieträger – was bis heute so geblieben ist.

Der Zellkern

- vor 1.500.000.000 Jahren -

Die in den bisherigen Zellen frei umherschwimmende DNS bildete eine Zellhülle rings um sich, um die Prozesse in der DNS von den übrigen Prozessen in der Zelle trennen zu können, wodurch diese Prozesse insgesamt effektiver wurden.

Die Mehrzeller

- vor 1.000.000.000 Jahren -

Als sich die Einzeller nach ihrer Zellteilung nicht mehr voneinander trennten, sondern sich dauerhaft aneinander lagerten, entstanden die Vielzeller. Dies waren zuerst Flächen, dann Hohlkugeln („Volvox"), dann längliche Röhren mit einem „Mund" und einem "After", dazu kam dann noch ein „oben" und ein „unten", wobei das „unten" „Beine" entwickelte usw.

Schließlich wurde für die Koordination der Bewegungen dieser „Röhren-Vielzeller" noch die Entwicklung von Nerven benötigt, die zunächst die Form einer Strickleiter hatte, die von vorne bis hinten führte. Als sich bei dem „Mund" die Sinnesorgane entwickelten, entstand ein verdickter Nerven-Knoten auf der vordersten „Strickleiter-Sprosse": das Gehirn.

Diese Lebewesen („Ur-Würmer") ernährten sich noch von den Molekülen, die sie im Wasser vorfanden – sie waren also Pflanzen.

Das Leben im Meer

- vor 495.000.000 Jahren -

Als erstes entstanden kleine Würmer, die nur wenige Zentimeter lang waren. Als sie ein Skelett entwickelten, wurden sie zu den Gliederfüßlern. Sie schützen ihre Nervenbahnen entweder durch eine Knochenhülle und entwickelten innere Knochen – das wurden dann später die Fische, Amphibien, Reptilien, Säugetiere und Vögel – oder sie schützen sich insgesamt durch eine Hülle aus Chitin – das wurden dann später die Krebse, Insekten, Spinnen usw.

Um diese Zeit entstanden auch die ersten Zell-Fresser, d.h. die Pflanzenfresser-Mehrzeller. Nicht viel später entstanden auch die ersten Fleischfresser, die die Pflanzenfresser fraßen. Dadurch erhielt die Evolution einen kräftigen Entwicklungsschub: Die Jäger mussten immer schneller und geschickter werden, um ihre Beute zu fangen, und die Beute musste immer schneller und geschickter werden, um den Jägern zu entkommen.

Zu dieser Zeit gab es bereits alle Hauptgruppen der Tiere und Pflanzen, die es noch heute gibt – damals lebten die Urahnen aller heutigen Lebewesen. Am weitesten verbreitet waren Krebs, kieferlose Fische, Trilobiten (flache Tiere mit Außenskelett) und Nautilusse (schneckenartige Tiere mit Gehäusen).

Das Leben an Land

- vor 475.000.000 Jahren -

Dier ersten Pflanzen (Moose) sowie Tiere mit Innenskelett (Quastenflosser) und Tiere mit Außenskelett (Krebsartige) gingen an Land und passten sich dem Leben an der Luft an. Diese Tiere mit Außenskelett waren die Vorfahren aller Insekten.

Die Wirbeltiere

- vor 443.000.000 Jahren -

Damals wurden die Wirbeltiere zu der erfolgreichsten Tiergruppe. Dies waren vor allem Amphibien.

Das erste Massensterben

- vor 430.000.000 Jahren -

Durch eine starke Abkühlung des Klimas kam es zu einem Massensterben der Tiere an Land, die damals noch keine konstante Körpertemperatur, die sie selber aufrecht halten konnten, besaßen. Damals starb die Hälfte aller Tierarten aus.

Diese Abkühlung des Klimas entstand dadurch, dass ein großer Teil der damaligen Kontinente immer mehr nach Süden trieb und in den Bereich des Südpols der Erde gelangte und daher zunehmend vereiste.

Fische und Korallen

- vor 417.000.000 Jahren -

Als das Klima wieder wärmer wurde, entwickelten sich auch die Fische weiter, es gab die ersten Korallenriffe und die Pflanzen begannen, sich über das ganze Festland auszubreiten.

Die ersten Insekten

- vor 407.000.000 Jahren -

Die ältesten Insekten, die bisher als Fossilien gefunden wurden, lebten vor 385 Millionen Jahren. Die frühesten Fossilien der Springschwänze, die nah mit den Insekten verwandt sind, sind 407 Millionen Jahre alt. Sie stammen von den Tieren mit Außenskelett ab, die aus dem Meer an Land gegangen waren.

Die Insekten waren unter den ersten Pflanzenfressern auf dem Festland und bewirkten eine Selektion unter den Pflanzen: Die Pflanzen entwickelten Gifte gegen die Insekten, die diese Pflanzen fraßen, und die Insekten entwickelten ihrerseits Resistenzen gegen diese Gifte und nutzen sie ihrerseits, um Insektenfresser abzuschrecken und „kleideten" sich dann später in diesem Zusammenhang zur Abschreckung der Insektenfresser mit auffälligen Farben.

Die ersten Fluginsekten

- vor 380.000.000 Jahren -

Zu dieser Zeit entwickelten sich die ersten Fluginsekten. Sie beherrschten den Luftraum für die nächsten 150 Millionen Jahre. Die ersten Flugsaurier entwickelten sich erst vor 228 Millionen Jahren und die Vögel noch später – vor 170 Millionen Jahren.

Die ersten Wälder

- vor 375.000.000 Jahren -

Es gab Riesenfarne an Land und erste Wälder und im Wasser entstanden die ersten Riesen-Raubfische, die bis zu 9m lang wurden.

Das zweite Massensterben

- vor 372.000.000 Jahren -

Dieses Massensterben kam in zwei Schüben: der erste vor 372 Millionen Jahren und der zweite vor 359 Millionen Jahren. Dabei starben 50-75% aller Arten aus.

Die Ursache ist entweder eine Reihe von großen Vulkanausbrüchen oder mehrere größere Meteoriteneinschläge gewesen. Dadurch sank der Planktongehalt des Meeres und als Folge davon auch der Sauerstoffgehalt der Luft, da dieser Sauerstoff zum großen Teil durch das Plankton produziert wurde. Durch die starke Verdunkelung der Atmosphäre durch den aufgewirbelten Staub der Vulkane bzw. der Meteoriten-Einschläge kam es zu mehreren kurzen, aber intensiven Kaltzeiten, die zu Vereisungen führten und ein starkes Sinken des Meeresspiegels bewirkt haben.

Die Insekten

- vor 350.000.000 Jahren -

Erst um diese Zeit entwickelten die Insekten die Verpuppung. Auf welche Weise die Entwicklung vom Ei zum Insekt vorher abgelaufen ist, ist nicht ganz sicher.

Die Reptilien

- vor 300.000.000 Jahren -

Die bisher einzelnen Kontinente auf der Erde, die noch deutlich anders ausgesehen haben als heute, fügten sich zu dem Urkontinent Pangäa zusammen, also zu einer einzigen großen Landmasse.

Die Wirbeltiere, die bisher noch Amphibien gewesen waren, die sowohl Wasser als auch Luft atmen können und die einen Teich o.ä. zur Ablage ihrer Eier brauchen, entdeckten die Eierschale und wurden so zu den Reptilien, die bei der Brutablage nicht mehr auf ein Gewässer angewiesen waren. Dadurch konnten die Reptilien auch die trockeneren Gebiete weiter landeinwärts besiedeln.

Aus dieser Zeit stammt die Steinkohle, die Braunkohle, das Erdöl und das Erdgas, die sich alle aus den damaligen riesigen Wäldern gebildet haben: Das Totholz fiel in die Sümpfe und verwandelte sich nach und nach in das, was wir heute als wichtigste Energiequelle benutzen – und was die CO_2-Werte in die Höhe getrieben hat.

Damals entwickelten sich auch die Samenpflanzen, die im Grunde dieselbe Erfindung wie die Reptilien gemacht hatte: die von einer Schale umhüllten und dadurch geschützten Samen.

Bei den Insekten, Skorpionen, Tausendfüßlern und Spinnen gab es mittlerweile eine Vielzahl von Arten und die ersten Libellen eroberten den Luftraum. Diese Libellen hatten eine Spannweite von bis zu 70cm. Sie konnten damals so groß werden, weil der Sauerstoffgehalt zu dieser Zeit deutlich höher war als heute und sie daher mehr Sauerstoff mit einem Atemzug aufnehmen konnten als das heute möglich ist.

Die Ausbreitung der Käfer

- vor 300.000.000 Jahren -

Die erste der neuen Insektenarten, die sich auf der Erde rapide ausbreitete, waren die Käfer.

Die Saurier

- vor 280.000.000 Jahren -

Bei den Pflanzen prägten die Samenfarne und die Nadelbäume das Land. Die Reptilien wurden immer größer und entwickelten sich schließlich zu den Sauriern. Im Meer waren die Ammoniten die wichtigste Lebensform – das waren schneckenähnliche Tiere mit einem spiraligen Schneckenhaus.

Zu dieser Zeit entstanden die Insekten, die eine vollständige Verwandlung (Ei – Made – Puppe – Insekt) durchmachen. Zu ihnen zählen ca. 75% aller heute lebenden Insekten. Diese Insekten waren auch die Vorfahren der Bienen.

Der Grund für diese Metamorphose durch vier verschiedene Gestalten ist noch unklar – vermutlich handelt es sich dabei um Stadien, die die Insekten während ihrer Evolution von den Einzeller („Ei") über die ersten röhrenförmigen Vielzeller („Made"), die Entwicklung des Außenskeletts („Puppe") und schließlich des Insektes durchlaufen haben. Allerdings ist der Grund für die vollständige Auflösung während der Verpuppung nach wie vor schwer zu deuten – allerdings kann sich ohne eine solche Verwandlung auch aus einer Made kein Insekt bilden. Eine ähnliche Wiederholung der gesamten Evolution vom Einzeller bis zum Menschen findet auch bei dem Embryo im Mutterbauch statt.

Vermutlich ist die Evolution so vorgegangen, dass sie jeweils die alten DNS-Programme beibehalten hat und die Neuerungen als Weiterentwicklung der alten DNS sozusagen als „Aufbau" zu dem alten „Fundament" hinzugefügt hat, sodass in der DNS des Insekts bzw. des Menschen nicht nur der Aufbau des Körpers, sondern die wesentlichen Entwicklungsschritte der Evolution gespeichert sind. Der Bauplan des Körpers ist somit zugleich eine Chronik der Evolution hin zu dem Lebewesen, dessen Körper durch die betreffenden DNS aufgebaut wird.

Anscheinend hat es bei den „Verwandlungs-Insekten" einst eine Neuorganisation der gesamten DNS gegeben, die sich dann in der Biographie des einzelnen Insekts als die Verwandlungsphase während der Verpuppung zeigt.

Die Ausbreitung der Fliegen

- vor 250.000.000 Jahren -

Die zweite Insektenart, die sich in großem Maße auf allen Kontinente verbreitete, waren die Fliegen.

Das dritte Massensterben

- vor 248.000.000 Jahren -

Durch einen größeren Klimawandel sind mehr als 50% der Landlebewesen (einschließlich der meisten Saurier) und 90% der Meereslebewesen gestorben. Auch ein großer Teil der Insektenarten ist zu dieser Zeit ausgestorben. Das war das bisher größte Massensterben auf der Erde.

Dieser Klimawandel wurde durch einen der größten bekannten Vulkanausbrüche in der Erdgeschichte bewirkt, bei dem in Sibirien ein Vulkan eine Fläche von über 7 Millionen km² mit Lava überflutete. Diese „Sibirischer Trapp" genannte Fläche ist ca. 3000km·2500km groß – also eineinhalbmal die Fläche der EU. Damals stieg die Durchschnittstemperatur auf der Erde auf über 30°C an, die Meeresströmungen brachen zusammen und die Meere wurden extrem sauerstoffarm, weshalb 90% aller im Meer lebenden Arten ausstarben.

Zu dieser Zeit gab es neben der extremen Hitze auch noch große Flächenbrände, sauren Regen und Sauerstoffmangel in der Luft, was insgesamt zur Bildung großer Wüsten sowie zu dem Sterben so gut wie aller Wälder führte.

Säugetiere und neue Insektenarten

- vor 230.000.000 Jahren -

Die Reptilien einschließlich der Saurier waren weiterhin die wichtigsten Landtiere, doch es entstanden nun die ersten Säugetiere mit wärmendem Fell, konstanter Körpertemperatur, dem Lebendgebären von Jungen, dem Stillen von Jungtieren und dem Sozialverhalten. Diese fünf neuen Errungenschaften ermöglichten den Säugetieren eine weitgehend Klima-unabhängige Lebensweise.

Bei den Insekten entwickelten sich viele neue Arten, da durch das vorhergehende

Massensterben viele ökologische Nischen freigeworden waren. Diese Insekten entwickelten die Antenne mit dem beweglichen Gelenk und der Geißel, die das wichtigste Wahrnehmungsorgan neben den Augen war.

Das vierte Massensterben

- vor 205.000.000 Jahren -

Diesmal starben 30% aller Tierarten. Auch ein großer Teil der Insektenarten starb in dieser Zeit aus.

Die Ursache war wieder ein heftiger Vulkanismus, der diesmal jedoch nicht in Sibirien, sondern in Nord-Süd-Richtung in dem Urkontinents Pangäa stattgefunden hat und der auch das Auseinanderbrechen des Urkontinents in Afrika/Europa und Südamerika/Nordamerika bewirkt hat. Diese Ausbrüche dauerten ca. 600.000 Jahre lang. Dabei floss Lava auf eine Fläche von 11 Millionen km^2 aus – das sind noch einmal 50% mehr als bei dem dritten Massensterben. In den Spalt zwischen den beiden Hälften des Urkontinents Pangäa drang Wasser aus den Meeren ein bildete den ersten schmalen Meereskanal, der in den folgenden Millionen von Jahren zu dem Atlantischen Ozean anwuchs.

Bei diesen Ausbrüchen wurde riesige Mengen CO_2 und SO_2 freigesetzt, die zu einer Versauerung der Meere und zu einer heftigen Klimaerwärmung geführt haben, die das Ökosystem auf dem Land und in den Meeren weitgehend zusammenbrechen ließen.

Die ersten Hautflügler

- vor 200.000.000 Jahren -

Die Vorfahren der Wespen, Bienen und Ameisen erschienen schon um diese Zeit, doch sie entwickelten noch keine größere Vielfalt und waren auch nicht weit verbreitet.

Die Bienen sind vermutlich im westlichen Gondwana entstanden, d.h. im heutigen Afrika/Südamerika kurz vor der Trennung der beiden Kontinente. Gondwana war der südliche Teil des Urkontinents Pangäa.

Die Hautflügler – also die heutigen Bienen, Wespen und Ameisen – haben eine Reihe von Gemeinsamkeiten, die bis in diese Zeit vor 200 Millionen Jahren zurückreichen und die sich ganz offensichtlich bewährt haben.

Diese Gemeinsamkeiten sind:

- Sowohl die Bienen als auch einige Wespenarten und die Ameisen, die alle drei zu den Hautflüglern zähen, sind staatenbildende Insekten mit einer Königin, die als einzige Eier legt. Eine derart auffällige Eigenheit kann nicht gleich dreimal parallel entwickelt worden sein. Die Termiten sind zwar eine Parallel-entwicklung, aber sie weisen auch deutliche Abweichungen im Vergleich mit den Hautflüglern auf wie z.B. das Königs- und Königinnen-Paar.

- Auch bei den Ameisen werden unbefruchtete Eier zu Drohnen, während befruchtete Eier zu Arbeiterinnen und Königinnen werden.

- Das Fressen der „illegal" gelegten Eier von Arbeiterinnen durch „gesetzes-treue" Arbeiterinnen und ihr aggressives Verhalten gegenüber Eier-legenden Arbeiterinnen ist nicht nur von Bienen, sondern auch von den Ameisen und auch von einigen Wespen-Arten und Hornissen-Arten bekannt. Auch dieses Verhalten, das das ganze Volk schütze, muss folglich ein altes Merkmal sein.

- Wie Ameisenfunde in Bernstein zeigen, sind die Ameisen damals schon staatenbildend gewesen. Da Bienen und Ameisen dieselben Vorfahren in den Grabwespen-ähnlichen Insekten haben, müssen auch die Bienen schon damals staatenbildend gewesen sein.

- Die Polyandrie bei den Bienen muss bis zu den ersten Bienen zurückreichen, da sie bei allen Bienenarten vorkommt.

- Sechsecke sind die Platz- und Material-sparendste Bauform der Waben der Bienen und Wespen und auch der aneinander liegenden Bruträhren einiger Grabwespenarten. Das ursprüngliche Material der Hautflügler wird wie bei den heutigen Grabwespen feuchter Schlamm gewesen sein, der dann zu einer festen Röhre getrocknet ist.

Es lassen sich bei den heutigen Bienen noch weitere ursprüngliche Merkmale dieser frühen Hautflügler erkennen:

- Die Bienenköniginnen schlüpfen nach 16 Tagen, die Arbeiterinnen nach 21 Tagen und die Drohnen erst nach 24 Tagen. Das lässt vermuten, dass die Königin die ursprünglichste Form der Bienen ist und dass die Arbeiterinnen und die Drohnen Weiterentwicklungen der Königinnen sind. Das ist aber auch schon ohne diese Überlegung plausibel, da es bei den Insekten keine Arterhaltung ohne das Legen von Eier gibt, das eben nur noch von der Königin durchgeführt wird.

- Aus dieser Überlegung ergibt sich weiterhin, dass der Gelée royal die ursprüngliche Nahrung gewesen sein muss, da nur mit diesem Futter Königinnen entstehen. Das ist wiederum plausibel, weil Gelée royal der Futtersaft der Bienen ist, und es nachgewiesen wurde, dass durch Nektar und Pollen als Futter die Entwicklung von Königinnen verhindert wird – bzw. umgekehrt argumentiert: Nur mit Gelée royale entwickelt sich eine Königin, die Eier legen kann.

- Der Stachel der Arbeiterinnen wurde zum Giftstachel, um Feinde zu töten und zum anderen – bei einigen Wildbienen und Wespen – um Beutetiere zu lähmen, die anschließend als Larvennahrung dienen. Bei den Honigbienen ist der Stachel nur noch eine Waffe. Der Stachel hat Wiederhaken, was bedeutet, dass die Biene zwar andere Insekten mehrmals stechen kann, dass ihr Stachel aber in der elastischen Haut von Warmblütern stecken bleibt und sie dann stirbt. Ein solches Verhalten gibt nur bei staatenbildenden Insekten einen Sinn – das Stechen ist ein Selbstopfer der Biene für ihr Volk.

- Alle heutigen Bienen stammen genetisch von einer einzigen Art ab.

- Auch die Ameisen haben sich aus einer einzigen Art heraus differenziert, wie die genetischen Untersuchen zeigen.

- Die Hautflügler scheinen ursprünglich Vegetarier gewesen zu sein – das ist für staatenbildende Insekten effektiver ist als die Jagd. Das Fressen von anderen Insekten ist für staatenbildende Insekten unpraktikabel – schließlich können sie keinen Insektenfriedhof mit lauter Bienenlarven in den Insektenleichen anlegen. Das ist eher das Verfahren für Einzelinsekten. Vermutlich sind die Fleischfresser unter den Hautflüglern, also die z.B. einige Solitärbienen-Arten, eine spätere Entwicklung.

Die mit den Bienen nah verwandten Grabwespen töten Tiere und legen Eier in sie ab und vergraben sie. Die Pflanzenwespen benutzen den Stachel noch zum Anstechen von Pflanzen und der Ei-Ablage in den Pflanzen – die Schlupfwespen legen ihre Eier hingegen in einem lebenden Tier ab.

Da sowohl die Bienen, die Wespen als auch die Ameisen Staaten bilden, muss dies eine ursprüngliche Eigenschaft der Hautflügler gewesen sein. Sie müssen daher Vegetarier gewesen sein – erst die Bienen, die dann später zu Einzelgängern wurden (Solitärbienen), sind dann teilweise auch zu Fleischfressern geworden.

Die Schmetterlinge

- vor 200.000.000 Jahren -

Spätestens zu dieser Zeit entstanden auch die ersten Falter – also die Schmetterlinge und die Motten. Möglicherweise sind sie jedoch auch schon bis zu 50 Millionen Jahre früher entstanden.

Das Ende des Urkontinents

- vor 170.000.000 Jahren -

Der Urkontinent Pangäa zerbrach immer weiter. Dabei löste sich Südamerika vollständig von Afrika und trieb allmählich nach Westen davon, wodurch der Atlantische Ozean immer breiter wurde. Die Vulkane, die dieses Auseinandertreiben bewirkt haben, sind heute noch als der Mittelatlantische Rücken auf dem Meeresboden des Atlantiks zu sehen. Dieses „Vulkan-Gebirge auf dem Meeresgrund" ragt teilweise als Inseln über den Meerspiegel empor – die größte dieser Inseln ist Island.

Damals entstanden die ersten Blütenpflanzen. Die Wälder bestanden vor allem aus Mammutbäumen, Kiefern und Ginkgos. Die wichtigsten Tiere waren die Dinosaurier.

Die Dinosaurier

- vor 170.000.000 Jahren -

Das Land wurde von den riesigen Dinosauriern bevölkert – die Säugetiere waren noch sehr klein und fielen nicht weiter auf. Zu dieser Zeit entstanden aus den Reptilien auch die ersten Vögel. Sie hatten allerdings in der Luft noch Gesellschaft durch die Flugsaurier. Der Boden wurde nach und nach von Gräsern bedeckt, die erst jetzt entstanden sind.

Die Ausbreitung der Falter

- vor 150.000.000 Jahren -

Die dritte Insektenart, die die ganze Erdoberfläche eroberte, waren die Falter, zu denen u.a. die Schmetterlinge und die Motten gehören.

Die Ausbreitung der Hautflügler

- vor 150.000.000 Jahren -

Die Wespen, Bienen und Ameisen breiteten sich über alle Kontinente hin aus.

Die heutige Bienen, die den Nektar und die Pollen der Bedecktsamen-Pflanzen sammeln, die es erst seit dieser „Saurierzeit" gibt, haben sich gemeinsam mit den bedecktsamigen Blütenpflanzen entwickelt: Die Blüten gaben den Bienen die Nahrung – und die Bienen haben die Blüten bestäubt.

Die Bienen übernahmen weitgehend die Aufgabe der Blütenbestäubung, wodurch die anderen Fluginsekten weniger wichtig wurden – einfach deshalb, weil die Honigbienen effektiver bei der Bestäubung waren.

Die Bedecktsamer haben nach und nach immer auffälligere Farben entwickelt, um von den Bestäubern besser gefunden zu werden, und die Bestäuber entwickelten eine immer bessere Farbwahrnehmung. Die Blüten waren anfangs vermutlich grüngelb, später dann bunter. Vor dem Beginn der „Epoche der Bienen" wurden die Blüten durch Käfer und vor allem durch Fliegen bestäubt.

Durch die Trennung von Afrika und Südamerika haben sich zwei verschiedene Familien-Gruppen bei den Bienen entwickelt. Die afrikanische Art hat sich nach Europa, Asien und Australien hin ausgebreitet – die südamerikanische Art nach Nordamerika hin. Die Trennung der beiden Kontinente hatte zwar zu diesem Zeitpunkt bereits vor 20 Millionen Jahren begonnen, aber sie waren sich an manchen Stellen noch so nah gewesen, dass sich die Bienen erst jetzt allmählich zu zwei räumlich und genetisch getrennten Gruppen weiterentwickelten.

Da die Stachellosen Bienen aus Amerika zu stammen scheinen, wäre es denkbar, dass die Bienen erst nach der Trennung der beiden Kontinente Afrika und Südamerika in Afrika den Stachel entwickelt haben – doch das ist unsicher.

Die Termiten

- vor 150.000.000 Jahren -

Die Termiten haben sich aus einer Schaben-Art heraus entwickelt. Sie sind nicht näher mit den Hautflüglern (Bienen, Wespen, Ameisen) verwandt.

Die Blüten und die Bienen

- vor 110.000.000 Jahren -

Die Blütenpflanzen – insbesondere die Bedecktsamer – wurden mittlerweile zu einem sehr großen Teil von Bienen bestäubt. Die Farben vieler Blüten sind an die Wahrnehmung durch Bienen angepasst.

Die Blütenpflanzen wurden ursprünglich von Käfern bestäubt, doch die Bienen und die Blütenpflanzen haben sich gemeinsam weiterentwickelt: Die Bienen verbesserten die Bestäubung und dadurch die Vermehrung der Blütenpflanzen, während die Blütenpflanzen den Bienen Nahrung geben. Die Pflanzen entwickelten immer süßere Säfte, um die Bienen fester an sich zu binden. Zudem entwickelten sie tiefe Blütenkelche, die für andere Insekten unzugänglich waren – die Biene entwickelte ihrerseits ihren langen Rüssel, mit dem sie auch nach ganz unten an den Nektar und die Pollen in den Blütenkelch gelangt. Die Bienen entwickelten weiterhin die Pollentransport-Haare an ihren Hinterbeinen und an ihrem Bauch, was sowohl den Pollentransport als auch die Bestäubung der Blüten einfacher und effektiver machte.

Der erste Bienen-Fund

- vor 90.000.000 Jahren -

Die älteste gefundene Biene ist 75-92 Millionen Jahre alt. Sie gehört zu den stachellosen Honigbienen, also zu den Arten, die heute allesamt Staaten bilden. Das Bilden von Staaten muss bei den Bienen bzw. bei den Hautflüglern also schon sehr früh entwickelt worden sein oder eben – wofür viele Hinweise sprechen – eine ursprüngliche Eigenschaft der Hautflügler gewesen sein.

Möglicherweise waren die Hautflügler – also Bienen, Ameisen, Wespen – auch vor allen deshalb so erfolgreich, weil sie Staaten gebildet haben. Immerhin haben sie sich seit ihrer Entwicklung vor 150 Millionen Jahren bis heute weitgehend unverändert erhalten können … Können wir Menschen daraus vielleicht etwas über den Nutzen der Kooperation lernen?

Die Differenzierung der Hautflügler

- *vor 66.000.000 Jahren* -

Obwohl es die Hautflügler nun schon seit 134 Millionen Jahren gab, begannen sie sich erst um diese Zeit in größerem Ausmaß zu differenzieren. Viele dieser Hautflügler entwickelten sich zusammen mit den Blütenpflanzen, von deren Nektar und Pollen einige dieser Hautflügler lebten.

Das fünfte Massensterben

- *vor 65.000.000 Jahren* -

Die Zeit der Saurier endete schlagartig durch den Einschlag eines großen Meteoriten auf der Erde, der zu einem mehrjährigen Winter führte, in dem die meisten Saurier erfroren. Die warmblütigen Säugetiere und Vögel hingegen waren deutlich besser gegen diese Kälte geschützt. Damals starben 30% der Arten aus. Die Insekten hat dieses Ereignis erstaunlicherweise nicht besonders stark betroffen.

Die großen Säugetiere

- *vor 45.000.000 Jahren* -

Die Säugetiere waren mittlerweile zur prägenden Tierart geworden. Am größten waren die Rüsseltiere – die Vorfahren der heutigen Elefanten. Es gab auch riesige Laufvögel – die Vorfahren des Vogel Strauß.

Europa lag damals weitgehend unter Wasser und war nur eine Inselgruppe.

Die Insektenarten nahem deutlich zu – allerdings vor allem deshalb, weil kaum eine der neu entstehenden Arten später wieder ausstarb, und nicht deshalb, weil sich so viele neue Arten gebildet hätten.

Die Menschen

- vor 2.000.000 Jahren -

Der die ersten Menschen entwickelten sich aus den gemeinsamen Vorfahren der Schimpansen und der Menschen.

Die Altsteinzeit

- vor 1.000.000 Jahren -

Die Menschen begannen erst Stöcke und dann auch Steine und später dann behauene Steine („Faustkeil") als Waffe und Werkzeug zu benutzen.

Die Eiszeit

- vor 600.000 Jahren -

Die Eiszeit zwang die Menschen, das Feuer systematisch zu beherrschen, das Beheizen von gut abgedichteten Hütten mithilfe von im Feuer zum Glühen gebrachten Steinen zu entwickeln, und sich Kleidung zu nähen.

Die Mittelsteinzeit

- vor 50.000 Jahren -

Die Menschen stellten nun Pfeil und Bogen, mit Knochenperlen verzierte Kleidung, Höhlenmalereien, Elfenbeinskulpturen, Totempfähle, Musikinstrumente und noch einiges mehr her, sodass man seit dieser Zeit von einer „Kultur" sprechen kann.

Die ersten Honigsammler

- um 15.000 v.Chr. -

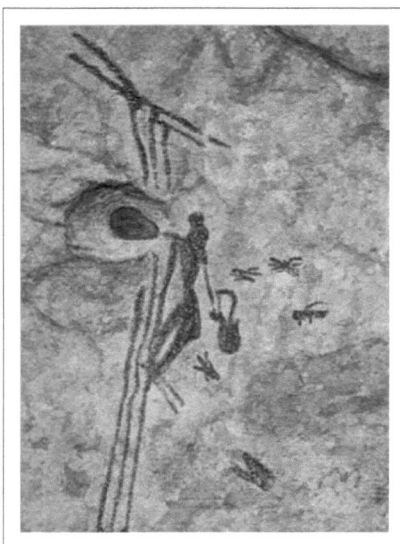

Die erste Felsritzungs-Darstellung von Frauen, die Honig von Wildbienen sammeln, stammt aus dem Ende der Mittelsteinzeit aus Spanien. Es ist allerdings anzunehmen, dass die Menschen schon deutlich länger Honig aus den Nestern von wilden Honigbienen gesammelt haben werden – nur hat das keine archäologisch fassbaren Spuren hinterlassen.

Die Jungsteinzeit

- um 10.000 v.Chr. -

Die Menschen ernährten sich bis um 8500 v.Chr. weiterhin von der Jagd, lebten in größeren Gruppen in festen Dörfern zusammen, machten große Fortschritte in der Steinbearbeitung und errichteten die ersten Tempel („Göbekli Tepe").

Der erste Imker

- um 8.500 v.Chr. -

Als die Menschen um diese Zeit damit begonnen haben, Ackerbau und Viehzucht zu betreiben, also nicht nur zu sammeln und zu jagen, sondern das, was sie essen wollten, zu schützen und zu fördern, werden sie vermutlich auch damit begonnen haben, Bienen zu züchten. Die archäologischen Funde zeigen, dass die Menschen damals versucht haben, alle möglichen Tierarten zu domestizieren – warum also nicht auch die Honigbienen?

Das Königtum

- um 3.250 v.Chr. -

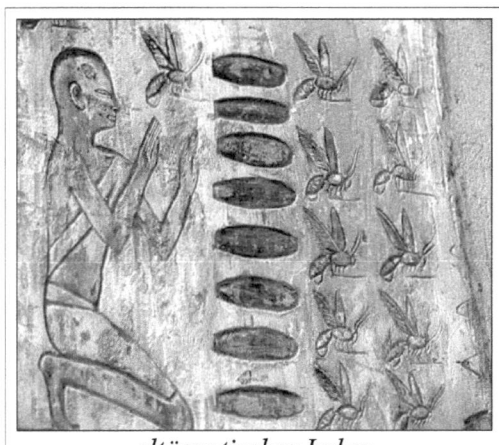

altägyptischer Imker

Zur Verbesserung der Koordination beim Bau der Bewässerungskanäle wurde in Ägypten das erste Königreich gegründet, dem erst 1000 Jahre später das Hethiter-Reich in der heutigen Türkei und das Sumerer-Reich in Mesopotamien folgten.

Die Bienenhaltung muss damals schon eine große Bedeutung gehabt haben, da sie in Ägypten das Symboltier für das Nildelta gewesen ist. Einer der fünf Titel des Pharaos lautete „Nisut-Bity", was „der, der zur Binse und zur Biene gehört" bedeutet. Die Binse symbolisierte Oberägypten und die Biene Unterägypten.

Die Mayas

- um 1.500 v. Chr. -

In Mittelamerika gab es bei den Mayas schon in vorkolumbischer Zeit viele Imker – vermutlich auch bei andern mittelamerikanischen Völkern sowie im Süden von Nordamerika und im Norden von Südamerika. Es ist unbekannt, wie weit die Bienenzucht bei ihnen zurückreicht.

Der Materialismus

- um 1.500 v. Chr. -

Mit der Entdeckung Amerikas, der Erfindung des Buchdrucks, dem Nachweis der Richtigkeit des heliozentrischen Weltbildes, und später dann durch die Erfindung der Dampfmaschine begann das Zeitalter des Materialismus.

Die Epoche der Globalisierung

- um 1945 n.Chr. Jahren -

Die Schrecken des Zweiten Weltkrieges haben der Idee einer Kooperation zwischen allen Staaten einen großen Auftrieb gegeben. Die Erkenntnis, dass die fortschreitende Umweltzerstörung letztlich auf einen kollektiven Selbstmord der Menschen hinausläuft, hat dieser Erkenntnis um ca. 1965 noch einmal einen wichtigen Aspekt hinzugefügt. Das 1972 erschienene Buch „Grenzen des Wachstums" des „Club of Rome" hat schließlich deutlich gezeigt, dass auch in der Wirtschaft etwas anderes als nur das Konkurrenz-Prinzip notwendig ist.

Der Sieg der Insekten

- um 2000 n.Chr. -

Die Insekten waren die bisher erfolgreichste Tierart: Heute sind mehr als die Hälfte aller Tierarten auf der Erde Insekten.

Die heutigen Bienenarten

- um 2024 n.Chr. -

Zu den heutigen Hautflüglern, die auch „Stechimmen" genannt werden, gehören neben den Honigbienen die Hummeln, Wespen, Hornissen und Ameisen.

Weltweit gibt es ca. 20.250 Bienenarten; davon leben in Europa 2.000 Arten und in Deutschland 600 Arten.

Die Bienen sind im Durchschnitt 10mm lang, die kleinsten Bienen sind jedoch nur 1,5mm lang und die Holzbienen bis zu 28mm lang. Die größte heutige Bienenart ist Megachile pluto, die 40mm lang werden kann – also deutlich größer als Hornissen, deren Arbeiterinnen 25mm lang werden.

In Deutschland gibt es 560 Wildbienen-Arten: Blutbiene, Seidenbiene, Schmalbiene, Zottelbiene, Sandbiene, Filzbiene, Goldwespe, Sägehornbiene, Furchenbiene, Grabwespe, Heide-Feldwespe, Gehörnte Mauerbiene, Rote Mauerbiene, Kuckuckshummeln usw.

Diese Wildbienen haben die verschiedensten Lebens- und Gemeinschaftsformen entwickelt. Bei den Furchenbienen z.B. überwintert das Weibchen, baut im Frühjahr eine Höhle mit 25 Zellen. Die aus ihnen geschlüpften 25 Bienen pflanzen sich nicht fort, sondern erweitern das Nest und kümmern sich um die nächste Generation der Eier der Mutter. Im Spätsommer werden dann fortpflanzungsfähige Weibchen und Drohnen geboren, die sich begatten. Die Mutterbiene stirbt im Herbst und die Weibchen gründen im nächsten Frühling neue Bienen-Kolonien.

Die Hummeln zählen ebenfalls zu den Bienen. Sie leben in Völkern von 50-600 Arbeiterinnen zusammen und haben auch nur eine Königin.

Bei den wirbellosen Tieren gilt allgemein die Regel: „je feuchter und wärmer, desto mehr Arten". Diese Regel trifft jedoch nicht auf die Bienen zu: In der Antarktis gibt es keine Bienen; in der Arktis und in den Kaltgebieten in Nordamerika, Nordasien und Südamerika (Patagonien) gibt es nur sehr wenige Bienen; in den nördlichen und südlichen Subtropen gibt es sehr viele Arten; in den Wüsten, Trockengebieten und Hochgebirgen gibt es nur wenige Arten; doch auch in den Tropen, in denen man eigentlich die größte Anzahl an Arten erwarten sollte, gibt es nur sehr wenige Arten. Der Grund für diese Anomalie ist noch nicht sicher geklärt.

Das sechste Massensterben

- um 2024 n.Chr. -

Die Klimaerwärmung lässt befürchten, dass es zu einem sechsten Massensterben auf der Erde kommen könnte – auch bei den Bienen. Dieses Massensterben wäre diesmal menschengemacht.

Von den heute bekannten 147.500 Tier-und Pflanzenarten stehen bereits 41.500 Arten auf der Roten Liste, d.h. sie sind vom Aussterben bedroht – das sind 28% aller bekannten Arten. Wenn diese Arten tatsächlich aussterben sollten, würde das heute von uns Menschen verursachte Massensterben dieselbe Größenordnung erreichen wie die bisherigen fünf Massensterben, die durch Vulkane und Meteoriten und großflächige Vereisungen verursacht worden sind:

1. Massensterben vor 430 Millionen Jahren: 50% aller Arten ausgestorben

2. Massensterben vor 354 Millionen Jahren: 60% aller Arten ausgestorben

3. Massensterben vor 248 Millionen Jahren: 70% aller Arten ausgestorben

4. Massensterben vor 205 Millionen Jahren: 30% aller Arten ausgestorben

5. Massensterben vor 65 Millionen Jahren: 30% aller Arten ausgestorben

6. Massensterben heute: 28% aller Arten bedroht

Nach den ersten fünf Massensterben war alles anders als vorher und die zuvor dominanten Tierarten waren verschwunden und andere Arten traten an ihre Stelle. Dabei sind natürlich jedesmal vor allem die Tiere, die an der Spitze der Nahrungskette standen – also die Großraubtiere – ausgestorben. Diese Tiere an der Spitze der Nahrungskette sind bei dem heutigen Massensterben eindeutig die Menschen.

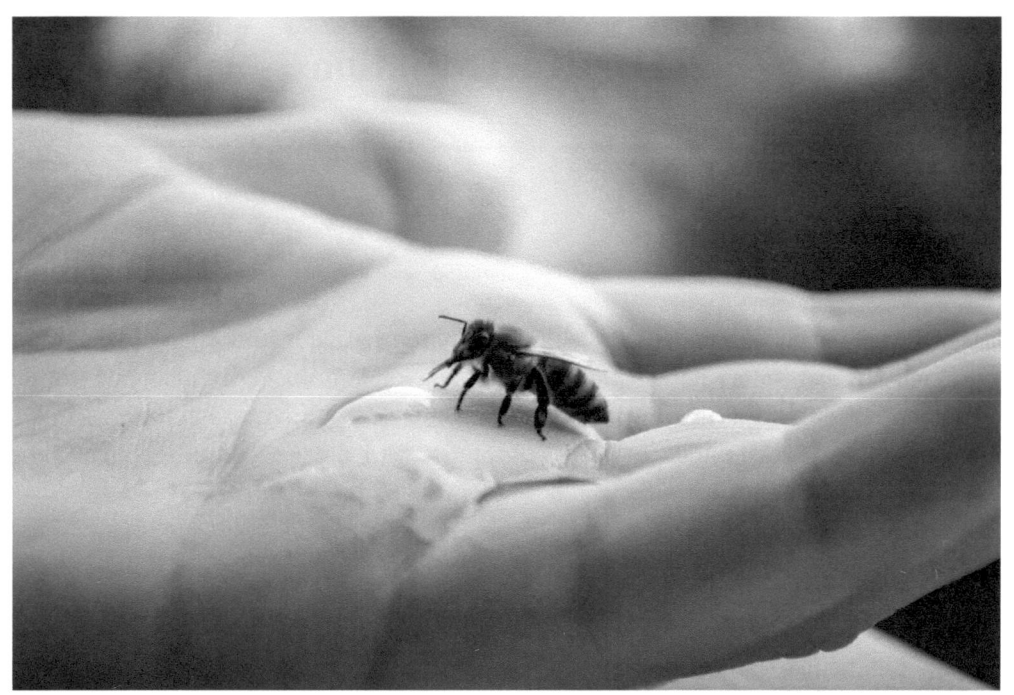

11. Ko-Evolution

≈

Die Bienen haben sich in den 200 Millionen Jahren seit ihrer Entstehung nicht isoliert und nur aus sich selber heraus weiterentwickelt, sondern im Zusammenhang mit den Blütenpflanzen und auch im Zusammenhang mit dem Klima, mit Nahrungskonkurrenten und mit Fressfeinden. Diese Ko-Evolution ist bei der gegenseitigen Abhängigkeit von Bienen und Blütenpflanzen besonders deutlich.

Bienen und Blüten

Viele Wildbienen sind vollständig auf die Blüten bestimmter Pflanzen spezialisiert und sind daher zuverlässige Bestäuber – allerdings sind sie auch stärker vom Aussterben bedroht, weil sie, wenn ihre Futter-Blüte ausstirbt, nicht auf andere Blüten ausweichen können.

Manche Pflanzen können nur durch eine einzige Bienenart bestäubt werden

Einige Orchideen ahmen mit ihren Blütenblättern farblich, von der Form und dem Duft her eine weibliche Biene nach und locken so die Drohen zur Bestäubung an – Werbung mit Sex wirkt immer: „Sex sells".

Tagestreue

Die Honigbienen fliegen an einem Tag nur eine Sorte Blüten an. Das hat für die betreffende Pflanzensorte den Vorteil, dass die Bienen nur Pollen mit sich tragen, der auch zur Bestäubung der betreffenden Blüten geeignet ist – schließlich kann eine Blüte nur von dem Blütenstaub der eigenen Pflanzenart befruchtet werden.

Dieses Verhalten hat wiederum für die Bienen den langfristigen Vorteil, dass diese Blütenart erhalten bleibt.

Es haben sich bei den Bienen also „Traditionen" herausgebildet, deren Vorteile den einzelnen Bienne sicherlich nicht bewusst sein werden, aber die dafür sorgen, dass die Bienenschwärme auch sehr langfristig betrachtet – über Millionen Jahre hin – genügend Futter haben.

Ein Vorbild für die Menschen?

Bienen und Mikroben

In dem Verdauungstrakt der Bienen befinden sich viele Arten von Mikroben, die zusammen mit den Pollen aufgenommen werden. Sie sind für die Bienen, d.h. für ihre Verdauung lebenswichtig – genauso wie es die Bakterien im Verdauungstrakt der Menschen für die Menschen sind.

Bienen und Pilze

Einige Pilze versorgen Bienen mit lebenswichtigen Nährstoffen und schützen sie z.T. gegen Viren, Bakterien und andere Pilze. Bienen essen diese Pilze als Präventiv-Medizin und Bienenstöcke ohne diese Pilze sind Krankheits-anfälliger – Vorsorge ist besser als Heilen.

Die Larven werden bei einigen Bienenarten mit Pilzen gefüttert, damit sie Steroide produzieren können, die ihrerseits Vitamine und Hormone produzieren. Dadurch bildet sich ein weißer mikrobieller Film zwischen der Brutzelle der geschlüpften Larve und ihrer Nahrung, in dem diese Pilze enthalten sind. Das entspricht in etwa dem antibiotisch wirkenden Penicillin, das u.a. auf verschimmeltem Brot wächst.

Einige Pilze wachsen auch in den Varroa-Milben und töten sie. Diese Pilze sind wirksamer als Pestizide, die auch die Bienen selber schädigen.

Es gibt auch Pilze, die die Entflammbarkeit der Bienen reduzieren – doch dies ist ein Vorteil, der nur selten wirklich wichtig ist.

Bienen und Milben

Es gibt nicht nur die Milben-Arten wie die Varroa-Milben, die die Bienen schädigen, sondern auch Milben-Arten, die in einer Kooperation und Ko-Evolution mit den Bienen stehen. Einige dieser Milben-Arten fressen z.B. die Pilze, die die Pollen im Bienenstock befallen. Diese Milben wohnen in den Haaren der Bienen und haben immer genügend zu fressen. So helfen sich die diese Milben und die Honigbienen gegenseitig. Ohne diese Zusammenarbeit würden die Pollen der Bienen öfter verschimmeln und die Milben hätten keine gesicherte Nahrungsquelle. Gemeinsam lebt's sich leichter …

Auch die Tarsonemus-Milben leben in Bienenstöcken. Sie ernähren sich von Pilzen, Nestmaterial und Pollen. Ihre genaue Wirkung auf die Bienen ist noch unerforscht – möglicherweise ist auch dieses Zusammenleben von beidseitigem Nutzen.

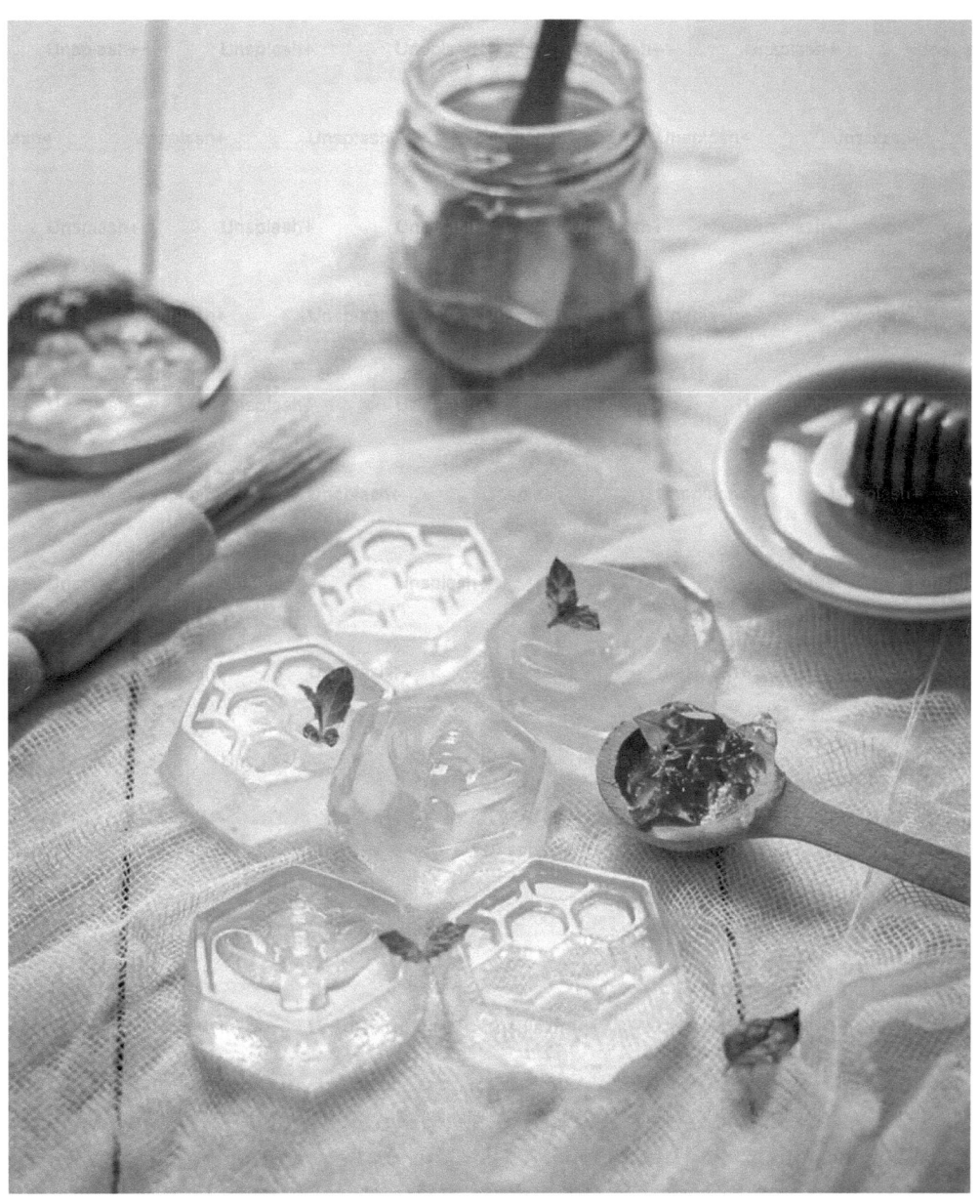

12. Mensch

♓

Die Menschen sind auf vielfältige Weise mit den Bienen verbunden. Diese Verbindungen sind im Folgenden von den nützlichen hin zu den schädlichen Kontakten zwischen Mensch und Biene geordnet.

Bestäubung

Einem Bericht der UN zufolge sind 90% der wild wachsenden Pflanzen auf die Bestäubung durch Tiere angewiesen, ebenso 75% der angebauten Nahrungsmittel-Pflanzen und 35% der Pflanzen auf den landwirtschaftlichen Flächen.

Ein Bienenvolk kann an einem Tag 3.000.000 Obstblüten bestäuben. Das Aufstellen von Bienenvölkern in Obstplantagen führt zu deutlichen Ertragsteigerungen: Himbeeren +50%, Erdbeeren +50%, Birnen +71%, Pflaumen +75%, Sauerkirschen +78%, Äpfel +86%. Außerdem erhalten die Früchte eine bessere Qualität – sie werden sowohl größer als auch süßer. Der Grund dafür ist noch nicht ganz erforscht worden.

Erdbeeren, Kirschen, Raps, Kaffee, Wassermelonen u.a. bringen reichere Erträge, wenn sie von Wildbienen statt von Honigbienen bestäubt werden.

Wildlebende Insekten sind doppelt so effektiv wie Honigbienen beim Bestäuben. Diese höhere Befruchtungs-Effektivität geschieht nicht durch größere Mengen an Pollen, sondern durch die bessere Qualität der transportierten Pollen – wobei auch dies noch nicht ganz geklärt ist. Da es jedoch weit mehr Honigbienen als Wildbienen gibt, sind insgesamt gesehen die Honigbienen für die Bestäubung wichtiger als die Wildbienen.

In China werden die Obstbäume mittlerweile wegen dem Aussterben der Bienen per Hand mit Wattebäuschen u.ä. bestäubt.

Wenn in Zukunft allgemein die Menschen statt den Insekten die Blüten bestäuben würden, würde das weltweit pro Jahr 153 Milliarden Euro kosten – nach einer Schätzung von Greenpeace sogar 265 Milliarden Dollar.

Bienenhilfen

Die Honigbienen und vor allem die Wildbienen brauchen Blühstreifen, Hecken, blühende Brachflächen und Stilllegungsflächen, Untersaaten, vielfältige Fruchtfolgen, Nistmöglichkeiten und eine ökologische Landwirtschaft.

Insektenvielfalt

Die Pflanzen bringen besonders viele Samen und Früchte hervor, wenn es eine große Vielfalt an bestäubenden Insekten gibt: Wildbienen, Fliegen, Käfer, Schmetterlinge und zum Teil auch Vögel. Diese Mischung ist effektiver als die Befruchtung nur durch Honigbienen.

Auch die Landwirtschaft braucht Artenvielfalt bei den Insekten.

Ein Drittel der weltweiten Nahrungsmittelproduktion ist von der Bestäubung durch Tiere abhängig – dabei spielen auch die Wildbienen eine wichtige Rolle.

Honigproduktion

Honig ist ein sehr beliebtes Nahrungsmittel. 2021 wurden weltweit 1,8 Millionen Tonnen Honig produziert – das sind 3,6 Milliarden der üblichen 500g-Gläser voller Honig.

Die Honig-Produktion der einzelnen Länder ist in der folgenden Tabelle in Tonnen angegeben. Die Liste ist nicht ganz vollständig.

China	485.960	Litauen	7.894	Norwegen	1.690
Türkei	96.344	Serbien	7.438	Peru	1.681
Iran	77.152	Aserbaidschan	6.803	Dänemark	1.500
Argentinien	71.318	Kroatien	6.657	Afghanistan	1.362
Ukraine	68.558	Ruanda	6.092	Estland	1.343
Indien	66.278	Tschechien	6.086	Schweiz	1.316
Russland	64.533	Guatemala	5.928	Libanon	1.264
Mexiko	62.080	Myanmar	5.569	Costa Rica	1.133
USA	57.364	Algerien	5.165	Dominik. Rep.	1.124
Brasilien	55.828	Albanien	4.835	Südafrika	1.083
Kanada	40.720	Kamerun	4.706	Guinea	1.076
Tansania	31.608	Kolumbien	4.650	Tschad	1.051
Spanien	30.513	Tadschikistan	4.591	Burkina Faso	965
Südkorea	30.221	Pakistan	4.385	Oman	948
Rumänien	25.269	Ägypten	4.362	Sambia	894
Angola	23.409	Slowakei	4.212	Ecuador	877
Griechenland	22.590	Österreich	4.100	Turkmenistan	861
Vietnam	21.526	Nepal	4.062	Libyen	789
Neuseeland	20.500	Israel	4.000	Jamaika	766
Deutschland	19.600	Moldawien	3.983	Sudan	744
Polen	19.031	Madagaskar	3.975	Zypern	660
Kenia	17.265	Senegal	3.910	Bolivien	659
Zentralafr. Rep.	16.779	Kasachstan	3.691	Venezuela	632
Frankreich	14.382	Tunesien	3.680	Mosambik	630
Usbekistan	14.067	Schweden	3.400	Elfenbeinküste	623
Ungarn	14.000	Syrien	3.253	Burundi	610
Taiwan	13.260	Finnland	3.100	Sierra Leone	599
Äthiopien	13.000	Mazedonien	2.814	Osttimor	582
Uruguay	12.794	Jemen	2.738	Mongolei	479
Thailand	12.307	Japan	2.729	Montenegro	445
Chile	11.929	Kirgisistan	2.363	Mali	429
Bulgarien	11.518	Armenien	2.212	Palästin. Autonom.	350
Australien	11.403	Lettland	2.135	Fidschi	285
Kuba	10.858	El Salvador	2.001	Irland	268
Portugal	10.441	Georgien	2.000	Haiti	257
Großbritannien	9.662	Weißrussland	1.985	Jordanien	244
Italien	9.500	Bosnien/Herzog.	1.876	Slowenien	195
Marokko	7.960	Paraguay	1.868	Samoa	179

Nicaragua	173	Guyana	92	Trinidad/Tob.	35
Guinea-Bissau	163	Honduras	83	Tonga	11
Panama	155	Belize	56	Niue	7
Papua-Neug.	154	Luxemburg	48	Tuvalu	4
Saudi-Arabien	118	Bhutan	43	Cookinseln	1
Irak	106	Suriname	37		

In Deutschland gibt es 1.000.000 Bienenvölker bei 80.000 Imkern – im Schnitt also ein Dutzend Bienenvölker pro Imker. Sie produzieren pro Jahr 25.000 Tonnen Honig, doch das sind nur 20% des Bedarfs in Deutschland, der 125.000 Tonnen pro Jahr beträgt.

Steinzeit-Zahnarzt

In der Altsteinzeit benutzte man Bienenwachs zum Füllen von Karieslöchern in den Zähnen.

Propolis

Das Propolis, das von den Bienen aus Baumharz als Grundstoff hergestellt wird, findet auch als Heilmittel Anwendung. Da Propolis ein Naturstoff ist, der aus einem großen Gemisch an Substanzen besteht, sind auch seine Heilwirkungen vielfältig:

- Propolis wirkt antioxydierend und schützt daher u.a. vor Arteriosklerose, Herz/Kreislauf-Erkrankungen, Arthritis und Krebs.

- Propolis hemmt das Wachstum von Pilzen, Bakterien und Viren und schützt daher allgemein die Gesundheit.

- Propolis fördert die Wundheilung.

- Propolis wird für bei der Herstellung von Tinkturen, Salben, Mundwassern, Lutschtabletten, Nasensprays und Kapseln als Hilfsmittel verwendet.

- Propolis hilft bei kleineren Entzündungen und Hautverletzungen und Problemen mit der Mundschleimhaut.

Propolis kann aber vereinzelt auch allergische Reaktionen hervorrufen.

Bienengift

Das Gift der Bienen wird zur Behandlung von Insektengiftallergien und für den Muskelaufbau verwendet.

In der Homöopathie wird das Bienengift-Mittel „Apsinum" vor allem gegen Schwellungen und Rötungen verwendet.

Bienengift wird auch als naheliegende Alternative zu Botox in der „Anti-Aging"-Branche verwendet.

Generell fördert Bienengift die Durchblutung, verdünnt das Blut, hemmt die Blutgerinnung, senkt den Cholesterinspiegel und wirkt gegen Pilze, Bakterien und Viren.

Mumifizierung

Im Alten Ägypten wurde Propolis bei der Einbalsamierung von Mumien verwendet.

Lack

Aus Propolis kann ein hochwertiger Lack für Holzlasuren hergestellt werden. In der Zeit von 1550-1750 wurde Propolis in Italien in Cremona in Oberitalien für die Herstellung eines sehr hochwertigen Geigenlacks für die „Cremoneser Violinen" verwendet.

Bienenstiche

Bei Bienenstichen entsteht eine örtliche Entzündung, gegen die sofortiges Kühlen hilft. Als erstes sollte man den Stachel herausziehen, da dies die Giftmenge verringert, die in die Haut gerät.
Erst über 100 Stiche sind für den Menschen gefährlich. Allerdings droht bei Stichen im Hals und im Rachen Erstickungsgefahr. Solche Stiche kommen jedoch eher bei Wespen als bei Bienen vor, da sich Wespen gern auf Kuchen u.ä. setzen und dann manchmal versehentlich verschluckt werden.

Eine größere Gefahr ist die Bienenallergie, die bei ca. 1% der Bevölkerung vorhanden ist. In den USA sterben jährlich ca. 60 Menschen an Stichen von Hornissen, Bienen und Wespen. Die meisten Toten sind männlich. Warum? Kommen sie eher mit Bienen in Kontakt?

„Killerbienen"

Es stellte sich nach und nach heraus, dass die nach Amerika gebrachten europäischen Honigbienen das Klima in Amerika nicht gut vertragen. Daher hat man 1965 in Brasilien Kreuzungen der aus Europa eingeführten Bienen, die nun „amerikanische Bienen" genannt wurden, mit afrikanischen Bienen aus Südafrika versucht. Doch bei diesen Experimenten wurden 26 Schwärme mit afrikanischen Königinnen durch ein Versehen freigelassen. Die Nachkommen dieser 26 afrikanisch-amerikanischen Bienenschwärme vermehrten sich sehr schnell und gelangten innerhalb von 40 Jahren bis in den Süden der USA.

Dabei haben sie sich immer wieder einmal mit den europäischen Honigbienen der amerikanischen Imker gekreuzt, wodurch auch die Bienen in den USA immer „afrikanischer" wurden und sich die afrikanischen Gene durchsetzen konnten. Diese Entwicklung kam dadurch zustande, dass die afrikanischen Königinnen einen Tag früher schlüpfen als die europäischen Königinnen, und die „Afrika-Queens" die „Europa-Queens" – so wie das unter diesen Königinnen üblich ist – noch vor deren Schlüpfen töten konnten.

Diese „afrikanisierte amerikanische Honigbienen-Art" setze sich in den Tropen und Subtropen von Amerika durch.

Ihren Namen „Killerbienen" erhielten diese Bienen, weil sie sehr angriffslustig sind und weil sie – im Gegensatz zu den europäischen und den ursprünglichen amerikanischen und afrikanischen Bienen – Feinde einschließlich des Menschen nicht als Einzelbiene, sondern als Schwarm angreifen und ihre Feinde außerdem auch noch verfolgen.

Eine sehr große Zahl an Bienenstichen – deutlich über 100 – kann tödlich sein. In Brasilien starben früher ca. 25 Menschen pro Jahr an Bienenstichen – nach der Freilassung der Afrikanisierten Biene stieg diese Zahl auf 195 Todesfälle pro Jahr.

Brasilien versucht seit einer Weile, die Aggressivität der Afrikanisierten Bienen zu reduzieren, indem sie in viele Bienenschwärme Königinnen der besonders sanften italienischen Honigbienen-Art einsetzt. Der Erfolg dieser Maßnahme ist noch nicht sicher.

Glücklicherweise kam es in Brasilien nicht zu einer Verdrängung der heimischen Bienenarten durch die Afrikanisierte Biene.

Da die Afrikansierte Biene pro Jahr ca. 80kg Honig sammelt und nicht nur 20-30kg wie die europäische Honigbiene, ist Brasilien ist durch die Afrikanisierte Honigbiene zu einem der größeren Honigproduzenten geworden.

In den nördlichen USA und in Europa ist es zu kalt für diese Afrikanisierten Bienen.

Bienen als Nahrungsmittel

In einigen Ländern werden auch gebratene Bienen und andere Insekten und Insektenlarven gegessen. Das ist jedoch keine Bedrohung der Bienenbestände.

Neonics

Die Neonicotinide („Neonics") sind ein Nervengift, das für Insekten lebensbedrohlich ist. Mit den Neonics wird das Saatgut behandelt und gelangt über die daraus entstehende Pflanze auch in den Nektar und in die Pollen. Honigbienen, Schmetterlinge, Hummeln, Schwebfliegen usw. verlieren durch die Aufnahme von Neonics wie bei Alzheimer ihr Gedächtnis und die Kommunikationsfähigkeit untereinander – sie finden nicht mehr heim oder brauchen dafür sehr lange.

Die Neonics schädigen das Gehirn der Insekten und stören dadurch die Wahrnehmung, das Lernen, das Erinnern, das Orientieren, das Navigieren, das Kommunizieren, die Larvenentwicklung, den Energiestoffwechsel, die Form der Gene, die Fruchtbarkeit der Bienenköniginnen usw. und führen schließlich zum Tod des einzelnen Insekts oder der ganzen Insekten-Art. Neonics schädigen die Königinnen der Honigbienen und noch stärker die Mütter der Wildbiene und bedrohen dadurch auch den ganzen Bienenstock bzw. das ganze Bienennest.

Die Dichte an Wildbienen halbiert sich, wenn ein mit Neonics behandeltes Feld in der Nähe ist. Die Neonics wirken auf die Wildbienen stärker als auf die Honigbienen, da die Wildbienen kleiner sind.

Das auf die Pflanzen gespritzte Neonic gelangt nur zu 2-20% in die Pflanze – der Rest

(80-98%) versickert im Boden und schadet den Tieren im Boden und reichert sich im Boden und folglich auch in den Pflanzen, die auf diesem Boden wachsen, an.

Bekannte Noenic-Sorten sind Clothianidin und Thiacloprid sowie das frei im Handel erhältliche Calypso.

Die Neonics, die in der Landwirtschaft und in den Gärten verwendet werden, sind wahrscheinlich die Hauptursache für das großflächige Insektensterben in Europa und in Amerika: Neonics sind in den Pollen und in dem Nektar, von denen sich viele Insekten ernähren; sie sind in den Ackerpfützen, aus denen Insekten Wasser aufnehmen; und sie sind auch in den Teichen, Tümpeln und Wassergräben, in denen die Larven der Insekten heranwachsen und schlüpfen.

Die Neonics gelangen auch in andere Tiere und wirken z.B. auf den Hippocampus von Fledermäusen, sodass sie nicht mehr effektiv navigieren können. Vögel verlieren durch Neonis an Gewicht und Orientierung und können sich nicht mehr an ihre Zugvogel-Strecken erinnern.

Auf dem Neonic „Calypso" der Firma Bayer steht zwar „nicht bienengefährlich", doch es werden derzeit nur veraltete und oberflächliche Prüfmethoden verwendet. Da Bayer in Deutschland sitzt und ein sehr großes Unternehmen ist, tun sich die deutschen Behörden mit einem Verbot von Neonics eher schwer.

In Frankreich ist hingegen die vorbeugende Anwendung von Neonics verboten worden, was den Einsatz von Neonics um 80% reduziert hat – was natürlich nicht im Sinne der Hersteller der Neonics ist. Diese Reduzierung des Einsatzes von Neonics in Frankreich hat keinerlei nachteilige Folgen gehabt. In Frankreich dürfen Insektenschutzmittel auch nur noch nach einer vorherigen Prüfung und dem Erteilen einer Sondergenehmigung verwendet werden. Außerdem dürfen die Landwirte ihre Informationen über Neonics nicht über die Hersteller erhalten, da die Hersteller bei diesem Thema alles andere als sachlich und neutral sind.

Inzwischen sind auch 3 der insgesamt 13 Neonics in der EU verboten worden, doch die Agrarkonzerne geben nun die alten Neonics in leicht abgewandelter Form unter neuem Namen heraus.

Pestizide

Varroa-Milben sind ein großes Problem für die Bienen und die Imker, aber die durch

Pestizide reduzierte Immunabwehr der Bienen ist das eigentliche Problem, da die Pestizide die Bienen so sehr schwächen, dass sie sich nicht mehr effektiv gegen die Varroa-Milben wehren können.

Wildblumensterben

Sowohl die Honigbienen als auch die Wildbienen brauchen eine große Vielfalt an Blütenpflanzen als Nahrung. Daher ist es notwendig, die Ackergifte zu reduzieren, damit es wieder mehr Wildblumen gibt.

Artensterben

- weltweit -

Bei den 35.000 untersuchten Populationen von Säugetieren, Vögeln, Fischen, Amphibien und Reptilien ist der Bestand – also die Anzahl der Tiere einer Art – in den letzten 50 Jahren um 73% gesunken.

Dies sind von den Lebensbereichen her gesehen:

- Süsswasser-Ökosysteme: -85%
- Land   -69%
- Meer   -56%

Von den Kontinenten her betrachtet war dieser Bestands-Rückgang am größten in:

- Lateinamerika/Karibik -95%
- Afrika   -76%
- Asien/Pazifik   -60%

Derzeit sind viele Tierarten gefährdet:

- Amphibien: 40%
- Haie und Rochen: 30%
- Säugetiere: 25%
- Vögel: 13%

Die Hauptursachen für dieses Artensterben und diese Bedrohung sind die Reduzierung des Lebensraums, die Umweltverschmutzung und die Klimakrise. Die Extremwetter zerstören die Lebensräume von Insekten: Manche Insekten ertragen keine heißen Sommer und die milden Winter fördern die Ausbreitung von Parasiten.

In den nächsten 5 Jahren (2025-2030) werden viele Kippunkte erreicht werden, ab denen die Rückkehr zum heutigen Zustand gar nicht oder nur sehr langfristig möglich ist. Dabei sind nicht nur einzelne Arten bedroht, sondern ganze Ökosysteme wie der Amazonas-Regenwald und die Korallenriffe.

Die Biomasse („Gesamtgewicht") der wild lebenden Säugetiere auf der Erde hat in den letzten 50 Jahren (seit 1970) um 82% abgenommen.

Zwischen 1970 und 2020 haben die Menschen ca. 69% aller Populationen (örtliche Gruppen) der Säugetiere, Vögel, Fische, Amphibien und Reptilien vernichtet. Am drastischsten ist die Entwicklung in Mittel- und Südamerika, wo die Tierbestände um 94% geschrumpft sind.

Mehr als 25% der Insekten weltweit sind bestandgefährdet – Tendenz steigend. Diese Bedrohung ist unterschiedlich verteilt:

- Wasserkäfer 87%
- Wildbienen 50%
- Laufkäfer 37%
- Heuschrecken 35%
- Raubfliegen 32%
- Schwebfliegen 29%
- Schmetterlinge 17%
- Gnitzen (kleine Mücken) 7%

Bis 2050 werden aufgrund der steigenden Temperaturen vermutlich 90% aller Korallen sterben.

Derzeit sind ca. 40% aller Baumarten vom Aussterben bedroht.

Die derzeitige Artensterben-Rate ist durch den Menschen um das 1000fache bis 10.000-Fache vergrößert, d.h. in einem Jahr sterben so viele Arten aus wie in den letzten 1000 bis 10.000 Jahren zusammen.

Der Klimawandel wird ca. 50% aller Tierarten aussterben lassen. Das wird wiederum viele Kettenreaktionen in dem Ökosystem der Erde auslösen, von denen mit Sicherheit auch die Menschen betroffen sein werden.

Die invasiven Arten, also Pflanzen und Tiere, die durch die Globalisierung unabsichtlich in andere Länder verschleppt worden sind, tragen zu 60% zu dem Artensterben bei. Die Abwehr dieser Gefahr kostet derzeit jährlich 400 Milliarden $.

- Europa -

80% der natürlichen Lebensräume in Europa sind bereits geschädigt und tragen daher zu dem Artensterben bei. Hier ist eine großräumige Renaturierung dringend notwendig.

- Deutschland -

Die Insekten-Biomasse in Deutschland hat sich innerhalb von 30 Jahren (ca. 1990-2020) um 75% verringert. Im übrigen Europa sieht es ganz ähnlich aus. Dieser Prozess der massiven Schrumpfung des Insektenbestandes beschleunigt sich seit 2000 – daher gibt es auch einen Rückgang der insektenfressenden Vogelarten. Der Bestand an Feldvögeln ist zwischen 1980 und 2020 um 50% geschrumpft. Von den 291 Brutvögeln in Deutschland stehen bereits 50% auf der Roten Liste.

In Deutschland sind derzeit 9.000 der 71.500 Tier-, Pflanzen- und Pilz-Arten gefährdet – das sind 13%. Bei den Wildbienen sind 50% gefährdet.

Traditioneller Pflanzenschutz

Es gibt durchaus auch traditionelle, unschädliche Methoden des Pflanzenschutzes wie die in der Schweiz vorgeschriebene fünfjährige Fruchtfolge, den gemischter Anbau, den Biolandbau, das Anlegen von Grünstreifen und Brachen, die sowohl die Pflanzen als auch die Insekten schützen, usw.

Insektenschutz

Seit 2017 ist der 20. Mai der „Welttag der Bienen".

2019 hat die deutsche Regierung das Aktionsprogramm „Insektenschutz" beschlossen.

Auf der Weltnaturkonferenz „COP15 2022" wurde beschlossen, dass 30% der weltweiten Land- und Meeresfläche unter Schutz gestellt und bis 2030 der Rückgang der Artenvielfalt gestoppt werden soll.

2023 hat die EU erste Ansätze zum EU-weiten Insektenschutz beschlossen, aber die Umsetzung ist sehr langsam und mühsam.

Die Erforschung der Pilz-Wirkungen auf Bienen könnte die Anwendung von speziellen Pestiziden zum Schutz der Bienen drastisch reduzieren.

Imker und Zeidler

Der Imker stellt für die „zahmen" Honigbienen Bienenkörbe oder Kästen auf. Der Zeidler schlägt hingegen im Wald in Bäumen in 6m Höhe Löcher in den Stamm und verdeckt den Eingang teilweise mit einem Brett verdeckt. In diesen künstlichen Baumhöhlen nisten sich dann die wildlebenden Honigbienen ein, bei denen der Zeidler dann später den Honig und den Wachs erntet.

Während es in Deutschland sehr viel Imker gibt, wird das Zeidler-Handwerk erst seit kurzem wiederbelebt. Im Mittelalter und auch schon vorher war der Zeidler in Bezug auf die durch ihn erwirtschaftete Honigmenge deutlich wichtiger als der Imker.

Möglicherweise könnte das Wiederbeleben des Zeidler-Handwerks eine wichtige Rolle bei der Stärkung der Bienenvölker spielen. Das liegt daran, dass wild lebende Bienenvölker die Abwehrkräfte, die den hochgezüchteten „Honigproduzenten"-Bienenvölker der Imker teilweise verlorengegangen sind, recht schnell wiederherstellen müssen, damit sie überleben können. Das könnte wiederum durch gelegentliche Kreuzungen zwischen den „wilden" Zeidler-Bienen und den „zahmen" Imker-Bienen den Honigbienen insgesamt zugutekommen und sie stärken.

Zitat

Es gibt ein weitverbreitetes Zitat zu den Bienen und zu dem Bienensterben:

„Wenn die Bienen verschwinden, hat der Mensch nur noch vier Jahre zu leben: keine Bienen mehr – keine Pflanzen – keine Tiere – keine Menschen mehr."

Dieses Zitat wird oft Albert Einstein zugeschrieben, aber es zweifelhaft, dass es wirklich Einstein gewesen ist, der das gesagt hat, denn zum einen ist das Bienensterben zu seinen Lebzeiten noch kein Thema gewesen und zum anderen entspricht dieser Satz überhaupt nicht dem Stil der andren Aphorismen, die von Einstein überliefert worden sind – er hat eine eigene Art gehabt, Dinge pointiert und humorvoll auszudrücken.

- - -

Mythen

Aufgrund der Wichtigkeit des Honigs gibt es fast überall auch Mythen und Gottheiten, die mit den Bienen und dem Honig verbunden sind.

Die Bienen sind allgemein ein altes und weitverbreitetes Bild für soziales Verhalten.

Indogermanen

Die Indogermanen stellten aus Wasser und Honig und teilweise noch aus Milch und einigen Pflanzensäften einen Ritualtrank her, der ihnen im Zusammenhang mit einem Ritual die Wiedergeburt im Jenseits sichern sollte. Symbolisch gesehen geht dieser Trank auf die Milch der Jenseitsgöttin zurück, die den Toten nach seiner Wiedergeburt im Jenseits stillte. Das Jenseits ist daher das „Land, in dem Milch und Honig fließen" – der Trank bestand vor allem aus Milch und Honig.

Bei den Indern hieß dieser Trank „Soma amrita" („Soma-Pflanzen-Saft, der unsterblich macht"), bei den Persern hieß er „Haoma" („Soma-Pflanzensaft"), bei den Griechen hieß er „Nektar ambrosia" („Honigtrank, der unsterblich macht"), und bei den Kelten und den Germanen hieß er schlicht „Met" („HonigTrank"). Auch die Hethiter in der heutigen Türkei, die Thraker am Schwarzen Meer sowie die Slawen und Balten scheinen einen derartigen Trank gekannt zu haben.

Die Biene ist in den Mythen in Indien, in Griechenland, bei den Hethitern, aber auch im nicht-indogermanischen Nahen Osten eine Botin zwischen Diesseits und Jenseits, was der Honigtrank-Symbolik der Indogermanen entspricht.

Griechen

Um ca. 650v.Chr. wurde auf der Insel Rhodos eine Bienengöttin verehrt. Sie wurde als Biene mit Frauenkopf und Armen dargestellt. Die beiden neben ihr abgebildeten achtblättrige Blüten könnten der Stern der babylonischen Göttin Inanna oder das sumerisches Göttersymbol sein – was letztlich allerdings kein großer Unterschied ist, da der Stern der Innana auf das sumerische Göttersymbol zurückgeht.

Im frühen Griechenland wurde die Göttin Potnia theron („Herrn des Wildes") auch mit dem Namen „reine Bienenmutter" angerufen. Ihre Priesterin hieß „Melissa", d.h. „Biene". Auch die Priesterin der Demeter wurde „Melissa" genannt und auch die Göttin Artemis trug diesen Namen.

Der Honig wurde den Mythen zufolge von der Nymphe Melissa („Biene") entdeckt.

Die Bienen wurden mit dem Orakel von Delphi assoziiert – die Seherin in Delphi wurde manchmal „Biene" genannt.

„Melisseus" war der Gott des Honigs und der Bienen. Seine Töchter Ida und Adrasteia fütterten den jungen Zeus mit Milch und Honig. Das bedeutet, dass sie ihn vor seinem Vater Kronos, der Zeus töten wollte, in der Unterwelt (dem Land, in dem Milch und Honig fließen) verbargen.

Der Gott der Imker hieß „Aristeus". Er war ein Sohn des Apollon. Er wollte einst Euridike, die Frau des Orpheus, die eng mit der Unterwelt verbunden war, verführen. Er lehrte die Menschen die Imkerei.

Homer berichtet in seiner „Hymne an Hermes" um 550v.Chr. über drei Frauen, die mit dem Honig assoziiert waren. Sie waren offensichtlich Seherinnen und waren eine Version der drei Moiren, die die drei griechischen Schicksalsgöttinnen sind. Diese drei „geflügelten Jungfrauen" sind vermutlich mit den vorgriechischen Thriae, die drei Bienen-Göttinnen sind, verwandt. Die folgenden Zeilen werden von Apollon gesprochen:

Doch ich will Dir noch etwas erzählen, Sohn der all-ruhmreichen Maia und des Zeus,
der die Ägis hält, den Glück-bringenden Genius der Götter.
Es gibt bestimmte Heilige, die als Schwestern geboren wurden – drei Jungfrauen –
die mit Flügeln beschenkt waren:
Ihre Häupter waren mit weißem Mehl bestäubt und sie lebten unter einem Grat des Parnaß.
Sie waren Lehrerinnen der Wahrsagekunst neben mir –
das ist die Kunst, die ich schon übte, als ich noch als Junge den Herden folgte,
doch mein Vater achtete nicht darauf.
Von ihrem Heim aus fliegen sie mal hierhin, mal dorthin, ernähren sich von Honigwaben
und lassen alle Dinge geschehen.
Und wenn sie durch das Essen des gelben Honigs inspiriert worden sind,
sind sie Willens, die Wahrheit zu sprechen;
doch wenn ihnen der Götter süße Speise vorenthalten wird, dann sprechen sie unwahr,
während sie hin und her durcheinander schwärmen.

Honig zählte zu den Gaben, die von den Griechen den Göttern geopfert wurden.

Hethiter

In den Mythen der Hethiter senden die Götter eine Biene aus, um den Ackerbaugott Telepinu im Frühjahr wiederzufinden und aus der Unterwelt zurückzuholen. Die Rückkehr des Telepinu aus der Unterwelt ist ein Bild für das Keimen des Getreides. Zudem künden die nach dem Winter wieder ausfliegenden Bienen den nahenden Frühling an.

Inder

Die Göttin Bhramari wurde einst von den Göttern gebeten, den Dämon Arunasura zu besiegen. Da ließ sie aus ihrem Leib einen großen Schwarm Beinen entspringen, die den Dämon durch ihre Stiche kampfunfähig machten.

Manchmal wird uach Krishna als Biene dargestellt.

Kelten

Die keltische Bienengöttin trug den Namen „Meduna", also „Met-Göttin".

Ägypten

Der „Milch und Honig"-Ritualtrank bestand in Ägypten nur aus Milch – er wurde von dem Pharao der Muttergöttin Hathor dargebracht.

Die Bienen sind einer Mythe zufolge aus den Tränen des Sonnengottes Ra, die auf den Wüstensand fielen, entstanden.

Der Pharao wurde als der, „der zu der Biene und zu der Binse gehört" bezeichnet.

Seelenbiene

Bei manchen Völkern stellen die Bienen die Seele dar, die beim Tod den Leib verlässt. Diese Vorstellung findet sich in Sibirien, Mittelasien und in Südamerika. Diese Symbolik hat es auch bei den Kelten und bei den Germanen gegeben.

Meistens wird die Seele als Vogel dargestellt (Mensch mit Vogelkopf, Vogel mit Menschenkopf, Mensch mit Federkleid, Mensch mit Flügeln, Mensch mit Federkrone usw.), aber es gibt auch das Bild der Bienen-Seele, der Schmetterlings-Seele, der Fledermaus-Seele usw. Alle diese Bilder der „fliegenden Seele" gehen auf das Erlebnis des Schwebens und Fliegens zurück, das man hat, wenn man mit seiner Seele in einer Ohnmacht, in der Meditation o.ä. den eigenen Leib verlässt („Astralreise").

Afrika

Bei dem Volk der San in der Kalahari wird erzählt, dass eine Biene einst ein Ei in den Leib einer Gottesanbeterin gelegt hat und dass daraus der erste Mensch entstanden ist.

Diese und ähnliche Vorstellungen bei anderen Völkern gehen vermutlich auf die Beobachtungen zurück, dass Raubwespen ihre Eier in getötete Insekten und Kleintiere ablegen.

Amerika

Bei den Mayas gibt es einen Gott der Imker, was zeigt, dass die Imkerei bei der Ankunft von Kolumbus sowohl schon alt als auch wichtig gewesen sein muss. Dieser Imker-Gott hieß „Mok-Chi". Dies ist ein Beiname des Xbalanque, dessen Name „Jaguar-Sonne" bedeutet, was ihn als Schamanengott kennzeichnet. Er ist einer der beiden Zwillinge Hunapu und Xbalanque, die die Hauptgestalten in der Maya-Mythologie und in dem Maya-Buch „Popul Vuh" sind.

Der Gott der Bienen und des Honigs trug den Namen „Ah-Muzen-Cab".

- - -

Wenn bitter sich die Menschen streiten
mit Größe wie mit Kleinigkeiten,
da weiche ich am liebsten aus
und flüchte mich ins Bienenhaus.

Hör ich das friedliche Gesumm,
vergeß ich Schelten und Gebrumm,
und aller Krieg und Krach auf Erden
kann mir sogleich gestohlen werden.

Ein Blümchen vom Boden hervor,
war früh gesprosset im lieblichen Flor,
da kam ein Bienchen und naschte fein –
die müssen wohl beide füreinander sein!

Johann Wolfgang von Goethe

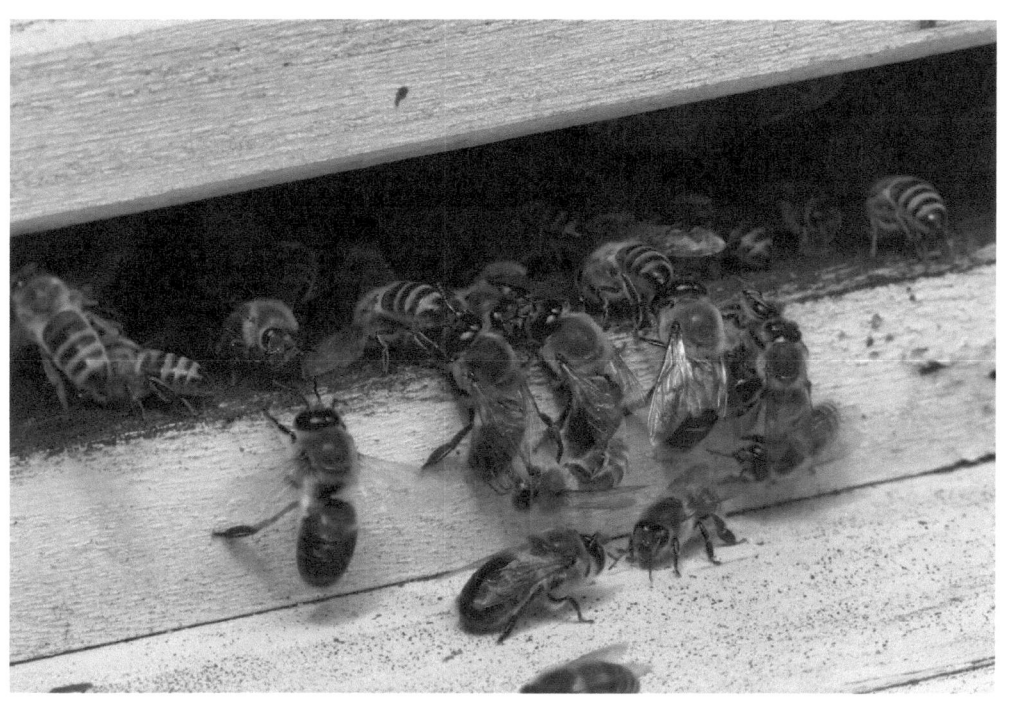

Die 12 Sichtweisen auf Drogen und Genußmittel

Entwürfe für die Zukunft – Band 10

Inhaltsübersicht

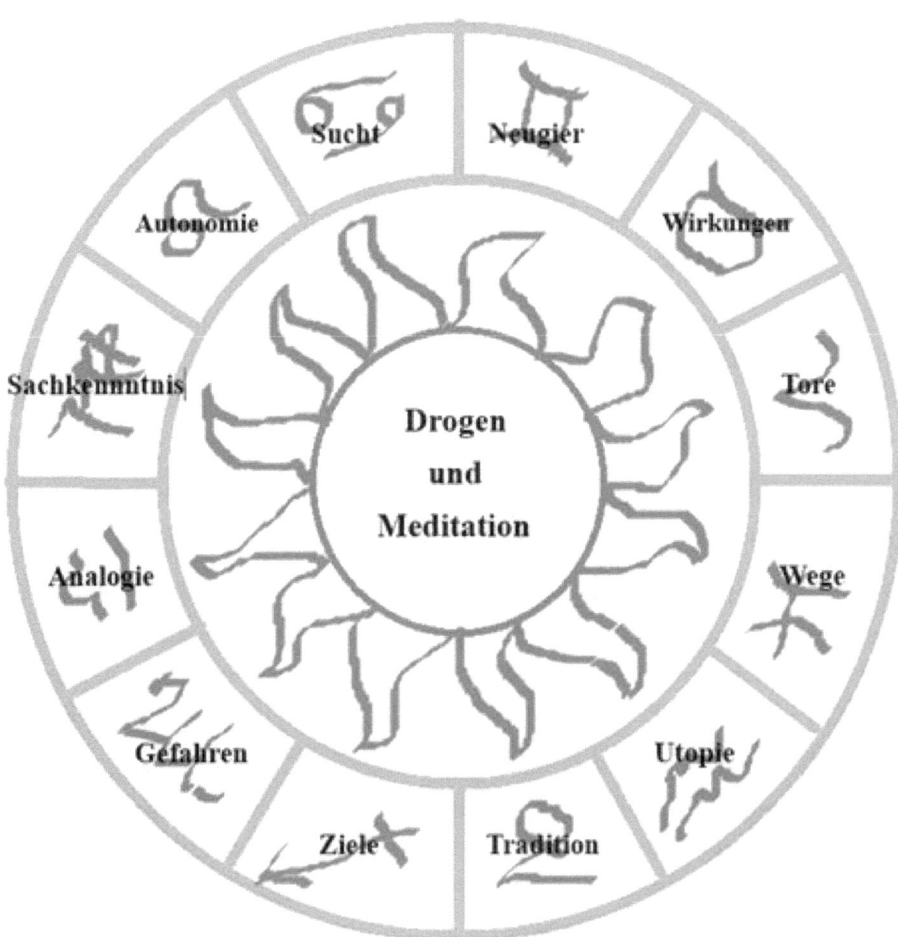

1. Tore

♈

Warum Drogen? Was macht Drogen für so viele Menschen so faszinierend?

Ganz einfach: Sie verändern den Zustand der Psyche. Droge genommen – anderer Zustand … und meistens besser, wenn auch nur vorübergehend.

Eine Droge ist wie ein auf die Psyche (und manchmal auch auf den Körper) wirkendes Medikament. „Droge" bedeutet wörtlich „Getrocknetes", womit „getrocknete Kräuter", also „Heilmittel" gemeint sind. Ein „Drogerie" ist also ursprünglich ein „Kräuterladen" gewesen.

Warum sind manche Drogen wie Tabak und Alkohol erlaubt und andere nicht? Das lässt sich nur aus der kulturellen Tradition heraus erklären…

Was der Gebrauch von Drogen am deutlichsten zeigt, ist, dass viele Menschen mit der Lebenssituation, in der sie sind, nicht zufrieden sind – oder über ihre Lage sogar völlig verzweifeln. Sie finden keinen Weg aus ihrer Misere und sehen daher nur noch die Flucht in eine andere Wirklichkeit, in der sie auf die verschiedensten Weisen vorübergehend ihre Lebenswirklichkeit vergessen können.

Die vielen Drogen, die von den Menschen genommen werden – Zigaretten, Alkohol, Haschisch, Ecstasy, Heroin und noch vieles andere – sind allerdings so verschieden, dass man sie nicht alle in einen Topf werfen kann.

Woher kommen eigentlich all diese Drogen? Woher wissen wir, wie sie wirken? Irgendwann hat sie jemand mal ausprobiert – vielleicht ein wagemutiger Widder – und hat es überlebt und dann den anderen erzählt, welche Wirkung die betreffende Pflanze hat. Drogen sind also lange Zeit ein „traditionelles Wissen" gewesen.

Wenn man noch keine „besonderen psychischen Zustände" erlebt hat, kann man sich die Wirkung von Drogen nicht vorstellen. Aber vermutlich kennen die meisten einen Alkoholrausch, eine Ohnmacht, eine Astralreise, eine Vergiftung oder ein ähnliches Erlebnis, das völlig aus dem Rahmen des üblichen herausfällt. Auf diese Weise fallen auch die vielen verschiedenen Drogenerlebnisse aus dem Rahmen des Normalen heraus. Vermutlich ist das auch ein wesentlicher Grund für das Verbot vieler Drogen – die Furcht, dass die normale Ordnung der Gesellschaft zusammenbrechen könnte.

Der Unterschied zwischen einer Droge und einem Medikament besteht nur darin, dass das Medikament eingenommen wird, um eine körperliche oder psychische Krankheit zu heilen und zu dem ersehnten Normalzustand zurückzukehren, während die Droge genommen wird, um den als unangenehm oder gar als unerträglich empfundenen Normalzustand zu verlassen und in einen besonderen Zustand zu gelangen.

Man kann die eigene Lebenssituation evtl. auch durch Arbeit, einen Umzug oder eine neue Beziehung verändern, aber das ist zum einen nicht immer möglich, und zum anderen ist eine solche Veränderung oft sehr anstrengend. Da ist es einfacher, ein Bier zu trinken oder ein Pfeifchen mit Hanf zu rauchen.

Dieses einfache „Droge genommen – anderer Zustand" ist vermutlich der Hauptgrund für die Einnahme von Drogen. Die Drogen sind Tore zu erwünschten Zuständen.

Drogen öffnen das Tor zu einem anderen psychischen Zustand.

2. Wirkungen

♉

Wenn man irgendetwas in Bezug auf Drogen verändern will, muss man die Drogen zunächst einmal verstehen – was bedeutet, dass man ihre Wirkung kennen muss. Diese Wirkungen sind keineswegs bei allen Drogen gleich, sondern sehr verschieden. Man kann sie nach ihrer Wirkung in zehn Kategorien einteilen. Natürlich haben die meisten Drogen mehrere dieser zehn Wirkungen, aber es gibt doch so gut wie immer eine Wirkung, die am ausgeprägtesten ist.

1. Entspannende bis betäubende Drogen

Diese Gruppe macht einen großen Anteil an den bekannten Drogen aus. Sie beginnen mit den Mitteln, die ganz einfach eine entspannende und entkrampfende Wirkung haben, und reichen über die schmerzlindernden Substanzen bis hin zu den Betäubungsmitteln, die bei Operationen verwendet werden.

a) **Baldrian** (Valeriana officinalis): Baldrian hat die gut bekannte beruhigende und einschläfernde Wirkung („Baldrian-Tropfen").

b) **Bittersüsser Nachtschatten** (Solanum dulcamara): Sie enthält in den Beeren viele psychoaktive Stoffe. Sie wurde im Mittelalter als Schmerzmittel verwendet.

c) **Schlafmohn** (Papaver somniferum): Schlafmohn wirkt – wie der Name schon sagt – beruhigend, einschläfernd und schmerzlindernd.

d) **Opium**: Opium wird aus dem Milchsaft der unreifen Samenkapsel des Schlafmohns gewonnen und wird daher auch „Mohnsaft" genannt. Opium enthält 37 Alkaloide, von denen Morphin mit einem Anteil von 12% das wichtigste ist. Morphin ist eines der stärksten bekannten Schmerzmittel. Es dient auch als Schlafmittel sowie als Beruhigungsmittel bei Depressionen. Es kann auch einen Rausch hervorrufen. In der Antike und im Mittelalter war es eines der wichtigsten Schmerzmittel. Zu den Langzeitschäden durch Opium gehören Abmagerung, Entkräftung, Kreislaufstörungen und Apathie. Bei einer Überdosierung tritt der Tod durch Atemlähmung ein. Opium macht sehr stark abhängig.

e) **Heroin**: Heroin wird aus dem Saft des Schlafmohns (Opium) hergestellt. Heroin macht sehr stark süchtig und die Gefahr einer tödlichen Dosis („Goldener Schuss") ist sehr groß, da bei Heroin von allen Drogen der Abstand zwischen wirksamer und tödlicher Dosis am geringsten ist. Heroin wirkt nicht nur schmerzblockierend, sondern zugleich auch euphorisierend.

f) **Kratom** (Mitragyna speciosa): Die Blätter des Kratombaumes werden als Rauschdroge und als Medikament verwendet. Kratom wirkt beruhigend und macht schmerzunempfindlicher. Die Wirkung von Kratom in Bezug auf Schmerzen ist dreizehnmal stärker als die von Morphin. Es besteht zwar keine Suchtbildung, aber als Entzugssymptome treten u.a. Wut, Anspannung, Trauer und Zittern auf, also die Gegen-Phänomene der beruhigenden Wirkung des Kratoms. Bei langanhaltendem Gebrauch tritt eine Abmagerung ein.

g) **Rispenblütriger Celastrus** (Celastrus paniculatus): Das Öl der Samen hat eine deutlich beruhigende und stressabbauende Wirkung.

h) **Benzodiazepine**: Diese oft kurz „Benzos" genannte Medikamentengruppe, von der viele verschiedene Varianten in Umlauf sind, wirkt angstlösend, beruhigend, Muskelentspannend, schlaffördernd bis betäubend, manche auch krampflösend (Antiepileptika) und auch schmerzstillend, amnesisch (die Erinnerung schwächend) sowie leicht stimmungsaufhellend bis euphorisierend (manchmal jedoch auch depressionsverstärkend). Sie sind auch ein Notfall-Mittel bei Epilepsie. Sie machen abhängig.

2. Anregende bis stärkende Drogen

Hier findet sich ein großer Anteil an Drogen, deren Funktion es ist, die physische und psychische Leistung zu steigern – was anschließend in den meisten Fällen zu Erschöpfungszuständen führt, da man durch diese Drogen die „stillen Reserven" des Körpers verbraucht, die sonst nur in Notfällen mobilisiert werden.

a) **Virginia-Tabak** (Nicotiana tabacum): Es werden pro Jahr ca. 7,4 Millionen t Tabak produziert. Den größten Anteil daran hat China mit 3,2 Millionen t, das sind 43% der Gesamtproduktion. Der Wirkstoff ist das Alkaloid Nicotin, das anregend wirkt, aber süchtig macht.

b) **Bauern-Tabak** (Nicotiana rustica): Dieses Nachtschattengewächs ist die andere der beiden Tabak-Sorten, die zum Rauchen verwendet werden. Der Bauern-Tabak hat einen sehr hohen Nikotin-Gehalt, der auch sein Hauptwirkstoff ist. Er ist anregend.

c) **Kaffee** (Coffea): Das Koffein im Kaffee wirkt anregend und hält wach. Der mäßige Genuss von Kaffee verlängert das Leben, schützt vor Depressionen, vermehrt aber auch durch seine anregende Wirkung die Neigung zu Angststörungen. In großen Mengen getrunken bewirkt Kaffee jedoch Konzentrationsstörungen, Hyperaktivität und Einschlafstörungen.

d) **Kakao** (Theobroma cacao): Kakao wirkt durch Koffein anregend.

e) **Guaraná** (Paullinia cupana): Die Guaraná-Früchte enthalten sehr viel Coffein und sind daher sehr anregend, steigern die Leistung und dämpfen Hungergefühle. Bei einer Überdosierung entstehen Reizbarkeit, Schlafstörungen, Herzrasen, Kopfschmerzen und Zittern.

f) **Tee** (Camellia sinensis): Der Hauptwirkstoff im Tee ist Koffein – die Wirkung ist daher anregend. Interessant ist, dass Grüner Tee die Wirkung von Antibiotika deutlich verstärkt.

g) **Kola** (Cola acuminata und Cola nitida): Der Hauptwirkstoff ist Koffein, das anregend, schmerzlindernd und aphrodisierend (luststeigernd) wirkt.

h) **Koka** (Erytroxylum coca): Koka enthält vor allem das Alkaloid Kokain, das ähnlich anregend wie Koffein wirkt. Koka hilft gegen Schmerzen, Hungergefühle, Müdigkeit und Kälte und es erleichtert das Atmen in großer Höhe. Durch den Zusatz von Kalk wird das Suchtpotential von Koka neutralisiert – in reiner Form macht Kokain jedoch sehr schnell süchtig. Ursprünglich enthielt Coca-Cola Kokain aus dem Coca-Strauch sowie Koffein aus der Kola-Nuss – deshalb der Name „Coca-Cola".

i) **Kava** (Piper methysticum): Kava wirkt entspannend, beruhigend, schmerzstillend, leicht euphorisierend, macht gesprächig, mindert Angst und Anspannung, bewirkt ein Wohlgefühl und fördert das klare Denken. Anschließend an den Genuss von Kava schlafen die meisten Menschen gut. Dies ist der typische „Gegeneffekt" nach der eigentlichen Wirkung einer Droge: anschließend an die Drogen-induzierte Aktivität gut schlafen = auf die Anregung folgt die Müdigkeit. Bei Langzeit-Genuss oder Überdosierung kommt es zu Leberschäden mit teils tödlichem Verlauf.

j) **Meerträubel** (Ephedra): Diese Pflanze wirkt durch Alkaloide anregend, stimulierend und leicht euphorisierend. Die Dosierung ist sehr schwierig, da die eine Pflanze das Hundertfache an Alkaloiden wie die andere Pflanze enthalten kann. Ephedrin ist die Grundlage für die chemische Droge Meth (Methamphetamin), die sehr toxisch ist und schnell abhängig macht.

k) **Bio-Ecstasy**: Bio-Ecstasy ist eine legale koffeinhaltige Mischung u.a. aus Guaraná und Meerträubel, die leicht aufputschend wie Energy-Drinks wirkt.

l) **Kath** (Catha edulis): Das Amphetamin Cathin im Kath wirkt leicht stimulierend und berauschend, steigert das Wohlgefühl und macht mitteilsamer, fröhlicher und wacher, weshalb Kath meistens in Gruppen konsumiert wird. Nach etwa zwei Stunden treten jedoch eine Erschöpfung und eine depressive Verstimmung ein. Bei Dauerkonsum kommt es zu Schlafstörungen, Impotenz und unsozialem Verhalten. Der „Drogen-Kater" ist hier sehr deutlich als der Gegenpol zur Drogenwirkung erkennbar. Kath verursacht zwar keine körperliche, aber eine psychische Abhängigkeit. Der ständige Genuss von Kath begünstigt Schlaganfälle und Herzerkrankungen.

3. Stimmungsaufhellende Drogen

Es gibt nur wenige Drogen, bei denen die Verbesserung der Stimmung die Hauptwirkung ist. Einige anregende Drogen wie Kava und einige Drogen wie Ecstasy, die auf die Gefühle wirken, haben auch eine stimmungsaufhellende Wirkung.

a) **Echtes Johanniskraut** (Hypericum perforatum): Die stimmungsaufhellende Wirkung ist nur sehr schwach.

b) **Psilocybin**: Bei schweren und behandlungsresistenten Depressionen helfen manchmal auch „psilocybinhaltige Pilze" (siehe das Kapitel über die Visions-verursachenden Drogen).

c) **Antidepressiva**: Antidepressiva sind eine Gruppe von Arzneimitteln, die gegen Depressionen, Zwangsstörungen, Panikattacken, Angststörungen, Phobien, Posttraumatische Belastungsstörungen, Essstörungen, chronische Schmerzen, Entzugssymptome, Schlafstörungen, prämenstruelle Beschwerden u.ä. eingesetzt werden. Die Wirkungen der einzelnen Mittel können stimmungsaufhellend, antriebssteigernd, antriebsneutral, antriebsdämpfend, beruhigend und angstlösend sein. Die Kombination von Psychotherapie und Antidepressiva ist deutlich wirkungsvoller als nur die Einnahmen von Antidepressiva.

4. Traum-intensivierende Drogen

Diese große Gruppe von Drogen fördert das Träumen selber und – da dieser Effekt sonst gar nicht auffallen würde – auch das Erinnern von Träumen.

a) **Beifuß** (Artemisia vulgaris): Seine Wirkung beruht vermutlich auf dem hohen Gehalt an Thujon, das auch in Wermut enthalten ist. Es soll auch gegen Epilepsie helfen.

b) **Mexikanisches Traumkraut** (Tagetes lucida): Dieses Kraut wird zur Induzierung luzider Träume (Wachträume) verwendet.

c) **Aztekisches Traumkraut** (Calea ternifolia; Calea zacatechichi): Seine psychoaktive Wirkung erhält diese Pflanze durch ein bisher nicht identifiziertes Alkaloid.

d) **Afrikanisches Traumkraut** (Entada rheedei): Dieses Kraut beruhigt und verursacht luzide Träume, also Träume, in denen man bei vollem Bewusstsein ist. Es wird auch benutzt, um visionäre Träume zu erhalten, also Träume, in denen man ferne Dinge, die Zukunft o.ä. wahrnimmt. Diese Träume sind oft lebhafter und farbiger als die normalen Träume.

e) **Gelbrinden-Akazie** (Vachellia xanthophloea): Der Wirkstoff ist vermutlich DMT, der Halluzinationen und Visionen hervorruft. Bei der Wirkung von DMT bleibt man sich normalerweise bewusst, dass die wahrgenommenen Bilder nicht Teil der Außenwelt sind. In höherer Dosierung führt DMT zu Wahrnehmungen anderer Realitäten und zu Nahtod-ähnlichen Erlebnisse, d.h. zu Astralreisen.

f) **Engelstrompeten** (Brugmansia): Dieses Nachtschattengewächs enthält die Alkaloide Hyoscyamin, Atropin und Scopolamin, die sehr giftig sind.

g) **Ubhubhubhu** (Helinus integrifolius): Diese Rankenpflanze wird von Wahrsagern als Aufguss getrunken, um in Träumen bewusst mit den Ahnen sprechen zu können.

h) **Afrikanische Traumwurzel** (Silene capensis; Silene undulata): Sie wird für Heilungen und für das Wahrsagen mithilfe von Klarträumen verwendet.

i) **Uvuma Omhlope** (Synaptolepis Kirkii): Das zu Pulver verriebene Holz wird mit Wasser getrunken, um Klarträume und Visionen zu erlangen. Die Träume sind jedoch des öfteren eher düster und wirr.

j) **Ikhathazo** (Alepidea amatymbica): Diese Staude stärkt sehr deutlich das Imunsystem und wird als Heilpflanze gegen Erkältungen eingesetzt und sogar mit Erfolg auch gegen AIDS verwendet. Ikhathazo enthält viele Inhaltsstoffe, deren Wirkungsweise noch ungeklärt ist. Sie wird von Schamanen für Wahrsagungen, den Kontakt mit den Ahnen und für das Erlangen luzider Träume verwendet. Die einzige bekannte Nebenwirkung ist ihr harntreibender Effekt.

k) **Indische Seidenpflanze** (Hemidesmus indicus): Sie enthält viele Inhaltsstoffe (vor allem ätherische Öle), die u.a. luzide Träume verursachen.

l) **Passionsblume** (Passiflora): Sie enthält MAO-Hemmer und wirkt daher antidepressiv. Ihre Kombination mit anderen Drogen ist gefährlich, da es zu einem tödlichen Serotonin-Syndrom kommen kann. Einige Passiflora-Arten haben für den Menschen essbare Früchte wie z.B. die Maracujas. Einige Arten sind jedoch auch giftig bis sehr giftig. Sie fördern lebhafte Träume. Die Wirkung der verschiedenen Passionsblumen-Arten ist bislang noch wenig erforscht worden.

5. Visionen-verursachende Drogen

Dies ist vermutlich die wichtigste oder zumindest die beliebteste Gruppe von Drogen, da das Erleben von inneren Bildern mit manchmal tiefer symbolischer Bedeutung – sei es als lebhafte Träume, Tagträume, Halluzinationen oder Visionen – offensichtlich einem tiefen Bedürfnis der Menschen nach Erleben, Tiefe und Sinngehalt entgegenkommt.

a) **Wermut** (Artemisia absinthium): Das im Wermut enthaltene Thujon kann eine halluzinogene Wirkung haben.

b) **Gift-Lattich** (Lactuca virosa): Seine Blätter und sein getrockneter Milchsaft sind stark giftig und wurden als Beruhigungsmittel und als Opium-Ersatz verwendet. Da die tödliche Dosis sehr hoch ist, sind keine Todesfälle durch Gift-Lattich bekannt. Bei starker Überdosierung treten Kopfschmerzen, Schweißausbrüche und Schwindel auf. Gift-Lattich entspannt und fördert das Erleben von Visionen.

c) **Alraune** (Mandragora officinalis): Die Wirkstoffe in der Wurzel wurden als Aphrodisiacum, Narkotikum, Schmerzmittel, halluzinogene Droge und als allgemeines Zaubermittel eingesetzt.

d) **Ayahuasca** (Banisteriopsis caapi): Aus den verholzten Pflanzenteile wird einer der Hauptwirkstoffe des Ayahuasca-Trankes, der Visionen hervorruft, hergestellt.

e) **Calumbi** (Mimosa tenuiflora; Mimosa hostilis): Diese Mimosen-Art enthält als Wirkstoffe vor allem Alkaloide sowie DMT und ruft daher Visionen hervor.

f) **Peyote-Kaktus** (Lophophora williamsii): Aus dem mittelamerikanischen Peyote-Kaktus wird die Droge Mescalin gewonnen, die eine LSD-ähnliche Wirkung hat und Halluzinationen bzw. Visionen erzeugt und Hellsehen ermöglicht. Es können Hyperaktivität, eine leicht veränderte bis deutlich schärfere Wahrnehmungen, eine intensivere Farbwahrnehmung mit leuchtenden Farben sowie Halluzinationen bzw. Visionen sowie ein großes Glücksgefühl auftreten. Wie bei LSD kommt es zu der „Übersetzung" von Optik in Akustik, Akustik in Geschmack usw. Manchmal entsteht jedoch auch ein Realitätsverlust. Psychosen, Halluzinationen und Horrortrips sind möglich, aber können durch das passende Umfeld (Vorbereitung, Umgebung, Begleitung) weitgehend vermieden werden. Die Kombination mit MAO-Hemmern (Antidepressiva, Anti-Parkinson-Mittel, Ayahuasca) ist gefährlich, da diese MAO-Hemmer die Serotonin-Wirkung von Mescalin u.ä. verstärken, was zum Tod durch Lähmung der Atemmuskulatur führen kann.

g) **Echinopsis-Kakteen** (Echinopsis): Sie enthalten wie der Peyote-Kaktus den Wirkstoff Mescalin und sind daher von ihrem Gebrauch her dem Peyote vergleichbar.

h) **LSD** (Lysergsäurediethylamid): Dieser Extrakt des Mutterkorns, der ein Pilz auf der Roggenähre ist, ist eins der stärksten bekannten Halluzinogene. Die Droge verändert das Zeitempfinden und Erlebnisse werden sehr viel deutlicher wahrgenommen. Das erscheint dann als der Eindruck, dass innerhalb einer bestimmten Zeitspanne deutlich mehr erlebt wird als sonst. Insgesamt gibt es viele optische, akustische und sensorische Wahrnehmungsveränderungen. Ein wichtiger Aspekt ist, dass man „Musik sieht", d.h. dass Klänge in Farben und Formen übersetzt werden. Auch Gefühle werden deutlicher wahrgenommen, was sowohl zu Euphorie als auch zu Horrortrips führen kann. Daher ist bei dem Genuss von LSD ein nüchterner Begleiter („Tripsitter") sehr hilfreich, der notfalls lenkend eingreifen kann – dies entspricht dem generell förderlichen rituellen Rahmen bei der Einnahme von Drogen. LSD kann zu intensiven spirituellen, magischen und religiösen Erlebnissen führen. LSD macht nicht abhängig – die Konsumenten hören oft selber nach einer Weile wieder mit der Einnahme von LSD auf. Da erst die 1000-fache Menge der wirksamen Dosis tödlich ist, kommt es auch nicht zu Überdosierungen.

i) **LSD und Ecstasy**: In dieser auch „Candyflip" genannt Mischung verstärken sich die beiden Drogen gegenseitig und rufen starke Wahrnehmungsstörungen sowie optische und akustische Halluzinationen hervor – oder positiver formuliert: Sie führt zu Visionen. Es sind stärkere euphorische Erlebnisse als bei Ecstasy solo möglich, aber es besteht auch eine größere Gefahr der Entstehung einer Psychose.

j) **Psilocybin-haltige Pilze**: Psilocybin ist ein Alkaloid, das im Körper zu Psilocin verwandelt wird, das dann der eigentliche Wirkstoff ist. Die Wirkung ist LSD-ähnlich, aber dauert kürzer. Psilocybin ruft optische Visionen und eine Leichtigkeit bis hin zur

Euphorie hervor. In seltenen Fällen treten Panikattacken auf. Es besteht die Gefahr der Auslösung einer bereits vorhandenen Psychose. Da die tödliche Dosis das 1000-fache der wirksamen Dosis beträgt, ist Psilocybin sehr sicher.

k) **Steppenraute** (Peganum harmala): Die in den Samen enthaltenen Alkaloide regen Träume an und sind zudem halluzinogen. Weiterhin beruhigen sie, sind antidepressiv, aphrodisierend sowie in ßosis betäubend. Die Wirkung von Mischungen von Steppenraute mit anderen Drogen ist meistens unvorhersehbar. Es besteht dabei die Gefahr eines tödlichen Serotonin-Syndroms. Der Genuss von Steppenraute kann eine Fehlgeburt einleiten.

l) **Rohrglanzgras** (Phalaris arundinacea): Die Menschen bleiben sich ihrer Vision bewusst, d.h. sie erleiden keinen Realitätsverlust. Bei einer hohen Dosierung entstehen Nahtod-ähnliche Erfahrungen (Astralreise).

m) **DMT** (N,N-Dimethyltryptamin): Das stark halluzinogen wirkende Alkaloid DMT findet sich in Ayahuasca, psilocybinhaltigen Pilzen, in Mimosa hostilis, in einer Schilfrohr-Art (Phragmites australis), in einem Rötegewächs (Psychotria viridia), in dem Hautdrüsensekret der Aga-Kröte usw. sowie vermutlich auch in Säugetieren als endogenes (selber synthetisiertes) DMT.

n) **Himmelblaue Prunkwinde** (Ipomoea tricolor): Der Wirkstoff in den Samen dieser Pflanze ist eine giftige Methylquecksilberverbindung, die eine halluzinogene Wirkung hat. Das Quecksilber hat eine ausgesprochen körperschädigende Wirkung.

6. Kundalini-anregende Drogen

Es gibt keine Drogen, die speziell und gezielt die Kundalini (innerer Fluss der Lebenskraft) anregen. Allerdings tritt diese Wirkung manchmal bei dem Genuss von Hanf auf.

a) **Hanf** (Cannabis sativa; Cannabis indica): Die Wirkstoffe des Hanfes sind die Cannabiniode, von denen bisher 144 bekannt sind. Der wichtigste von ihnen ist das Tetrahydrocannabinol (THC). Es gibt im Körper bereits körpereigenes THC, was bedeutet, dass das THC, das aus dem Cannabis stammt, auf das körpereigene endocannabinoide System wirkt. Das durch den Hanf aufgenommene THC ist also nichts Fremdes für den Körper, sondern nur eine Vermehrung von etwas, was schon im Körper vorhanden ist. Das körpereigene THC befindet sich in den Rezeptoren im zentralen Nervensystem und in den Nerven, die für Bewegung, Schmerz und Gedächtnis zuständig sind, sowie in den Zellen des Immunsystems.

Cannabis (Hanf, Haschisch, Dope) hat mehrere Wirkungen:

14. muskelentspannend, beruhigend,
15. bewirkt assoziatives, sprunghaftes Denken,
16. beeinträchtigt das Kurzzeitgedächtnis,
17. berauschend, verstärkt die Gefühle, wirkt stimmungsaufhellend,
18. kann Angst, Traurigkeit und Misstrauen auslösen,
19. kann eine Depersonalisierung bewirken,
20. wirkt individuell sehr unterschiedlich.

Insgesamt kann man sagen, dass Cannabis die Wahrnehmung der Lebenskraft erleichtert, weshalb Cannabis gut für die Kombination mit anderen Drogen geeignet ist – sofern man bestimmte magisch-spirituelle Erlebnisse anstrebt. Die erleichterte Wahrnehmung der Lebenskraft durch Cannabis zeigt sich auf mehrere Weisen:

21. die Wahrnehmung einer leuchtenden Aura rings um Lebewesen („Hellsehen"),
22. die Wahrnehmung von „Schwingungen" („Vibrations"),
23. die Wahrnehmung von Inhalten der eigenen Psyche (=Lebenskraftkörper) einschließlich der Gefühle,
24. die Wahrnehmung von inneren Bildern (Visionen),
25. selten auch Astralreisen (Austritt des Lebenskraftkörpers inklusive des Bewußtseins aus dem physischen Körper),
26. selten auch die Erweckung der Kundalini (Fluss der Lebenskraft im Körper).

Cannabis ist die am häufigsten konsumierte illegale Droge. Weltweit nutzen mindestens 200 Millionen Menschen Cannabis – das sind ca. 4% der Weltbevölkerung.

7. Klarheits-fördernde Drogen

Es gibt einige Drogen, die gelegentlich auch das Entstehen einer inneren Klarheit fördern wie Kaffee, Tee, Guaraná und Kava, aber nur die Hawaiianische Holzrose besitzt diese Eigenschaft in höherem Masse.

a) **Hawaiianische Holzrose** (Agyreia nervosa): Ihre psychoaktive Wirkung ähnelt dem LSD. Ihr Wirkstoff ist Lysergsäureamid (LSA), das ein wenig schwächer ist als LSD und ein wenig anders als LSD wirkt. Sie ist ein Rauschmittel, das anregend und aphrodisiakisch wirkt und zudem die Intelligenz anregt und eine große innere Klarheit hervorrufen kann. Diese Pflanze hilft auch bei verschiedenen Krankheiten wie Lungenproblemen, Zuckerkrankheit, Ejakulationsstörungen und einer allgemeinen Schwäche.

8. Emotions-fördernde Drogen

Diese Gruppe von Drogen fördert die Anteilnahme und die Kontaktfreudigkeit, aber sie ist auch enthemmend.

a) **Alkohol**: Alkohol enthemmt, setzt Emotionen frei und macht tendenziell aggressiver – jede dritte Gewalttat in Deutschland findet unter Alkoholeinfluss statt. Alkohol kann Depressionen und Angststörungen verstärken. Er schädigt zudem das Nervensystem, die Leber und andere Organe und kann zu einem Gedächtnisverlust („Filmriss") führen.

b) **Betel** (Areca catechu): Betel regt an, dämpft den Appetit und hat eine ähnliche Wirkung wie Alkohol. Bei einer Überdosierung kommt es zu verlangsamtem Herzschlag, Zittern, Erbrechen, Verwirrung, Krämpfen, Durchfall und im Extremfall zum Tod durch Atem- oder Herzstillstand. Betel wird in der Regel gekaut. Bei langfristigem Konsum greift Betel das Zahnfleisch an. Es besteht zudem Krebsgefahr im Mundraum und in der Speiseröhre.

c) **Sinicuichi** (Heimia salicifolia): Seine Wirkstoffe sind Chinolizidin-Alkaloide, vor allem Vertine. Sinicuichi hat eine halluzinogene, berauschende und euphorisierend Wirkung.

d) **MDMA (Ecstasy)** (Midomanfetamin): Ecstasy ist eine vor allem im Rave-Bereich sehr beliebte „Partydroge", da es die Stimmung aufhellt, kontaktfreudiger macht und die Wahrnehmung der eigenen Gefühle verstärkt – allerdings sowohl die angenehmen als auch die unangenehmen. Zudem steigert Ecstasy den Bewegungsdrang und die Sensibilität – hingegen werden die Wahrnehmung von Hunger, Durst und Schmerz verringert. Eine spezielle Wirkung ist es, dass Berührungen als angenehm empfunden werden – Ecstasy ist eine „Kuscheldroge". Diese Wirkung wird noch dadurch abgerundet, dass soziale Ablehnung nur noch in eingeschränktem Masse wahrgenommen wird. Der „Drogen-Kater" von Ecstasy ist die „Feier-Depri", also die Depression nach dem Ende der Feier und dem Ende der Wirkung des MDMA. Es sind Orgasmusstörungen, geringe Störungen des Gedächtnisses, Unterkühlungen und manchmal psychische Probleme beobachtet worden. Eine Gefahr ist die Überhitzung beim

Tanzen, da diese Hitze (40°-42° Fieber) und der Durst nicht wahrgenommen werden – es ist also bewusstes häufiges Trinken notwendig. Manchmal treten Panikattacken und Depersonalisation, selten auch Halluzinationen oder eine gesteigerte Aggressionsbereitschaft auf. Todesfälle sind extrem selten.

9. Bewusstseins-erweiternde Drogen

Letztlich sind natürlich alle Drogen bewusstseinserweiternd, da sie das Wachbewusstsein für den unterbewussten Bereich und somit für die Lebenskraft öffnen. Neben den Drogen der Gruppe „LSD, LSA, Mescalin, Psilocin, DMT", die lebhafte Visionen hervorruft und die manchmal auch zu einer tiefergehenden Selbsterkenntnis führen, ist vor allem der Azteken-Salbei eine bewusstseinserweiternde Droge.

a) **Met**: Der Honigwein hat mit seinem meistens eher geringem Alkohol-Gehalt eher eine rituelle als eine biochemische Wirkung – es sei denn, dass dem Met psychoaktive Kräuter zugefügt worden sind.

b) **Azteken-Salbei**: Für den Azteken-Salbei (Seher-Salbei, Wahrsage-Salbei) ist es typisch, dass er in Bereiche führt, in denen sich die Grenzen der eigenen Persönlichkeit weitgehend auflösen und man sich grenzenlos bzw. abgrenzungslos fühlt.

10. Astralreisen-verursachende Drogen

Dies ist eine etwas heikle Gruppe von Drogen, da eine Astralreise dann auftritt, wenn man einen todesähnlichen Zustand erreicht hat. Dies kann zwar auch eine sehr tiefe Entspannung sein, aber bei einer Drogen-induzierten Astralreise ist die Methode eben die Annäherung an den Tod, also die Herbeiführung eines Nahtod-Erlebnisses. Das bedeutet, dass man sich durch die Droge dem eigenen Tod annähert. Das Ziel ist natürlich, den mehr oder weniger schmalen Bereich zwischen der wirksamen Dosis und der tödlichen Dosis zu erreichen – aber diese Methode kann eben auch lebensgefährlich werden.

a) **Schwarzes Bilsenkraut** (Hyoscyamus niger): Das Schwarze Bilsenkraut bewirkt Unruhe, Schläfrigkeit, Halluzinationen bzw. Visionen, Verwirrung, Herzrhythmusstörungen, Astralreisen (Nahtod-Erlebnis) und Bewusstlosigkeit bis hin zum Tod durch Atemstillstand. Es können auch Gedächtnisverlust und Verhaltensstörungen auftreten. Die wirksame Dosis und die tödliche Dosis liegen nah beieinander; zudem schwankt der Wirkstoffgehalt sehr stark. Daher ist die Verwendung dieser Pflanze sehr gefährlich.

b) **Ägyptisches Bilsenkraut** (Hyoscyamus muticus): Das Ägyptische Bilsenkraut hat den höchsten Hyoscamin- und Scopolamin-Gehalt aller Bilsenkräuter. Trotzdem sind lebensbedrohliche Vergiftungen sehr selten.

c) **Schwarzer Nachtschatten** (Solanum nigrum): Er ruft Atembeschwerden und Herzrasen hervor und kann zum Tod durch Atemstillstand führen. Für kleinere Tiere ist die Pflanze tödlich, weshalb sie auch den Namen „Hühnertod" trägt.

d) **Stechapfel** (Datura stramonium): Sie ist sehr giftig und ist daher für das Herbeiführen einer Astralreise, also eines Nahtod-Erlebnisses geeignet – aber eine falsche Dosierung kann tödlich sein.

e) **Schwarze Tollkirsche** (Atropa belladonna): Sie ist ebenfalls sehr giftig.

f) **Krainer Tollkraut** (Scopolia carniolica): Auch sie ist sehr giftig und wurde eben deshalb für die Herstellung von Hexensalben (die Astralreisen verursachen) verwendet.

g) **Fliegenpilz** (Amanita muscaria): Die bis zu 3 Stunden anhaltende Wirkung ähnelt einem Alkoholrausch: Verwirrung, Sprachstörungen, Störungen der Bewegungsfähigkeit, starke motorische Unruhe, Mattigkeit. Es können Angstgefühle, Depressionen, Gleichgültigkeit oder auch Euphorie bis hin zu einem seligen Glücksrausch auftreten. Markant sind auch die Störungen des Persönlichkeits-, Orts- und Zeitgefühls. Das häufig berichtete Gefühl des Schwebens ist ein Hinweis auf die Astralreise. Es treten auch überdurchschnittliche Leibeskräfte auf. Farbillusionen sind häufig, echte Halluzinationen mit Realitätsverlust hingegen selten. Zittern und Krämpfe sind häufige Begleiterscheinungen. Anschließend an den Rausch verfallen die meisten Konsumenten in einen tiefen Schlaf, der 10 bis 15 Stunden dauert. Oft besteht keine Erinnerung an die Erlebnisse. In seltenen Fällen treten Interessenlosigkeit, leichte Ermüdbarkeit und Gedächtnisschwäche als Spätfolgen auf. Es ist kein Todesfall nur durch Fliegenpilz bekannt.

h) **Ololiuqui** (Turbina corymbosa): Die sehr giftige Ololiuqui kann eine Astralreise bewirken.

i) **Beach Moonflower** (Ipomoea violacea): Sie wirkt wie Ololiuqui.

j) **Gefleckter Schierling** (Conium maculatum): Sie wurde für Hinrichtungen und als sehr gefährliches Kraut in Jenseitsreise-Ritualen im Odin-Kult verwendet. Schierling ist tödlich!

k) **Wasserschierling** (Cicuta virosa): Er kann zum Atemstillstand führen.

l) **Chloroform**: Chloroform wurde früher als Betäubungsmittel bei Operationen verwendet. Ein gut bekannter Effekt dieses Mittels ist, dass viele Patienten dabei eine Astralreise erlebt haben, d.h. sie haben über ihrem eigenen Körper schwebend die Operation an ihrem physischen Leib miterlebt.

Es gibt eine sehr große Vielfalt an Drogen mit sehr unterschiedlichen Wirkungen.

3. Neugier

♊

Eine große menschliche Motivation ist die Neugier, die Lust auf Neues und Unbekanntes. Das spielt natürlich auch bei dem Ausprobieren von Drogen eine Rolle. Das beginnt ganz klein mit dem Rauchen – damit man „dazugehört". Etwas weiter führt schon das Trinken von Alkohol, obwohl das in unserer Kultur weitgehend akzeptiert ist. Wenn daraus jedoch eine Mutprobe gemacht und das Trinken zum Komasaufen wird, wird es schon ernsthaft gefährlich. Weitaus weniger gefährlich – wenn auch illegal – ist es hingegen, wenn jemand von seinen Freunden oder Freundinnen auf einer Rave-Party zu Ecstasy eingeladen wird.

Jemand, der aus Weltflucht zu Drogen greift, wird vermutlich seine Sorgen in Bier ertränken oder wird ein Shillum mit Haschisch rauchen, um sich endlich entspannen zu können. Der Arbeiter auf einer Baumwollplantage, der völlig erschöpft ist, wird hingegen eine Betelnuss oder Koka-Blätter kauen. Und viele, die ein schlechtes Selbstwertgefühl haben, brauchen Bier oder Schnaps, um sich zu enthemmen und unter Menschen zu gehen.

Es gibt sehr viele mögliche Gründe, Drogen zu nehmen – was durch die große Anzahl der heute verfügbaren Drogen noch einmal vielfältiger wird.

Ein großes Problem bei Drogen ist es, dass sie ein Tor auf sehr einfache Weise öffnen: zur Entspannung, zur Stärkung, zur Enthemmung, zu inneren Bildern – wozu auch immer. Doch dadurch, dass man dieses Tor mal eben so einfach mit einer Droge öffnen kann, schwindet der Ansporn, das, was dieses Tor ansonsten verschlossen hält, zu erkunden und zu heilen. Wenn die Droge das Tor öffnet, wird man dieses Tor wahrscheinlich auch beim nächsten Mal und beim übernächsten Mal wieder mit dieser Droge öffnen. Der Zustand, in den man mithilfe der Droge gelangt, ist dann möglicherweise der heilste Zustand, den der Betreffende kennt. Und warum nicht die Droge nehmen, wenn sie doch dieses Tor öffnet?

Auf diese Weise entsteht das Brauchen der Droge. Man will in den besseren Zustand gelangen und benutzt dafür schließlich regelmäßig die Droge. Das ist dann zwar noch keine körperliche Sucht, aber eine psychische Abhängigkeit: Nur die Droge öffnet noch das Tor …

Manche Drogen – wie zum Beispiel Nikotin – führen jedoch recht schnell auch zu einem rein körperlichen Verlangen nach dieser Droge, also zu einer Sucht. Und sich einem körperlichen Verlangen zu widersetzen, das doch, wenn man diesem Verlangen nachgibt, zu einem angenehmeren Zustand führt, ist wirklich nicht einfach – zumal sehr viele, die regelmäßig Drogen nehmen, bereits vorher größere psychische Schwierigkeiten gehabt haben.

Es ist offensichtlich, dass Drogen zwar hilfreich sind, aber auch eine große Gefahr darstellen: Das eigene Innere wird nicht mehr dauerhaft von innen her geheilt, sondern vorübergehend von außen her verändert. Das macht abhängig von der Droge, die dies bewirken kann. Drogen untergraben daher tendenziell die Eigenständigkeit.

Das geschieht natürlich bei kaum einer Droge gleich nach dem ersten Mal – aber es ist die Frage, ob es bei dem ersten Mal bleibt. Und es ist auch die Frage, ob man nicht nach den ersten paar Bieren, den ersten Zigaretten oder dem ersten Shillum voll Hanf nicht auch mal etwas anderes, Stärkeres ausprobieren will. Die Gefahr, dass die leichten Drogen zu einer Einstiegsdroge für härtere Drogen werden, ist ja durch aus berechtigt.

Die Gefahr, die von dem Gebrauch von Drogen ausgeht, hängt also zu einem großen Teil davon ab, wie stabil und in sich ruhend die eigene Psyche ist. Wer mit sich und seinem Leben zufrieden ist, läuft wenig Gefahr, von Drogen abhängig zu werden oder immer stärkere Drogen ausprobieren zu wollen.

Leider sind es vor allem die Menschen mit einer labilen Psyche und einer heftigen Vergangenheit, die den Drang haben, mithilfe von Drogen ihrem Leben, das sie als unerträglich empfinden, zu entfliehen.

> *Neugier kann zu Drogen führen – aber man sollte nicht nur neugierig,*
> *sonder auch vorsichtig und umsichtig sein.*

4. Sucht

♋

Drogen tragen zwei Gefahren in sich: Sie können zur Abhängigkeit oder Sucht führen und sie können dem Körper und der Psyche schaden.

Besonders durch Drogen gefährdet sind Menschen, die in einem großen inneren Mangel, in großer innerer Angst oder in großen inneren Selbstzweifeln leben und die keinen Weg aus diesem Zustand heraus sehen können.

Dabei ist der Mangel das größte Problem. Diesen Menschen fehlt die innere Fülle, die man eigentlich als Baby bei seiner Mutter in der oralen Phase erleben sollte. Diese Menschen fliehen im Grunde mithilfe der entspannenden und betäubenden Drogen in einen warmen, weichen Schlaf mit schönen Bildern und suchen dort nach Vergessen … Sie suchen im Grunde ihre Mutter, die Mutterbrust, die Muttermilch … Doch sie finden nur Selbstzerstörung und eine heftige Sucht – die letztlich eine Übertragung ihrer inneren Sucht in eine äußere Sucht ist … Diese Süchtigen sind gewissermaßen die mutterlosen Weisen, die durch eine kalte, leere innere Welt wandern – und sich leider durch ihr Verhalten auch äußerlich diese kalte, leere Welt erschaffen.

Wenn diese Fülle fehlt, kann auch in der analen Phase des Kleinkindes keine Kraft entstehen. Stattdessen wird es von Angst geprägt.

In der phallischen Phase des Kindes kann dann bei dieser Vorgeschichte auch keine Selbstliebe entstehen – stattdessen wird das Kind und später auch der Jugendliche und der Erwachsene von Selbstzweifeln gequält.

Was von diesen Menschen gesucht wird, ist Schutz, Wärme, Geborgenheit, Nähe, Muttermilch. Das ist die eigentliche Suche dieser Menschen. Das ist die eigentliche Sucht, die nicht gerade einfach zu heilen ist.

Man kann zwar alle Drogen verbieten, aber damit ist diesen Menschen nicht geholfen … und jemand, der hoffnungslos oder verzweifelt genug ist, wird sich auch nicht an Verboten stören.

Wenn so jemand, dem die Fülle fehlt, erst einmal an härtere Drogen geraten ist, wird seine innere Suche nach der Fülle zu seiner äußeren Sucht nach der Droge. Diese

Entwicklung kann man nur noch „tragisch" nennen …

Das Suchtpotential der vielen Drogen ist recht verschieden. Auch innerhalb der zehn Gruppen von Drogen mit ihren zehn verschiedenen Wirkungen ist die Gefahr, süchtig zu werden, sehr unterschiedlich groß.

1. Entspannende bis betäubende Drogen

27. **Opium**: Opiummacht sehr stark abhängig.

28. **Heroin**: Bereits nach 10 Stunden treten Entzugserscheinungen auf, die zwar nicht gefährlich, aber sehr unangenehm und körperlich anstrengend sind.

29. **Kratom**: Es besteht zwar keine Suchtbildung, aber als Entzugssymptome treten u.a. Wut, Anspannung, Trauer und Zittern auf, also die Gegen-Phänomene der zunächst einmal beruhigenden Wirkung.

2. Anregende und stärkende Drogen

30. **Tabak**: Der Wirkstoff ist das Alkaloid Nicotin, das anregend wirkt, aber süchtig macht.

31. **Guaraná:** Es kann ein Guaraná-Entzug auftreten.

32. **Koka**: Durch den Zusatz von Kalk wird das Suchtpotential von Koka neutralisiert – in reiner Form macht Kokain jedoch sehr schnell süchtig.

33. **Kath**: Kath verursacht zwar keine körperliche, aber eine psychische Abhängigkeit.

34. **Meerträubel**: Ephedrin ist die Grundlage für die chemische Droge Meth (Methamphetamin), die sehr toxisch ist und schnell abhängig macht.

3. Stimmungsaufhellende Drogen

35. **Antidepressiva**: Diese seit 1950 im Umlauf befindliche Medikamentengruppe ist das am häufigsten ambulant verordnete Psychopharmaka. In Deutschland

wird pro Jahr ca. 1,6 Milliarden mal eine Tagesdosis eingenommen. Das sind im Schnitt 20 Tabletten für jeden Deutschen pro Jahr – was man nur noch als „heimliche Sucht" bezeichnen kann.

4. Traum-intensivierende Drogen

Bei ihnen gibt es keine Suchtbildung.

5. Visionen-verursachende Drogen

Bei ihnen gibt es keine Suchtbildung.

6. Kundalini-anregende Drogen (Hanf)

Bei ihnen gibt es keine Suchtbildung.

7. Klarheits-fördernde Drogen

Bei ihnen gibt es keine Suchtbildung.

8. Emotions-fördernde Drogen

- **Alkohol**: Alkohol kann süchtig machen.

- **Betel**: Betel regt an, dämpft den Appetit und hat eine ähnliche Wirkung wie Alkohol. Das Kauen von Betel ist seit Jahrhunderten üblich. Heute gibt es ca. 450 Millionen Betel-Konsumenten.

9. Bewusstseins-erweiternde Drogen

Bei ihnen gibt es keine Suchtbildung.

10. Astralreisen-verursachende Drogen

Bei ihnen gibt es keine Suchtbildung.

Sämtliche Drogen aus 6 der 10 Drogen-Gruppen sind nicht suchtbildend; nur 11 von insgesamt 69 Drogen machen süchtig.

Das eigentliche Problem bei den allermeisten Drogen ist ein innerer Mangel.

5. Autonomie

♌

Was machen die Drogen eigentlich in der Psyche und im Leib? Bringen sie etwas Neues in die Psyche und in den Leib? Sie bringen auf jeden Fall neue Substanzen in den Leib – doch was machen diese Substanzen im Leib? Diese winzigen Substanz-Mengen enthalten ja keine Energieträger wie Zucker und auch keine Aufbaustoffe für den Körper wie Proteine. Es muss sich bei den Stoffen in den Pflanzen, Pilzen, dem Schleim der Aga-Kröte und den künstlichen chemischen Substanzen also um Stoffe handeln, die Steuerungsfunktionen haben. Das bedeutet, dass die Drogen in der Psyche und im Leib nur etwas auslösen, was bereits in der Psyche und im Leib als Möglichkeit vorhanden ist.

Das zeigt, dass die Drogen lediglich Dinge wachrufen, die man auch anders wachrufen können müsste. Solche Wirkungen wie Entspannung, Konzentration, Kontaktfreudigkeit, Klarheit, Astralreise usw. sind ja auch Dinge, die man mehr oder weniger willkürlich in sich hervorrufen oder steigern kann.

Liegt es da nicht nahe, danach zu streben, all das, was Drogen bewirken können, auch ohne ihre Hilfe zu erreichen? Und dadurch die Gefahren (und Kosten und Illegalität) der Drogen zu vermeiden?

Doch welche Möglichkeiten gibt es, diese veränderten Zustände der Psyche und des Leibes zu erreichen? Im Wesentlichen sind das die vielen verschiedenen Meditationen und auch einige Techniken aus der Magie.

1. Wahrnehmung

Es gibt grundsätzlich zwei Arten der Tätigkeit – sowohl im Alltag als auch in Magie und Meditation: die Wahrnehmung und die Handlung. Idealerweise sollten beide Fähigkeiten annähernd gleich gut ausgebildet worden sein, da es unpraktisch ist, viel zu sehen, aber nichts tun zu können – und genauso unpraktisch ist es, viel zu tun, aber keinen Plan von der Situation zu haben, in der man sich befindet.

36. **Telepathie**: Telepathie ist die Wahrnehmung von Dingen, zu denen man keinen direkten physischen Zugang hat. Die bekannteste Form der Telepathie ist, dass fast jeder Mensch es merkt, wenn er von hinten angestarrt wird.

37. **Omen**: Omen sind Ereignisse, die symbolisch oder in kleiner Form das darstellen, was kurze Zeit später in großer Form geschehen wird. Man kann Omen auch als die Gleichzeitigkeit von Ereignissen auffassen – genau genommen als dieselbe Qualität in allen Dingen, die zu einem bestimmten Zeitpunkt geschehen. Solche Omen können sehr schlicht, aber auch sehr komplex sein.

38. **Orakel**: Ein Orakel ist ein „absichtliches Omen" mithilfe eines Systems von Symbolen, die die ganze Welt darstellen wie z.B. den Tarotkarten oder dem I Ging. Das „zufällig" bzw. intuitiv ausgewählte Symbol stellt die Antwort auf die eigene Frage dar, weil das benutzte System von Symbolen die Welt als Ganzes darstellt und daher mit ihr in Analogie steht, d.h. sich in demselben Zustand befindet.

39. **Astrologie**: Auch die Astrologie ist ein Orakel, auch wenn sie im Gegensatz zu den „subjektiven" Orakeln wie dem Tarot zunächst einmal einen sehr „objektiven" Eindruck macht, da sie sich an dem Lauf der Planeten orientiert. Die Frage nach „subjektiv" (der Mensch zieht eine Tarot-Karte) und „objektiv" ist hier jedoch nicht relevant, da alle Ereignisse zu einem bestimmten Zeitpunkt dieselben Qualitäten haben und dadurch in Analogie miteinander stehen.

40. **Traumreisen**: Traumreisen sind letztlich etwas ganz Normales, was jeder kennt, aber was nur wenige als bewusste Fähigkeit geübt haben: Sie sind die Koordination zwischen dem Wachbewusstsein und dem Traumbewusstsein, also dem Unterbewusstsein. In diesem Zustand befindet man sich z.B., wenn man morgens erwacht und noch fünf Sekunden weiterträumt und dem Traum bewusst wie einem Film im Kino zuschauen kann. Eine andere Variante ist der Tagtraum – z.B. wenn man im Zug sitzt und aus dem Fenster schaut und dann plötzlich wieder merkt, dass man ja im Zug ist, obwohl man gerade in Gedanken wieder den letzten Urlaub am Meer erlebt hat und das Rauschen des Meeres gehört und den Sand unter den Füssen gespürt hat.

Diese Traumreisen kann man benutzen, um das eigene Innere zu erforschen, aber da die Telepathie sozusagen das Wahrnehmungsorgan des Unterbewusstseins ist, kann man durch Traumreisen auch verlorene Dinge wiederfinden, Symbole erforschen oder mit spukenden Geistern und Gottheiten reden.

Die Standard-Version von Bildern, die man auf einer Traumreise sieht, sind die Art, in der man auch meistens träumt: leicht unscharfe Bilder in Grautönen, die von einem Dämmerlicht erfüllt sind und nur hier und da ein wenig koloriert sind. Es gibt jedoch mehrere Steigerungen dieser „normalen Bilder", die dabei immer farbiger und leuchtender werden und zugleich eine immer tiefere Symbolik enthalten.

41. **Visionen**: Eine Vision ist ein inneres Bild oder eine telepathische Wahrnehmung, die in das äußere Bild integriert wird. Wenn der Betreffende das nicht erkennt, entsteht eine Halluzination oder gar eine Psychose – wenn sich der Betreffende dessen jedoch bewusst ist und die Symbolik und die Aussage des in die äußere Wahrnehmung eingefügten inneren Bildes erkennt, handelt es sich um eine Vision. Solche Visionen können einen Menschen sehr tief berühren und evtl. auch das zukünftige Verhalten stark prägen.

42. **Familienaufstellungen**: Bei einer Familienaufstellung stellen einige der Teilnehmer Personen aus dem Leben des Ratsuchenden dar und verhalten sich intuitiv genauso wie die Person, die sie darstellen, obwohl sie über diese Person nichts wissen. Man kann diesen Vorgang am ehesten als eine Form der kollektiven Telepathie auffassen.

Man kann diesen Vorgang auch mit dem Legen von Tarot-Karten vergleichen: So wie man vor dem Karten-Ziehen die Positionen definiert hat, auf die man dann die gezogenen Karten legt (z.B. Person A, Person B, ihr Verhältnis, die Lösung), so sind auch die Personen, die bei einer Familienaufstellung dargestellt werden, solche „Plätze". An die Stelle der Tarot-Karten, die man intuitiv zieht und auf diese Plätze legt, stellen sich bei der Familienaufstellung Teilnehmer auf diese Positionen und verhalten sich intuitiv auf die passende Weise.

2. Magische Handlungen

Magische Handlungen können sehr verschieden aussehen, aber sie haben alle gemeinsam, dass sie sie von innen her vom Bewusstsein ausgehen.

43. **Imagination**: Eines der beiden wichtigsten Instrumente der Magie ist die Imagination: Man stellt sich das Erwünschte innerlich möglichst intensiv, präzise, farbig und leuchtend vor. Diese Imagination kann innerlich mit geschlossenen

Augen oder auch äußerlich mit offenen Augen erfolgen. Man kann dies auch als „bildhaftes Wünschen" beschreiben.

Die „light"-Variante dieses Verfahrens ist das „Positive Denken".

44. **Konzentration**: Das zweite der beiden wichtigsten Hilfsmittel ist die Konzentration: Je klarer und eindeutiger und entschiedener man den eigenen Willen und die eigene Vorstellung auf ein Ziel hin ausrichtet (aber nicht angestrengt, sondern ganz entspannt!), desto effektiver wirkt sich dieser Wille in der Welt aus und desto wirksamer ruft dieser Wille das erwünschte Ereignis herbei. Ideal ist die Einsgerichtetheit.

45. **Telekinese**: Telekinese ist Gegenstück zur Telepathie: Sie ist die nicht-materielle Handlung. Bei der Telekinese werden entweder Gegenstände nur durch Wille und Vorstellung bewegt oder eine physische Handlung wird durch Wille und Vorstellung wesentlich kraftvoller. Letzteres ist u.a. die Grundlage der meisten fernöstlichen Kampfsportarten.

46. **Feuerlauf**: Bei einem Feuerlauf geht man barfuß über glühende Kohlen. Man kann auch stehenbleiben, sich nackt in die Glut legen oder ein paar Stücke Glut aufessen – der eigenen Kreativität sind hier keine Grenzen gesetzt. Die Teilnahme an einem Feuerlauf ist ideal, wenn man Zweifel daran hat, ob es nicht-physikalische, also magische Handlungsmöglichkeiten gibt.

47. **Ritual**: Ein Ritual ist im Grunde eine Imaginationshilfe: Man beschreibt und unterstützt mit Worten, Gesten und Gegenständen die eigene Imagination.

3. Astralreise

Die Astralreise ist eins der zentralen Erlebnisse in Magie, Meditation und Religion, da man dabei erlebt, dass man mehr als nur der eigene physische Körper ist. Bei der Astralreise verlässt man den eigenen Körper und schwebt dann über sich selber. Dabei erlebt man sich selber meistens als Geist, also als eine neblige und schwach leuchtende Gestalt, in der sich das eigene Bewusstsein und die Wahrnehmungsfähigkeit befinden. Die Astralreise ist der Ursprung von Religion und Magie, da beide das Weltbild der nicht-physikalischen Dinge bzw. die Anwendung dieses Weltbildes sind.

48. **Entspannung**: Die Standard-Methode ist die immer tiefere Entspannung, durch die man über die Stufen „Ruhe, Entspannung, Schwere, Wärme, Vibrieren,

Schwanken, Loslösen, Schweben" schließlich zu der Astralreise gelangt. Dieselben Stufen – zumindest die ersten vier – werden auch beim Erwecken der Kundalini und in der Hypnose verwendet. Dies sind auch die Stufen des Einschlafens: Auch im Schlaf verlässt man seinen physischen Leib mit seinem Astralkörper – allerdings unbewusst.

49. **Luzides Träumen**: Da man sich im Schlaf in einer unbewussten Astralreise befindet, kann man auch durch das Erwachen im Traum zu einer bewussten Astralreise gelangen. Wenn man zunächst einmal in den eigenen Träumen erwacht, ist man „innerlich bewusst" und befindet sich im luziden Träumen, d.h. in einer Traumreise. Wenn es einem dann auch noch gelingt, die Wahrnehmung nach außen zu richten, wird man auch „äußerlich bewusst" und befindet sich dann in einer Astralreise.

50. **Nahtod-Erlebnisse**: Der vermutlich häufigste Fall einer bewussten Astralreise sind die Nahtod-Erlebnisse, die in Gefahren-Situationen oder in extremen Stress-Situationen auftreten. In einem solchen Fall beschließt der Astralkörper, den physischen Körper aufzugeben und ihn zu verlassen, sodass man sich auf einmal von außen her in der bedrohlichen Situation zuschaut. Wenn dabei das Wachbewusstsein erhalten bleibt, ist dies eine Astralreise – wenn dabei das Wachbewusstsein nicht erhalten bleibt, ist dies eine Ohnmacht. Es gibt allerdings keine scharfen Grenzen zwischen diesen beiden Möglichkeiten, sondern eine Grauzone, in der das Wachbewusstsein verschieden klar und präsent ist.

4. Lebenskraft

Man kann den Bereich zwischen Bewusstsein und Materie als „Lebenskraft" bezeichnnen. Hier finden Telepathie und Telekinese statt und hier finden sich auch die Analogien, die die Omen, die Orakel, die Astrologie und die Magie ermöglichen. Dieser Übergangsbereich zwischen Bewusstsein und Materie in einem einzelnen Menschen ist dessen Lebenskraftkörper, der meist „Astralkörper" genannt wird. Die Organe dieses Lebenskraftkörpers sind die Chakren. Die Kundalini ist der Haupt-Lebenskraftfluss in diesem Lebenskraftkörper. Die Akupunkturlinien sind seine Lebenskraft-Adern.

Man kann diese Lebenskraft auch direkt wahrnehmen. Dann erscheint sie als ein milchig-weißes Leuchten mit einem leichten Blauschimmer. Dies wird in Eurasien meistens als „Nebel" umschrieben, von den Indianern in Amerika hingegen als

„Rauch". Wenn man den Lebenskraftkörper eines anderen Menschen wahrnimmt, hat er in etwa die Gestalt eines „Menschen aus weißlich leuchtendem Nebel". Die Wahrnehmung des Lebenskraftkörpers eines Toten in dieser Form ist der Ursprung der Darstellung von Geistern als „Bettlaken-Gespenstern". Manchmal nimmt man die Lebenskraft in der Dämmerung auch nur als schwach leuchtenden nebligen Schimmer um den Kopf eines Menschen („Heiligenschein") oder bei einem Tier oder einer Pflanze wahr.

51. **Wille und Imagination**: Die Lebenskraft wird durch Wille und Imagination gelenkt, da sie der Bereich zwischen Bewusstsein und Materie ist.

52. **Pranayama** (Atemübungen): Um die Imagination zu erleichtern, wird sie oft mit dem Atem gekoppelt, d.h. man atmet in einem bestimmten Rhythmus, stellt sich dabei bestimmte Dinge vor (meist den Fluss der Lebenskraft im eigenen Körper) und spricht dabei innerlich bestimmte Worte, die das beschreiben, was man gerade tut.

5. Kundalini

Die Kundalini ist der Hauptlebenskraftfluss im Lebenskraftkörper. Er führt vom Wurzelchakra (zwischen Genitalien und After) zum Scheitelchakra. Das Erwachen der Kundalini ist neben der Astralreise eines der intensivsten Erlebnisse mit dem nicht-physikalischen Anteil des Menschen, also mit dem Lebenskraftkörper. Wie sich diese beiden Dinge anfühlen, kann man nicht wirklich anschaulich beschreiben – genauso wenig, wie man jemandem einen Orgasmus beschreiben kann, der noch nie einen erlebt hat.

53. **Pranayama**: Diese Methode kann man auch auf die Kundalini anwenden: Man stellt sich dabei dann vor, dass sie in der Mitte des Körpers als Schlange oder als Feuerstrahl aufsteigt.

54. **Mantren**: Die ständig wiederholten Worte, die während der Imagination das eigene Ziel oder die eigene Handlung beschreiben, werden in Indien „Mantra" genannt. Sie sind unter anderem auch eine gute Konzentrationshilfe, da das Bewusstsein oft zum Abschweifen neigt und durch das innerliche Sprechen eines Mantras beschäftigt ist.

55. **Lebenskraft-Pumpe**: Man kann das Erwachen der Kundalini auch durch physische Übungen fördern. Die wichtigste von diesen Übungen ist das rhyth-

mische Anspannen und Loslassen der Beckenbodenmuskulatur – in ihr befindet sich das Wurzelchakra, von dem aus die Kundalini zum Scheitelchakra empor-steigt.

56. **Traumreisen**: Es gibt nur wenige Dinge in der Magie und in der Meditation, bei denen eine Traumreise nicht hilfreich sein könnte. Bei dem Bestreben, die eigene Kundalini zu erwecken, sind naheliegenderweise Traumreisen zu der eigenen Kundalini hilfreich, da die eigene Kundalini am besten weiß, wie man sie erwecken bzw. sich die Kundalini bewusst machen kann.

6. Seele

Die Seele ist ein Begriff, der auf recht verschiedene Weisen verwendet wird. In dieser Betrachtung der Drogen bezeichnet „Seele" das, was sich in einem Menschen inkarniert hat und was von ihm nach seinem Tod weiterbestehen bleibt. Die Seele ist sozusagen die Eichel, aus der dann die Eiche wächst. Diese „Eichel" ist die Quelle, die Mitte und die innere Sonne.

57. **Traumreise zur Mitte**: Die einfachste Möglichkeit, die eigene Seele kennen-zulernen, ist eine Traumreise zur eigenen Mitte. Dabei kann man z.B. ein Mitte-Symbol als Traumreisen-Tor benutzten oder in der Traumreise zum Weltenbaum reisen und dort die eigene Seele rufen.

58. **Tempelstadt-Meditation**: Eine ähnliche Methode ist die Imagination der Wanderung in die „Sonnenstadt", in deren Mitte ein runder Tempel steht, der das Herzchakra symbolisiert. Dort ruft man dann die eigene Seele herbei.

59. **Mandala**: Ebenfalls recht ähnlich ist die Verwendung eines Mandalas, das die innere „Geographie" eines Menschen darstellt: Der äußere Kreisring ist der Körper, der mittlere Kreisring ist die Psyche und der innere Kreis ist die Seele. Zu dieser Mitte kann man in einem Ritual oder in einer Meditation schrittweise von außen her gehen. Oft gibt es vier Wege von außen nach innen, die den vier Elementen entsprechen.

60. **Horoskop**: Man kann auch das eigene Horoskop als Mandala benutzen, indem man die Planetensymbole auf Zettel malt und sie so in einen Kreis legt, wie sie in dem eigenen Horoskop stehen. Das Zentrum ist dann sowohl das bewusste Ich als auch die eigene Seele. Dort stellt man sich dann hin und schaut, was man dort wahrnimmt.

61. **Familienaufstellung**: Bei einer Familienaufstellung kann man nicht nur konkrete Personen aufstellen, d.h. durch einen Teilnehmer darstellen lassen, sondern auch die eigene Seele. Dieses Verfahren ähnelt der Mandala-Methode.

62. **Trommeln/Harfe**: Menschen, die ihre eigene Seele bereits kennen und die ein größeres Interesse an diesem Thema haben, finden manchmal eine Möglichkeit, auch die Seele eines anderen herbeizurufen und sie dem Betreffenden bewusst zu machen. Diese Methode kann u.a. ein schlichtes Trommeln sein, aber genauso gut das Spielen auf einer Harfe.

7. Götter und Geister

Es gibt die Möglichkeit, auch die Geister von Toten, von Naturwesen und von Gottheiten wahrzunehmen und mit ihnen zu sprechen und Hilfe von ihnen zu erhalten.

63. **Traumreisen**: Die einfachste und naheliegendste Methode ist wieder die Traumreise, die in der Magie und in der Meditation sozusagen das Allzweck-Handwerkszeug ist.

64. **Invokationen**: Bei der Invokation identifiziert sich derjenige, der die Gottheit anruft, mit ihr. Dabei beschreibt man zunächst die Gottheit aus der Distanz („Sie ist …"), dann spricht man die Gottheit, die einem gegenübersteht, an („Du bist …"), und schließlich spricht man selber als diese Gottheit („Ich bin …").

65. **Evokationen**: Bei der Evokation („Beschwörung") ruft man einen Geist herbei und bittet ihn, im Außen sichtbar zu werden. Die Evokation ist also eine Methode, mit der man eine Vision herbeiführen kann, d.h. ein inneres Bild (aus dem Bereich der Lebenskraft) in die äußere Wahrnehmung integriert.

66. **Schwitzhütte**: Die Schwitzhütte ist vermutlich das älteste Ritual. Es verkörpert die Rückkehr in den Bauch der Mutter und stellt das Urvertrauen wieder her.

8. Bewusstseins-Bewegungen

Das Bewusstsein ist beweglicher und hat mehr Möglichkeiten als man normalerweise in unserer Kultur annimmt. Das drastischste Erlebnis ist natürlich die Astralreise, aber es gibt auch noch einige andere Möglichkeiten.

67. **Silberschnüre**: Die telepathischen Verbindungen zwischen zwei Menschen oder zwischen einem Menschen und einem Tier, einem Gegenstand usw. kann als eine Lebenskraft-Schnur wahrgenommen werden. Man kann diese „silbernen", d.h. milchig-weiß leuchtenden Schnüre auch gezielt herstellen und auflösen.

68. **Hypnose**: Bei der Hypnose schaltet der Hypnotiseur das Wachbewusstsein des Hypnotisierten aus und stellt sich selber an die Stelle von dessen Wachbewusstsein und kann den Hypnotisierten dann in begrenztem Masse lenken.

69. **Bewusstseinsübertragungen**: Sehr ähnlich wie die Hypnose, aber deutlich unspektakulärer ist die Übertragung oder Ausdehnung des eigenen Bewusstseins auf den Körper eines anderen Menschen, wodurch man dann die Chakren und Organe des anderen wahrnehmen und auch verändern (in der Regel also heilen) kann.

9. Mantren

Mantren sind zunächst einmal Konzentrationshilfen. Wenn ein Mantra längere Zeit benutzt worden ist, lädt es sich jedoch gewissermaßen auf, sodass man in Notsituationen auf dieses Mantra als „Lebenskraft-Vorrat" zurückgreifen kann. Ein Mantra, das von einer Gruppe von Menschen gleichzeitig benutzt wird, kann entsprechend eine sehr hohe Kraft und Wirksamkeit entfalten.

- **Ein-Wort-Mantren**: Mantren, die aus einem einzigen Wort bestehen, beschrei-ben in aller Regel das, was man anstrebt. Das gilt auch für einzelne Sätze oder kurze Lieder, die ständig wiederholt werden.

- **Zwei-Wort-Mantren**: Die Mantren, die aus zwei Worten bestehen, sind dyna-mischer. Das erste Wort bezeichnet eine Kraftquelle wie z.B. „Ares" und das zweite Wort das Ziel wie z.B. „Kraft". Das erste Wort spricht man (innerlich) beim Einatmen, das zweite beim Ausatmen. Man kann sich zudem noch vorstellen, dass man in dem genannten Beispiel mit dem Einatmen Lebenskraft von „Ares" zu sich in das passende Chakra (vermutlich das Hara oder das Son-nengeflecht) zieht und diese Lebenskraft dann beim Ausatmen dort aufleuchten lässt.

10. Stille

Diese Meditation ist von der größtmöglichen Schlichtheit, aber dennoch sehr wirkungsvoll.

- **Stille-Meditationen**: Man setzt sich hin und hört auf zu denken, sich Bilder vorzustellen oder etwas zu fühlen. Vermutlich ist es für die meisten Menschen am einfachsten, einmal von jemandem, der diese Meditation bereits beherrscht, mit in diesen Zustand hineingenommen zu werden, damit man „auf den Geschmack kommt". In diesem Zustand ist man einfach nur noch Bewusstsein, das sich seiner selber bewusst ist, aber keine Inhalte mehr hat.

Diese Darstellung dieser zehn Methoden aus der Meditation und der Magie dient nur der Darstellung der Vielfalt der Möglichkeiten, „mit der eigenen Psyche aktiv zu sein". Sie ist weder ein Nachweis, dass diese „inneren Tätigkeiten" wirksam sind noch sind sie eine vollständige Anleitung zu diesen „inneren Aktivitäten". Zunächst einmal sollen diese kurzen Skizzierungen lediglich zeigen, dass die geübte Psyche in etwa genauso viele Werkzeuge zur Verfügung hat wie es Drogen gibt. Die Chancen für die Absicht, die Erlebnisse, die man mit Drogen machen kann, auch ohne diese Drogen zu erreichen, stehen also zunächst einmal nicht schlecht.

Die meisten der in diesem Kapitel kurz dargestellten Themen wie Telepathie, Telekinese, Mandalas, Rituale usw. werden in der Buch-Reihe „… für Anfänger" von Harry Eilenstein ausführlich dargestellt.

> *Drogen sind Tore zu außergewöhnlichen Erlebnissen.*
> *Die Methoden der Meditation und der Magie sind ebenfalls Tore zu außergewöhnlichen Erlebnissen.*
> *Beide öffnen die Tore zur Psyche.*

6. Sachkenntnis

♍

Die Wirkung von Drogen kann sehr verschieden sein und auch die Reaktion der verschiedenen Menschen auf eine Droge kann individuell ausfallen. Weiterhin ist die Dosierung wichtig, da manche Drogen in zu hoher Dosierung tödlich sind.

Ein bestimmtes Kraut, das an zwei verschiedenen Orten wächst, kann eine verschieden starke Wirkung haben – das ist zum Beispiel vom Fliegenpilz gut bekannt. Die Stärke der Wirkung einer Kräuter-Droge hängt u.a. davon ab, auf welchem Boden sie wächst.

Die gesellschaftliche Bewertung einer Droge und somit auch ihre rechtliche Einstufung haben sich in den meisten Fällen im Laufe der Zeit sehr stark verändert. Manche Drogen sind im Kult üblich gewesen, wurden verboten, waren nur als Arzneimittel zugelassen, wurden wieder erlaubt, sind in der einen Kultur hoch angesehen, aber in der anderen verteufelt usw.

Es findet heutzutage sogar eine Art Wettlauf zwischen der Entdeckung neuer Drogen durch findige, experimentierfreudige Köpfe und dem Verbot dieser Drogen durch den Staat statt. Diese komplexe Rechtslage sollte man bei Experimenten mit Drogen zumindest im Blick behalten.

Viele Drogen haben einen Effekt, der von Meditationen nicht bekannt ist: der „Drogen-Kater", der dem „Kater" gleicht, der nach einem größeren Alkoholkonsum auftritt. Dieser „Kater" ist in den meisten Fällen das Gegenstück zu der Wirkung der Droge:

- macht die Droge aktiv, ist man anschließend passiv;
- mobilisiert die Droge Kraftreserven, ist man anschließend erschöpft;
- macht die Droge fröhlich, ist man anschließend bedrückt;
- macht die Droge entspannt, ist man anschließend unruhig;
- macht die Droge erfüllt, fühlt man sich anschließend leer;

usw.

Dieser „Drogen-Kater" entsteht dadurch, dass man den Körper und die Psyche durch die Drogen aus dem normalen Ablauf der inneren und äußeren Prozesse heraus in eine bestimmte Richtung verschiebt – das bewirkt, dass diese Seite anschließend erschöpft ist und man daher eine ähnlich große Bewegung in die Gegenrichtung erlebt. Dieser „Drogen-Kater" fällt bei den verschiedenen Drogen nicht nur ihrer Wirkung entsprechend qualitativ verschieden aus (Verstimmung, Erschöpfung, Leere usw.), sondern auch von seiner Intensität her. Dieser „Drogen-Kater" wird bei manchen, aber nicht bei allen Drogen auch noch durch die Spätwirkungen der Droge oder ihrer Abbauprodukte verstärkt.

Mithilfe der Kirlian-Photographie (Hochspannungs-Photographie) lässt sich zeigen, dass Drogen die Art der „elektrischen Aura" verändern. In der Regel sind dies Lücken in der „elektrischen Aura", die bei dieser Methode fotografiert werden. Es ist hingegen nicht bekannt, dass durch Meditationen ähnliche Lücken oder Löcher in dem fotografierten elektrischen Feld entstehen.

Die Kirlian-Photographie ist als Diagnose-Methode jedoch noch immer ziemlich umstritten.

Ein sehr großer Teil der Drogen wirkt über die biochemische Einflussnahme auf die Rezeptoren zwischen den einzelnen Nervenzellen, d.h. die Drogen verändern den Fluss der Elektrizität in den Nerven und im Gehirn. Dieser biochemische Aspekt der Drogenwirkung erklärt natürlich nicht solche Erlebnisse wie z.B. eine Astralreise – sie zeigt nur die biochemische Seite dieser Vorgänge auf, die auch vorhanden ist. Die Bewertung des Realitätsgehalts von Erlebnissen unter Drogen ist oft eine schwierige Angelegenheit – was in gleichem Maße auch für Meditations-Erlebnisse gilt.

All diese Dinge – also die individuelle Reaktion auf eine Droge, das Anbaugebiet der Droge, die Rechtslage, der „Drogen-Kater" und die Wirkungsweise – sollten bei Versuchen mit Drogen bekannt sein und berücksichtigt werden, um keine unerwünschten Überraschungen zu erleben. Es empfiehlt sich daher für Unerfahrene, derartige Versuche nur in Begleitung durchzuführen. Das ist jetzt jedoch keineswegs als eine Empfehlung für solche Versuche gemeint.

Förderlich ist Sachkenntnis und Vorsicht.

7. Analogie

♎

Es gibt eine große Vielfalt an Drogen und es gibt eine große Vielfalt an magisch-meditativen Methoden. Sowohl die in diesem Buch aufgeführten 69 Drogen als auch die hier aufgeführten 36 Methoden kann man in je 10 Gruppen zusammenfassen – doch diese beiden Zehnergruppen sind sehr verschieden.

Wie lässt sich nun erkennen, ob die Drogen-Erlebnisse wirklich den Meditations-Erlebnissen entsprechen? Der Ansatz, jede einzelne Droge einer magisch-meditativen Technik zuzuordnen, ist nur wenig erfolgversprechend.

Es wäre hilfreich, eine Landkarte des Innenlebens des Menschen zu haben, auf der man sowohl die Drogen-Wirkungen als auch die die Meditations-Wirkungen an eindeutigen Orten eintragen kann. Glücklicherweise gibt es eine solche Landkarte: den Lebensbaum. Leider würde eine gründliche Herleitung und Darstellung dieser „Landkarte" sehr viel Raum einnehmen, sodass hier nur eine einfache Folge von fünf Bereichen verwendet wird.

Diese fünf Bereiche sind:

Die Landkarte der Psyche			
Einheiten	*Religion*	*Bewusstsein*	*Medizin/Psychologie*
Einheit	Gott	Einheits-Bewusstsein (unio mystica, Nirvana usw.)	Religion
Kontinuum	Götter	kollektives Unterbewusstsein	Religion, Jung'sche Psychologie
Zentren	Seelen	Seelenbewusstsein (Tiefschlaf)	Transpersonale Psychologie
Verbindungen	Psyche	Traumbewusstsein	Freud'sche Psychologie
Vielheit	Leib	Wachbewusstsein	Verhaltenspsychologie

Die beiden Pole in dieser Folge von fünf Bereichen sind die Einheit (Gott) oben und die Vielheit (Leib) unten. In der linken Spalte stehen die Einheiten allgemein, in der mittleren Spalte die Einheiten der Religion und des Bewusstseins und in der rechten Spalte die verschiedenen Richtungen der Psychologie bzw. der Religion.

In jedem dieser fünf Bereiche gibt es eine bestimmte Art der Wahrnehmung, anhand derer man erkennen kann, in welchem Bereich man sich befindet. Das ist sehr hilfreich, wenn man Meditations-Erlebnisse mit Drogen-Erlebnissen vergleichen will.

Die verschiedenen Arten der Wahrnehmung 1			
Einheiten	*Bewusstsein*	*Blick*	*Art des Sehens*
Gott (Einheit)	Einheits-Bewusstsein	nach innen	gleißend-weißes Licht
Götter (Kontinuum)	kollektives Unterbewusstsein	nach innen	Konturen im Licht
Seelen (Zentren)	Seelen-Bewusstsein	nach innen	unbewegte, einfache, von innen her leuchtende, farbige Bilder/Symbole
Psyche (Verbindungen)	Traum-Bewusstsein	nach innen	bewegte, graue Bilder mit wenigen Farben; ein Licht-Nebel ist überall, durch den man alle Dinge sehen kann
Körper (Vielheit)	Wach-Bewusstsein	nach außen	von außen her beleuchtete Dinge

Auch hier ist wieder die regelmäßige Folge zu sehen: Unten sieht man von außen her beleuchtete Dinge, oben ist einfach nur Licht; dazwischen folgen von unten nach oben hin graue Schemen, farbig leuchtende Bilder und Konturen im Licht.

Diese fünf Bereiche sind durch vier Übergänge voneinander getrennt, die traditionelle Namen haben. Auch das Überqueren solch einer Grenze zwischen zwei Bereichen ist mit einer bestimmten, charakteristischen Art der Wahrnehmung verbunden, weshalb man insgesamt neun verschiedene Arten der Wahrnehmung unterscheiden kann:

Die verschiedenen Arten der Wahrnehmung 2			
Einheiten	*Bewusstsein*	*Blick*	*Art des Sehens*
Gott (Einheit)	Einheits-Bewusstsein	nach innen	gleißend-weißes Licht
„Schöpfung"	*Übergang*	*Blick weiten*	*ein Tor im Licht*
Götter (Kontinuum)	kollektives Unterbewusstsein	nach innen	Konturen im Licht
„Abgrund"	*Übergang*	*Blick weiten*	*Auflösung der Abgrenzungen*
Seelen (Zentren)	Seelen-Bewusstsein	nach innen	unbewegte, einfache, von innen her leuchtende, farbige Bilder/Symbole
„Graben"	*Übergang*	*Blick weiten*	*von innen her leuchtende, farbige Bilder mit sehr scharfen Rändern, die fließen und sich ständig verwandeln*
Psyche (Verbindungen)	Traum-Bewusstsein	nach innen	bewegte, graue Bilder mit wenigen Farben; ein Licht-Nebel ist überall, durch den man alle Dinge sehen kann
„Schwelle"	*Übergang*	*Blick weiten*	*still werden, sich nach innen richten, etwas spüren, erste innere Bilder sehen*
Körper (Vielheit)	Wach-Bewusstsein	nach außen	von außen her beleuchtete Dinge

Diese vier Übergänge sind offenbar die Tore zu bestimmten Erlebnis-Bereichen – sowohl was die Drogen betrifft als auch was die Meditation betrifft.

Die Art der Wahrnehmung an den vier Übergängen steht auch von ihrem Stil her zwischen der Art der Wahrnehmung des Bereiches unter ihnen und des Bereiches über ihnen. Die Landkarte, auf der man die Drogen-Erlebnisse und die Meditations-Erlebnisse eintragen kann, ist jetzt schon recht differenziert.

- Die „**Schwelle**" an dem Übergang von dem äußeren Sehen zu dem inneren Sehen führt zur Wahrnehmung der Inhalte der eigenen Psyche in Träumen, auf Traumreisen und in Visionen. Dort nimmt man auch die Lebenskraft wahr. Die Existenz einer Lebenskraft sollte man natürlich nicht einfach glauben – es hat sich lediglich gezeigt, dass man viele Erlebnisse in diesem Bereich am besten mit einem solchen Begriff beschreiben kann.

Die „Schwelle" ist traditionell das „Tor des Mondes", das durch die Ausrichtung der eigenen Wahrnehmung von dem Außen zu dem Innen führt.

- Das Überqueren des „**Grabens**" an dem Übergang von der Psyche zu der Seele ist eines der wichtigsten Erlebnisse überhaupt, da man dort der eigenen Seele begegnet. Man sieht sie vor sich und weiß dann, wer man ist. Das ist kein Denken, sondern ein Erleben. Dann endet die Suche nach dem Sinn des Le-bens, weil man den Lebenssinn dann in der Gestalt seiner Seele vor sich sieht: Der Lebenssinn ist es, das Wesen der eigenen Seele in jeder Situation auszu-drücken – sie so ungehindert wie möglich durch die eigene Psyche nach außen strahlen lassen.

Der „Graben" ist traditionell das „Tor der Sonne", das durch die Ausrichtung auf die eigene Mitte zu der Quelle des eigenen Wesens führt.

- Der „**Abgrund**" an dem Übergang von der Seele zu den Gottheiten führt von dem Bereich, in dem man eine klare Grenze hat, zu dem Bereich, in dem es keine Abgrenzungen mehr gibt. Hier erlebt man, dass die eigene Seele ein „Tropfen" von dem „Meer" einer Gottheit ist. Diese Gottheit wird traditionell „Clan-Gottheit" o.ä. genannt.
Der „Abgrund" ist traditionell das „Tor des Saturn", das durch Hingabe zu den Gottheiten führt.

- Die „**Schöpfung**" ist der Übergang von den Gottheiten zu dem einen Gott. Wenn man dorthin kommt, erlebt man nur noch ein gleißend-weißes Licht, das eine vollständig ungegliederte

Einheit ist. In der Religion wird dies „unio mystica", „Nirvana", „Samadhi", „Satori" usw. genannt.

Die „Schöpfung" ist traditionell das „Tor des Pluto", das durch Loslassen zu dem Einheits-Erlebnis führt.

Diese innere Landkarte ist hilfreich, um die Wirkungen der einzelnen Drogen besser zu verstehen. Der klassische Lebensbaum der Kabbala, mit dem diese Landkarte eng zusammenhängt, ist noch etwas differenzierter, aber diese Folge von fünf Bereichen und vier Übergängen reicht bereits aus, um die Drogen anhand ihrer verschiedenen Wirkungen genauer betrachten zu können.

Die Drogen sind Türöffner für die vier inneren Tore –
Meditation und Magie ebenso.

8. Gefahren

♏

Es ist sinnvoll, sich den möglichen Nutzen der Drogen anzuschauen, doch dabei sollte man nicht übersehen, dass die Drogen auch Gefahren bergen. Man sollte jedoch – wie bei jedem Thema – nicht alles über einen Kamm scheren, sondern sich die Nutzen und Gefahren bei jeder einzelnen Droge genau ansehen.

Auch Medikamente sind ein Eingriff in die Psyche und den Leib und haben oft allerlei Nebenwirkungen – trotzdem sind sie große Helfer bei der Heilung. Entsprechend differenziert sollte man auch die Drogen betrachten, die den Medikamenten sehr ähnlich sind.

Die Statistik der Todesursachen auf der nächsten Seite gibt am deutlichsten eine Übersicht darüber, wie gefährlich Drogen sind.

Rauchen mit 6,2 Millionen Toten/Jahr und das Trinken von Alkohol mit 3,3 Millionen Toten stehen ganz oben auf dieser Statistik. Diese beiden Süchte sind die Hauptursachen für Sucht-Tode.

Wenn man bedenkt, dass 296 Millionen Menschen andere Drogen als Alkohol und Tabak nutzen und in dieser Todes-Statistik nur die 100.000 Toten auftreten, die an Opium oder Heroin gestorben sind, wird deutlich, dass Alkohol und Tabak das eigentliche Problem sind, zu dem bei den übrigen Drogen nur noch Opium und Heroin hinzukommen.

Etwas vereinfacht gesagt ist man, wenn man auf Alkohol, Tabak, Opium und Heroin verzichtet, bei den Drogen schon auf der sicheren Seite. Natürlich müsste man eigentlich schauen, wie viele Menschen wie oft welche Drogen benutzen und wie häufig es dabei zu Todesfällen oder schweren Beeinträchtigungen im weiteren Leben kommt, doch solche Statistiken sind leider nicht verfügbar.

Todesart		Tote/Jahr	Anteil
Bluthochdruck		10.900.000	17,3 %
Hunger		9.000.000	14,3 %
Luftverschmutzung außen:	4.700.000		
Luftverschmutzung innen:	3.400.000		
Luftverschmutzung gesamt		8.100.000	12,9 %
Rauchen aktiv:	5.600.000		
Rauchen passiv:	600.000		
Rauchen gesamt:		6.200.000	9,8 %
Schlaganfall		6.200.000	9,8 %
Hoher Blutzucker		5.300.000	8,4 %
Fettleibigkeit		3.700.000	5,9 %
Hoher Cholesterinspiegel		3.700.000	5,9 %
Alkoholkonsum		3.300.000	5,2 %
Covid		3.200.000	5,1 %
Neugeborenen-Tode		2.000.000	3,2 %
Ernährung mit zu viel Natrium		1.900.000	3,0 %
Atemweg-Krebs		1.800.000	2,9 %
Frucht-arme Ernährung		1.700.000	2,7 %
Vollkorn-arme Ernährung		1.600.000	2,5 %
Alzheimer/Dementias		1.600.000	2,5%
Durchfallerkrankungen		1.500.000	2,4 %
Diabetes		1.500.000	2,4 %
Nierenerkrankungen		1.300.000	2,1 %
Leberzirrhose		1.300.000	2,1 %
Vrekehrsunfall		1.300.000	2,1 %
Tuberkolose		1.200.000	1,9 %
Hochdruck-Herz		1.200.000	1,9 %
Dickdarm/Mastdarm-Krebs		900.000	1,4 %
Magenkrebs		800.000	1,3 %
Stechmücken-Krankheiten		800.000	1,3 %
Selbstmord		700.000	1,1 %
Sturz		700.000	1,1 %
AIDS		700.000	1,1 %
Mord		600.000	1,0 %
Brustkrebs		600.000	1,0 %
Opium/Heroin		100.000	0,2 %
Krieg		100.000	0,2 %
Sonstige		3.000.000	4,8 %
Gesamt		63.000.000	100,0%

Noch klarer wird die Situation, wenn man schaut, in welchem der zehn Drogen-Gruppen überhaupt Todesfälle vorkommen.

1. Entspannende bis betäubende Drogen:
- Opium / Heroin: *100.000 Tote/Jahr*

2. Anregende und stärkende Drogen
- Tabak: *6.000.000 Tote/Jahr (10% davon Passivraucher)*
- Guaraná / Kava: *wenige*

3. Stimmungsaufhellende Drogen
- *keine Todesfälle*

4. Traum-intensivierende Drogen
- Engelstrompeten / Passionsblume: *selten*

5. Visionen-verursachende Drogen
- Alraune / Peyote-Kaktus / Echinopsis-Kakteen / Steppenraute / Himmelblaue Prunk-winde: *selten*

6. Kundalini-anregende Drogen (Hanf)
- *keine Todesfälle*

7. Klarheits-fördernde Drogen
- *keine Todesfälle*

8. Emotions-fördernde Drogen
- Alkohol: *3.300.000 Tote/Jahr*
- Betel: *unbekannt (falls Todesfälle vorkommen, dann nur wenige)*

9. Bewusstseins-erweiternde Drogen
- *keine Todesfälle*

10. Astralreisen-verursachende Drogen
- Schwarzes Bilsenkraut / Ägyptisches Bilsenkraut / Schwarzer Nachtschatten / Stechapfel Krainer Tollkraut / Ololiuqui / Beach Moonflower / Gefleckter Schierling / Wasserschierling: *selten*

Die drei Drogen-Gruppen, in denen Todesfälle häufig sind, sind

- die **anregenden bis stärkenden Drogen** *(Tabak: 6.000.000 Tote/Jahr)*,

- die **emotionsfördernden bis enthemmenden Drogen** *(Alkohol: 3.300.000 Tote/Jahr)* und

- die **entspannenden bis betäubenden Drogen** *(Opium / Heroin: 100.000 Tote/Jahr)*.

Warum sind es gerade diese drei Gruppen?

Um die Antwort auf diese Frage zu finden, hilft ein Blick auf die heile Entwicklung eines Menschen.

4. In der **oralen Phase** (0-1 Jahr) ruht das Baby idealerweise in Fülle, Geborgenheit und Urvertrauen. Wenn dies gestört wird, entsteht Mangel. Mangel kann „laut" als Gier gelebt werden und „leise" als Verzicht.

5. In der **analen Phase** (1-2 Jahre) entdeckt das Kleinkind idealerweise seine eigene Kraft. Wenn dies gestört wird, entsteht Angst. Angst kann „laut" als Täter-Haltung gelebt werden und „leise" als Opfer-Haltung.

6. In der **phallischen Phase** (2-6 Jahre) entwickelt das Kind idealerwei-se ein Ich, d.h. es ruht in Selbstliebe. Wenn dies gestört wird, entstehen Selbstzweifel. Selbstzweifel können „laut" als Angeberei gelebt werden und „leise" als Schüchternheit.

Ein Mensch, der im **Mangel** lebt und als Verhalten die **Gier** gewählt hat, sehnt sich nach Fülle – letztlich nach der Muttermilch. Er wird daher die Drogen nehmen, die entspannen, die eine innere Wärme erzeugen und das Gefühl von Geborgenheit vermitteln. Das sind die entspannenden bis betäubenden Drogen, von denen Opium und Heroin am stärksten wirken. Diese Drogen sind ein Ersatz für die Fülle, die dem Baby gefehlt hat – und die daher auch noch dem erwachsenen Menschen fehlt.

Ein Mensch, der in **Angst** lebt und als Verhalten die **Täter**-Haltung gewählt hat, sehnt sich nach Stärke. Er will mehr leisten können, er will sich keiner Bedrohung aussetzen, er will durch Überstunden genug verdienen usw. Er wird daher die Drogen nehmen, die anregen und stärken und die es ihm ermöglichen, immer weiter zu arbeiten – auch über den Punkt der Erschöpfung hinaus. Das sind die anregenden bis stärkenden Drogen, von denen Tabak und evtl. noch Betel die gefährlichsten sind. Diese Drogen sind ein Ersatz für die Kraft, die dem Kleinkind gefehlt hat – und die daher auch noch dem erwachsenen Menschen fehlt.

Ein Mensch, der in **Selbstzweifeln** lebt und als Verhalten die **Angeberei** gewählt hat, sehnt sich nach Selbstliebe und nach dem eigenen Strahlen – letztlich nach der eigenen Seele. Er wird daher die Drogen nehmen, die enthemmen und seine Selbstzweifel auflösen. Das sind die emotionsfördernden bis enthemmenden Drogen, von denen der Alkohol am weitesten verbreitet ist. Diese Droge ist ein Ersatz für die Selbstliebe, die dem Kind gefehlt hat – und die daher auch noch dem erwachsenen Menschen fehlt.

Diese drei Gruppen von Drogen sind also im Grunde Psychopharmaka, die sich die Kranken selber verordnen, um sich von ihrem Mangel, ihrer Angst und ihren Selbstzweifeln zu befreien. Leider sind diese Drogen nicht für diesen Zweck geeignet und zerstören zudem die Gesundheit und können zum Tod führen.

Der Süchtige, der Täter und der Angeber sind die drei „lauten" Varianten des Mangels der Angst und der Selbstzweifel. Sie eigen zum Nehmen von Drogen.

Die drei „leisen" Varianten sind 1. der Asket, der den Mangel durch Verzicht in den Griff bekommen will, 2. das Opfer, das seine Angst durch Anpassung oder Flucht in den Griff bekommen will, und 3. der Schüchterne, der seine Selbstzweifel, die Scham und seine Schuldgefühle durch Verbergen in den Griff bekommen will. Diese drei neigen deutlich weniger zum Nehmen von Drogen als die drei „lauten" Varianten (Süchtiger, Täter, Angeber), da sie die Lösung für ihre Probleme in einem ausweichenden Verhalten (Verzicht, Flucht, Unscheinbarkeit) suchen und nicht wie die drei „lauten" Varianten in einem aggressiven Verhalten (Gier, Dominanz, Angeberei).

> *Es ist förderlich, sich die eigene Motivation für das Nehmen von Drogen genau anzusehen.*

9. Ziele

Was will man eigentlich damit erreichen, dass man Drogen nimmt? Wenn man sich die Motivationen anschaut, kann man ein Dutzend verschiedene Gründe deutlich unterscheiden.

Bevor man einen bestimmten Weg zu dem ausgewählten Ziel einschlägt – hier also z.B. Drogen zu nehmen – sollte man schauen, welche anderen Wege es außerdem noch zu diesem Ziel gibt und welcher dieser möglichen Wege der Beste ist.

1. Ziel: Entspannung

Man könnte entspannende Kräuter benutzen, was jedoch nur beim Baldrian ungefährlich ist, da er keine Schäden hervorruft. Mit Vorsicht zu genießen sind Bittersüßer Nachtschatten, Schlafmohn, Kratom und Rispenblütriger Celastrus sowie Benzodiazepine. Opium und Heroin sind hingegen ausgesprochen gefährlich.

Da das Bedürfnis nach Entspannung (und Weltflucht) vor allem bei inneren Verkrampfungen auftreten, die oft zu Depressionen führen, können hier auch die stimmungsaufhellenden Drogen benutzt werden. Dies sind 1. das Echte Johanniskraut, das jedoch nur eine schwache Wirkung hat; 2. das Psilocybin, das mit therapeutischer Begleitung auch Traumata auflösen kann; sowie 3. die Antidepressiva, die jedoch schnell abhängig machen und nur im Zusammenhang mit Therapien wirklich heilen können.

Kurzfristig helfen aber auch Entspannungsübungen; mittelfristig Yoga, autogenes Training, Runen-Übungen u.ä.; sowie langfristig fast alle Arten des Meditierens, alle Formen der Selbsterkenntnis, Schwitzhütten, Traumreisen zu einer Muttergöttin und Traumreisen zur eigenen Seele. Letztlich geht es hier darum, das Grundlebensgefühl des Mangels aufzulösen und das Grundgefühl der Fülle und des Urvertrauens wiederzufinden.

=> Hier hängt es von der eigenen Vorliebe ab, welche Methode man benutzt. Allerdings ist Baldrian, der das einzige vollkommen ungefährliche Entspannungs-Kraut

ist, auch nicht sehr wirksam. Das Problem der inneren Verkrampfung sollte also besser auf die gründliche Weise mithilfe von Meditationen, Therapien und ähnlichem angegangen werden.

2. Ziel: Anregung

Die anregenden und stärkenden Kräuter haben den Nachteil, dass sie schwach oder stark süchtig machen und dass sie dem Leib ja keine neue Vitalität zuführen, sondern nur die eigenen Vorräte 'plündern', was dazu führt, dass auf die Anregung und Stärkung, die durch die Kräuter verursacht werden, anschließend eine Müdigkeit und Schwäche folgt. Die hierhin gehörenden Drogen, die mehr oder weniger stark wirken, aber auch abhängig machen können und im Fall von Tabak sehr große Schäden hervorrufen können, sind: Tabak, Bauern-Tabak, Kaffee, Kakao, Tee, Kola, Koka, Kava, Guaraná, Bio-Ecstasy, Kath und Meerträubel.

Kurzfristig helfen Atemübungen und die Anrufungen der vier Elemente; langfristig hilft die Anrufung der eigenen Clan-Gottheit, das regelmäßiges Durchführen des Erweckens der Kundalini und vor allem klare Ziele, die wirklich aus dem Herzchakra kommen und mit der eigenen Seele und der eigenen Clan-Gottheit übereinstimmen. Letztlich geht es hier darum, das Grundlebensgefühl der Angst aufzulösen und die eigene Kraft und Gelassenheit wiederzufinden.

=> *Als Dauerlösung ist hier eine Form des Meditierens oder eine der magisch-rituellen Möglichkeiten vorzuziehen, da sie keine anschließende Erschöpfung bewirken, nicht süchtig machen und die eigene Vitalität dauerhaft steigern können.*

3. Ziel: Enthemmung

Enthemmende Drogen sind vor allem Bier, Wein und ähnliches sowie Betel, Ecstasy (MDMA) und Sinicuichi. Während vor allem Alkohol, aber auch Betel gefährlich sind, sind Ecstasy und Sinicuichi weitgehend ungefährlich. Alle diese Drogen haben jedoch den Nachteil des sich an den Rausch anschließenden schlechten Zustandes – des 'Katers' – und der Unfälle und Streitereien, die oft nach dem Genuss von Alkohol auftreten. Der 'Kater' ist das auf die erwünschte Wirkung folgende Gegenstück zu der erwünschten Wirkung, das auch bei den entspannenden Drogen als Entzug und bei den anregenden Mitteln als Erschöpfung auftritt.

Eine ungefährliche und zugleich langfristige Möglichkeit sind Traumreisen zu den eigenen Hemmungen und ihre Heilung – doch das ist oft unangenehm … Auch Tanzen kann hilfreich sein. Letztlich geht es hier darum, das Grundlebensgefühl der Selbstzweifel aufzulösen und die eigene Selbstliebe wiederzufinden. In diesem Zusammenhang ist der Kontakt zu der eigenen Seele die wichtigste Hilfe.

=> *Kurzfristig ist das Trinken von Bier am einfachsten, aber langfristig wäre natürlich eine Auflösung der Hemmungen durch den Kontakt zur eigenen Seele und die dadurch entstehende strahlende Lebenshaltung erstrebenswert – zumal ständiges Biertrinken auch zu beträchtlichen Schädigungen insbesondere des Denkvermögens und der Leber führen kann.*

4. Ziel: Einsgerichtetheit

Die Drogen, die eine größere Wachheit und Aufmerksamkeit erzeugen und dadurch auch die Konzentration und Einsgerichtetheit fördern, ziehen eine Erschöpfung nach sich, die in etwa so groß ist, wie zuvor die Wachheits-Steigerung – der 'Kater'. Die dafür benutzten Drogen sind die anregenden bis stärkenden Drogen.

Das Meditieren hat demgegenüber den Vorteil, dass es keinen anschließenden 'Kater' gibt. Man kann auch eine Traumreise zu den Aufmerksamkeits-Hindernissen unterneh-men. Manchmal hilft es auch, sich die Wichtigkeit des Zieles klar zu machen oder in das Hara (Nabel-Chakra) zu atmen oder eine passende Gottheit um Hilfe zu bitten.

=> *Die Aufmerksamkeits-fördernden Kräuter sind nur kurzfristig wirksam, weshalb man sie immer wieder einnehmen muss, was sehr oft Nebenwirkungen hat – auf jeden Fall ist dann die eigene Aufmerksamkeit von dem Vorhandensein der Kräuter abhängig und der „Kräuter-Kater" könnte zu einem unpassenden Zeitpunkt auftreten. Die Kräuter-freien Vorgehensweisen sind allesamt nur langfristige Hilfen, woraufhin man jedoch die eigene erhöhte Aufmerksamkeit dann eben auch dauerhaft zur Verfügung hat.*

5. Ziel: Freude

Hier können Ecstasy, Sinicuichi und Steppenraute helfen. Sie sind alle drei ungefährlich.

Die verschiedenen Formen des Meditierens führen ebenfalls fast alle früher oder später zu der 'grundlosen Freude' – insbesondere die Stille-Meditation und das Meditieren über die eigene Seele und die eigene Clan-Gottheit. Daher ist auch hier die Traumreise zur eigenen Seele und zur eigenen Clan-Gottheit sehr wichtig.

=> *Die beiden enthemmenden Drogen Ecstasy und Sinicuichi sowie die Visionsfördernde Droge Steppenraute führen kurzfristig zu einer Freude, einem 'Hoch' mit anschließendem 'Tief' (Kräuter-Kater). Das Meditieren kann hingegen zu einer langfristigen und weitgehend verlässlichen Freude führen. Die Traumreise zur eigenen Seele und zur eigenen Clan-Gottheit ist eine gute Grundlage zum Erreichen der Freude durch das Meditieren.*

6. Ziel: Wissen beschaffen

Eine Gruppe der Kräuter ermöglicht besonders klare Träume sowie Gespräche mit den Ahnen, wodurch auch Wissen über die Zukunft, die Heilung von Krankheiten oder verlorene Dinge erlangt werden können. Hier ist es wichtig, die Wirkungen der einzelnen Drogen zu unterscheiden:

- **Drogen, die die Träume intensivieren**: Beifuss, Mexikanisches Traumkraut, Aztekisches Traumkraut, Afrikanisches Traumkraut, Gelbrinden-Akazie, Ubhubhubhu, Afrikanische Traumwurzel, Uvuma Omhlope, Ikhathazo und Indische Seidenpflanze.

- **Drogen, die die Träume intensivieren, aber gefährlich sind**: Engelstrompeten und Passionsblumen.

- **Drogen, die luzide Träume (also Träumen bei vollem Bewusstsein) fördern**: Afrikanisches Traumkraut, Uvuma Omhlope, Ikhathazo und Indische Seiden-pflanze.

- **Drogen, die Wahrträume fördern**: Mexikanisches Traumkraut, Afrikanische Traumwurzel und Ikhathazo.

- **Drogen, die den Kontakt zu den Ahnen fördern**: Gelbrinden-Akazie, Ubhub-hubhu und Ikhathazo.

Dasselbe kann jedoch auch durch Omen, Orakel, die Sternkunde, Traumreisen, Aufstellungen und ganz allgemein durch die Telepathie erlangt werden.

=> *Hier stellt sich die Frage, welche Art von Wissen man benötigt. Wenn es lediglich um die grundlegende Erkenntnis von Formen und Eigenschaften geht, sind Omen, Orakel und die Sternkunde ausreichend. Wenn mehr Einzelheiten benötigt werden, sind Aufstellungen passender. Falls möglichst genaues Wissen mit vielen Einzelheiten benötigt wird, sind vermutlich die Telepathie, die Traumreisen sowie die Kräuter, die klare Träume und Ahnen-Gespräche verursachen, das richtige Vorgehen. Man kann natürlich auch schrittweise von einem Orakel über eine Aufstellung zu einer Traumreise oder zu der Verwendung von Kräutern gehen. Die Benutzung der Kräuter zum Erlangen zuverlässiger Informationen erfordert in aller Regel jedoch einiges an Übung.*

7. Ziel: Klarheit

Bei den Drogen hat nur die Hawaiianische Holzrose diese Wirkung und in geringerem Masse auch noch das Kava.

Man sollte es jedoch zunächst einmal mit dem Denken oder dem Gespräch mit einem Freund versuchen; man könnte auch zu der Frage, für die man diese Klarheit braucht, etwas lesen. Schließlich kann man auch eine Traumreise zu dem Thema oder zu einer Gottheit, die für die Frage zuständig sein könnte, unternehmen.

=> *In vielen Fällen lassen sich die normalen Fähigkeiten des eigenen Denkens durch die eine oder andere Möglichkeit deutlich verbessern: das bereits Bekannte überprüfen, über die eigenen Einstellungen nachdenken, etwas lesen, sich selber durch Schreiben sortieren, Gespräche führen und schließlich eine Traumreise zu der Frage unternehmen. Bei der Verwendung von Kräutern ist es möglicherweise notwendig, alles Erkannte sofort auszusprechen und einen Begleiter zu haben, der alles Wesentliche sofort aufschreibt, das man unter dem Einfluss der Kräuter erkennt und ausspricht, da das Gedächtnis während der Wirkung der Kräuter beeinträchtigt sein könnte.*

8. Ziel: Visionen

Die Visions-fördernden Drogen sind zum größten Teil – wenn man sie auf die richtige Weise benutzt – ungefährlich. Man sollte auch hier die unterschiedlichen Wirkungen der Drogen unterscheiden:

- **Drogen, die Visionen verursachen**: Wermut, Gift-Lattich, Alraune, Ayahuas-ca, Calumbi, LSD, Candyflip (LSD und Ecstasy), Psilocybin-haltige Pilze, Steppenraute, Rohrglanzgras und der Hautschleim der Aga-Kröte.

- **Drogen, die Visionen und Hellsehen verursachen**: Peyote-Kaktus und Echi-nopsis-Kaktus.

- **Drogen, die Visionen verursachen, aber sehr giftig sind**: Himmelblaue Prunkwinde (Quecksilber-haltig!).

Andere Möglichkeiten zur Erlangung von Visionen sind vor allem Traumreisen, aber auch Anrufungen von Gottheiten oder Gebete an Gottheiten.

=> *Hier hängt die Wahl der Vorgehensweise sehr stark davon ab, warum man eigentlich Visionen haben will. Wenn man einfach etwas erleben will, kann man alle Möglichkeiten ausprobieren – wobei das Benutzen von Drogen natürlich am einfachsten ist. Wenn man häufig gezielt nach ganz bestimmten Visionen sucht, weil man zum Beispiel wissen will, in welchem Zustand sich die Chakren eines Ratsuchenden befinden oder wo der Schlüssel liegt, den jemand verloren hat, ist die Telepathie/Traumreise das wirksamste Hilfsmittel. Es ist ganz allgemein bei all diesen Visions-erzeugenden Methoden sehr wichtig, dass der Betreffende stets unterscheiden kann, was äußere Wahrnehmungen sind und was innere Bilder sind, da er sonst den Bezug zur Welt verlieren könnte und dann 'verrückt' werden würde.*

9. Ziel: Selbsterkenntnis

Die Kräuter, die die Selbsterkenntnis fördern, sind dieselben wie die, die das Erleben von Visionen fördern, da die Selbsterkenntnis vor allem in Form von inneren Bildern erlebt wird. Bei richtiger Anwendung sind diese Kräuter recht ungefährlich.

Andere Ansätze wie Selbstbetrachtungen, Traumreisen, die Traumreise zur eigenen Seele und ähnliches sind vermutlich genauso schnell und haben den Vorteil, dass sie vollkommen ungefährlich sind und derjenige, der sie benutzt, in weit höherem Maße der 'Führer seines eigenen Schiffes' bleibt.

=> *Auch hier ist die Wahl der Vorgehensweise vermutlich vor allem eine Stil-Frage. Traumreisen zur eigenen Mitte können eine gute Grundlage schaffen, da sie zu einer Begegnung mit der eigenen Seele führen. Traumreisen, das eigene Horoskop, Gespräche mit Heilern und Aufstellungen können helfen, das eigene Gemüt zu erkennen, zu verstehen und zu heilen. Kräuter, die auf die Selbsterkenntnis wirken, können helfen, zu grundlegenden Durchbrüchen und Erkenntnissen zu gelangen. Wann was bei diesem Streben förderlich ist, ist sicherlich bei jedem unterschiedlich.*

10. Ziel: Astralreise

Die Kräuter, die eine Astralreise verursachen, sind allesamt sehr gefährlich, da sie einen Beinahe-Tod herbeiführen, der bei der falschen Menge an Kräutern leicht zu einem tatsächlichen Tod führen kann. Die dabei benutzen Kräuter sind: Schwarzes Bilsenkraut, Ägyptisches Bilsenkraut, Schwarzer Nachtschatten, Stechapfel, Krainer Tollkraut, Ololiuqui, Gefleckter Schierling und Wasserschierling. Lediglich der Fliegenpilz kann nicht zum Tod führen – beim Chloroform sind Todesfälle sehr selten.

Im Gegensatz dazu sind die Entspannungsübungen und andere Formen des Meditierens und der Magie, die zu einer Astralreise führen, vollkommen ungefährlich. Allerdings erfordern sie in den meisten Fällen einiges an Geduld.

=> *Hier ist die Frage der Wahl der Methode sehr wahrscheinlich ganz einfach von dem Temperament des Betreffenden abhängig – auch wenn die Drogen-Methode äußerst gefährlich ist.*

11. Ziel: Verbindung zu den Göttern

Das einzige Kraut, das Visionen bewirken und die Verbindung zu den Göttern herstellen kann, ist der Seher-Salbei. Bei der Herstellung einer Verbindung zu den Seelen der Verstorbenen, also zu den Ahnen-Geistern, gibt es eine deutlich größere Auswahl an Kräutern. Der Seher-Salbei ist ungefährlich – die meisten der anderen Visions-Kräuter ebenfalls.

Ein anderer Weg zu diesem Ziel sind Traumreisen und Anrufungen sowie Meditationen mit einem Götter-Namen als Mantra. Beschwörungen von Gottheiten, die dann sichtbar vor einem erscheinen könne, sind hingegen für die meisten schwer zu erreichen und es besteht zudem die Gefahr, dass man dann äußere und innere Bilder nicht mehr klar unterscheiden kann.

=> *Traumreisen, Anrufungen und Meditationen sind die sanften Möglichkeiten, Beschwörungen sind die abenteuerliche Möglichkeit, und der Seher-Salbei ist – wenn er eine Wirkung hat – die heftige Möglichkeit. Die Wahl ist auch hier wieder sehr stark eine Stil-Frage.*

12. Ziel: Verstärkung von Drogen-Erlebnissen

Der Hanf ist sozusagen der Türöffner für Drogen-Erlebnisse, der auch die Wirkung anderer Drogen verstärkt. Aus diesem Grund nutzen weltweit mindestens 200 Millionen Menschen Cannabis – das sind ca. 4% der Weltbevölkerung.

Statt Hanf zu essen oder zu rauchen, kann man sich auch im Meditieren und in Traumreisen üben – das ist kostenlos, legal und das innere Sehen ist dann nach einer Weile jederzeit ohne Vorbereitung verfügbar.

=> *Da Hanf weitestgehend unschädlich ist, kann man ihn benutzen, aber die „Hanffreie" Fähigkeit, gezielt innere Bilder zu sehen und auf diese Weise z.B. auch effektive Telepathie (verlorene Dinge wiederfinden u.ä.) durchführen zu können, ist letztlich lohnender – aber erfordert eben auch eine gewisse Übung.*

- - -

Man kann sich nun auch fragen, wer welche dieser Drogen nimmt. Dabei zeigen sich sehr deutliche Unterschiede:

Die 1. Gruppe sind die Menschen, die im Mangel, Depression und Verkrampfung leben und daher die entspannenden und betäubenden Drogen nehmen.

Die 2. Gruppe sind die Menschen, die in Angst, Stress und Not leben und daher Aufputschmittel, also anregende bis stärkende Drogen nehmen.

Die 3. Gruppe sind die Menschen, die in Selbstzweifeln, Selbstblockade und Selbstsabotage leben und daher enthemmende und emotionsfördernde Drogen nehmen.

Die 4. Gruppe sind die Forscher, Priester und Magier, die die Welt erkunden wollen. Sie benutzen die Drogen, die ein speziellere Wirkung haben: Klarheit, Wissen beschaffen, Freude, Visionen, Selbsterkenntnis, Astralreise, Göttern begegnen und Einsgerichtetheit.

Daneben gibt es noch einige andere Gruppen, die jedoch nicht wirklich eigenständige Gruppen sind und die die Drogen z.B. aus Neugier, aus Langeweile oder aus Abenteuerlust nehmen.

Diese verschiedenen Ziele zeigen, dass es auch nötig sein kann, das äußere Leben zu verändern und zum Beispiel die Armut zu lindern oder die Arbeitsbedingungen zu verbessern, um die Motivation zum Nehmen von Drogen aufzulösen.

> *Was ist das Ziel beim Nehmen von Drogen?*
> *Und was führt am direktesten und dauerhaftesten zu diesem Ziel?*
> *Drogen oder Meditation oder Therapie oder die Änderung der Lebensumstände?*

10. Selbsterhaltung

VS

In den vielen älteren Kulturen gibt es den traditionellen Gebrauch von einer oder mehreren Drogen. Solche Drogen werden „Entheogene", also „das, was innerhalb einer Religion entstanden ist" genannt.

Der Gebrauch von Drogen in einem solchen Rahmen hat mehrere markante Merkmale:

- Die Drogen werden in der Regel nur bei besonderen Gelegenheiten benutzt, sie sind also keine „Alltagsdrogen" wie Kaffee oder Tabak.

- In vielen Fällen wird der, der die Drogen nimmt, von einem anderen begleitet.

- In den meisten Fällen gibt es ein besonderes „setting", also spezielle Umstände während des Drogen-Genusses.

- Die Einnahme der Droge ist in ein Ritual, eine Meditation o.ä. eingebunden, wodurch die Wirkung der Droge in eine bestimmte Richtung gelenkt wird.

- Der Begleiter, der bei der Verwendung der Droge die Zubereitung und die Ein-nahme der Droge sowie das das Ritual oder die Meditation anleitet, hat oft the-rapeutische Kenntnisse und kann meistens auf eine jahrhundertealte Erfahrung mit der Droge zurückgreifen.

Diese Ritual-Leiter sind Spezialisten, die man mit Heilern und Chirurgen vergleichen kann – auch ein Arzt verfügt über detaillierte Kenntnisse der Arzneien und der Menschen und kann daher sehen, wann welche Therapie sinnvoll ist.

Es gibt natürlich auch eine neuentstandene Sachkenntnis im Umgang z.B. mit Hanf oder Ecstasy, aber diese Sachkenntnis bietet meistens keinen lenkenden Rahmen, sondern beschränkt sich darauf, reine Drogen erkennen zu können und sie richtig zu dosieren. Lediglich bei der Verwendung von LSD in der Hippie-Zeit hat sich eine umfassendere Kenntnis des hilfreichen „settings" entwickelt gehabt.

Es gibt eine große Anzahl von Drogen, die als Entheogen eine wichtige Rolle in einem Kult gespielt haben bzw. noch immer innehaben. Die folgende Liste ist sicherlich unvollständig, aber sie soll auch nur einen ersten Eindruck von dieser Form der Nutzung von Drogen vermitteln.

1. Entspannende bis betäubende Drogen

- **Bittersüßer Nachtschatten**: Er wurde früher als Tabak-Beigabe verwendet, was heute jedoch nicht mehr zulässig ist. Die Pflanze wurde im Mittelalter als Schmerzmittel verwendet.

- **Schlafmohn**: Der früheste Hinweis auf Schlafmohn als Nutzpflanze stammt von 5200 v.Chr. In Vorderasien ist Schlafmohn seit 3500 v.Chr. als Kulturpflan-ze nachweisbar. Die ersten Opiate sind aus dem alten Ägypten aus der Zeit um ca. 1800 v.Chr. bekannt. Die frühesten Funde von Schlafmohn bzw. des aus ihm gewonnenen Opiums auf Zypern stammen von 1200 v.Chr. Im Römischen Reich war Schlafmohn eine Wohlstandsdroge: Um 214 n.Chr. wurden in einer Inventur 17t Opium aufgeführt. Seit ca. 100 n.Chr. wird Schlafmohn auch in China angebaut und zu Opium weiterverarbeitet. Ob man Schlafmohn und seine Derivate als Entheogen auffassen kann, also als Bestandteil eines Kultes, ist allerding zweifelhaft, da es keinen traditionellen religiösen Rahmen gibt.

- **Kratom**: Die Blätter werden als Rauschdroge und als Medikament verwendet. Seine Verwendung als Entheogen ist unklar.

- **Blauer Lotus (Nymphea caerulea)**: Er wurde von den Mayas und möglicher-weise auch von den Ägyptern zur Beruhigung und Entspannung benutzt.

2. Anregende bis stärkende Drogen

- **Virginia-Tabak**: Der Gebrauch von Tabak ist in Amerika ab 300 v.Chr. nach-gewiesen. Tabak wird von den Indianern in Mittelamerika bei spirituellen Ritualen verwendet. Die Indianer in der nordamerikanischen Prärie verwenden jedoch Süßgras und Salbei. Die Symbolik des Tabaks, des Süßgrases und des Salbei entsprechen ziemlich genau der Symbolik des Weihrauchs im Abend-land.

- **Bauern-Tabak**: Er wird im nordwestlichen Amazonas-Gebiet von den Schamanen bei Heilungen verwendet. Der „Tabak-Elf" wird dort als einer der mächtigsten Pflanzengeister angesehen.

- **Kava**: Dieses Kraut wird im Westpazifik (Hawaii u.ä.) bei Initiations-Ritualen verwendet.

- **Pituri** (Dubiosia hopwoodii und Dubiosia myoporoides): Diese Kräuter werden von den Aborigines in Australien zur Anregung verwendet.

3. Stimmungsaufhellende Drogen

- keine Entheogene

4. Traum-intensivierende Drogen

- **Beifuß**: Beifuß wird bei verschiedenen Völkern als Tee getrunken oder geraucht, um Klarträume zu erhalten.

- **Aztekisches Traumkraut**: Es wird von den Indianern in Mittelamerika benutzt, um Klarträume zu erhalten, die oft auch Wahrsage-Visionen erhalten, also Wahrnehmungen von fernen Orten oder von der Zukunft.

- **Mexikanisches Traumkraut**: Dieses Kraut wird zur Anregung von luziden Träumen verwendet.

- **Afrikanisches Traumkraut:** Dieses Kraut wird traditionell dazu benutzt, um visionäre Träume zu erhalten, also Träume, in denen man ferne Dinge, die Zu-kunft o.ä. wahrnimmt, und um im Traum mit den Geistern der eigenen Ahnen Kontakt aufzunehmen.

- **Gelbrinden-Akazie**: Die Rinde dieses Baumes wird von afrikanischen Scha-manen gekocht und dieser Tee dann getrunken, um luzide Träume zu erlangen, die in Südafrika „Weiße Pfade" genannt werden.

- **Ubhubhubhu**: Diese Rankenpflanze wird bei den Xhosa in Südafrika (einem Bantu-Volk) von Wahrsagern als Aufguss getrunken, um in Träumen bewusst mit den Ahnen sprechen zu können.

- **Afrikanische Traumwurzel**: Die Schamanen der Xhosa benutzen auch diese Wurzel für Heilungen und für das Wahrsagen mithilfe von Klarträumen. Dabei nehmen die Schamanen Kontakt zu den Ahnen auf und erfahren von ihnen die Zukunft.

- **Uvuma Omhlope**: Das zu Pulver verriebene Holz wird mit Wasser getrunken, um Klarträume und Visionen zu erlangen.

- **Ikhathazo**: Sie wird von südafrikanischen Schamanen für Wahrsagungen, den Kontakt mit den Ahnen und für das Erlangen luzider Träume verwendet.

5. Visionen-verursachende Drogen

- **Alraune**: Der Name „Alraune" ist eine Weiterentwicklung von germanisch „albruna" für „zauberkundige Alfen", d.h. für die Ahnengeister, von denen nach germanischer Vorstellung der größte Teil der magischen Kraft ausgeht und die auch (wie überall in der Welt) dem Seher und der Seherin ihre Visionen bringen. Die Alraune wird auch in der Magie als allgemeines

Zaubermittel eingesetzt werden. Die Verwendung als Aphrodisiakum ist schon aus dem Alten Testament bekannt. Auch bei den Griechen wurde die Alraune für Liebeszauber verwendet und war daher der Aphrodite geweiht.

- **Steppenraute**: Sie wird in den Wüsten, Halbwüsten und Steppen von Nord-indien über Westasien bis hin zum Mittelmeerraum von Schamanen oft in Kombination mit DMT-haltigen Pflanzen verwendet.

- **Rohrglanzgras**: Dieses Kraut, das in den gemäßigten Zonen von Europa, Asien und Nordamerika bis auf eine Höhe von 1500m wächst, wird im Kult bzw. von Schamanen benutzt.

- **Iboga** (Tabernanthe iboga): Diese Droge wurde im westlichen Zentralafrika in der Bwiti-Religion zum Erzeugen von Visionen, zur Erinnerung an die frühe Kindheit, für Wachträume und für die Verbundenheit mit der Gemeinschaft verwendet.

- **Ayahuasca**: Das Wort „Ayahuasca" der Quetchua-Indianer („Inkas") bedeutet „Liane der Ahnengeister". Diese Liane bzw. ihre Inhaltsstoffe sind also die „Nabelschnur" zu den Ahnen im Jenseits. Auch das Wort „Religion" hat diese Grundbedeutung: „Rück-Verbindung" im Sinne von „Rückhalt, Verbindung".

- **Calumbi**: Calumbi wird in Nordost-Brasilien bis nach Mexiko hinein im Jurema-Kult verwendet. Jurema und Ayahuasca haben eine recht ähnliche Position bei den Völkern, die diese Pflanze im Kult verwenden.

- **Peyote-Kaktus**: Aus dem mittelamerikanischen Peyote-Kaktus wird die Entheogen-Droge Mescalin gewonnen. Peyote wurde schon um 200 v.Chr. in Mittelamerika verwendet. „Peyote" oder „Mescalito" ist der Name des Pflanzengeistes („Elf") dieses Kaktusses. Bei den Huichol-Indianern in Mexiko ist Peyote einer der vier Urgötter.

- **Psilocybin-haltige Pilze**: Der Gebrauch von psilocybinhaltigen Pilzen als Entheogen ist bei den Ureinwohnern von Südwest-Mexiko ab 5000 v.Chr. nachgewiesen. Diese Pilze wurden von den Schamanen und im Kult verwendet.

- **Pilz**: Aus Mittel- und Südamerika sind aus der Zeit von 1000 bis 500 v.Chr. sogenannte „Pilzsteine" bekannt, die vermuten lassen, dass diese Pilze eine größere Rolle im Kult gespielt haben. Es lässt sich leider nicht erkennen, um welche Pilzart es sich gehandelt hat – es wären psilocybinhaltige Pilze denkbar.

- **Chilli** (Capsicum, verschiedene Sorten): Die Quetchuas („Inkas") in den Anden sowie einige Indianervölker in Mittelamerika benutzen den Chilli zum Erlangen von Visionen und Rauschzuständen. Dabei wurde der Chilli manchmal mit Tabak gemischt. Diese Methode diente dazu, in das Jenseits zu den Toten (Unterwelt) und zu den Göttern (Oberwelt) zu reisen.

- **Guayusa** (Ilex guayusa): Dieses Kraut wurde von den Quetchua („Inkas") für Wahrträume verwendet. Guayusa wurde manchmal auch dem Ayahuasca beigemischt.

- **Mexikanisches Traumkraut** (Tagetes lucida): Die Indianer in Mexiko verwendeten es zum Erzeugen von luziden Träumen.

- **Talgmuskatnussbaum, Roter Ucuuba** (Virola sebifera): Er wurde in Venezuela für Visionen und von den Schamanen beim Austreiben von bösen Geistern verwendet.

- **Dictyonema huaorani**: Die Schamanen im Amazonas-Regenwald nutzen diesen Pilz zum Erzeugen von Visionen.

- **Jurema** (Mimosa tenuiflora, Mimosa hostilis): Sie wurde im Jurema-Kult in Nordost-Brasilien zur Erzeugung von Visionen verwendet. Sie ähnelt dem Ayahuasca.

- **Nyakwána** (Virola elongata): Sie wird von den Yanomami in Brasilien zum Erzeugen von Visionen verwendet.

- **Peruanischer Fackel-Kaktus** (Echinosis peruviana): Er diente in der Vor-Inka-Zeit den Chavin-Indianern in Südamerika zum Erlangen von Visionen.

- **San Pedro** Kaktus (deutsch: St.-Petrus-Kaktus) (Echinopsis pachanoi): Dieser südamerikanische Kaktus, der seinem Namen zufolge (Petrus am Himmelstor) auch für Ahnen-Kontakte zuständig war, wird oft als „männlich" bezeichnet.

- **Vilca** (Anadenanthera colubrina): Er wurde von den Vilca-Indianer in Südamerika zum Erlangen von Visionen verwendet.

- **Yopo** (Anadenanthera peregrina): Er wurde in Nordchile in der Zeit von 500-1000 n.Chr. zum Erlangen von Visionen benutzt.

- **Weihnachts-Rebe** (Turbina corymbosa): Er wurde in Mittelamerika von den Mazateken zum Erlangen von Visionen verwendet.

6. Kundalini-anregende Drogen

- **Hanf**: Um 2700 v.Chr. wurde Hanf in einem chinesischen Buch über Pflanzen und Heilkunst erwähnt. Seit 2500 v.Chr. wurde Hanf in Indien als Faserpflanze angebaut. Seit mindestens 1500 v.Chr. wurde Hanf in Mesopotamien und Indien als Räucherwerk verwendet. Um 700 v.Chr. findet sich Marihuana in China als Grabbeigabe. Seit 400 v.Chr. wird Hanf in Indien gegen Schmerzen und Epilepsie verwendet. Um 450 v.Chr. berichtet Herodot, dass das indogermanische Volk der Skythen in Schwitzhüten Hanfsamen geräuchert hat – dasselbe berichtet auch Zarathustra über die Perser. Seit dem ersten Kreuzzug (1096-1099) ist Hanf auch in Europa als Mittel gegen Schmerzen, Epilepsie, Schlafstörungen und Krämpfe bekannt geworden. Zwischen 1842 und 1900 waren die Hälfte aller Medikamente in den USA Cannabis-Präparate. Ab ca. 1950 ist Cannabis fast weltweit verboten worden. Die Erlaubnisse und Verbote von Cannabis haben eine sehr bewegte Geschichte, die oft von Handelskonflikten geprägt gewesen ist.

Cannabis wirkt muskelentspannend und beruhigend; bewirkt assoziatives, sprunghaftes Denken; beeinträchtigt das Kurzzeitgedächtnis; wirkt berauschend und stimmungsaufhellend und verstärkt die Gefühle; kann Angst, Traurigkeit und Misstrauen auslösen; kann eine Depersonalisierung bewirken; und wirkt individuell sehr unterschiedlich.

Die erleichterte Wahrnehmung der Lebenskraft durch Cannabis zeigt sich auf mehrere Weisen: die Wahrnehmung einer leuchtenden Aura rings um Lebewesen („Hellsehen"), die Wahrnehmung von „Schwingungen" („Vibrations"), die Wahrnehmung von Inhalten der eigenen Psyche (= Lebenskraftkörper) einschließlich der Gefühle, die Wahrnehmung von inneren Bildern (Visionen), selten auch Astralreisen (Austritt des Lebenskraftkörpers aus dem physischen

Körper), sowie selten auch die Erweckung der Kundalini (Fluss der Lebens-kraft im Körper).

Hanf ist bei mehreren Völkern ein Entheogen. Am bekanntesten ist vermutlich, dass der Hanf dem indischen Gott Shiva geweiht ist und dass Hanf sozusagen das „Sakrament" der Rastafaris, die vor allem in Mittelamerika leben.

Cannabis wird des öfteren zusammen mit anderen Drogen kombiniert, was spezielle Wirkungen hervorruft – das Folgende sind nur einige wenige Bei-spiele:

- Cannabis und Kaffee: Die Wirkung von Cannabis wird verstärkt.

- Cannabis und Alkohol: Die Wirkung des Alkohols wird verstärkt. Die Kombination der Risikofreudigkeit des Alkohols und der halluzinogenen Wirkung des Cannabis ist besonders im Straßenverkehr, beim Umgang mit Maschinen u.ä. gefährlich.

- Cannabis und Tabak: Es besteht die Gefahr der schnelleren Entstehung einer Nikotin-Abhängigkeit. Das Nikotin vergrößert zudem die Gefahr eines unangenehmen Erlebnisses.

- Cannabis und Visions-verursachende Drogen: Die Visionen werden intensiver.

7. Klarheits-fördernde Drogen

- keine Entheogene

8. Emotions-fördernde Drogen

- **Alkohol**: Seit mindestens 6000 v.Chr. gibt in Vorderasien Weinanbau und in Ägypten seit mindestens 3000 v.Chr. Bier. Da sich Bier bzw. Met einfach dadurch herstellen lassen, dass Mehl bzw. Honig in Wasser stehengelassen wird und daraufhin eine alkoholische Gärung beginnt, könnte vor allem Met schon in der Altsteinzeit, also schon vor 10.000 v.Chr. (Beginn der Jungsteinzeit) bekannt gewesen sein. Alkohol enthemmt, setzt Emotionen frei und macht tendenziell aggressiver – jede dritte Gewalttat in Deutschland findet unter

Alkoholeinfluss statt. Es gibt seit Jahrtausenden Trinksitten und Trink-Zeremonien – das ist jedoch in den allermeisten Fällen kein ausreichender Hinweis auf eine kultische Bedeutung. Lediglich die Ritualkelche der Thraker und Skythen weisen deutlich auf einen Kult mit einem vermutlich alkoholischen Getränk (Met? Bier?) hin.

- **Sinicuichi**: Diese Droge wird von den Schamanen der Mayas und Azteken in Ritualen verwendet, die zumindest zum Teil mit den Ahnen zu tun haben.

- **Mais-Bier** („Chicha de jora"): Sowohl die Quechuas („Inkas") in den Anden als auch die Tarahumaras in Mexiko brauten dieses Mais-Bier, das wahrscheinlich jedoch nur in den wichtigsten Ritualen getrunken wurde.

9. Bewusstseins-erweiternde Drogen

- **Azteken-Salbei**: Der Azteken-Salbei stammt aus der Sierra Mazateca in Mexiko, in der früher die Azteken gelebt haben. Er wird auch „Götter-Salbei", „Wahrsage-Salbei" und „Zauber-Salbei" genannt. Der Wirkstoff Diterpen Salvinorin im Azteken-Salbei ist das stärkste bekannte Halluzinogen. Bei den Mazateken wird diese Salbei-Art als Heilölpflanze verwendet und von den Schamanen geraucht und geräuchert, um Visionen zu erhalten. Es scheint typisch für den Azteken-Salbei zu sein, dass er in Bereiche führt, in denen sich die Grenzen der eigenen Persönlichkeit weitgehend auflösen und man sich grenzenlos bzw. abgrenzungslos fühlt.

- **Bolivianischer Fackelkaktus** (Echinopsis legeniformis): Er wird in Südamerika traditionell zum Erlangen von Visionen verwendet.

- **Bufo alvarius** (Krötengift): Der Hautschleim der Aga-Kröte wird von Schamanen in Mittelamerika für Heilungen und für spirituelle Retreats benutzt.

- **Chacruna** (Psychotria viridis): Die DMT-haltige Pflanze wird in der „Brazilien Church", im „União de Vegetal", im „Daime" u.a. religiösen Vereinigungen zur Erzeugung von Visionen im Kult verwendet.

- **Chaliponga**: Diese Pflanze ist ein Bestandteil bzw. eine Beimischung des Ayahuasca.

- **Labrador-Tee**: Im Kaukasus werden von den Schamanen verschiedene Rhododendron-Sorten zur Veränderung des Bewusstseins verwendet.

- **Met**: Der Honigwein ist bei den Germanen und Kelten sowie allgemein bei den Indogermanen ein Entheogen gewesen. Allerdings hat dieses Getränk mit meistens eher geringem Alkohol-Gehalt eher eine rituelle als eine biochemische Wirkung – es sei denn, dass dem Met psychoaktive Kräutern beigefügt worden sind. In Nordchina ist Met seit 7000 v.Chr. nachgewiesen, in Europa seit 2800 v.Chr. Ursprünglich ist Met vor allem im Totenkult verwendet worden – er war der Wiedergeburts-Trank, d.h. die symbolische Milch der Muttergöttin. Bei manchen Völkern wurde dem Met Milch beigemischt – er war dann das Getränk aus dem „Land, in dem Milch und Honig fließen", d.h. der Trank des Jenseits.

- **Soma/Haoma:** Das indische Soma amrita („Unsterblichkeits-Soma") und das persische Haoma sind Varianten des germanisch-keltischen Mets. Der Soma-Trank wird im indischen Rig-Veda auch „Madhu" genannt. Das indogermanische Wort für den Honig und vermutlich auch für den Honigwein lautet „medhu". In dem Somatrank ist neben Milch und Honig auch der Extrakt der „Soma" genannten Rankenpflanze enthalten gewesen. Trotz aller Erklärungsversuche ist unbekannt, worum es sich bei dieser Pflanze handelt. Dieselbe Pflanze wurde auch im persischen Haoma-Trank verwendet. Die Wirkung des Soma/Haoma-Trankes wird als freudige Weitung und heitere Gelassenheit beschrieben. Diese Wirkung entspricht eher der Wirkung einiger Formen der Meditation als der Wirkung der meisten bekannten psychoaktiven Pflanzen – möglicherweise hat der rituelle Rahmen der Soma/Haoma-Zeremonie, in der u.a. verschiedene Götter angerufen wurden, den größten Teil der Wirkung ausgemacht.

- **Nektar ambrosia:** Dieser Name bedeutet genau dasselbe wie „Soma amrita": „Unsterblichkeits-Honigtrank" und ist die griechische Version des rituellen indogermanischen Unsterblichkeitstrankes.

- **Kykeon:** Die genauen Zutaten dieses Tranks, der im antiken Griechenland zu Beginn der Mysterien von Eleusis getrunken wurde, sind unbekannt. Seine Wirkung sollte auf jeden Fall die Erlebnisse während der Mysterien unterstützen. Sie müsste also ähnlich klärend, zuversichtlich stimmend und Visions-fördernd wie das indische Soma und das persische Haoma gewesen sein. Das

Kykeon ist in ritueller und mythologischer Hinsicht dasselbe wie der griechische Nektar ambrosia und wird auch auf ihn zurückgehen.

- **Milch im Hathor-Kult**: Eine ähnliche, aber rein kultisch-rituelle Wirkung wie das Soma/Haoma hat auch die Milch im altägyptischen Hathor-Kult. Ob es weitere Zutaten dieses rituellen Tranks, der von dem Pharao der Muttergöttin Hathor – vermutlich zur Segnung – in einer Art Tanz dargebracht wurde, ist unbekannt.

- **Abendmahlswein**: Dieser Ritual-Trank im Christentum hat keine Drogeninduzierte Wirkung, sondern eine rein rituell-magische Wirkung.

- **Lebenselixier**: Das Lebenselixier der Alchemisten in Europa und Indien gehört vermutlich auch in diese Gruppe, da es eine chemisch-pharmazeutisch-magische Variante des Trankes ist, der den Menschen für die Götterwelt öffnen und ihm Unsterblichkeit geben sollte.

- **Balché**: Die genaue Wirkung dieses im Kult verwendeten Trankes der Mayas, auf dem eine Lotusblüte schwamm, ist unbekannt. Die Lotusblüte (Blauer Lotus?) könnte als Droge Teil des Trankes gewesen sein, aber auch wie in Ägypten und Indien ein Symbol der Wiedergeburt gewesen sein (Rückkehr der Sonne aus der nächtlichen Wasserunterwelt) – oder auch beides.

10. Astralreisen-verursachende Drogen

- **Schwarzes Bilsenkraut**: Dieses „Hexenkraut" ist eine der Zutaten der Hexensalben, die Astralreisen verursacht (der Flug der Hexen auf dem Besen). Bis ca. 1650 ist auch Bier mit Bilsenkraut-Samen-Extrakt im Umlauf gewesen.

- **Gefleckter Schierling**: (sehr gefährliches) Entheogen im Odin-Kult.

- **Schwarze Tollkirsche**: Zutat von Hexensalben.

- **Krainer Tollkraut**: Zutat von Hexensalben.

- **Fliegenpilz**: u.a. Zutat von Hexensalben.

- **Pantherpilz**: Er wird in Sibirien von den Schamanen wegen seiner entspannenden und angstlösenden Wirkung sowie zum Erlangen von Visionen und Astralreisen verwendet.

366

- **Ägyptisches Bilsenkraut**: Schon um 3000 v.Chr. wurde es in Mesopotamien als Heilpflanze verwendet. Die Erfinder des Biers mit Bilsenkraut waren vermutlich die Assyrer. In Ägypten wurde die Pflanze als Rauschmittel verwendet. Der Extrakt aus diesem Kraut wurde als „antike K.o.-Tropfen" verwendet – vor allem von Dieben und Räubern, die ein paar Tropfen Bilsenkraut-Essenz in das Getränk ihrer Opfer mischten, die sie danach in aller Ruhe ausrauben konnten.

- **Stechapfel:** Mithilfe des Stechapfels führen die Schamanen in Südamerika Gespräche mit den Ahnen, die ihre Nachkommen beschützen. Bei den Chibcha-Indianern in Mittelamerika nahmen die Frauen und Sklaven von toten Häuptlingen und Kriegern bei deren Bestattung Stechapfel zu sich und wurden dann zusammen mit dem Toten lebendig bestattet. Diese Form der freiwilligen oder erzwungenen Jenseitsreise ist auch aus Europa, Mesopotamien, Ägypten und China bekannt.

- **Ololiuqui**: Diese Kletterpflanze ist in Mittelamerika eine rituelle Droge und Heilpflanze. Schon die Azteken verwendeten sie im Ritual und in der Medizin. Sie nannten sie „Coatl xoxouqui", d.h. „Grüne Schlange".

Zu diesen traditionellen Entheogenen können natürlich auch neue Entheogene hinzukommen, wenn sich mit neuen Drogen eine Tradition und die damit verbundene Sachkenntnis bildet und die Droge nicht zur Weltflucht o.ä. benutzt wird und auch nicht zu einer Alltagsdroge wie Alkohol und Tabak wird, sondern wenn diese Drogen mit speziellen Wirkungen für spezielle – lebensfördernde – Zwecke verwendet werden.

Die bereits innerhalb einer Kultur bestehende Sachkenntnis über ein Entheogen kann natürlich auch in eine andere Kultur übertragen werden – wobei dabei vermutlich in den meisten Fällen einige Anpassungen im Kult und in der Zubereitung der Droge vorgenommen werden müssen.

Ein Entheogen ist zusammen mit seiner kultischen Einbindung sozusagen ein Psychopharmaka, das von dem Schamanen oder Ritual-Leiter ganz gezielt bei einer speziellen Gelegenheit eingesetzt wird.

Es ist ein sehr großer Unterschied, ob Drogen zur Weltflucht verwendet werden und eine Alltagsdroge sind oder ob sie in einem traditionellen Rahmen als Entheogen mit sehr viel Sachkenntnis für ganz spezielle Zwecke verwendet werden.

11. Utopie

≈

Der Zustand des Anbaus, des Handels und des Konsums von Drogen ist in keinem guten Zustand. Alkohol und Tabak fordern jährlich 9,5 Millionen Menschenleben – hinzu kommen noch 100.000 Opium- und Heroin-Tote. Wenn man dann noch bedenkt, welche bürgerkriegsartigen Zustände die Drogenbanden z.B. in Mittelamerika hervorrufen, ist offensichtlich, dass es so wie bisher nicht mehr weitergeht.

Doch was tun? Die Verbote sind letztlich nicht sonderlich wirksam – und ein Verbot von Alkohol und Tabak würde am Widerstand der Bevölkerung scheitern. Eine vollkommene Legalisierung aller Drogen wäre vermutlich ebenfalls ziemlich verheerend – zumindest was die harten Drogen angeht.

Es wird also ein anderer Weg gebraucht. Im Grunde ist dieser Weg bereits vorgezeichnet: In Kulturen, in denen die Drogen als Entheogen in einen festen Rahmen eingefügt worden sind, gibt es weitaus geringere Drogenprobleme. Liegt es da nicht nahe, den Beruf des „Drogenkundigen" zu schaffen?

Diese Drogenkundigen wären keine Drogenspitzel und auch keine Drogenprediger, sondern eben Sachkundige – so wie die Schamanen in den alten Kulturen. Diese Drogenkundigen sollten wie die Schamanen auch Therapeuten sein, d.h. fundierte Kenntnisse besitzen, was die Psyche angeht. Vermutlich wären sie zudem auch so etwas wie Magier oder Priester und weiterhin zu einem kleinen Teil auch noch Sozialarbeiter. Zugegeben – das ist nicht gerade ein kleiner Anspruch an diese Drogenkundigen.

Die Drogenkundigen würden die Drogen mit der Zeit zu so etwas Ähnlichem wie Entheogenen machen – einfach dadurch, dass sie jeden, der das will, in Bezug auf Drogen beraten und anleiten und dadurch den Gebrauch von Drogen in einen kreativen und schützenden Rahmen stellen. Das wird mit Sicherheit nicht innerhalb von zehn Jahren möglich sein, aber vielleicht im Verlauf von fünfzig Jahren.

Diese Sachkenntnis der Drogenkundigen wird den Missbrauch von Drogen – also den sich selber schädigenden Konsum von Drogen – sicherlich nicht ganz verhindern können, aber das Beispiel der Schamanen in den älteren, einfachen Kulturen zeigt immerhin, dass solche Drogenkundigen eine große Wirkung haben können und dass ihre Sachkenntnis geachtet und wertgeschätzt wird.

Es gibt ja bereits Ansätze dazu: Es ist allgemein anerkannt, dass Psychopharmaka im Zusammenhang mit einer Therapie wesentlich effektiver sind als ohne Therapie. In dieser Weise fügen auch die Schamanen – und in Zukunft hoffentlich auch die Drogenkundigen – den Drogen Meditationen und Rituale hinzu, durch die die Wirkung der Drogen auf das erwünsche Ziel hin gelenkt werden kann.

Diese Drogenkundigen werden sicherlich nicht alle Drogenkonsumenten erreichen und sie werden auch nicht das Leid, die Armut, den Hunger, die harte Arbeit und die menschenunwürdigen Lebensumstände beseitigen können, die viele erst zum Gebrauch von Drogen treiben – aber eine allgemein bekannte Institution wie die der Drogenkundigen wird sicherlich eine Wirkung ausüben – es gibt dann einen Ort und Menschen, bei denen man Rat und Hilfe und Anleitung erhalten kann.

Es stellt sich natürlich immer auch die Frage nach dem Geld: Womit sollen diese Drogenkundigen finanziert werden? Doch wenn die Arbeit dieser Sachverständigen die Folgekosten von Drogenmissbrauch deutlich reduzieren können, entstehen im Gesundheitswesen große Einsparungen, die dann diese Drogenkundigen finanzieren können.

Es bleibt natürlich noch ein weiteres großes Problem: Der vermutlich größte Teil der Drogen wird wegen der drei Grundprobleme Mangel, Angst und Selbstzweifel genommen – folglich muss etwas dafür getan werden, dass diese drei Probleme zumindest deutlich reduziert werden. Das ist offensichtlich eine gesamtkulturelle Aufgabe, in der die Drogenkundigen nur ein kleiner Teil sind. So lange die Menschheit noch in der pubertären Phase des Materialismus ist, wird das schwierig werden, aber die Epoche der Globalisierung, die dem Erwachsensein entspricht, hat ja immerhin schon begonnen – ungefähr mit dem Ende des 2. Weltkrieges.

Doch dieses Erwachsenwerden der Menschheit ist eine Angelegenheit, die deutlich über die Betrachtung der Drogen und den sinnvollen Umgang mit ihnen hinausgeht. Immerhin lässt sich sagen, dass zu diesem Erwachsensein ein allmähliches Schrumpfen der Bevölkerung auf der Erde auf ein Viertel von heute, das Beenden der Kriege, die sehr viel gleichmäßigere Verteilung des Wohlstandes und eine friedliche Kooperation zwischen den verschiedenen Zivilisationen, Kulturen, Weltanschauungen und Religionen gehört.

Innerhalb des Rahmens dieses Erwachsenwerdens ist der verantwortungsvollere Umgang mit Drogen nur ein einer von vielen Unterpunkten.

Es sind hier bereits viele Aufgaben der Drogenkundigen beschrieben worden, aber sie müssten zudem auch noch in Meditation, Religion, Magie, Astrologie und ähnlichem sehr bewandert sein, um die Menschen wirklich gut beraten zu können und um ihnen die Alternativen zu den Drogen auch wirklich zeigen zu können. Sie sollten zumindest Schwitzhütten anleiten, die Traumreise zur eigenen Seele begleiten und die Anrufung einer Gottheit lehren können.

Wahrscheinlich sind die Fähigkeiten, die ein solcher Drogenkundiger besitzen sollte, so umfassend, dass es bei ihnen eine Differenzierung der Aufgaben geben sollte. Das könnte auch eine Zusammenarbeit mit Astrologen, Homöopathen, Therapeuten, Priestern, Künstlern usw. sein.

Glücklicherweise gehören alle diese Bereiche in der Astrologie zu demselben Planeten: zum Neptun. Er steht in der Astrologie für alles, was grenzauflösend ist: Drogen, Ökologie, Religion, Mystik, Magie, Meditation, Sozialengagement, freie Liebe, Kunst usw. Die Drogenkundigen werden daher in der Regel selber die Neigung haben, nicht nur die Drogen, sondern auch noch den einen oder anderen dieser Bereiche zu erforschen und in ihnen tätig zu sein. Man könnte diese Drogenkundigen und ihre Kollegen aus astrologischer Sicht daher auch „Neptuniker" nennen.

Zu einer Utopie gehört auch ein Plan, ein Entwurf, ein Modell. Die Drogenkundigen sind die zentralen Gestalten in diesem Entwurf und der Lebensbaum aus der Kabbala kann als der Lageplan benutzt werden. Die bereits beschrieben fünf Bereiche mit den vier Übergängen zwischen ihnen sind sozusagen das Rückgrat oder der Stamm dieses Lebensbaumes.

Da es jedoch sehr aufwendig ist, diesen Lebensbaum zu erklären, werden im Folgenden lediglich diese fünf Bereiche und die vier Übergänge zwischen ihnen noch einmal etwas genauer betrachtet.

Die folgende Übersicht zeigt jeweils die zu dem betreffenden Bereich gehörende Meditation u.ä. sowie die wichtigsten dazu gehörenden Drogen.

Ob man der Ansicht ist, dass es über die Psyche hinausgehend noch eine Seele, Götter und den Einen Gott gibt, ist zunächst nicht von großer Bedeutung, da diese Einteilung zumindest die Erlebnisse mit Meditationen und Drogen gut beschreiben und ordnen kann. Diese Einteilung dient zunächst einmal nur der Orientierung in der Vielfalt der möglichen Erlebnisse.

Diese „Landkarte" der Drogen und der Meditation wird anschießend noch ausführlicher erläutert. Diese Landkarte kann zunächst vor allem zeigen, welche Meditationen u.ä. eine Droge ersetzen könnten. Sie dient erst einmal nur einem ersten Überblick. Die drei mittleren Bereiche sind noch einmal in jeweils drei Unterbereiche unterteilt (die dem Lebensbaum der Kabbala entsprechen).

<u>Drogen-Landkarte</u>

<u>**Bereich**</u>: Einheit
<u>Meditation</u>: Traumreise, innere Stille, Hingabe an den einen Gott
<u>Drogen</u>: Azteken-Salbei

<u>*Übergang*</u>: *„Schöpfung"*
<u>*Meditation*</u>: *Traumreise*
<u>*Drogen*</u>: *Azteken-Salbei*

<u>**Bereich**</u>: kollektives Unterbewußtsein (Götter)

    <u>1. Unterbereich</u>: Essenz
    <u>Meditation</u>: Einsgerichtetheit
    <u>Drogen</u>: Azteken-Salbei

    <u>2. Unterbereich</u>: Ur-Geborgenheit
    <u>Meditation</u>: Schwitzhütte
    <u>Drogen</u>: Azteken-Salbei, Ecstasy

    <u>3. Unterbereich</u>: Kontinuum
    <u>Meditation</u>: Loslassen, Clan-Gottheit
    <u>Drogen</u>:Azteken-Salbei, Cannabis mit Gift-Lattich

<u>*Übergang*</u>: *„Abgrund"*
<u>*Meditation*</u>: *„Sprung in den Abgrund", Mandala-Rituale/Meditationen*
<u>*Drogen*</u>: *Azteken-Salbei*

Bereich: Seelen-Bewußtsein

    1. Unterbereich: Reinkarnation
    Meditation: Traumreise, Durchsichtigkeit (alles wahrnehmen können)
    Drogen: Hawaiianische Holzrose

    2. Unterbereich: Karma
    Meditation: Traumreise, Verwandlungen
    Drogen: keine passende Droge bekannt

    3. Unterbereich: Seele
    Meditation:Traumreise zur eigenen Mitte, Herzmeditationen
    Drogen: LSD, Ayahuasca ua.a

Übergang: „Graben"
Meditation: Gedankenstille, Jenseitsreise, Begegnung mit dem eigenen Schatten
Drogen: LSD, Mescalin

Bereich: Traumbewußtsein (Psyche)

    1. Unterbereich: Gefühl
    Meditation: Fühlen
    Drogen: Alkohol, Betel, Ecstasy, Sinicuichi

    2. Unterbereich: Verstand
    Meditation: Klarheit
    Drogen: Schwarztee, Hawaiianische Holzrose

    3. Unterbereich: Erinnerung, innere Wahrnehmung
    Meditation: Traumreisen, Telepathie, Kundalini, Astralreisen
    Drogen: Hanf, Traumkräuter, Hexensalben u.a.

Übergang: „Schwelle"
Meditation: die Aufmerksamkeit nach innen richten
Drogen: fast alle Drogen; am wichtigsten: Hanf

Bereich: Körper
Meditation: Nüchternheit, Unterscheidungskraft
Drogen: keine Drogen

- - -

Diese verschiedenen Bereiche des Bewusstseins und der dazugehörigen Meditationen und Drogen werden auf den folgenden Seiten noch im Einzelnen genauer beschrieben.

Körper

Man sollte ganz im Hier und Jetzt präsent sein. Man sollte nüchtern und mit Unterscheidungskraft die äußere Welt wahrnehmen. Man ist auf den eigenen Körper ausgerichtet und nimmt keine Drogen, da die Aufmerksamkeit nach außen gerichtet ist.

Möglicherweise sorgt man hier dafür, dass man – falls man zu anderen Zeitpunkten Drogen nehmen sollte – wirklich ganz reine Drogen zur Verfügung hat und keine Mischungen oder mit wertlosen Substanzen gestreckte Drogen.

Die Welt wird von außen her mithilfe der Augen und der anderen Sinne wahrgenommen.

Übergang: Schwelle

An diesem Übergang zwischen dem Wachbewusstsein (Körper) und dem Unterbewusstsein (Psyche) richtet man den Blick von außen nach innen – wie beim Einschlafen oder bei einem Tagtraum. Hier beginnt jede Form der Meditation, der Magie und auch der Religion: Man setzt sich auf sein Meditations-Kissen und schließt die Augen, man stellt sich vor seinen Altar und richtet sich ganz auf die eigene Clan-Gottheit aus, man betritt den Tempel und wird innerlich still, man kriecht durch den Eingang in die Schwitzhütte und setzt sich auf seinen Platz und spürt die Geborgenheit ...

Bei dieser Ausrichtung nach innen helfen Entspannungsübungen, Autogenes Training, Tiefenentspannung, Buchstabenübungen und dergleichen mehr. Hier entsteht die unbewusste Telepathie und Telekinese. Das wichtigste Hilfsmittel auf diesem Übergang ist das Erlernen von Traumreisen, also der Gleichzeitigkeit von Wachbewusstsein und Traumbewusstsein – wie bei einem lebhaften Tagtraum.

Letztlich beginnen alle Drogen mit ihrer Wirkung an dieser Schwelle. Dies können mehrere verschiedene Wirkungen sein:

> *1. die verstärkte Wahrnehmung des eigenen Inneren und der Lebenskraft (Hanf – er ist der „Türöffner");*

> *2. die entspannende bis betäubende Wirkung (Beruhigungsmittel, Schlafmittel, Schmerzmittel, Betäubungsmittel, K.o.-Tropfen, Baldrian, Schlafmohn, Opium, Heroin, Kraton, Rispenblütriger Cealstus, Benzodiazepine, Bittersüßer Nachtschatten);*

> *3. die anregende Wirkung (Kaffee, Kakao, Guaraná, Schwarztee, Grüntee, Kola, Koka, Kava, Kath, Meerträubel, Nikotin, Aufputschmitteln, Doping); und*

> *4. die Reduzierung von Hemmungen sein (Alkohol).*

Auf der Schwelle erscheinen nach und nach innere Bilder, die anfangs oft noch undeutlich und farblos sind.

Psyche: 1. Erinnerungen, Traumbewusstsein

Hier befindet sich das Unterbewusstsein und somit auch die Lebenskraft und die Träume. Man bewegt sich in diesem Bereich entweder im Traum (unbewusst) oder in der Traumreise (voll bewusst).

In der Magie finden die meisten Aktivitäten in diesem Bereich statt: bewusste Telepathie und Telekinese, Lenkung der Lebenskraft, Atemübungen, Hypnose, Mesmerismus, Runen-Übungen, Hatha-Yoga, Kundalini, Astralreise, Imagination, Invokation, Evokation, Visionen, Schwitzhütten usw.

Die Arten der Meditation sind hier alle recht ähnlich: Imaginationen, Pranayama (Atemübungen), Mantren, Imaginationen usw.

Die Drogen, die zu diesem Bereich gehören, haben verschiedene Funktionen:

1. die Wahrnehmung der Lebenskraft (Cannabis),

2. die Intensivierung der Träume, d.h. luzides Träumen (Beifuss, Mexikanisches Traumkraut, Aztekisches Traumkraut, Afrikanisches Traumkraut, Afrikanische Traumwurzel, Gelbrinden-Akazie, Ubhubhubhu, Uvuma Omhlope, Ikhathazo, Indische Seidenpflanze, Passionsblume);

3. die Intensivierung der inneren Bilder (Wermut, Gift-Lattich, Alraune, die meisten Nachtschattengewächse);

4. das Verursachen von Astralreisen (Schwarzes Bilsenkraut, Ägyptisches Bilsenkraut, Schwarzer Nachtschatten, Stechapfel, Schwarze Tollkirsche, Krainer Tollkraut, Ololiuqui, Beach Moonflower, Gefleckter Schierling, Wasserschierling, Fliegenpilz, Eisenkraut, Mondraute, Einjähriges Bingelkraut, Donnerbart, Alraune, Frauenhaarfarn, Johanniskraut, Selleriesaft, Fingerkraut, Mutterkorn, Wolfswurz, Eisenhut, Schierling, Wermut Chloroform. Alle diese Zutaten können in zu hoher Dosierung tödlich sein!

Die Wahrnehmung ist hier wie in den Träumen: Grautöne, wenig Farbe, ein allgegenwärtiges diffuses Licht, manchmal unscharfe Bilder; manchmal die Wahrnehmung der Lebenskraft (Aura, milchig-weißes Licht, „Schwingungen").

Psyche: 2. Denken

Das Denken, das Sprechen und die Logik sind ein Bereich, der in unserer Kultur deutlich stärker als alle anderen Bereiche entwickelt worden ist.

Bei den Drogen fördert der Tee die Konzentration und die Hawaiianische Holzrose sowie in geringerem Masse auch der Galgant die Klarheit.

Psyche: 3. Gefühle

So wie es eigentlich keine Meditationen zum Verbessern des Denkens gibt (außer vielleicht Merkur-Anrufungen), gibt es auch für das Beleben der Gefühle kaum Meditationen (außer vielleicht Venus-Anrufungen). Sowohl der Verstand als auch die Gefühle werden durch Übung und evtl. durch Therapien gefördert. Die eigentliche Heilung findet im Traumbewusstsein, d.h. im Unterbewusstsein und somit im Gedächtnis statt, indem sich alle Blockaden und die Traumata befinden, die sowohl das Denken als auch das Fühlen behindern können.

In diesem Bereich sind mehrere Drogen angesiedelt, die ähnliche Wirkungen haben:

1. Enthemmen der Gefühle (Alkohol, Betel);

2. zusätzlich zur Enthemmung auch Kontaktbedürfnis (Ecstasy);

3. zusätzlich zur Enthemmung auch innere Bilder (Sinicuichi);

4. Dämpfung der Gefühle (Antidepressiva).

Übergang: Graben

Das Thema an diesem Übergang zwischen Psyche und Seele ist die Selbstfindung, wozu Therapien und oft auch die Begegnung mit dem eigenen Schatten – die Gesamtheit aller Verdrängungen und Traumata – gehört. Die dazugehörenden Meditationen sind das Seelen-Mantra und die Gedankenstille. Sowohl in der Magie als auch in der Religion werden an dieser Stelle die Visionssuche und die Traumreise zur eigenen Seele benutzt. Es gibt auch einige Rituale, die hierher gehören: Einweihungen, Initiationsriten, Selbstopfer, Jenseitsreise, Mysterien, Rückzug in die Einsamkeit. Die Astrologie ermöglicht hier die Selbsterkenntnis mithilfe des eigenen Horoskops. In der Mythologie finden sich an dem „Graben" der sterbende und wiedergeborene Gott, der Korngott, der Sonnengott, die Tarot-Karte „Der Gehängte" und vieles mehr.

Die beiden typischen Drogen, die für den Übergang über den „Graben" benutzt werden können, sind LSD und Mescalin. Allerdings können diese Drogen – wie auch jede Therapie – zu der Begegnung mit dem eigenen Schatten führen, was dann als „Horrortrip" erlebt werden kann. Diese Begegnung ist jedoch ein notwendiger Teil der Selbstfindung und der Heilung. Es empfiehlt sich, hier einen sachkundigen Begleiter zu haben, der die Erlebnisse dessen, der diese Drogen eingenommen hat, lenken kann.

Die Wahrnehmung an diesem Übergang sind schlichte, farbige, von innen her leuchtende, oft symbolische Bilder mit scharfen Konturen, die sich ständig verwandeln. Das ist ein sehr markantes Erlebnis, das man auch auf Traumreisen zu der eigenen Seele oder in der Meditation haben kann.

Seele: 1. die Seele selber

Das Erlebnis der eigenen Seele, also die Begegnung mit dem, was sich in dem eigenen derzeitigen Leib inkarniert hat, ist eins der wichtigsten Erlebnisse überhaupt. Diese Begegnung kann durch verschiedene Arten von Traumreisen und durch Rückführungen in die Zeit vor der eigenen Zeugung erreicht werden. In der Meditation findet sich hier die Herzmeditation. Auch die meisten Einweihungen, Mysterien, Sonnen-Rituale und Sonnentänze haben dieses Ziel.

Es gibt eine ganze Reihe von Drogen, die dieses Erlebnis hervorrufen können, aber nicht notwendigerweise zu diesem Erlebnis führen, da Drogen ohne traditionellen Rahmen nicht sehr spezifisch wirken. Diese Drogen sind: LSD, Ayahuasca, Calumbi, Peyote (Mescalin), Echinopsis-Kakteen, Psilocybin, Rohrglanzgras, Steppenraute, DMT und Himmelblaue Prunkwinde.

Die Wahrnehmung ist auch hier sehr markant: farbige, von innen her leuchtende und sehr klare, unbewegte Bilder oder Symbole, die eine große und sehr berührende Tiefe haben.

Seele: 2. Karma

In diesem Bereich werden die Erlebnisse des letzten Lebens nach dem Tod verarbeitet und das nächste Leben vor der Zeugung und Geburt vorbereitet. Man sollte jedoch erst dann von der Reinkarnation als einer Realität ausgehen, wenn man genügend Beweise für sie gefunden hat. Man kann diesen Bereich am ehesten mit Traumreisen erreichen.

Es sind keine Drogen bekannt, die in diesen Bereich führen.

Das Erlebnis in diesem Bereich ist ein „Durchgewalkt-werden".

Seele: 3. Akasha-Chronik

„Akasha-Chronik" ist einer der vielen Begriffe für das Gedächtnis der Seele, in dem die Erinnerung an alle ihre früheren Leben zu finden sind. Andere Namen für diesen Bereich sind „Lebens-Buch", „Schicksals-Buch", „Gemeinschaft" und dergleichen mehr. Man kann auch diesen Bereich am ehesten mit Traumreisen erreichen. Hier kann man sich frühere Leben anschauen – wobei man sorgfältig prüfen sollte, bevor man das Gesehene wirklich als Erinnerungen an frühere Leben einordnet.

Eine Droge hat eine Verbindung zu diesem Bereich: die Hawaiianische Holzrose – vor allem in Kombination mit der klaren Absicht, in diesen Bereich zu gelangen. Auch die Kombination von Hanf mit Meditation kann in diesen Bereich führen – natürlich auch Traumreisen ohne Hanf.

Das Erlebnis in diesem Bereich ist die Durchsichtigkeit aller Dinge, d.h. man kann alles sehen und erkennen. Es gibt in diesem Zustand keine Grenzen für die Wahrnehmung mehr – was recht gewöhnungsbedürftig ist, da man sich hier z.B. auch den Rest seines eigenen Lebens einschließlich seines Todestages ansehen kann. Dies ist der Ort, an den Seher und Seherinnen gehen.

Übergang: Abgrund

Dies ist der Übergang zwischen dem Abgegrenztem (Seele) und dem Abgrenzungslosen (Gottheiten).

Bei den Meditationen finden sich hier die Traumreise zum Abgrund und die Mandala-Meditationen. Die dazugehörigen Rituale sind einige fortgeschrittenen Mysterien-Kulte und Einweihungen.

Bei den Drogen gibt es lediglich den Azteken-Salbei, der zu dem Erlebnis der Auflösung jeglicher Form führen kann. Man kann den Azteken-Salbei rauchen, aber man kann ihn auch ganz einfach auf einer Traumreise besuchen und sich von dem Salbei-Elf führen lassen. Das klingt möglicherweise nach reichlich Fantasie, aber das Erlebnis selber ist etwas, was einen sehr tief berühren kann.

Hier am „Himmelstor" nimmt man ein Auflösen aller festen Formen wahr, einen Sprung in die Leere, eine Auflösung des Waldweges, auf dem man geht und der auf einmal zu der grenzenlosen Dunkelheit zwischen den Sternen wird.

Kollektives Unterbewusstsein: 1. Kontinuum

Dies ist der abgrenzungslose Bereich der Götter und der Mythen. In diesem Bereich sind Buddha zufolge die Erleuchteten, da er sagt, dass man sie an ihrem grenzenlosen Gleichmut, ihrem grenzenlosen Mitgefühl, ihrer grenzenlosen Liebe und ihrer grenzenlosen Freude erkennen kann. Dieses „grenzenlos" ist eben die Abgrenzungs-losigkeit dieses Bereiches.

In diesen Bereich kann man in der Meditation durch rückhaltloses Loslassen, durch das Erwecken des Scheitelchakras und durch das Aufsteigen der Kundalini gelangen. Die erwachte Kundalini ist der freie Fluss der Lebenskraft im eigenen Körper – daher öffnet sie bei ihrem Aufsteigen auch die vier Tore auf den vier Übergängen auf dem Lebensbaum. In diesem abgrenzungslosen Bereich begegnet man auch der eigenen Clan-Gottheit, von deren „Meer" die eigene Seele ein „Tropfen" ist.

Hilfreiche Drogen auf dem Weg in diesen Bereich sind der Azteken-Salbei sowie Hanf in Kombination mit Gift-Lattich.

Die Wahrnehmung besteht hier aus Konturen im Licht.

Kollektives Unterbewusstsein: 2. Ur-Geborgenheit

Hier finden sich die grundlegenden Zusammenhänge, Verbindungen, Wechselwirkun-gen, Strukturen, Naturgesetze, spirtuell-magische Prinzipien und die Verhältnisse zwischen den einzelnen Gottheiten.

In der Meditation gibt es nur die Traumreise zu diesem Bereich als Hilfsmittel.

Bei den Ritualen helfen Schwitzhütten und die Anrufung der Großen Mutter dabei, hierher zu gelangen.

Das Erlebnis ist hier eine vollkommene Geborgenheit, eine Verwandtschaft mit allen und allem und das Gefühl einer allumfassenden Familie. Möglicherweise klingt das ein wenig kitschig, aber das Erlebnis selber ist wie eine Heimkehr nach einer langen Wanderung, auf der man diese Heimat ganz vergessen hatte.

Bei den Drogen ist es wieder der Azteken-Salbei, der hierhin führen kann, doch am genauesten entspricht das Erlebnis von Ecstasy dem, wie man sich hier fühlt. Bildlich gesprochen ist dies die Heimkehr zur Mutter, das Land in dem Milch und Honig fließen und das Schlaraffenland. Auch die meisten Ritualtränke haben zumindest die Symbolik dieses Bereiches.

Die Wahrnehmung besteht hier aus strukturierten Konturen im Licht.

Kollektives Unterbewusstsein: 3. Essenz

Hier findet sich der hemmungslose, ungehinderte Selbstausdruck. In der physikalischen Kosmologie ist die das inflationäre Weltall direkt nach dem Urknall. In diesen Bereich können Traumreisen und die Einsgerichtetheit führen.

Auch hier ist es wieder der Azteken-Salbei, der die Tür zu diesem Erlebnis öffnen kann.

Man nimmt diesen Bereich als einen Lichtsturm wahr: Wolken aus weißem Licht, die sich heftig bewegen.

Übergang: Schöpfung

Dieser Übergang zwischen Gottheiten und Gott löst die letzten Formen auf. In der physikalischen Kosmologie ist dies der Urknall – in der Religion ist dies Gottes Schöpfungsimpuls.

Man kann durch die Einsgerichtetheit und durch Traumreisen hierher gelangen sowie durch die aufsteigende Kundalini.

Möglicherweise kann der Azteken-Salbei auch hier helfen.

Einheit: Gott

Dies ist der Anfang, der Ursprung, die Einheit, Gott, das allumfassende Bewusstsein, Nirvana, Samadhi, Satori, Tao …

In der Meditation kann man durch Traumreisen, die innere Stille und die völlige Hingabe an den Einen Gott in diesen Bereich gelangen.

Die einzige Droge, die hier noch helfen kann, ist wieder der Azteken-Salbei.

Die Wahrnehmung ist hier sehr schlicht: ein vollkommen unstrukturiertes, gleißendweißes Licht oder eine vollkommen unstrukturierte glänzende Schwärze – was jedoch letztlich dasselbe ist.

- - -

In den meisten Fällen führen sowohl Meditationen als auch Drogen nur in den Bereich der Psyche und manchmal auch darüber hinaus bis zu der Seele, also zu der eigenen Mitte, was u.a. durch die farbigen, von innen her leuchtenden Bilder deutlich wird.

Das Erreichen des Bereiches der Götter oder der Einheit ist deutlich seltener, aber es kommt trotzdem manchmal sogar bei Meditations-Anfängern und Drogen-Anfängern vor.

Es ist hilfreich, solch eine Drogen/Meditation-Landkarte zu haben, doch es wäre weitaus wichtiger, dass es Drogenkundige gibt, die Ratsuchenden zeigen können, wie sie die hier beschriebenen Erlebnisse sowohl durch Meditation als auch durch Drogen erlangen können – und wie sie erkennen können, welche Methode besser zu ihnen passt.

Meditation, Magie, Spiritualität, Religion und Therapie sind die Suppe – die eventuell mit Drogen gewürzt werden kann.

12. Wege

♓

Es gibt jetzt also die Skizze einer Drogen-Utopie, in der die Drogen hilfreich statt schädigend sind – nun gut. Aber wie bringt man das unters Volk? Was ist der nächste Schritt oder die nächsten drei Schritte auf dem Weg zu dieser Utopie?

Zunächst einmal ist klar, dass eine solche Drogen-Utopie zum einen kein Allheilmittel, sondern nur eine Verbesserung der Lage ist, und dass ihre Verwirklichung und rechtliche Verankerung in weiter Ferne liegt. Das bedeutet, dass man heute in Bezug auf eine sinnvolle Verwendung von Drogen in der Rolle eines Pioniers ist – und diese Rolle ist nicht eben einfach, wie z.B. Timothy Leary bei der Verwendung von LSD erlebt hat.

Ein grundlegendes Problem ist auch das durch die UNO 1971 initiierte generelle Verbot von Drogen (außer Alkohol und Tabak), was die ruhige Entwicklung eines mit dem Drogenkonsum verbundenen höheren Niveaus an Sachkenntnis und Effektivität weitgehend verhindert hat.

Zugegebenermaßen sind die Probleme, die Alkohol in unserer westlichen Kultur verursacht (jede dritte Gewalttat geschieht unter Alkoholeinfluss), so groß, dass Drogen zunächst einmal auch als Störung des öffentlichen Friedens erscheinen. Dabei wird jedoch nicht die sehr unterschiedliche Wirkung der verschiedenen Drogen beachtet – das Kind ist mit dem Bade ausgeschüttet worden …

In einem Weltbild, das fast ausschließlich sachlich-materiell ist und durch die Naturwissenschaften geprägt ist, haben Drogen zunächst einmal auch keinen Platz, weil sie tendenziell den kühlen Sachverstand zu trüben scheinen. Vermutlich werden Drogen in unserer Kultur erst dann wieder erlaubt und systematischer erforscht werden und eine tragfähige und hilfreiche Tradition ausbilden können, wenn das Innenleben des Menschen wieder einen genauso hohen Stellenwert wie sein äußeres Wohlbefinden erlangt hat – und idealerweise auch die Naturwissenschaften mit der Magie und der Meditation wieder zu einem einheitlichen Weltbild zusammengefügt worden sind.

Bis ein solcher allgemeiner kultureller Fortschritt erzielt worden ist, kann man entweder an Ritualen aus anderen Kulturen teilnehmen oder selber forschen und die

383

eigenen Erfahrungen weitergeben, damit sich allmählich ein Bodensatz an Drogen-Sachkenntnis bildet, der auch öffentlich z.B. in Form von Büchern zugänglich ist.

Derzeit gibt es in unserer westlichen Zivilisation keine traditionellen Drogen-Rituale mehr – wenn man einmal von den eher destruktiven Alkohol-Besäufnissen wie dem „Koma-Trinken" absieht, die wirklich alles andere als förderlich sind. Die alten Rituale wie die Hexensalben oder der Jenseitsreise-Trank im Odin-Kult sind schon lange außer Gebrauch gekommen (und waren auch als Nahtod-Ritual sehr gefährlich) und neue Drogen-Traditionen haben sich im Westen – im Gegensatz z.B. zu dem indianischen Schwitzhütten-Ritual oder dem indischen Yoga – noch nicht wieder etabliert.

Allerdings gibt es ein reges Interesse an Drogen-Traditionen wie dem Rauchen von Hanf im Shiva-Kult und bei den Rastafari, der Verwendung von Mescalin bei den mittelamerikanischen Indianern, von Ayahuasca bei den südamerikanischen Indianern und von der Aga-Kröte allgemein in Amerika. Eine neue westliche Tradition, die in Europa und den USA fest verankert ist, ist dadurch jedoch noch nicht entstanden.

Damit eine solche Tradition entstehen kann, wird eine Vision benötigt, die durch sie angestrebt wird. Dies kann letztlich nur die Gesundheit des Menschen sein – wozu auch die Heilung der Psyche, eine lebenswerte Umwelt und eine deutlich vertiefte Selbsterkenntnis gehören. Diese neue Drogen-Tradition, in der die Drogenkundigen eine wichtige Rolle spielen werden, kann also nur als Teil der größeren Bewegung entstehen, die heute als das Streben nach Frieden, Abrüstung, Umweltschutz, Gleichberechtigung usw. sowie nach dem Beenden der Klimaerwärmung, der Überbevölkerung, des Artensterbens usw. bereits besteht.

Nur wenn sichtbar wird, dass ein anderer Umgang mit Drogen wirklich einen deutlichen Vorteil bringt, kann es zu einem anderen Umgang mit Drogen kommen. Dann können sie gezielt an sinnvoller Stelle eingesetzt werden.

Wie die Schwierigkeiten mit dem Genuss von Alkohol und Tabak sowie von Opium und Heroin zeigen, ist eine einmal eingebürgerte Sucht allerdings nur sehr schwer wieder aufzulösen. Das liegt nicht nur an denen, die diese Drogen konsumieren, sondern auch daran, dass sich bei ausreichender Gewissenlosigkeit mit dem Handel mit Drogen, Waffen und Frauen sowie mit der Geldwäsche am meisten verdienen lässt. Daher benötigt die Auflösung einer Sucht nicht nur eine Heilung der Drogenkonsumenten, sondern auch eine Einschränkung der Drogenproduzenten. Wie schwer das ist, zeigt u.a. sehr deutlich das erfolglose Bemühen, den Einfluss der Waffenlobby in den USA einzudämmen und die leichte Zugänglichkeit von Waffen abzuschaffen.

Die Grundlage eines veränderten Umgangs mit Drogen ist sicherlich zum einen die Förderung der Selbsterkenntnis der Menschen und zum anderen die Erkenntnis, dass man alle Drogen-Erlebnisse auch durch Meditation u.ä. erreichen kann.

Diese Entwicklung könnte mit einer Wiederbelebung der Religionen einhergehen, wobei damit nicht gemeint ist, dass die religiösen Dogmen wieder mehr Einfluss erhalten, sondern dass die Religionen wieder vollständig auf religiösen Erlebnissen beruhen. Religion würde dadurch wieder zu einer Beschreibung von Erfahrungen werden. Religion wäre dann wieder ein „Werkzeugkasten" für spirituell-psychische Erlebnisse. Dieser lebendige Zugang zur Religion hat sich an vielen Stellen als Magie und Meditation erhalten, denn bei ihnen geht es stets darum, ob das, was man tut, auch die erwünschte Wirkung hat.

Es wird also die allgemeine Kenntnis von wirkungsvollen Meditationen, von alltagstauglicher Magie und von heilsamen religiösen Ritualen gebraucht. In einem solchen Rahmen können auch die Drogen wieder ganz gezielt wie psychisch wirksame Medikamente verwendet werden.

Die vier zentralen Meditationen bzw. Rituale (die den vier Übergängen entsprechen) könnten sein:

- die Schwitzhütte, die hilft, das Urvertrauen wiederzufinden (das Ritual des „Mond-Tores" an der „Schwelle"),

- die Traumreise zur eigenen Seele, da es nichts anderes gibt, das die Selbst-erkenntnis und die Selbsttreue so sehr fördert wie dieses Erlebnis (das Ritual des „Sonnen-Tores" am „Graben"),

- die Anrufung der eigenen Clan-Gottheit (die „Meditation am Saturn-Tor" am „Abgrund"), und

- da Erlernen der Einsgerichtetheit (die Meditation am „Pluto-Tor" an dem „Schöpfung-Übergang").

Natürlich sind auch diese Meditationen und Rituale keine Allheilmittel, aber sie können eine große Hilfe sein. So es durchaus schon vorgekommen, dass eine Kettenraucherin nach der Teilnahme an einer Schwitzhütte nie mehr geraucht hat, weil sie dort das Urvertrauen und die Geborgenheit wiedergefunden hat, nach der sie immer gesucht hat. Solche Erfolge setzen natürlich wiederum fähige Schwitzhütten-Leiter voraus.

Es gibt noch einen weiteren Aspekt, der eine wichtige Rolle spielt. Ein Ritual, das oft durchgeführt wird, erzeugt eine Art „Kraftfeld", das manchmal „morphogenetisches Feld" genannt wird. Solch ein „Kraftfeld" kann man z.B. auch spüren, wenn man an einer Familienaufstellung teilnimmt. Bei dieser Therapieform führt dieses „Kraftfeld" zu einer Art von „kollektiver Telepathie", die bewirkt, dass die Teilnehmer ständig Dinge tun und sagen, die sie überhaupt nicht wissen können. So kann es z.B. sein, dass ein Teilnehmer bei der Aufstellung den verstorbenen Großvater des Ratsuchenden verkörpert und sich dann – ohne dass er irgendetwas über diesen Großvater wußte – genau wie dieser Großvater sehr cholerisch ist und auf dem linken Bein hinkt.

Diese „Kraftfelder" sind natürlich keine physischen Kraftfelder, sondern Ansammlungen von Lebenskraft.

Das „Kraftfeld" eines traditionellen Rituals lenkt die Wirkungen der Drogen, die während dieses Rituals genommen werden, in eine konstruktive Richtung.

Generell bewirken Drogen schnelle und intensive Erlebnisse, aber sie haben oft auch Nebenwirkungen und Nachwirkungen. Meditation, Rituale u.ä. sind zunächst einmal etwas mühsamer, aber führen letztlich zu einem zuverlässigen und beständigen Zugriff auf die erwünschten Bewusstseinszustände.

Zudem schalten die meisten Drogen die Wahrnehmung der Probleme nur vorübergehend aus, aber heilen sie in den meisten Fällen nicht – sie können aber die Heilung, die von einem Drogenkundigen oder Therapeuten angeleitet wird, erleichtern.

- - -

Es gibt auch noch vieles zu entdecken, das noch nicht erforscht worden ist – insbesondere die Kombination von Meditation und Drogen – durch die diese Drogen nach und nach zu Entheogenen werden können.

Die Wirkungen der folgenden Kombinationen von meditativen oder magischen Methoden mit Drogen sind vermutlich individuell recht verschieden. Bei den meisten von ihnen gibt es noch keine umfangreichen Erfahrungs-Sammlungen, die solide begründete allgemeine Aussagen ermöglichen würden. Es handelt sich bei dem Folgenden also zum Teil noch um experimentelle Kombinationen von Meditationen und Drogen.

- **Hellsehen und Hanf**: Die Übungen in der Magie, die das Hellsehen fördern, also die Wahrnehmung der Lebenskraft und sekundär auch der inneren Bilder, können vermutlich mit Hanf-Erlebnissen kombiniert werden – zumindest spricht der regelmäßige Gebrauch von Hanf durch die indischen Sadhus für diese Vermutung.

- **Kundalini und Hanf**: Ob Hanf generell auf die Kundalini wirkt und sie erweckt, ist fraglich. Da jedoch zum einen Hanf die Wahrnehmung der Lebenskraft fördert und zum anderen die Kundalini der Fluss der Lebenskraft im eigenen Körper ist, sollte Hanf zwar nicht unbedingt allen Menschen, aber doch einem Teil der Menschen helfen können, Kontakt zur Kundalini zu erhalten und sie in sich zu erwecken.

- **Schwitzhütten und Hanf**: Schwitzhütten funktionieren auch ohne Drogen und sind auch ohne sie sehr wirksam. Da die Skythen und die Perser (zwei indo-germanische Völker) jedoch in der Schwitzhütte Hanfsamen geräuchert haben, scheint die Kombination von Hanf und Schwitzhütte zu funktionieren. Da Hanf die Wahrnehmung der Lebenskraft fördert und man in der Schwitzhütte mehrere Lebenskraft-Wesen (Gottheiten, Tiergeister u.a.) herbeiruft und auch die Lebenskraft lenkt, klingt die Verwendung von Cannabis in Schwitzhütten recht plausibel.

- **Anrufungen/Beschwörungen und Hanf**: Da Cannabis generell die (optische) Wahrnehmung der Lebenskraft fördert, könnte diese Droge auch bei diesen beiden magischen Methoden hilfreich sein.

- **Familienaufstellungen und Ahnen-Drogen**: Die vielen verschiedenen Drogen, die vor allem über luzide Träume den Kontakt zu den Ahnen herstellen, sollten sich eigentlich erfolgreich mit einer Familienaufstellung kombinieren lassen können. Es könnte sein, dass Hanf auch hier hilfreich sein kann. Allerdings funktionieren Familienaufstellungen auch ohne Drogen sehr gut – und man ist bei den Familienaufstellungen wach, während man bei den Ahnen-Träumen stattdessen schläft …

- **Luzide Träume und Traumkräuter**: Eigentlich sollte es möglich sein, magisch-meditative Methoden des Erlangens von luziden Träumen mit den passenden Drogen zu kombinieren.

- **Astralreise und Hexensalbe**: Ist die Anwendung einer Hexensalbe oder eines der vielen giftigen Astralreisen-induzierenden Nahtod-Kräuter effektiver, wenn man gleichzeitig Astralreise-Übungen wie Entspannungsübungen und ähnliches durchführt? Eigentlich müsste es zu diesem Thema einiges an Sachkenntnis geben, aber es ist fraglich, ob sich diese Sachkenntnis bereits in irgendeinem Buch befindet.

- **Schatten und LSD**: Von LSD ist bekannt, dass diese Droge manchmal einen „Horrortrip" verursacht, der mit einiger Wahrscheinlichkeit eine Begegnung mit dem eigenen Schatten ist. Es ist allerdings zum einen unklar, ob irgendjemand freiwillig einen Horrortrip anstrebt, um seinen eigenen Schatten kennenzulernen, und zum anderen ist ebenfalls unklar, ob ein solcher Horrortrip dafür geeignet sein kann, den eigenen Schatten anzunehmen und zu integrieren.

- **Seele und LSD**: Die Effektivität von LSD, Mescalin, Psilocybin, Ayahuasca u.ä. Drogen zur Unterstützung der Suche nach dem Kontakt mit der eigenen Seele ist sicherlich in einem traditionellen Rahmen am größten, da dort die Wirkung dieser Drogen in die erwünschte Richtung kanalisiert wird. Eigentlich sollte auch die „Freistil-Kombination" z.B. von LSD und einer Traumreise zur eigenen Mitte funktionieren können – aber ob das tatsächlich so ist oder ob es Effekte gibt, die das teilweise oder ganz verhindern, lässt sich nur schwer sagen. Möglicherweise ist es auch sinnvoller, erst eine Traumreise zur eigenen Mitte zu machen und dann anschließend, während man klar auf die eigene Seele ausgerichtet ist, LSD zu nehmen.

- **Erweiterte Wahrnehmung und LSA**: Das LSA in der Hawaiianische Holzrose öffnet möglicherweise den Zugang zu dem Bereich, in dem man Informationen direkt wahrnehmen kann („souveräne Telepathie"). Vielleicht sollte man jedoch erst einmal Traumreisen in diesen Bereich durchführen und erst anschließend dasselbe mit einer Droge versuchen.

- **Götter und Azteken-Salbei**: Der Zustand, der durch den Azteken-Salbei erreicht wird, entspricht der Abgrenzungslosigkeit, die man auch bei der Begegnung mit Göttern in der Meditation oder im Ritual erleben kann. Beide Arten von Erlebnis fördern sich zwar gegenseitig – ob eine Kombination von beidem sinnvoll ist, ist jedoch vorerst noch fraglich.

- **Traumreisen und Drogen**: Die Erlebnisse, die man mit Drogen haben kann, kann man teilweise auch erreichen, indem man eine Traumreise zu der betreffenden Droge unternimmt. Die Erfolge dieser Methode sind zum Teil verblüffend – und sie sind zudem legal, kostenfrei und ungefährlich.

Eine ausführlichere Betrachtung des Zusammenhanges zwischen Meditation/Magie sowie der Kabbala auf der einen Seite und den Drogen auf der anderen Seite findet sich in: Harry Eilenstein – „Drogen-Kabbala für Anfänger".

Das Ziel ist letztlich Selbsttreue, Selbstausdruck und daher auch Glück – das sollte man bei dem Gebrauch von Drogen nie aus den Augen verlieren.

Die 12 Möglichkeiten der ganzheiltlichen Medizin

Entwürfe für die Zukunft – Band 11

Inhaltsübersicht

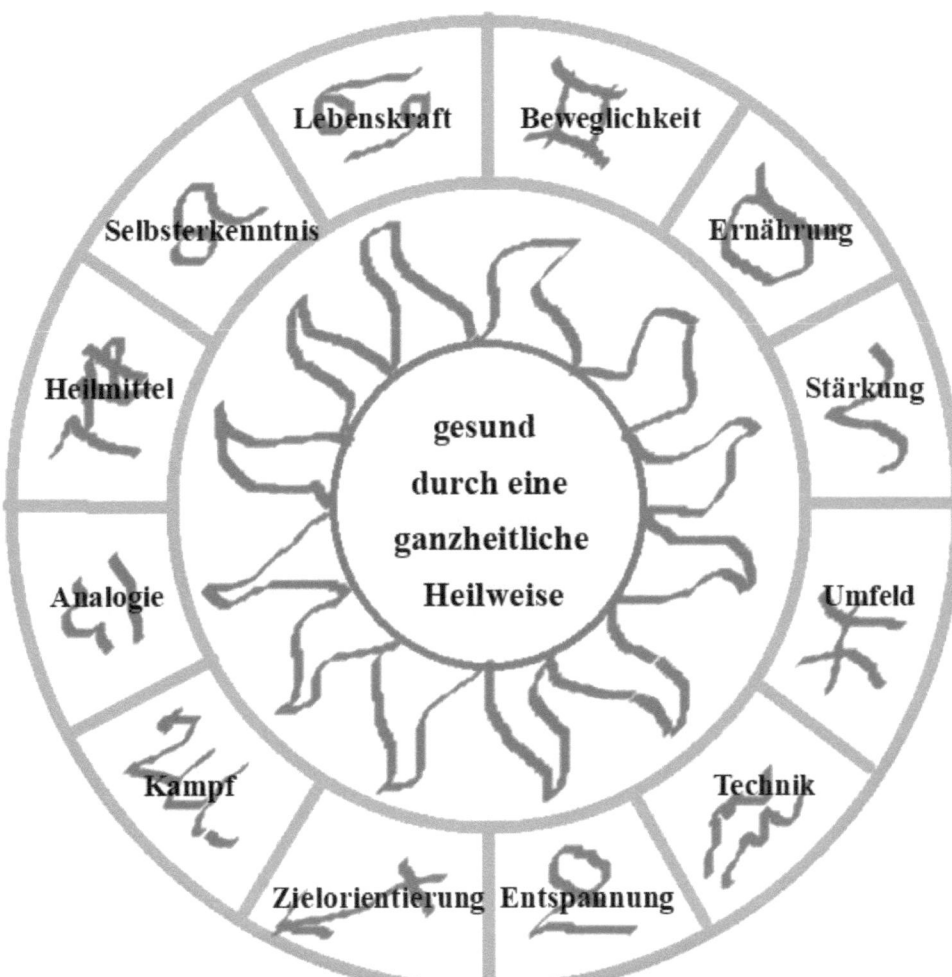

Lebenskraft

Beweglichkeit

Selbsterkenntnis

Ernährung

Heilmittel

Stärkung

gesund
durch eine
ganzheitliche
Heilweise

Analogie

Umfeld

Kampf

Technik

Zielorientierung

Entspannung

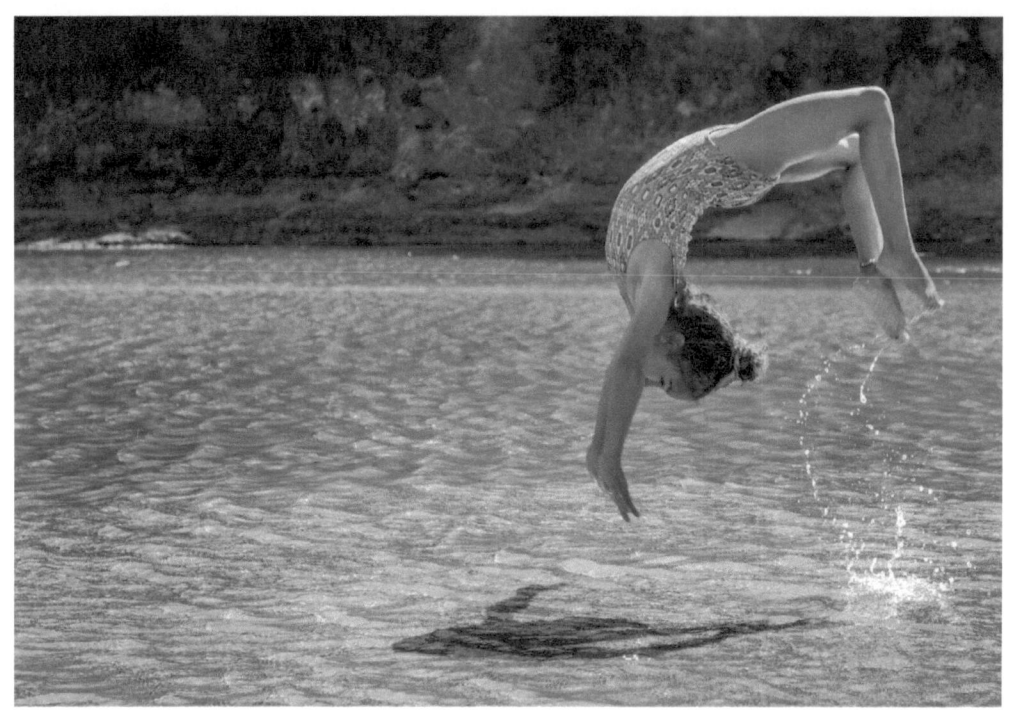

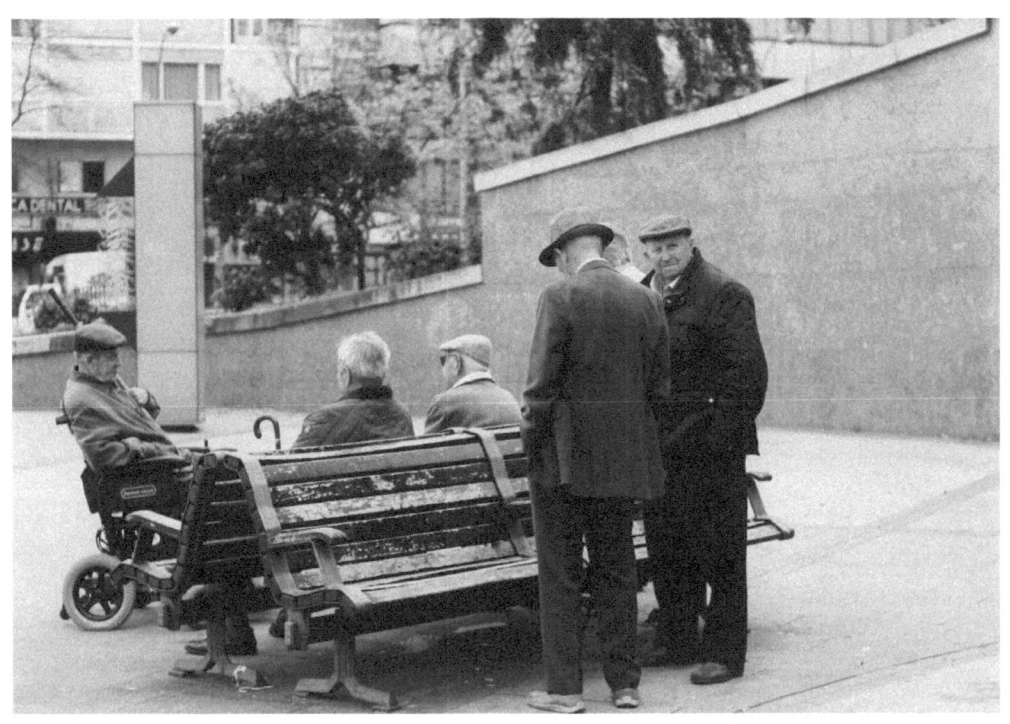

Einleitung

In diesem Bucht werden die Schulmedizin und die alternativen Heilweisen nach zwölf Gesichtspunkten sortiert, beschrieben und verglichen.

Man sollte diese teils sehr unterschiedlichen Heilmethoden so offen wie möglich prüfen, um ihren Nutzen beurteilen zu können – denn letztlich geht es nur darum, möglichst wirksam zu heilen. Argumente in der Art wie „in homöopathischen Globulis ist nichts drin, was wirken könnte, also können sie auch nicht wirken", sind zwar zunächst überzeugend, aber keine sachliche Überprüfung.

Allerdings ist bei dem Thema „alternative Heilweisen" keine baldige Einigkeit aller Mediziner zu erwarten, sondern eher ein allmählich wachsender allgemeiner Erfahrungsschatz, der dann schließlich zu einer größeren Verbreitung und Integration dieser Heilweisen führen wird.

Die Aufführung einer konkreten alternativen Heilungsmethode in diesem Buch bedeutet auch nicht, dass sie mit Gewissheit wirksam ist – das muss man zur Zeit noch durch die eigenen Versuche und die eigenen Erfahrungen überprüfen.

Man kann die Unterschiede zwischen der Schulmedizin und den alternativen Heilweisen in Bezug auf Diagnose und Therapie auch auf allgemeine Weise beschreiben:

Die Diagnose

Es lassen sich deutliche Unterschiede zwischen einer Diagnose in der Schulmedizin und bei den alternativen Heilweisen feststellen. Das bedeutet nicht, dass die eine Methode besser oder schlechter als die andere ist – es bedeutet ganz einfach, dass beide Herangehensweisen einen unterschiedlichen Blickwinkel einnehmen und daher auch verschiedene Dinge sehen bzw. nicht sehen. Schon aus diesem Grund ist es naheliegend, beide Sichtweisen zu benutzen, um ein vollständigeres Bild zu erhalten:

70. Die Sichtweise der konventionellen Medizin ist auf die Kausalität zwischen Ursache und Wirkung ausgerichtet – die alternative Medizin schaut hingegen nach Analogien z.B. zwischen dem allgemeinen Zu-stand des Kranken und seiner Krankheit sowie zwischen der Krankheit und dem Heilmittel.

71. Die Beschreibungen der konventionellen Medizin sind analytisch – die Beschreibungen der alternativen Medizin sind hingegen phänomenolo-gisch, d.h. sie beschreiben das Erscheinungsbild der Krankheit.

72. Die dabei verwendeten Betrachtungen sind in der konventionellen Medizin quantitativ – in der alternativen Medizin sind sie hingegen qualitativ.

73. Der Ansatz der konventionellen Medizin ist die Trennung von Körper und Psyche – in der alternativen Medizin wird beides hingegen als ganzheitliche Einheit gesehen, sozusagen als die Innenseite und die Außenseite desselben Wesens.

74. Das diesem Vorgehen zugrundeliegende Modell der konventionellen Medizin ist chemisch-biologisch – das Modell der alternativen Medizin ist hingegen weitgehend vitalistisch, d.h. es schaut auf die Lebenskraft.

75. Die Verfahren der konventionellen Medizin orientieren sich an der operativen Kontrolle – die Verfahren der alternativen Medizin achten hingegen auf die integrative Bedeutung.

76. Die konventionelle Medizin blickt auf die Symptome – die alternative Medizin betrachtet hingegen immer das Einzelne als integrativen Bestandteil des Ganzen.

77. Die Diagnose läuft in der konventionellen Medizin meistens recht schnell ab – in der alternativen Medizin wird dafür deutlich mehr Zeit verwendet und ist daher auch ausführlicher und gründlicher.

Beide Ansätze sind in sich konsequent und schlüssig – aber eben grundverschieden. Da jedoch beide den menschlichen Körper beschreiben und auch beide wirksam sind, sollte man sie auch so kombinieren können, dass sie sich gegenseitig in ihrer Wirkung verstärken.

Die Therapie

Denselben Gegensatz wie bei der Diagnose gibt es auch bei der Therapie: Die Thera-pie entspricht der Sichtweise der Diagnose, durch die man die Krankheit beschreibt und in ein Weltbild einordnet.

78. Die Therapie in der konventionellen Medizin ist antagonistisch, d.h. sie geht gegen die Krankheit vor und bekämpft sie – die alternative Medi-zin hat hingegen einen regulativen Ansatz.

79. Die Wirkung tritt in der konventionellen Medizin in der Regel schnell ein – die alternative Medizin wirkt hingegen fast immer eher langsam, ist dafür aber meistens auch dauerhaft.

Es muss also kein „entweder – oder" angestrebt werden, sondern ein „sowohl – als auch".

(Anmerkung des Autors: Ohne die Möglichkeiten, Operationen durchzuführen, wäre ich schon zweimal gestorben und könnte dieses Buch gar nicht schreiben – und die alternative Medizin hat mir schon mehrmals bei Problemen geholfen, bei denen die Schulmedizin aufgegeben hatte.)

Die Lebenskraft

Die Lebenskraft, die in den alternativen Heilweisen ein zentraler Begriff ist, wird auch „Prana", „Chi", „Orgon", „Ankh" und noch einiges mehr genannt. Sie ist trotz ihres Namens jedoch weder eine physikalische Kraft noch eine physikalische Energie.

Sie ist vor allem ein hilfreicher Begriff, um Erlebnisse und Zustände in einem System wie dem menschlichen Körper und der menschlichen Psyche zu beschreiben.

Wenn man sie genaue definieren möchte, kann man sie als die Wahrnehmung der Grenze zwischen Bewusstsein und Leib/Materie auffassen. Das ist natürlich ein nach wie vor sehr umstrittener Bereich: Ist das Bewusstsein ein Nebeneffekt der Materie oder ist die Materie eine Fiktion im Bewusstsein? Der Begriff der Lebenskraft geht davon aus, dass sowohl Bewusstsein als auch Materie real sind – beides sind zwei Seiten derselben Sache – und dass die Lebenskraft das ist, was man an der Grenze zwischen diesen beiden Bereichen wahrnehmen kann. Diese Zwischenstellung führt natürlich dazu, dass die Lebenskraft sowohl Eigenheiten der Materie als auch des Bewusstseins hat, aber weder ganz Materie noch ganz Bewusstsein ist, sondern eben das Verbindungsglied zwischen beiden.

Wenn man jedoch ausreichend oft Telepathie und Telekinese erlebt hat und diese beiden Fähigkeiten als das „Auge" und die „Hand" des Unterbewusstseins und somit auch des Lebenskraftkörpers erkannt hat, wird das Bild der Lebenskraft bzw. des

Lebenskraftkörpers als des gesamten Übergangs zwischen Bewusstsein und Materie deutlich komplexer. Dann ist der Lebenskraftkörper des Menschen nicht mehr nur ein theoretisches Konstrukt, sondern bekommt eine Realität, die mehr und anders ist als sowohl der physische Leib als auch das Bewusstsein.

Dann erhalten auch solche Konzepte wie die Chakren als „Organe des Lebenskraftkörpers" oder die Akupunktur-Meridiane als „Adern des Lebenskraftkörpers" eine deutlichere Realität.

Die Wahl der Methode

Es ist generell wichtig, immer wieder aufs Neue die richtige Therapie oder Therapien-Kombination für den konkreten Patienten und seine Krankheit zu finden. Dabei sollte es durchaus auch Routine geben – dadurch wird das Heilen insgesamt schneller und effektiver – aber die Routine sollte nicht den Blick auf den konkreten Fall verstellen.

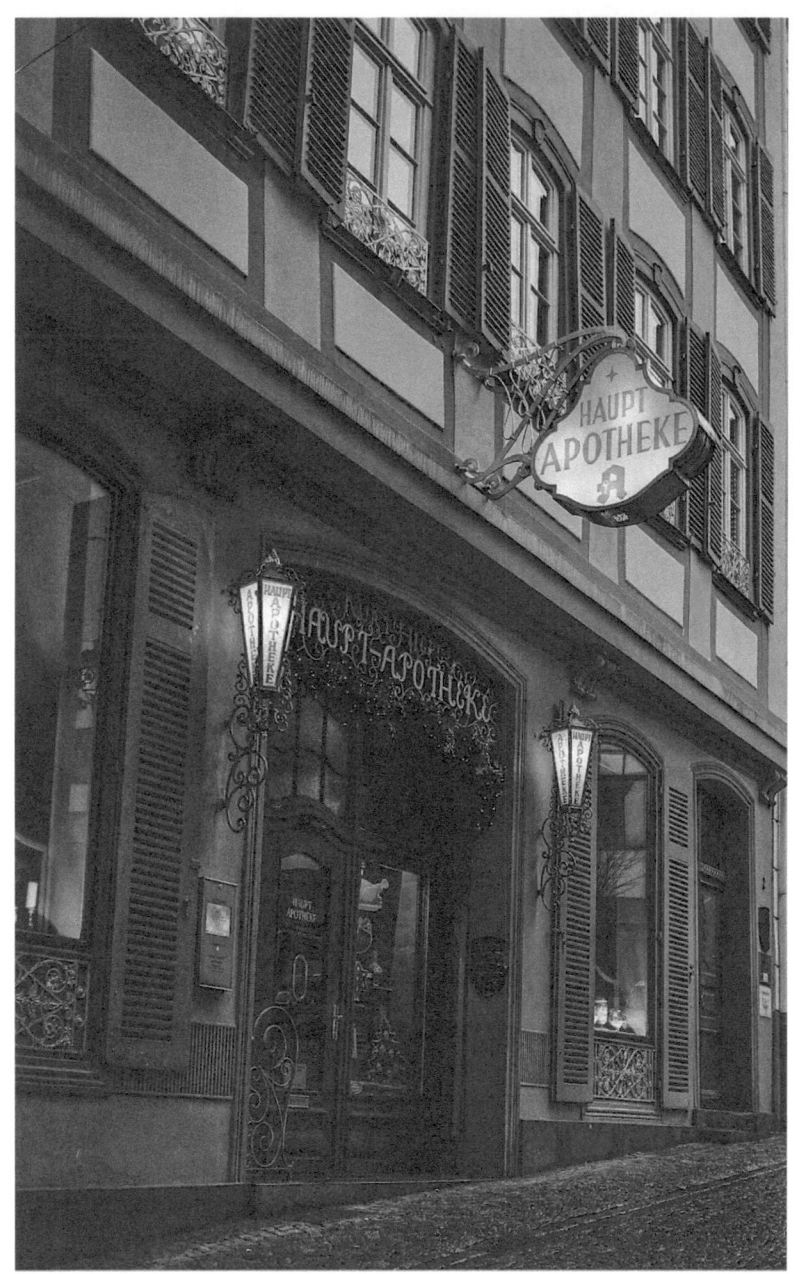

1. Stärkung

♈

Die einfachste Form der Heilung besteht darin, den Menschen – Körper und Psyche – zu stärken, sodass er wieder in der Lage ist, die Herausforderungen des Alltags zu bewältigen und seine eigenen Ziele zu verfolgen.

Dieser Ansatz ist dann passend, wenn es keine grundlegenden Verletzungen, Krankheiten und dergleichen gibt, sondern nur eine allgemeine Schwäche.

I Schulmedizinische Heilweisen – stärkend und anregend

Dieser Ansatz ist im Wesentlichen auf die Stärkung der Muskulatur ausgerichtet, damit die Haltung des Menschen und seine Leistungsfähigkeit verbessert werden.

A Gesunderhaltung

Die effektivste Heilmethode ist so gut wie immer, die Notwendigkeit einer Heilung zu vermeiden, indem man den Körper gesund erhält.

1. Diagnose

*a) Die grundlegende Methode der Diagnose ist so gut wie immer das **Gespräch**: Der Patient sagt dem Arzt, wo ihn der Schuh drückt.*

2. Therapie

a) Die grundlegenden vorbeugenden und Gesundheits-erhaltenden Maßnahmen sind **Wandern**, **Joggen**, **Schwimmen** *und ganz allgemein* **Bewegung** *und* **Sport***. Sie beleben und kräftigen den Leib.*

B Reha-Maßnahmen

Wenn es bereits zu einer Schwächung des Leibes gekommen ist oder eine Therapie, die ein grundlegendes Problem behoben hat, beendet worden ist, muss der Körper anschließend wieder kräftiger werden, damit das Problem nicht sofort wieder auftritt.

1. Diagnose

a) Die Diagnose geschieht auch hier durch das **Gespräch***, allerdings wird der Arzt hier in den meisten Fällen schon aufgrund der* **vorhergegangen Behandlung** *eine Reha-Maßnahme, also eine leichte Form der in einer Gruppe angeleiteten Gymnastik und des Sports empfehlen.*

2. Therapie

a) Die naheliegendste und auch kostengünstigste Therapieform ist hier der **Reha-Sport***, also die gemeinsame Gymnastik und Bewegung.*

b) Die **Pilates***-Methode stärkt durch spezielle Körperübungen vor allem Becken, Bauch und Rücken.*

c) Einen Schritt weiter als das Reha-Training geht der **vorbeugende Sport***, der den Leib stärkt noch bevor Beschwerden aufgetreten sind. Auch diese Maßnahme wird manchmal wie der Reha-Sport von den Krankenkassen bezahlt, was zeigt, wie sehr sich das für die Krankenkassen lohnt – Prävention ist so gut wie immer billiger als Heilung.*

d) Noch einmal eine deutliche Steigerung ist der **Leistungssport** *und der* **Kampfsport***. Sie stärken den Leib noch einmal ganz deutlich, aber sie sollten nicht übertrieben werden da sie sonst auch den Leib – vor allem die Gelenke – schädigen können.*

II Alternative Heilweisen – stärkend und anregend

Diese Methoden führen sowohl in der Diagnostik als auch in der Therapie über die eben beschriebenen Methoden hinaus. Sie stärken nicht nur, sondern machen den Leib im Idealfall geschmeidig – sodass man sich genauso elegant bewegen kann wie eine springende Katze. Das wäre jetzt natürlich – wie gesagt – der Idealfall, aber dieser Ansatz geht über die bloße Kraft hinaus und strebt eine tiefergehende Heilung und ein grundlegendes Wohlbefinden, d.h. ein „im eigenen Leib zuhause sein" an.

A Körper-Methoden (außen)

Wie die gymnastischen und sportlichen Übungen der Schulmedizin üben diese Methoden ebenfalls die Muskeln, aber auch die Gelenke und die Faszien. Die alternativen Methoden in diesem „Trainings-Bereich" sind nicht so sehr allgemein auf die Kraft ausgerichtet, sondern mehr auf die Feinheiten und auf das Detail und auf das generelle Wohlbefinden des Kranken.

1. Diagnose

*a) Auch hier ist das **Gespräch** die Standard-Diagnose-Methode. Dadurch erfährt der Heiler, welches Problem der Kranke hat.*

*b) Ergänzend kommt hier die **Kinesiologie** hinzu. Das Verfahren ist einfach: Der Arzt führt ein Gespräch mit dem Unterbewusstsein des Kranken – wobei davon ausgegangen wird, dass das Unterbewusstsein des Kranken mehr über die Krankheit weiß als der Kranke selber. Das ist insofern ja auch plausibel, da sich das Unterbewusstsein näher an den Körperfunktionen befindet als das Wachbewusstsein.*

Das Kinesiologie-Verfahren an sich ist sehr einfach: Der Heiler stellt dem Kranken eine Frage und drückt dann z.B. auf den Ellenbogen des ausgestreckten Arms des Kranken. Wenn der Heiler den Arm nur schwer oder gar nicht nach unten drücken kann, war das, was er zuvor gefragt hat, wahr – wenn sich der Arm leicht nach unten drücken lässt, war es falsch. Dieses Frage/Antwort-System lässt sich natürlich auch auf andere Weise „programmieren".

2. Therapie

Die alternativen Stärkungs-Therapien haben eine große Vielfalt. Wie schon gesagt, zielen sie mehr auf ein Wohlbefinden als auf eine Stärkung ab. Allerdings sollte man das „sich Wohlfühlen im eigenen Körper" als Faktor für die Erhaltung bzw. Wiederherstellung der Gesundheit nicht unterschätzen.

*a) In der **Chiropraktik** werden Fehlstellungen im Knochengerüst durch gezielte Druckausübung auf die betroffenen Stellen und durch spezielle Handgriffe der Normalzustand wiederhergestellt.*

*b) Bei der **Alexandertechnik** wird die gesunde Haltung des Kopfs durch spezielle manuelle Methoden wiederhergestellt.*

*c) Die **Kneipp-Therapie**, die oft auch ganz schlicht „Wassertreten" genannt wird, ist genau das: Man läuft barfuß in dem flachem Wasser meist eines Baches und anschließend meist auch noch eine Weile barfuß auf einer Wiese o.ä. Das Ziel ist die Abhärtung und Kräftigung des Leibes. Diese Therapie-Methode wurde in das Immaterielle Kulturerbe der UNESCO aufgenommen.*

*d) Die aus der Antike stammende **Wasserkur** (Hydrotherapie) benutzt sowohl Wasser als auch Eis und Wasserdampf, der auf verschiedene Weise (Bäder, Güsse, Wasserstrahl usw.) auf die verschiedenen Körperstellen aufgebracht wird. Diese Methode wird zur Vorbeugung, zur Behandlung und zur Regeneration verwendet. Dabei spielt vor allem die Temperatur des Wassers eine Rolle – weniger der Druck, mit der es auf den Leib trifft.*

Diese Therapieform gehört zur „klassischen Naturheilkunde" und wird wegen ihrer stärkenden Wirkung auch von der Schulmedizin für förderlich erachtet und ist Teil mancher Kur-Formen.

*e) Die **Eisbäder**, die in Russland und Skandinavien weit verbreitet sind, dienen vor allem der Abhärtung. Es gibt auch eine von **Wim Hof** entwickelte Kombination von Eisbad und Atemtherapie.*

*f) In der **Sauna** wird der Körper durch die Hitze und evtl. den Wasserdampf erhitzt. Dadurch wird der Blutdruck gesenkt, der Körper entspannt und durch den Wechsel zwischen Sauna-Hitze und Wasserbad-Kälte auch gestärkt. Eine alte Form der Sauna sind die römischen und griechischen Thermen.*

Die Sauna wird von der Schulmedizin zwar im Allgemeinen als „gesund" angesehen, aber nicht als Therapieform verwendet.

Die Sauna geht auf die Schwitzhütte zurück. Bei der Sauna und den Thermen wurden die spirituellen Aspekte der Schwitzhütte fortgelassen oder umgedeutet (z.B. Hochzeiten u.ä. in den russischen „Banjas").

*g) Die halbkugelförmige Kuppel der **Schwitzhütte** ist eine Darstellung des Bauches der schwangeren Erdgöttin. In der Mitte der Schwitzhütte werden in einer Grube glühende Steine mit Wasser übergossen, wodurch eine große Hitze entsteht. In einem Ritual werden – je nach dem Zweck der Schwitzhütten-Zeremonie – Götter, Geister und Ahnen angerufen und um Hilfe gebeten. Die Schwitzhütte dient zwar auch dem Erwärmen, aber vor allem dem Wiederfinden des Urvertrauens und der Geborgenheit – die Teilnehmer fühlen sich wie Ungeborene im Bauch ihrer Mutter.*

Dieses „pränatale Ritual" kann eine große Wirkung auf die Teilnehmer haben. So ist es durchaus schon vorgekommen, dass eine Kettenraucherin nach der Teilnahme an einer Schwitzhütte das Rauchen aufgegeben hat, weil sie das Gefühl der Geborgenheit wiedergefunden hatte, das sie zuvor durch das „Pseudo-Stillen" mithilfe des Rauchens vergeblich zu erreichen versucht hatte.

Die Schwitzhütte ist eine der wenigen Therapieformen und wahrscheinlich auch die wirkungsvollste Therapieform, mit der man das Urvertrauen wiederherstellen kann.

Die weitverbreitete „light"-Variante einer Schwitzhütte ist die Badewanne voller gut warmem Wasser und einem guten Schuss Schaumbad.

*h) Die verschiedenen **Kräuterbäder** kombinieren die Wirkung des warmen bis heißen Wassers mit der Wirkung bestimmter Kräuter, die entsprechend dem Leiden des Kranken ausgewählt worden sind.*

*i) Die **Luftkuren**, also der Aufenthalt an Orten mit besonders guter Luft – oft am Meer oder hoch oben in den Bergen – zählen zu den klassischen Naturheilverfahren. Diese Orte werden „Luftkurorte" genannt. Mit dieser Therapie wurden früher zum Teil erfolgreich Lungenkrankheiten wie Tuberkulose behandelt. Sie zählt heute zu den Therapieformen, deren Wirkung zwar allgemein anerkannt, aber nur selten als zentrale Therapieform angewandt wird.*

In manchen Fällen werden diese Luftkuren nicht nur für die Atmung empfohlen, sondern für den gesamten Leib, d.h. dass in diesem Zusammenhang das Nacktsein als gesundheitsfördernd angesehen wird. Dies ist sehr wahrscheinlich auch eine der vielen Wurzeln der FKK-Bewegung.

*j) Es gibt ca. 20 verschiedene Formen der **Atemtherapie**. Sie alle gehen davon aus, dass das bewuse Atmen auf bestimmte Weisen (entspannt, gesteuert, flach, tief, langsam, schnell, bestimmter Rhythmus, Bauchatmung usw.) eine Wirkung auf den gesamten Körper und seine Funktionen hat. Am differenziertesten findet ist diese Atem-Lehre im Pranayama des Yoga.*

*k) Die **Aromatherapie** mithilfe des Verdampfens von ätherischen Öle kann entweder allgemein dem Wohlbefinden dienen oder auch gezielt gegen bestimmte Leiden eingesetzt werden – in der Regel ist sie jedoch nur eine Unterstützung anderer Therapieformen.*

Ihre Wirkungsweise beruht darauf, dass der Geruchssinn als entwicklungsgeschichtlich sehr alte Sinneswahrnehmung nicht über das Großhirn läuft, sondern über das Kleinhirn. Das bedeutet, dass man optische und akustische Eindrücke erst bewusst wahrnimmt und dann instinktiv verarbeitet, dass man jedoch auf Gerüche erst einmal instinktiv reagiert und sie erst dann – wenn man Glück hat – auch noch im Nachhinein bewusst wahrnimmt. Daher lassen sich mit Gerüchen auch Emotionen steuern und über diese auch die Psyche, das Verhalten und somit teilweise auch der körperliche Zustand.

Eine wirksame Aromatherapie ist jedoch eine Kunst und eine Wissenschaft – genauso wie das Herstellen eines wirkungsvollen Parfüms, das klassischerweise aus vier Elementen besteht: 1. dem Hauptduft – meist eine Blüte – den man als erstes wahrnimmt; 2. der Fußnote, die ein schwerer Duft ist – meist ein Kraut – und der Hauptnote Halt gibt; 3. der Kopfnote, die ein leichter Duft ist – meistens ebenfalls eine Blüte – der um den Hauptduft herumtanzt und der dem Gesamtduft eine größere Beweglichkeit gibt; und 4. dem Gestank – oft Urin o.ä. – der so dosiert wird, dass er gerade nicht mehr wahrnehmbar ist, aber eine Unruhe und Spannung in dem Duft erschafft, durch die das Parfüm erst seine verlockende Wirkung erhält.

*l) Die **Heliotherapie**, also das „Sonnenbad" nutzt vor allem die UV-Strahlung, die für die Produktion von Vitamin B in der Haut notwendig ist. Das Sonnenbad wird oft in Kombination mit der Luftkur und – da man dabei am besten unbekleidet ist – mit dem FKK kombiniert – z.B. an einem Nacktbadestrand. Ein technischer Ersatz für das natürliche Sonnenbad ist das Solarium („Sonnenbank").*

Diese Therapieform steht – je nach dem, was man von ihr erwartet – näher bei der

Schulmedizin oder bei den Naturheilverfahren.

*m) Die **Klangschalen-Therapie** bewirkt zunächst einmal eine Entspannung und eine Aktivierung und Harmonisierung der Hirnwellen. Dadurch werden anschließend viele Tätigkeiten wie Meditieren und Lernen einfacher, aber sie kann auch direkt Streß, Kopfschmerzen u.ä. auflösen.*

B Psychotherapie

In der Psychotherapie gibt es kaum Methoden, die gezielt die Stärkung des Körpers anstreben – sie haben naturgemäß eben die Psyche im Blick. Indirekt fördert natürlich jede Gesundung der Psyche auch die Heilung des Körpers.

1. Diagnose

*a) Wie üblich findet auch hier die Diagnose vor allem im **Gespräch** statt. Allerdings werden diesem Gespräch schon viele andere Gespräche und evtl. eine Empfehlung durch einen anderen Therapeuten vorausgegangen sein.*

2. Therapie

*a) Die von Arthur Janov entwickelte **Primärtherapie**, die meistens „Urschrei-Therapie" genannt wird, ermöglicht tiefsitzende Blockaden aufzulösen und dadurch den Zugang zu der eigenen Kraft wiederzufinden. Das kann unter Umständen eine wirkungsvolle Grundlage für die Wiederherstellung einer kräftigen Gesundheit – und einer kräftigen Psyche – sein.*

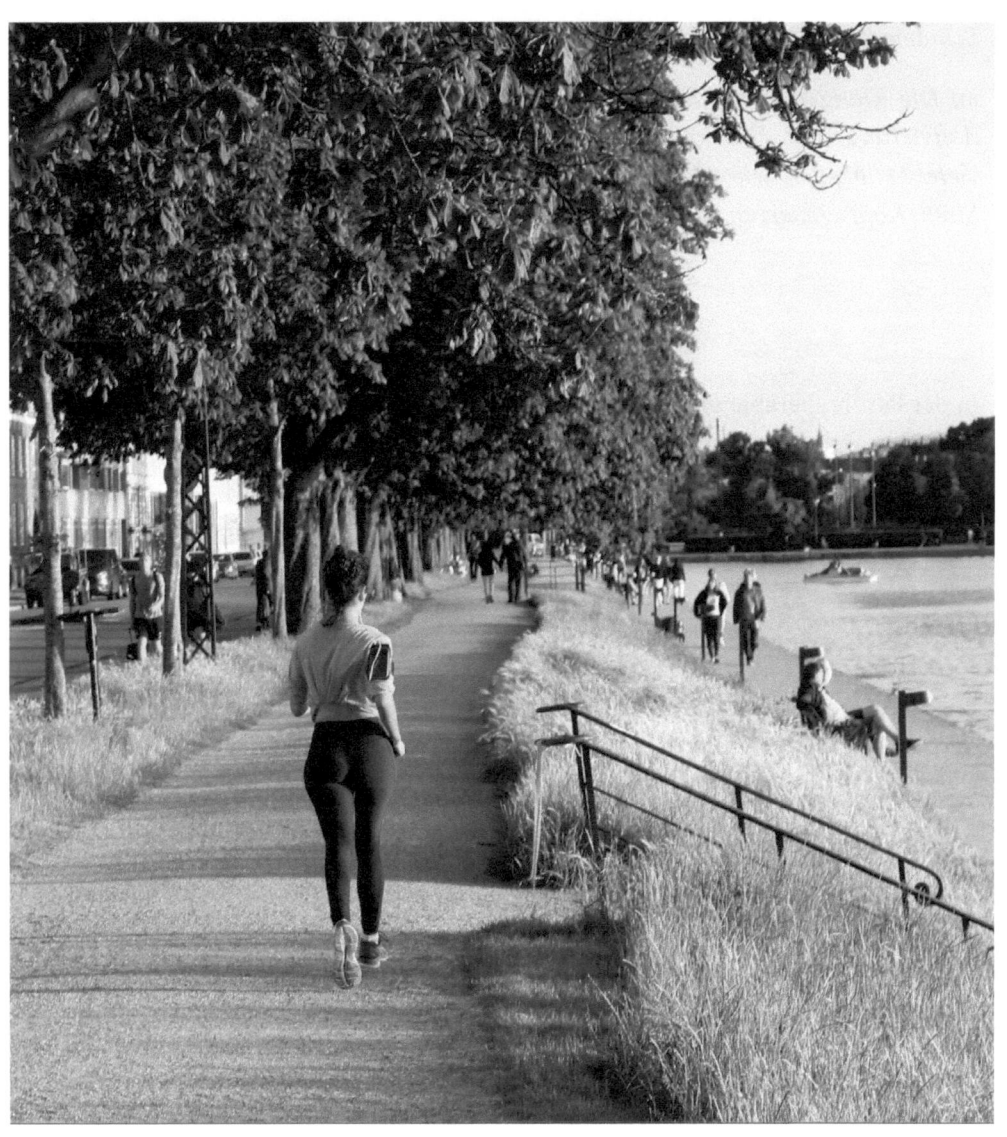

2. Ernährung

♉

Die zweite Form der Heilung besteht darin, dem Körper das zuzuführen, was er zur Wiedererlangung oder zur Erhaltung seiner Gesundheit braucht. Dies ist vor allem seine Ernährung: „Man ist, was man isst."

Dieser Ansatz ist bei allen Krankheiten, die auf Ernährungsmängel zurückzuführen sind, zu empfehlen. Allerdings sterben noch immer täglich 24.000 Menschen an Hunger – das ist das weitaus drängendere Problem.

I Schulmedizinische Heilweisen

A Ernährung

Die schulmedizinische Ernährungslehre geht von den Stoffen aus, die der Körper braucht und die ihm daher auch zugeführt werden sollten. Dabei spielt oft auch das rechte Maß eine große Rolle – z.B. bei Zucker und Fett.

1. Diagnose

*a) Auch hier beginnt die Diagnose mit einem **Gespräch**, in dem das vorliegende Problem, wegen dem der Kranke zum Arzt gekommen ist, besprochen wird.*

*b) Mit recht großer Wahrscheinlich wird das **Gewicht** des Kranken überprüft werden, um ein eventuelles Über- oder Untergewicht festzustellen.*

*c) Schließlich werden wahrscheinlich auch noch die **Blutwerte** des Kranken gemessen werden, um auf möglicherweise vorhandene Mängel an bestimmten Stoffen oder zu hohe Werte für manche andere Stoffe festzustellen.*

2. Therapie

*a) Das naheliegendste sind zunächst einmal **Diäten**, also die Einhaltung von bestimmten Nahrungsmengen oder die Vorschrift von bestimmten Nahrungsmitteln bzw. der Verzicht auf einige Nahrungsmittel. Auch ein bestimmter Eß-Rhythmus kann Teil der Diät sein.*

*b) Die rein **biologische Ernährung** ist nur selten eine Vorschrift in der schulmedizinischen Ernährungs-Therapie, aber sie kann die Gesundung durchaus durch die Verminderung von Schadstoffen im Essen fördern.*

*c) Bisweilen werden bei speziellen Mangelerscheinungen **Nahrungsergänzungsmittel** wie z.B. Vitamine oder Spurenelemente empfohlen.*

B Psychotherapie

Bisweilen haben Ernährungsstörungen – vor allem Essstörungen – auch eine psychische Ursache. Dies ist die in der Regel ein großes Mangel-Gefühl, das zu Fettleibigkeit (Gier, Sucht) oder zu Magersucht (Verzicht) oder Bulimie (Wechsel zwischen Gier und Verzicht) führen kann. Dies sind die drei möglichen krankhaften Reaktionen auf einen Mangel, die nicht das Problem lösen: Sucht ist die „laute" Form des Mangels, Verzicht ist die „leise" Form des Mangels und Bulimie ist der häufige Wechsel zwischen diesen beiden Extremen.

1. Diagnose

*a) Eine Essstörung ist in den meisten Fällen offensichtlich, aber kann auch erst durch ein therapeutisches **Gespräch** deutlich werden. Manchmal werden solche Essstörungen auch vor allen anderen Menschen verborgen.*

2. Therapie

*a) Letztlich kann solch eine Essstörung nur durch eine Therapie geheilt werden. Möglicherweise ist dafür der Ansatz von **Sigmund Freud** gut geeignet, da er auf Triebe, Neid und Verdrängung ausgerichtet ist, die alle nah an dem Mangelgefühl liegen.*

II Alternative Heilweisen

A Ernährung

1. Diagnose

*a) Auch hier ist ein **Gespräch** notwendig, in dem die Probleme geklärt werden, also Krankheiten aufgrund von falscher Ernährung bzw. Essstörungen.*

2. Therapie

Da es eine große Vielfalt an Ernährungslehren gibt, gibt es auch eine große Vielfalt an möglichen Diäten – insbesondere im alternativen Bereich. Im Folgenden wird nur eine kleine Auswahl von ihnen aufgeführt:

*a) Bei der **Trennkost** werden keine Eiweiße und Kohlehydrate gleichzeitig gegessen, was das Abnehmen beschleunigen soll.*

*b) Bei der **vegetarischen Ernährung** wird auf Fleisch und Fisch verzichtet. Das ist auch ökologisch sinnvoll, da auf einer bestimmten Ackerfläche deutlich mehr Gemüse als Fleisch oder Milch erzeugt werden kann. Durch den Verzicht auf Fleisch wird daher bei der Nahrungsmittelproduktion deutlich weniger CO_2 produziert, was wiederum die Klimaerwärmung verringert.*

*c) Die **Makrobiotik** gleicht der vegetarischen Ernährung, aber sie ist zusätzlich noch fettarm, ballaststoffreich und betont die Wichtigkeit des Vollkorn-Getreides.*

Sie beruht auf der Vorstellung, dass die beiden Pole Yin und Yang im Menschen ausgeglichen sein müssen. Nach der Makrobiotik hat jedes Nahrungsmittel eine bestimmte Menge Yin und Yang.

d) Die **vegane Ernährung** verzichtet wie die vegetarische Ernährung auf Fleisch und Fisch, aber zusätzlich auch noch auf Eier und Milch. Sie wird auch „ovo-lakto-vegetarische Ernährung" genannt.

e) Da bei Essstörungen meistens ein grundlegendes Mangel-Gefühl die Ursache ist, könnte die Teilnahme an **Schwitzhütten-Ritualen** möglicherweise die Essstörung beheben, da man in der Schwitzhütte das Urvertrauen wieder erleben kann.

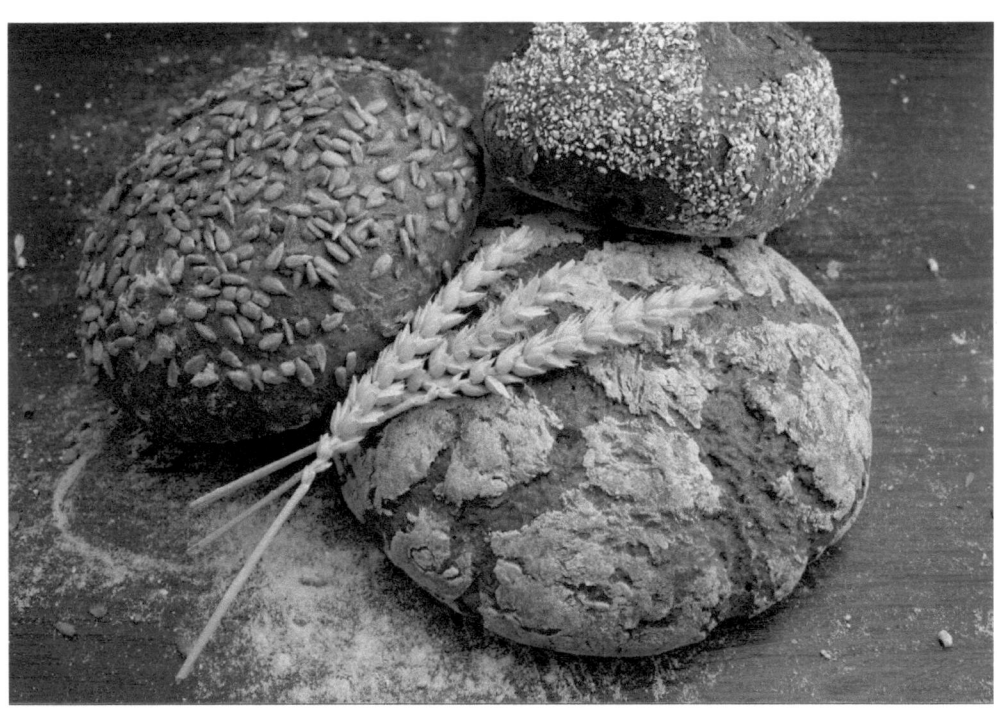

3. Beweglichkeit

♊

Der dritte Heilungs-Ansatz besteht in der Wiederherstellung der Beweglichkeit – und natürlich auch im Anregen zu mehr Bewegung im Alltag z.B. bei Schreibtisch-Berufen.

Auch hier ist offensichtlich, für wen dieser Ansatz sinnvoll ist – eben für diejenigen, die durch Mangel an Bewegung oder durch eine Krankheit steif und unbeweglich geworden sind.

I Schulmedizinische Heilweisen

A Bewegung

Die Förderung der Mobilität, also der körperlichen Beweglichkeit, steht in der Schulmedizin zwar nicht im Fokus der Aufmerksamkeit, sondern eher am Rande, aber ist als Heilmethode etabliert und wird meistens auch von den Krankenkassen bezahlt.

1. Diagnose

a) Abgesehen von dem Gespräch über die vorliegenden Beschwerden könnte ein **Beweglichkeits-Test** *Klarheit über die benötigten Maßnahmen bringen.*

2. Therapie

a) Der **Reha-Sport** *dient nicht nur der Stärkung, sondern auch der Mobilitätsförderung. In der Regel wird beides in demselben Kurs trainiert, da von den Kranken in der Regel auch beides gebraucht wird.*

*b) In der **Orthopädie** werden durch Körperübungen, Prothesen (Schuheinlagen bis künstliche Hand) und Operationen Fehlstellungen des Körpers korrigiert und die Folgen von Verschleißerscheinungen abgemildert.*

*c) Die Entwicklung von **Gehirn-gesteuerten Gliedmaßen-Prothesen** hat in der letzten Zeit deutliche Fortschritte gemacht. Dies sind künstliche Gliedmaßen, die mithilfe der elektrischen Impulse der Nerven z.B. am Ellenbogen bei einem fehlenden Unterarm gesteuert werden können.*

*d) In der **Psychotherapie** werden anregende Maßnahmen bei Bewegungsmangel aufgrund von Depressionen angewendet.*

II alternative Heilweisen

A Bewegung

Die ausreichende Bewegung und auch die ausreichende Beweglichkeit wird auch in den alternativen Heilweisen als wichtig angesehen.

1. Diagnose

*a) Die Diagnose findet auch hier vor allem im **Gespräch** statt. Dabei sollten auch die Neigungen und Abneigungen des Kranken in Bezug auf bestimmte Bewegungsformen berücksichtigt werden.*

2. Therapie

*a) Die **Osteopathie** ist im Vergleich zur Orthopädie sozusagen die „Feinmechanik". Sie regt durch kleine Bewegungen des Arztes am Körper des Patienten die Wiederherstellung der gesunden Haltung an. Während die Orthopädie oft ein „Erziehen" des Körpers ist, gleicht die Osteopathie in ihrer Grundhaltung eher dem Yoga, d.h. sie regt den Körper an, sich wieder an die gesunde Haltung zu erinnern und sie freiwillig wieder einzunehmen.*

*b) Die **Craniosacral-Therapie** ist eine Variante der Osteopathie, die sich auf den Schädel, den Nacken und die Wirbelsäule konzentriert.*

*c) Bei der **Wirbelsäulentherapie nach Dorn** werden die Wirbel und Gelenke durch sanften Druck in ihre richtige Lage zurückgebracht. Dadurch wird eine Haltungskorrektur bewirkt.*

*d) Beim **Rolfing** übt der Therapeut mit Händen und Ellenbogen einen größeren Druck auf das Bindegewebe (Faszien) aus, um Verkrampfungen zu lösen und dem Körper zu helfen, anschließend wieder eine energiesparende, aufrechte, gerade Haltung einzunehmen.*

*e) Durch die körperlichen Übungen des **Hatha-Yogas** wird der Körper nach und nach wieder beweglicher, elastischer und kräftiger. Dabei wird der Körper nicht nach Art des Leistungssports überdehnt, sondern sanft und langsam in seiner Beweglichkeit gefördert.*

*f) Die **Tanztherapie** fördert auch die Beweglichkeit und die Körperkoordination, aber sie wirkt vor allem auf die Psyche und auf die generelle Beweglichkeit sowie auf den Gleichgewichtssinn und die körperliche Koordination.*

*g) Wenn man seine Beweglichkeit und seine körperliche Geschicklichkeit deutlich über das übliche Maß hinaus steigern will, sind das **Parcour-Training**, das **Ninja-Warrior-Training** und das **Shaolin-Trainung** gute Möglichkeiten.*

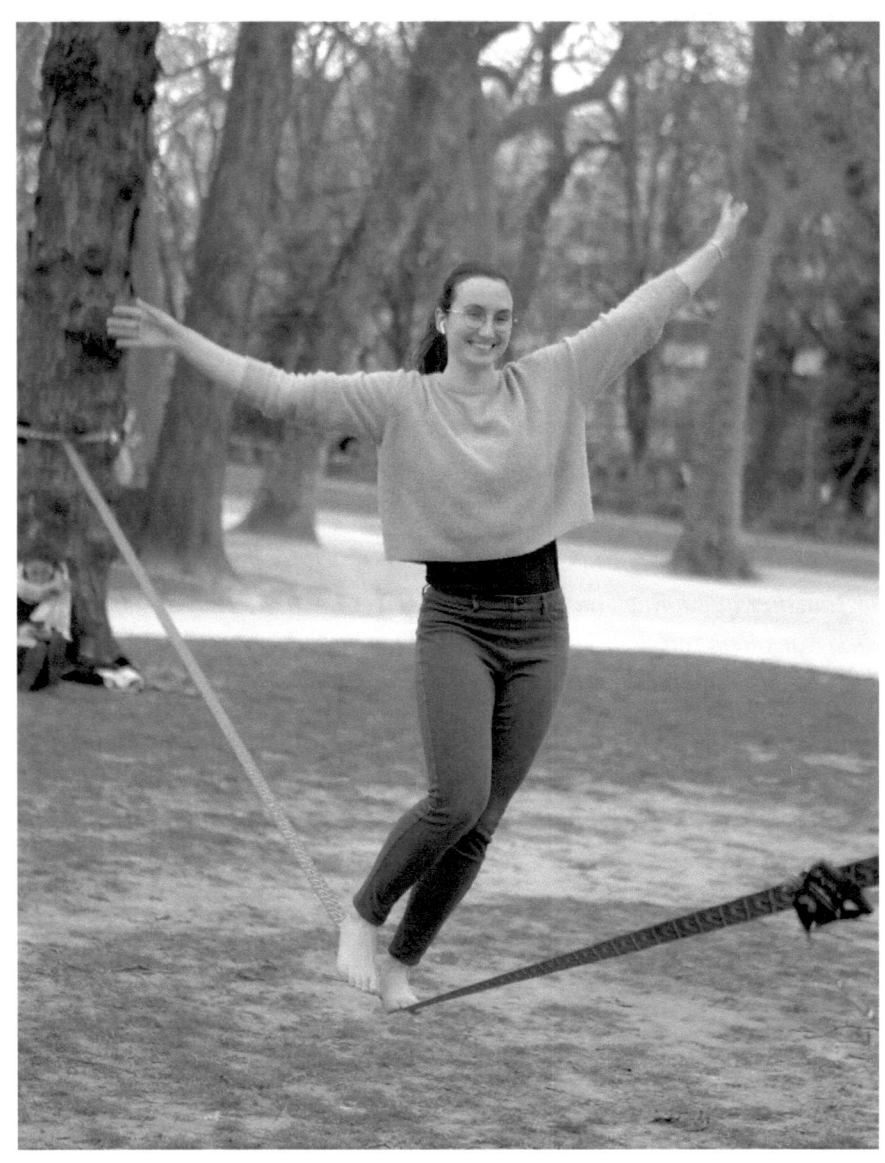

4. Lebenskraft

♋

Der vierte Heilungs-Ansatz schaut auf die Psyche und somit auch auf die Lebenskraft. Bei diesem Ansatz kommt die Heilung von innen. Eine heile Psyche fördert auch die Heilung des Leibes. In der Regel ist die Heilung am wirkungsvollsten, wenn ein Leiden sowohl auf der Innenseite des Menschen (Psyche) als auch auf seiner Außenseite (Leib) angegangen wird.

Dieser Ansatz ist generell sinnvoll, da so gut wie jede physische Heilung auch eine psychische Seite und somit auch eine Lebenskraft-Seite hat, da die Inhalte der Psyche auch die Prägungen der Lebenskraft sind.

I schulmedizinische Heilweisen

A Psychosomatische Medizin

Der schulmedizinische Ansatz, der einer Einbeziehung der Lebenskraft am nächsten kommt, ist die Psychosomatik, also der Übergangsbereich zwischen Psyche und Körper, der in der alternativen Medizin als einer der „Tätigkeitsfelder" der Lebenskraft angesehen wird.

1. Diagnose

*a) Die Feststellung einer psychosomatischen Störung findet meistens durch ein **Gespräch** statt.*

2. Therapie

*a) Die **psychosomatischen Therapien** berücksichtigen die Kombination der medizinisch-biologischen, psychischen und sozialen Faktoren bei der Entstehung einer Krankheit bzw. einer psychosomatischen Störung. Daher sind diese Therapien stark Patienten-bezogen und schauen nach der Hauptursache der Probleme des Patienten, um sie dann mit einer dazu passenden Methode zu lösen. Dies ist ein ganzheitlicher Ansatz innerhalb der Schulmedizin.*

II Alternative Heilweisen

A Psyche/Lebenskraft

Die Einbeziehung der Psyche in die Analyse einer Krankheit ist ein wesentlicher Punkt fast aller alternativen Heilweisen. Dabei wird der Begriff „Lebenskraft" von den Therapeuten oft vermieden, um den Patienten nicht durch ein ungewohntes Weltbild zu verunsichern und um sich nicht sofort der abwertenden Kritik der Schulmediziner auszusetzen.

Da der Begriff „Lebenskraft" innerhalb eines ganzheitlichen Heilungsansatzes jedoch ausgesprochen hilfreich ist, um die Phänomene zu beschreiben, gibt es auch nur wenig Sinn, diesen Begriff ständig zu vermeiden. Aber eine genauere Betrachtung dieses Begriffes würde sehr schnell zu einer Grundsatzdebatte über das Weltbild führen ...

1. Diagnose

*a) Auch hier ist das **Gespräch** das wichtigste Hilfsmittel, um die Probleme des Kranken zu verstehen.*

*b) Das **Pendeln** – das nicht gerade den besten Ruf hat – kann man als einen Monitor für das Unterbewusstsein ansehen. Man stellt sich eine Frage und das Unterbewusstsein antwortet durch die Bewegungen der Fingermuskulatur, die dann die Bewegun-*

gen des Pendels erzeugen.

Da die Telepathie gewissermaßen die Sinneswahrnehmung des Unterbewusstseins ist, kann man durch das Pendeln auch Informationen von außerhalb des eigenen Unterbewusstseins erlangen. Daraus ergibt sich die Möglichkeit, dass auch der Arzt für den Patienten pendeln kann und dadurch hilfreiche Informationen erhält.

Das Pendeln und die Kinesiologie sowie noch einige andere Methoden beruhen alle auf demselben Grundprinzip: Das Unterbewusstsein hört die gestellte Frage und antwortet mit einer Muskelreaktion auf diese Frage.

*c) Die **Traumdeutung** kann helfen, die Vorgänge in dem Unterbewusstsein eines Patienten zu erfassen. Das ist jedoch nur dann möglich, wenn man ausreichend viel Übung im Deuten von Träumen hat.*

*d) Bei der **Hypnose** schaltet der Hypnotiseur durch passende Worte und durch die eigene Konzentration das Wachbewusstsein des Hypnotisierten ab und kann dann anschließend mit dem Hypnotisierten wie mit einem Schlafwandler – der sich in demselben Zustand wie ein Hypnotisierter befindet – sprechen. Dadurch können Inhalte des Unterbewusstsein des Hypnotisierten zugänglich werden, die ansonsten verborgen bleiben würden.*

Es erfordert allerdings einiges an Feingefühl und Übung, die so gewonnenen Informationen auch richtig zu deuten und zu nutzen. Eine große Erfahrung mit der Traumdeutung ist dabei von Nutzen, da es man bei der Hypnose mit derselben inneren Bilderwelt mit ihrer eigenen Assoziativ-Logik handelt.

Es können dem Hypnotisierten auch „Befehle" gegeben werden, die dieser dann später im Wachzustand als eigene Impulse empfindet und befolgt. Doch das gehört nicht mehr zur Heilung, sondern zum Missbrauch eines anderen Menschen durch Hypnose.

Die wirksamen Worte bei der Hypnose sind die Folge „entspannt – schwer – warm – müde". Diese Folge von Worten beschreibt das Verschieben der Aufmerksamkeit vom Wachbewusstsein im materiellen Körper zum Unterbewusstsein im Lebenskraftkörper. Daher findet sich auch beim Erlernen der Astralreise („out of body experience") die Erlebnisfolge „Entspannung – Schwere – Wärme – Vibrieren – Zucken – Schwanken – Schweben". Diese Folge zeigt sich ebenso bei der Erweckung der Kundalini, also des freien Flusses der Lebenskraft im eigenen Körper: „Entspannung – Schwere – Wärme – Hitze – Fließen".

Diese drei Erlebnisse – Hypnose, Astralreise, Kundalini – gleichen sich, weil sie alle drei die Aufmerksamkeit vom Wachbewusstsein im physischen Körper zum Unterbewusstsein im Lebenskraftkörper verschieben, aber dann an verschiedenen Stellen „abbiegen" und daher nur die ersten drei Schritte gemeinsam haben.

e) Schließlich gibt es noch die **Traumreisen**, die dann, wenn man sie beherrscht, ein sehr vielseitiges Hilfsmittel sind. Sie werden auch „Schamanen-Reise", „katathymes Bild-Erleben" und noch vieles andere genannt.

Der Zustand bei einer Traumreise ist die Koordination zwischen Wachbewusstsein und Unterbewusstsein. Das ist der Zustand, in dem man ist, wenn man morgens aus einem Traum heraus erwacht und noch zehn Sekunden lang weiterträumt und der Traum in dieser Zeit auch noch in seiner Eigendynamik weiterläuft. Dies ist auch der Zustand eines lebhaften Tagtraumes, in dem man seine physische Umgebung ganz vergessen hat und z.B. seinen letzten Strandurlaub noch einmal erlebt.

Diese Form des inneren Sehens kann man erlernen und dann auf viele Weisen anwenden. Da – wie bereits gesagt – die Telepathie die Sinneswahrnehmung des Unterbewusstseins ist, kann man diese Traumreisen z.B. auch dazu benutzen, Dinge wiederzufinden, die jemand verloren hat.

2. Therapie

a) Die **Lichtkuren** (Phototherapie) gegen Depressionen vor allem im Winter sind nur mäßig erfolgreich (bei ca. 20% der Fälle) und daher vor allem als unterstützende Maßnahme geeignet.

b) Bei der **Traumfortführung** geht man in der eigenen Vorstellung noch einmal in einen eigenen Traum und stellt sich vor, diesen Traum in einer guten Weise zu Ende zu bringen. Das kann helfen, neue Verhaltensweisen zu erlernen und sie auch im Alltag anzuwenden.

c) Das **Pranayama** ist ein Zweig des Yoga. Dabei wird durch bestimmte Atemrhythmen und durch damit verknüpfte Imaginationen (innere Vorstellungen) die Lebenskraft im eigenen Körper gelenkt. Dadurch können Krankheiten geheilt oder ihre Heilung zumindest gefördert werden.

d) Es gibt nicht die eine **Meditation**, sondern eine sehr große Vielzahl von verschiedenen Meditationen, die auch alle eine verschiedene Wirkung haben. Für die Heilung lassen sich vermutlich am besten die dem Pranayama verwandten Chakra-Meditationen verwenden, da die Chakren sozusagen die Organe des Lebenskraftkörpers sind.

Eine ausführliche Darstellung der Chakren und ihrer Funktionen würde den Rahmen dieses Buches sprengen. Bei Bedarf siehe: Harry Eilenstein – „Das Chakren-System mit den Nebenchakren".

e) Während die **Hypnose** durchaus zur Diagnose benutzt werden kann, ist ihre Verwendung für die Therapie recht begrenzt. Wenn man z.B. einem Alkoholiker unter Hypnose befehlen will, dass er ab jetzt Bier eklig findet, wird sich ein Unterbewusstsein heftig dagegen wehren – und dann sind Hopfen und Malz verloren ...

Selbst wenn man bei diesem Verfahren erfolgreich sein sollte, steigt der Patient dann vielleicht auf Wein oder auf Heroin um oder bekommt eine Esssucht. Hypnotische Befehle verdrängen Probleme lediglich, aber sie lösen sie nicht – und sind daher auch keine wirkliche Heilung.

f) **Traumreisen** können nicht nur für das Erkennen der Krankheitswurzeln, sondern auch für die Heilung der Krankheiten verwendet werden. Dabei reist man innerlich in den Körper, zu der Krankheit, zu einem der vier Elemente, zu einem der zehn Planeten, zu der eigenen Seele u.ä. – je nachdem, was man bereits über die Krankheitsursachen weiß und wie man eine Heilung anstrebt.

Auf den inneren Gesprächen mit den Bildern/Wesen in dem eigenen Inneren auf diesen Traumreisen kann man dann nach Heilungsstrategien suchen. Auch hier würde eine genauere Beschreibung den Rahmen des Buches sprengen.

Bei Bedarf siehe z.B.: Ralph Tegtmeier: „Die heilende Kraft der Elemente".

g) Eine recht spezielle Form der Heilung ist das **Verarbeiten von Nahtod-Erlebnissen** („Astralreise"). In solchen Fällen ist zunächst einmal das Gespräch mit anderen Menschen, die dasselbe erlebt haben, hilfreich, da man dann nicht mehr das Gefühl hat, völlig aus dem Rahmen gefallen zu sein oder gar verrückt geworden zu sein. Möglicherweise kann es auch helfen, das Verlassens des eigenen Leibes bewusst zu erlernen. Was hier sinnvoll ist, muss man im Einzelfall schauen.

h) Manchmal wird nach Erlebnissen wie der Astralreise oder Ähnlichem auch ganz einfach ein **Weltbild** gebraucht, in dem auch Astralreisen sowie Telepathie, Telekinese und dergleichen mehr ihren Platz haben.

Siehe dazu bei Bedarf: „Die Zwölf Aspekte eines einheitlichen spirituell-physikali-

schen Weltbildes" in dieser Reihe.

B Lebenskraft

Die Lebenskraft ist bei den meisten alternativen Heilweisen – ausgesprochen oder unausgesprochen – der zentrale Begriff, mit dem sowohl die Phänomene als auch der Heilungsansatz beschrieben werden.

1. Diagnose

*a) Die Diagnose ist wieder das **Gespräch** sowie evtl. eine **Untersuchung** durch den Arzt.*

2. Therapie

*a) Die **Akupressur**, die aus der Traditionellen Chinesischen Medizin (TCM) stammt, bezieht sich auf die 361 Akupunkturpunkte, die sich auf 14 Meridianen befinden, die man als „Adern" des Lebenskraftkörpers ansehen kann. Jeder dieser Meridiane hat ein bestimmtes Thema, von dem die Punkte, die sich auf ihm befinden, Unterthemen darstellen. Durch den Druck auf einen dieser Punkte wird dieses Thema in dem Lebenskraftkörper angeregt, was dann zur Gesundung des physischen Körpers führt.*

*b) Bei der **Akupunktur** wird auf dieselbe Weise wie bei der Akupressur vorgegangen, nur dass dabei an die betreffenden Punkte feine Nadeln eingestochen werden. Dieses Verfahren hat einen so offensichtlichen Nutzen, das es von einigen Krankenkassen bezahlt wird.*

*c) Beim **Moxa** werden die Akupunkturpunkte durch verschiedene Methoden des Erwärmens angeregt.*

*d) In der **Kräutertherapie** aus der Traditionellen Chinesischen Medizin (TCM) werden dem Patienten – entgegen dem Namen dieser Therapie – Mischungen aus mineralischen, pflanzlichen und tierischen Substanzen als Arzneimittel gegeben. Das Ziel dieser Medikamente ist die Harmonisierung des Chi, also der Lebenskraft.*

*e) Bei der **Reflexzonenmassage** werden Punkte auf der Fußsohle, in der Hand oder* *am Ohr durch Druck angeregt. Dieses Verfahren regt ebenfalls den Lebenskraftfluss an.*

*f) Die **Chakren-Meditation** stärkt durch Konzentration, Atemlenkung und Imagination die „Lebenskraft-Organe" im eigenen Lebenskraftkörper und fördert dadurch die Heilung. Man kann diese Meditation auch dazu benutzen, um Blockaden in den Chakren aufzulösen, wobei diese Meditation dann in der Regel zu einer Traumreise wird.*

*g) Auch die **Heileurythmie** bringt durch ihre Bewegungen und Rhythmen den Fluss der Lebenskraft wieder in Harmonie.*

*h) Dasselbe wie für die Heileurhythmie gilt auch für das auch China stammende **Qi Gong**, dessen Name wörtlich „Nutzung der Lebenskraft" bedeutet. Sowohl das Qi Gong als auch die Heileurythmie benutzen kleine Kugeln für die ausgeübten Bewegungen.*

*i) Beim **Reiki** leitet der Heiler Lebenskraft durch sich hindurch in den Patienten, was eine Stärkung und dadurch auch eine Heilung bewirken kann, wenn der Heiler diese Methode beherrscht.*

*j) Bei dem Erlernen des klassischen Gesangs nach der **Lichtenberger-Methode** wird geübt, sowohl das natürliche Vibrato der Stimme zu befreien als auch die Obertöne des Gesangs freizulegen. Dabei wird vor allem auf die Gefühle eingegangen, die die Stimme blockierenden.*

Das natürliche Vibrato der Stimme hat ungefähr 6Hz – es muss nicht „gemacht" werden, sondern nur zugelassen werden. Daher ist dieses natürliche Vibrato mit einem sehr deutlichen Gefühl der Befreiung verbunden.

Dieses Schwingen mit 6Hz findet sich auch im Lachen, im Weinen, im Zittern, im Traumauflösungs-Zittern, im Orgasmus-Reflex und als das innerlich erlebte Vibrieren bei der Tiefenentspannung und beim Erlernen der Astralreise. Diese Frequenz findet sich im EEG als typisch für den Traumzustand und somit auch für das Unterbewusstsein wieder – das aus der Sicht der alternativen Medizin dem Lebenskraftkörper entspricht.

*k) Das für die meisten Meditierenden recht anspruchsvolle **Kundalini-Yoga** bewirkt das freie Fließen der Lebenskraft im Körper. In den meisten Fällen bedeutet das auch, dass man beim Übergang vom teilweise blockierten Lebenskraftfluss zum freien*

Lebenskraftfluss seine eigenen Blockaden (Süchte, Ängste, Selbstzweifel, Traumata) erleben wird und heilen muss.

Daher sollte man Kundalini-Yoga vorzugsweise in Begleitung durchführen.

*l) Die **Schwitzhütte** ist eine Möglichkeit, die Lebenskraft zu spüren, auch wenn dies nicht direkt angestrebt wird. Zudem kann das Erlebnis des Urvertrauens evtl. vorhandene Blockaden des freien Flusses der Lebenskraft im eigenen Körper heilen.*

*m) Die konzentrierte und am besten einsgerichtete **Imagination** ist die wirksamste Weise, den Fluss der Lebenskraft zu lenken. Diese Methode wird in den meisten Formen der Meditation als mehr oder weniger wichtiges Element verwendet.*

*n) Bei dem **energetischen Feng Shui** wird mit verschiedenen Hilfsmittel die Lebenskraft sowohl an einem Ort als auch in einem Körper geprägt.*

*o) Mit „**Glauben**" ist ursprünglich nicht die Unfähigkeit zu rationalem Denken gemeint gewesen, sondern ein Willensakt, ein Erschaffen durch die Einsgerichtetheit des Bewusstseins. „Glauben" ist daher eine sehr stark zielgerichtete Imagination.*

Diese Haltung ist gemeint, wenn Christus gesagt hat, dass Glaube Berge versetzen kann. Diese Haltung des vollkommenen Vertrauens auf die Wirksamkeit der eigenen Imagination zeigt sich auch darin, dass Christus erst Gott für seine Hilfe dankt und dann erst danach dem toten Lazarus befiehlt, dass er wieder lebendig werden soll. Diese Sicherheit, also diese „Vertrauenswucht", die ganz auf eine Gottheit baut, findet sich auch bei Yogis, Sufis, Heiligen, Schamanen und dergleichen. Sie ist der Einsgerichtetheit nah verwandt.

Somit kann „Glauben" auch ein wichtiger Bestandteil einer Heilung sein.

*p) **Amulette**, Talismane, Heiligenbildchen, Symbole usw. können Hilfsmittel für eine stärkere Imagination und für einen stärkeren Glauben sein. Sie sind in der Regel Abbilder von dem, was man will, was man imaginiert oder von der Gottheit, an die man sich dabei wendet.*

C Psychotherapie

Es gibt auch bei der Psychotherapie einige Formen, die nicht allgemein anerkannt worden sind, weil sie von der Vorstellung einer Lebenskraft ausgehen.

1. Diagnose

*a) Die Diagnose findet in der Regel durch ein **Gespräch** statt.*

2. Therapie

*a) Die bekannteste von der Schulmedizin nicht anerkannte Form der Psychotherapie ist die von dem Freud-Schüler Wilhelm Reich begründete **Orgontherapie**. „Orgon" ist Reichs Begriff für „Lebenskraft". Reich betont in seiner Therapie neben der Lebenskraft auch die Wichtigkeit einer befreiten Sexualität.*

5. Selbsterkenntnis

♌

Eine Form der Lebensführung, die nicht zu dem Wesen des Kranken passt, ist oft die Ursache oder zumindest eine Mit-Ursache seiner Krankheit. Daher ist ein erster Schritt – der wahrscheinlich bei keiner Krankheit fehl am Platze ist – die Selbsterkenntnis und das daraus resultierende zutreffendere Selbstbild und die passendere Lebensweise.

Dieser Ansatz schafft die Grundlage für ein gutes, erfülltes Leben. Daher ist er auch unabhängig von einer Krankheit sinnvoll und bei manchen Krankheiten, die auf einer nicht zu dem Kranken passenden Lebensführung beruhen, der wichtigste Heilungsansatz.

I schulmedizinische Heilweisen

A Psychologie

In den meisten Fällen wird in der Schulmedizin der Körper geheilt und die Heilung der Psyche nur bei sehr auffälligen Befunden in Betracht gezogen. Eine Ausdehnung der Behandlung auf die Frage „Wer bin ich?", „Was ist meine Mitte?" und „Was ist mein Ursprung?" ist jedoch selbst in der Psychologie recht selten.

1. Diagnose

*a) Am Anfang einer Psychotherapie steht meistens ein **ärztliches Gutachten**. Der Therapie selber geht meistens ein erstes **Gespräch** voraus, bei dem Therapeut und Patient die Situation und die Möglichkeiten erörtern und das weitere Vorgehen beschließen.*

2. Therapie

*a) In der Therapieform, die **C.G. Jung** entwickelt hat, steht die Selbsterkenntnis im Mittelpunkt. Das wird mithilfe von Gesprächen, Traumreisen, Amplifikation („assoziative Symbolbetrachtungen") erreicht.*

*b) Möglicherweise spielt in einer Jung'schen Therapie oder auch in anderen Therapieformen das Finden und **Erlernen einer Lebensweise**, bei der man sich selber treu sein kann, eine Rolle. Doch das ist ein eher seltener Fall.*

II Alternative Heilweisen

A Selbsterkenntnis

In den alternativen Heilweisen steht die Selbsterkenntnis zwar im Allgemeinen nicht im Vordergrund, doch es gibt einige Richtungen – vor allem die, die die Spiritualität betonen – in denen die Selbsterkenntnis eine größere oder sogar die zentrale Rolle spielt. Diese Methoden werden nur gelegentlich überhaupt noch zu den alternativen Heilweisen gezählt.

Die Selbsterkenntnis – vor allem die Begegnung mit der eigenen Seele – ist allerdings das Fundament jeder wirklich gründlichen und umfassenden Heilung ... und auch das Fundament eines erfüllten Lebens.

1. Diagnose

*a) Wie fast immer beginnt auch hier die Diagnose mit einem **Gespräch** über die Situation des Patienten, seine Beschwerden und seine allgemeine Situation.*

*b) Falls der Arzt oder Therapeut Astrologie-kundig ist, wird er vielleicht auch das **Horoskop** des Patienten zu Rate ziehen, um die eigentlichen Ursachen der Beschwerden des Patienten zu erkennen. Vor allem anhand der Quadrat-Aspekt in dem Horoskop kann er die beiden der zwölf Lebensbereiche (astrologische Häuser) erkennen, die bei dem Patienten im Stress sind.*

Man kann natürlich auch bei anderen alternativen Heilweise das Horoskop des Patienten zu Hilfe nehmen, aber das wird in der Praxis schon aus Zeitmangel höchstens einmal bei der homöopathischen Erstanamnese vorkommen.

2. Therapie

a) Die **Stab-Technik** ist eine Methode, die aus Nordindien und aus Tibet stammt und vor allem aus den Vorübungen zu den „Sechs Yogas des Naropa" bekannt ist. Sie ist sehr schlicht, aber ausgesprochen schnell wirksam und effektiv. Sie wird traditionell als Vorübungen für das Kundalini-Yoga eingesetzt, aber sie kann auch bei Verwirrtheit, Panikattacken, Unsicherheit und anderen Formen des Verlustes der eigenen Mitte angewendet werden.

Sie besteht darin, dass man sich einen elastischen, biegsamen Lebenskraft-Lichtstab vorstellt, der vom Wurzel-Chakra (zwischen Genitalien und After) bis zum Kronen-Chakra (Scheitelmitte) reicht. Dieser Stab ist entweder vollständig weiß oder unterhalb des Herz-Chakras (Brustmitte) rot und oberhalb weiß. Dieser Lebenskraft-Stab wird im Yoga „Sushumna" genannt – er ist sozusagen die „Hauptschlagader" der Lebenskraft.

Die Imagination dieses Lichtstabes führt zu einer schnellen Beruhigung, Sammlung und Klärung.

b) Das Gespräch über das **Horoskop** des Patienten kann dem Patienten helfen, sich selber und seine inneren Strukturen zu verstehen. Das macht es in vielen Fällen für den Patienten möglich, Irrtümer und falsche Vorstellungen zu erkennen und sein Verhalten zu ändern – was wiederum zu einer größeren Selbsttreue führt.

c) Die **Traumreise zur eigenen Seele** ist eine Möglichkeit, die eigene Seele, also die eigene Mitte, direkt zu erleben. Die Seele ist sozusagen die Eichel, aus der heraus man zu einer Eiche geworden ist. Wenn man davon ausgeht, dass man mehrmals lebt, ist diese Seele das, was ich immer wieder aufs Neue inkarniert.

Wenn man seine Seele vor sich sieht, weiß man, wer man ist, weil man seine eigene Essenz vor sich sieht. In diesem Augenblick hört in der Regel auch die Frage nach dem Sinn des Lebens auf – er besteht schlicht darin, das auszudrücken, wer man ist.

d) Es ist nicht der grundlegende Zweck einer **Schwitzhütte**, die eigene Seele zu erkennen, aber man kann sowohl ungeplant in einer Schwitzhütte seiner Seele begegnen (man ist in dem „pränatalen Zustand" in der Schwitzhütte näher an seinem Ursprung) als auch geplant eine Schwitzhütte zu diesem Zweck machen.

e) In den meisten Religionen gibt es eine Form der **Visionssuche**, durch die man die eigene Seele finden kann, die in diesem Zusammenhang auch oft „höheres Ich", „Schutzengel", „Atman" u.ä, genannt wird. Während diese Visionssuche in den Naturreligionen oft Einsamkeit, Rückzug, Schweigen u.ä. beinhaltet, findet sie sich in den monotheistischen Religionen vor allem als die verschiedenen Arten der Herz-Meditation.

f) In vielen religiösen Gruppierungen gab und gibt es **Einweihungen** oder **Mysterienkulte**, deren Ziel die Selbsterkenntnis, d.h. der Kontakt mit der eigenen Seele ist. Wirklich wirkungsvolle Rituale dieser Art, die von ca. 600 v.Chr. Bis ca. 600 n.Chr. von China bis zum Mittelmeerraum weit verbreitet gewesen sind, sind heute allerdings nur noch mit viel Mühe zu finden.

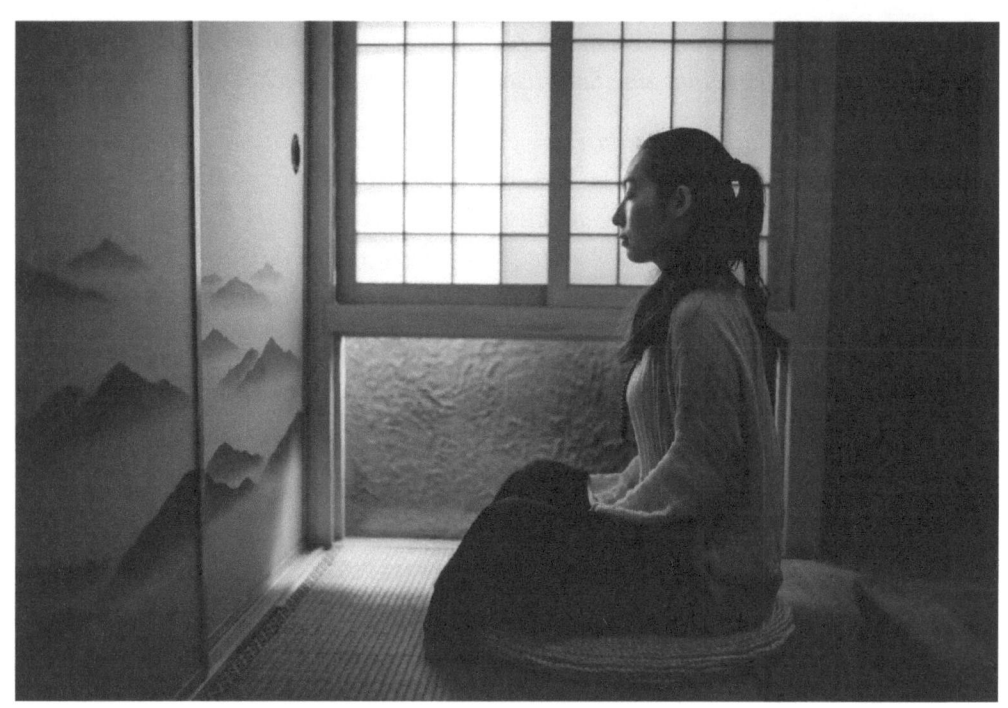

6. Heilmittel

♍

Der sechste Ansatz besteht darin, den Körper zu „korrigieren". Man heilt, therapiert und „repariert" ihn, indem man ihm Stoffe zuführt, die die chemisch-biologischen Prozesse in ihm so lenken, dass der Körper wieder gesunden kann. Bei manchen Therapieformen werden dem Leib auch schädliche Stoffe entzogen – er wird gereinigt.

Dieser Ansatz ist der einfachste aller Ansätze: Medizin geschluckt – Patient gesund. Zumindest dann, wenn die Krankheit keine tieferen Ursachen hatte und das Medikament das richtige war … Da diese Methode so einfach ist, sollte man bei ihr einen Blick darauf haben, ob die Krankheit sich wirklich schnell auflöst und auch nicht wiederkommt – oder ob evtl. eine andere Krankheit an die Stelle der ersten Krankheit tritt. Es ist sehr praktisch, dass es diesen Ansatz gibt, aber er sollte nicht dazu verleiten, oberflächlich zu werden. Wenn diese Methode heilt, ist es gut – wenn sie es nicht wie erwartet tut, sollte man die Situation genauer untersuchen.

I schulmedizinische Heilweisen

A Medikamente

1. Diagnose

*a) Der erste Schritt der Diagnose ist auch hier das **Gespräch** zwischen Arzt und Patient.*

*b) Je nach Art der Beschwerden werden in einem zweiten Schritt verschiedene **Körperwerte** wie Temperatur, Blutdruck, Herzschlag, Blutwerte usw. geprüft.*

2. Therapie

*a) Die Einnahme von **Medikamenten** ist die häufigste Therapieform.*

*b) Manche Medikamente werden auch mithilfe von **Spritzen** dem Körper verabreicht.*

*c) Die **Infusionen** sind eine längerfristige Form der Spritze.*

*d) In der **Elektrotherapie** wird dem Patienten durch aufgeklebte Elektroden Strom zugeführt, was zu einer Entspannung der Muskeln, zur Schmerzlinderung und generell zur Förderung von Heilung führt.*

*e) Die **Kryotherapie** verwendet Eispackungen und Kälteräume gegen Entzündungen und Rheuma.*

*f) Die **Balneotherapie** verwendet Bäder mit Wasser, das durch Mineralien und andere Stoffe angereichert worden ist. Sie werden vor allem in Kuren verwendet.*

B   Pflege

1. Diagnose

*a) Eine Pflegemaßnahme beginnt in der Regel mit einem **Gespräch** mit dem Patienten oder mit einem seiner Angehörigen.*

2. Therapie

*a) Die **Palliativpflege** ist eine vorsorgende Pflege – und entsprechend sinnvoll, aber auch selten ...*

*b) Die **Pflege im Krankenhaus und im Altenheim** sind die beiden am weitesten verbreiteten Formen der Pflege.*

*c) Die **Basale Therapie** kümmert sich um Schwerstbehinderte, die nur noch zu wenigen Wahrnehmungen und Handlungen in der Lage sind.*

II Alternative Heilweisen

A Reinigende Methoden

Diese Methoden heilen, indem sie den Körper von schädlichen Stoffen befreien. Sie sind also eine sanfte Wiederherstellung des natürlichen, gesunden Zustandes.

1. Diagnose

*a) Auch hier beginnt die Diagnose mit einem **Gespräch**, in dem die verschiedenen Möglichkeiten der Reinigung erörtert werden.*

2. Therapie

*a) Bei der **Chelattherapie** werden Schwermetalle ausgeleitet. Am bekanntesten ist vermutlich das Ausleiten des Amalgam, das früher für Zahnplomben verwendet worden ist.*

*b) Die **Colan-Hydro-Therapie** ist eine spezielle Form von Darmspülungen.*

*c) Bei den **Lehmkuren** (Peloid-Therapie) setzt sich der Patient für ca. eine Stunde in ein Bad aus frischem Wasser und frisch abgebautem Lehm und reibt sich mit diesem „Lehm-Matsch" ein.*

*d) Bisweilen werden auch **Diäten** zur körperlichen Entgiftung angewendet.*

*e) Noch gründlicher wirksam als die Diät ist das **Fasten** für die körperliche Entgiftung.*

*f) Beim **Schröpfen**, das in der mittelalterlichen Medizin und in der Traditionellen Chinesischen Medizin (TCM) eins große Rolle spielt, werden erhitzte Glas-Halbkugeln auf die Haut gelegt. Durch den Unterdruck, der durch die Abkühlung der Luft in den Schröpfgefäßen entsteht, werden dann verschiedene Stoffe (Blut u.a.) aus der Haut gezogen.*

B Körper-Methoden (innen)

431

1. Diagnose

*a) Auch hier findet die Diagnose vor allem in einem **Gespräch** über die Beschwerden statt.*

2. Therapie

*a) Durch **Wickel und Auflagen**, die sowohl warm als auch kalt sein können, werden bestimmte Körperstellen angeregt.*

*b) Bei der **Lymphdrainage nach Dr. Vodder** wird der Körper durch Streichen und Massage entwässert.*

*c) Die **Blutegeltherapie**, die vor allem bei Bluthochdruck und Venenerkrankungen angewandt wird, wirkt generell entkrampfend.*

C Naturheilmittel

Der Begriff „Naturheilmittel" ist recht ungenau. Hier werden die Arzneimittel aufgeführt, die nicht schon unter anderen Punkten aufgeführt worden sind, zu denen sie besser passen wie z.B. die Kräutertherapie aus dem TCM bei den Lebenskraft-Therapien in Kapitel 4.

1. Diagnose

*a) Die Diagnose findet in der Regel wieder im **Gespräch** statt.*

2. Therapie

*a) Bei der **Phytotherapie** (Pflanzenheilkunde) wird mithilfe von Salben, Tees, Inhalationen, Umschlägen, Bädern, Einnahmen (Tropfen) usw. geheilt. Ein bekanntes Beispiel für diese Heilweise ist die „Schwedenkräuter"-Mischung.*

*b) Bei dem im Mittelalter weit verbreiteten **Aderlass** wird dem Patienten gegen Bluthochdruck und zur Blutreinigung Blut entnommen.*

D Spezielle Medikamente

1. Diagnose

a) Auch hier beginnt die Therapie mit einem **klärenden** Gespräch.

2. Therapie

a) Die **Sauerstoff-Mehrschritt-Therapie** wird bei schweren Lungenkrankheiten eingesetzt. Dabei wird hauptsächlich über einen Schlauch über mehrere Tage Sauerstoff in die Lunge gepumpt. Es ist strittig, ob diese Methode zur Schulmedizin zählt oder nicht.

b) In der **Spagyrik** werden seit der Antike aus Pflanzen durch Vergärung, Veraschung, Destillation usw. Heilmittel hergestellt. Diese spagyrischen Heilmittel sollen nicht vorrangig die Krankheit bekämpfen, sondern den Körper stärken und seine eigenen Heilungskräfte aktivieren.

Die Spagyrik wird oft als Unterabteilung der Alchemie oder als mit ihr identisch angesehen.

c) Diese seit 2021 in Deutschland verbotene **Frischzellentherapie** spritzt die Zellen von toten Lämmern oder Kälbern in die Blutbahn ein, um den Körper zu verjüngen. Diese Therapie ist im letzten Jahrhundert in Europa weit verbreitet gewesen.

d) Bei der **Eigenbluttherapie** werden dem Körper mehrfach sehr kleine Mengen Blut entnommen und anschließend in eine Vene oder in den Gesäßmuskel gespritzt, um die Abwehrkräfte des Körpers anzuregen. Die Reaktion des Körpers zeigt sich meistens in einem leichten Fieber. Einige Krankenkassen übernehmen die Kosten für diese Therapieform.

e) Bei der **Eigenharntherapie** wird der eigene Harn entweder getrunken oder – nachdem er keimfrei gemacht wurde – injiziert. Die besten Wirkungen dieses Verfahrens sind bei Allergien, Asthma, Hautekzemen, Nesselfieber (Hautkrankheit), Rheuma und chronischen Entzündungen im Urogenitalbereich festgestellt worden.

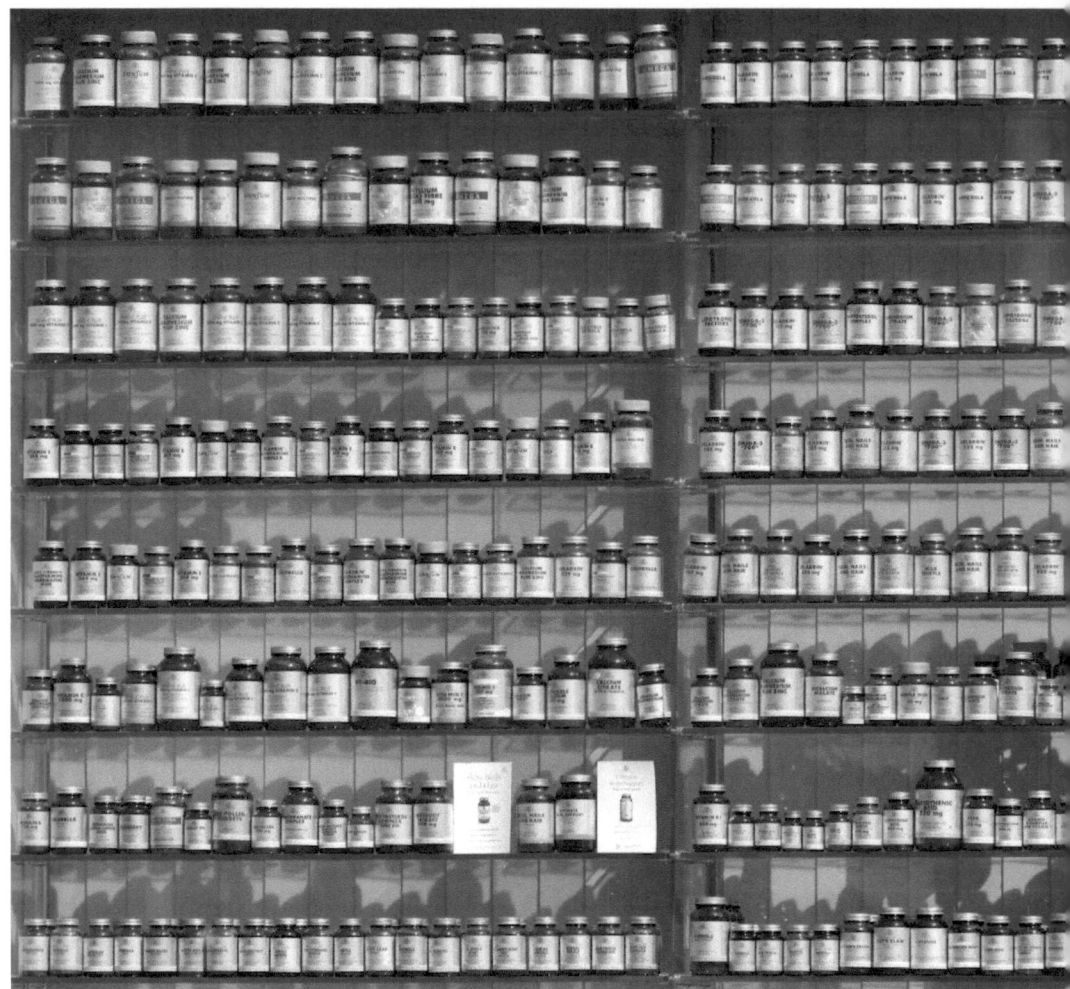

7. Analogie

♎

Der siebte Heilungs-Ansatz schaut auf Zusammenhänge. Die beiden wichtigsten sind dabei der Ausgleich und die Analogie.

Bei der Ausgleichs-Therapie wird davon ausgegangen, dass im Körper verschiedene Elemente – in der Regel Yin/Yang, oft Feuer/Wasser/Luft/Erde oder Feuer/Wasser/Luft/Holz/Metall – in ein Ungleichgewicht geraten sind und zur Gesundung wieder ins Gleichgewicht gebracht werden müssen.

Bei der Analogie-Therapie wird davon ausgegangen, dass „Gleiches Gleiches heilt". Die Analogie-Diagnose geht von der Selbstähnlichkeit aller Teile des Leibes und der Psyche eines Menschen aus, sodass man an einem Teil dieses Menschen seinen Gesamtzustand ablesen kann.

Diese Methode ist offensichtlich sinnvoll, wenn es darum geht, einem Kranken dabei zu helfen, sein physisches und psychisches Gleichgewicht wiederzufinden und eine Krankheit von Grund auf zu heilen.

I Schulmedizinische Heilweisen

A Paartherapie

Die Analogie im engeren Sinne ist kein Konzept der Schulmedizin. Man könnte lediglich mit etwas gutem Willen noch die Paar- und Gruppentherapien zu diesem Bereich zählen. Diese Therapien gehören nur am Rande noch zu den gesundheitsfördernden Maßnahmen und sind eher Heilungsversuche der sozialen Situation der Betreffenden.

1. Diagnose

*a) In der Regel wird sich eine Therapie als Paar, als Gruppe oder mit einem Coach als **Folgemaßnahme** aus vorangegangenen Einzeltherapien o.ä. ergeben.*

2. Therapie

*a) Bei der **Paartherapie** führt ein Paar unter Anleitung eines Therapeuten ein Gespräch über die gemeinsamen Probleme.*

*b) Bei einer **Gruppentherapie** führt eine Gruppe, deren Mitglieder dieselben oder zumindest sehr ähnliche Probleme haben, unter Anleitung eines Therapeuten ein Gespräch über diese Probleme.*

*c) Beim **Coaching** führt ein Therapeut, ein Fachmann oder sonst eine Person mit den benötigten Kenntnissen ein Gespräch mit einem Ratsuchenden.*

II Alternative Heilweisen

A Lebenskraft-Gleichgewichte

Die Grundannahme dieser Therapie-Methoden ist das Gleichgewicht von verschiedenen Bestandteilen im menschlichen Körper wie z.B. den vier Elementen in der Lebenskraft. Die Krankheit wird dabei als Ungleichgewicht zwischen ihnen aufgefasst, weshalb die Heilung in einem Wiederherstellen dieses Gleichgewichts zwischen ihnen besteht.

1. Diagnose

*a) Die Diagnose kann aus einem **Gespräch** bestehen, aber es können auch andere Untersuchungen und Methoden hinzukommen.*

2. Therapie

*a) Das indische **Ayurveda** (wörtlich: „Lebens-Weisheit") ist gewissermaßen eine „Bedienungsanleitung" für den Körper, die Bewegung, Ernährung, Lebensweise und Lebenseinstellung umfasst. Sie ist besonders wirksam bei zu hohem Blutdruck, bei Beschwerden in den Kniegelenken, chronischen-entzündliche Darmerkrankungen wie Colitis ulcerosa oder Morbus Crohn sowie bei Rheuma.*

*b) Die **Tibetische Medizin** hat denselben Ansatz wie das Ayurveda, aber hat etwas abweichende Heilmethoden. Sie hat sich u.a. bei der Behandlung von Gelbsucht bewährt.*

*c) Das **Unani** ist von seiner Herkunft und auch vom Vorgehen her die arabisch-islamische Variante des Ayurveda.*

*d) Die europäische Version dieses Heilungsansatzes findet sich in der **Spagyrik**, die bereits im vorigen Kapitel besprochen worden ist.*

B Analogiewirkung

Die Analogie ist neben der Lebenskraft das zweite wichtige Konzept der meisten alternativen Heilweisen. Sie geht davon aus, dass Gleiches auf Gleiches wirkt (z.B. Homöopathie) bzw. sich dass sich Gleiches gleich entwickelt (z.B. Astrologie).

Eine Schlussfolgerung aus diesem Prinzip ist die Selbstähnlichkeit aller Teile eines organischen Ganzen, das als Einheit entstanden bzw. erschaffen worden ist. Diese Selbstähnlichkeit ermöglicht es, von der Betrachtung des Zustandes eines Teils auf den Zustand des Ganzen zu schließen.

1. Diagnose

*a) Am Anfang wird auch hier ein **Gespräch** stehen, dass jedoch anschließend durch viele andere Maßnahmen ergänzt werden kann.*

*b) Die **Pulsdiagnose** aus der traditionellen Chinesischen Medizin (TCM) kann eine differenzierte Auskunft über die Gesundheit und den Zustand des Chi (Lebenskraft) eines Patienten geben.*

c) Bei der **Irisdiagnostik** *werden die Farben und Formen in der Iris des Auges anhand einer „Landkarte", auf der die Glieder und Organe des Körpers verzeichnet sind, betrachtet.*

d) Beim **Handlinienlesen** *benutzt man die Linien auf der Hand und den Zustand der Haut für die Diagnose. Auch hier gibt es eine „Körperteil-Landkarte", die bei der Diagnose auf die Hand projiziert wird.*

e) Dasselbe kann auch den Füßen gemacht werden. Bei der **Fußreflexzonen**-*Diagnose werden die Fußsohlen jedoch nicht nur angeschaut, sondern auch gedrückt und geprüft, welche Stellen schmerzen und welchem Organ sie entsprechend der „Fuß-Landkarte" entsprechen.*

f) Dasselbe Verfahren lässt sich auch bei der **Ohrdiagnose** *mit einer entsprechenden Landkarte durchführen. Hier schaut man nach auffälligen Verfärbungen der Haut u.ä.*

g) Im Gegensatz zu den bisher beschrieben Methoden, die immer den augenblicklichen Zustand des Körpers zeigen, bildet das **Geburtshoroskop** *die generellen Neigungen des Menschen und somit auch die möglichen Krankheiten ab.*

h) Schließlich kann man noch erlernen, auf systematische Weise das **Gleichnis zwischen Psyche und Krankheit** *zu erfassen, also zu erkennen, welche Krankheiten welchem psychischen Zustand entsprechen. Auf diese Weise lassen sich physische Krankheiten auch von ihrer psychischen Ursache her heilen.*

Bei Bedarf siehe: Harry Eilenstein – „Die 12 Zonen des menschlichen Körpers" in dieser Buch-Reihe.

2. Therapie: Reflexzonen

a) Durch Drücken der zu dem erkrankten Organ gehörenden **Fußreflexzonen** *lassen sich diese Organe anregen, wodurch man ihre Heilung unterstützen kann.*

b) Dasselbe gilt auch für die **Handreflexzonen**, *aber wird nur sehr selten auch tatsächlich praktiziert.*

c) Bei den **Ohrreflexzonen** *werden zwar auch die Punkte, die dem erkrankten Organ entsprechen, gedrückt, aber meistens wird eher die Akupunktur benutzt.*

3. Therapie: Analogie-Heilmittel

*a) In der **Homöopathie** wird dem Kranken ein Mittel gegeben, das bei einem Gesunden genau die Symptome hervorruft, die der Kranke hat.*

*b) In der **Steinheilkunde** werden Mineralien als Heilmittel benutzt. Die Kenntnis der Wirkungen wird wie in der Homöopathie durch den Selbstversuch von Gesunden erlangt.*

*c) Die 38 Blütenessenzen der **Bachblüten**-Therapie entsprechen 38 verschiedenen Zuständen des Menschen. Der Vorteil dieser Methode ist, dass sie mit 38 Heilmitteln recht übersichtlich ist – ihr Nachteil ist eben auch, dass sie mit nur 38 Mitteln auch nicht sehr differenziert ist.*

*d) In der Therapie mithilfe der **Schüssler-Salze** werden zwölf verschiedene Mineralsalze verwendet, die jeweils einer bestimmten Grundqualität entsprechen. Hier ist die Auswahl noch kleiner als bei den Bachblüten.*

*e) Die **anthroposophische Heilkunde** strebt nach einer ganzheitlichen Behandlung, die u.a. Gespräche, Eurythmie und eine etwas abgewandelte Form der Homöopathie miteinander kombiniert.*

*f) Die anthroposophische **Misteltherapie** ist eine spezielle Krebstherapie, die auf der Homöopathie aufbaut und die hier einzeln aufgeführt wird, da sie recht gut bekannt ist.*

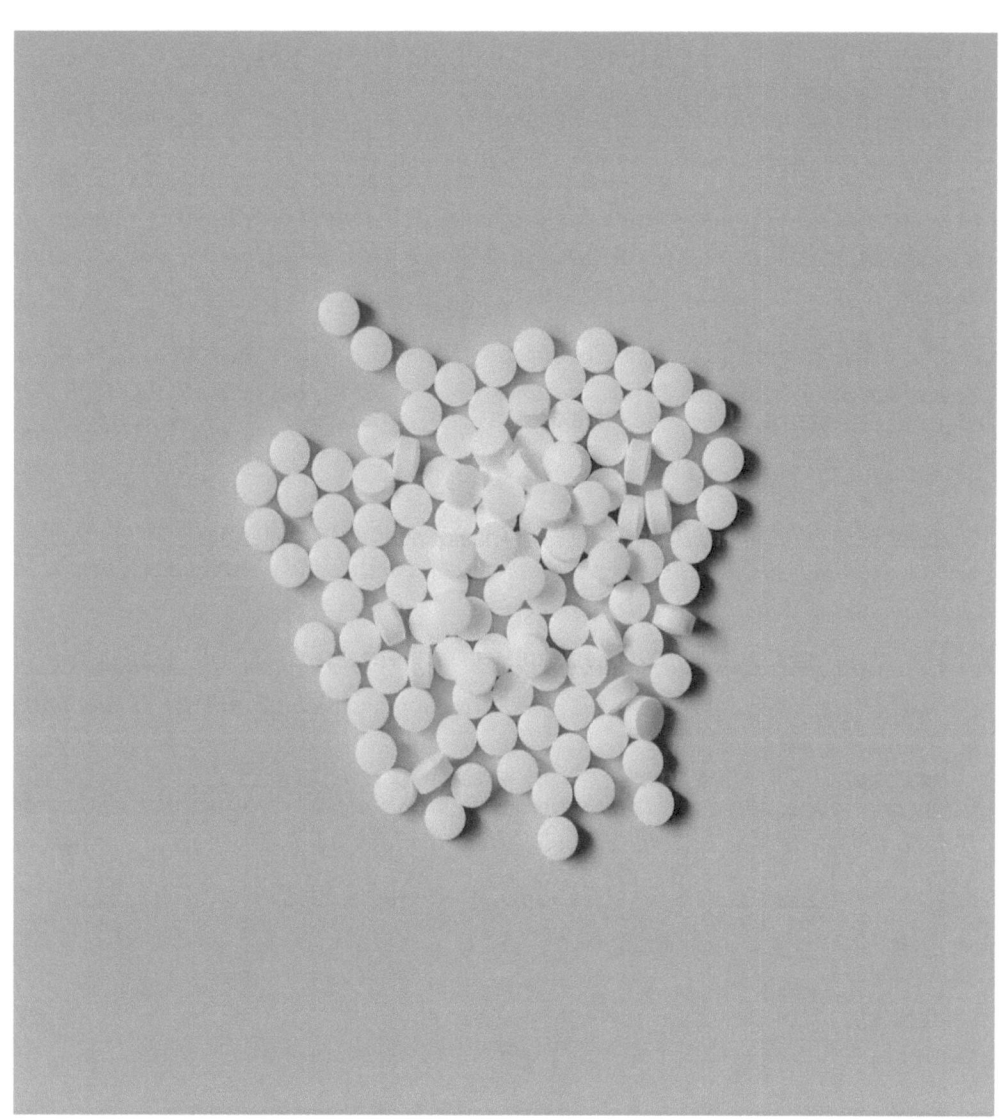

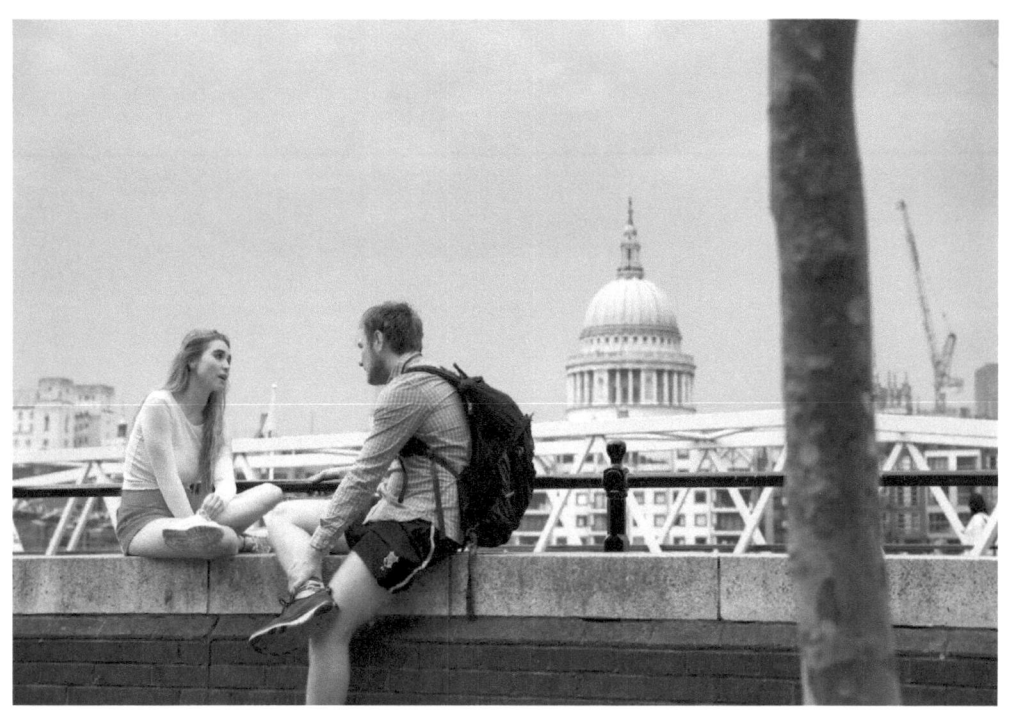

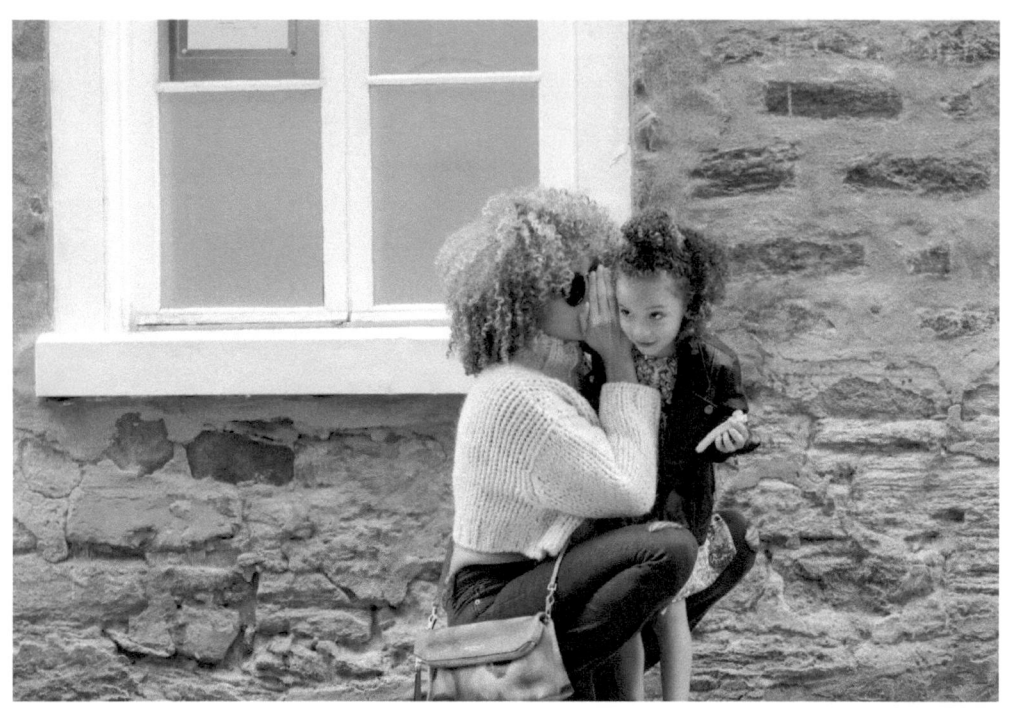

8. Kampf

♏

Diese Heilungsformen haben alle einen sehr kraftvollen und zugleich kämpferischen Charakter – sie streben einen Sieg oder eine Verwandlung an. Hier finden sich daher die spektakuläreren – und zugleich selteneren – Formen der alternativen Medizin.

Dieser Ansatz ist in Notfällen und bei ernsthaften Krisen die passende Vorgehensweise. Allerdings erfordert sie auch, dass die passenden Helfer vor Ort sind oder dass man die fähigen Heiler auch finden kann.

I schulmedizinische Heilweisen

A Chirurgie

Diese medizinische Richtung ist die markanteste Version der Schulmedizin, da in ihr in den menschlichen Körper eingegriffen wird und da für sie viele Apparate verwendet werden.

1. Diagnose

*a) Die Diagnose beginnt in der Regel mit einem **Gespräch** über die Beschwerden.*

*b) Mithilfe von **Ultraschall**-Aufnahmen kann ein Bild des kranken Organs erzeugt werden.*

*c) Mithilfe der **Röntgen**-Aufnahmen lassen sich ebenfalls Bilder des Körperinneren erschaffen, die jedoch eine etwas andere Qualität als die Ultraschall-Aufnahmen haben.*

*d) Die genauesten Aufnahmen aus dem Körperinneren können mit der **Computer-***

tomographie erzielt werden.

2. Therapie

*a) die Therapie besteht aus einer sehr großen Vielfalt von möglichen **Operation**, die z.T. mit Computern und den meist mehreren „Roboterarmen" eines Medizinroboters ausgeführt werden.*

B „Kampfmedizin"

1. Diagnose

*a) Die **Diagnose** beginnt wieder mit einem Gespräch.*

*b) Daran schließen sich meist mehrere **Untersuchungen** an.*

2. Therapie

*a) Die bekannteste „kämpferische Therapie" ist die Einnahmen von **Antibiotika**, die Bakterien im Körper abtöten können. Gegen Viren sind sie hingegen wirkungslos.*

*b) Die **Chemotherapie** ist vor allem aus der Krebsbehandlung bekannt.*

*c) Die **Tumor-Bestrahlung** stammt ebenfalls aus der Krebstherapie.*

*d) Der Extremfall einer Operation ist die **Amputation**.*

C Notfallmedizin

Die richtige Erste Hilfe in einem Notfall kann Leben retten.

1. Diagnose

*a) Hier liegt meistens ein deutlicher **optischer Befund** vor, der evtl. noch durch eine* *kurze Untersuchung ergänzt wird.*

*b) Wenn ein **Gespräch** möglich ist, können dem Kranken oder Verletzen auch einige Fragen gestellt werden.*

2. Therapie

*a) In manchen Fällen kann eine künstliche **Beatmung** notwendig sein.*

*b) Bei Unfällen ist das Stillen der Blutung mithilfe eines **Verbands** die Erste Hilfe.*

*c) Das Schienen eines **Bruchs** kommt erst nach der Beatmung und dem blutstillenden Verband an die Reihe.*

*d) **Operationen** können schließlich in der Regel erst anschließend im Krankenhaus durchgeführt werden.*

II alternative Heilweisen

A Religion/Magie – kraftvoll

1. Diagnose

*a) Diese Therapien beginnen zwar normalerweise auch mit einem **Gespräch**, aber nicht mit einem regulären Therapeuten, sondern eher mit einem religiös-spirituell-magischen Spezialisten – also einem Priester, Schamanen, Medizinmann, Geistheiler o.ä.*

Dieser Ansatz liegt ganz weit außerhalb der Schulmedizin und wird meistens nur von Kranken verfolgt, die ganz verzweifelt und hoffnungslos sind.

*b) Möglicherweise wird in diesem Zusammenhang auch eine **Traumreise** als Diagnose-Methode verwendet.*

2. Therapie

*a) In der „**Religiösen Medizin**" gibt es als den Normalfall das Gebet und als den Extremfall den Exorzismus.*

*b) Die Erfolge der „**Magischen Medizin**", die von Schamanen, Geistheiler, Heiligen u.ä. durchgeführt wird, hätte man früher je nach Weltanschauung „Wunder" oder „außergewöhnliche Magie" genannt. Die Menschen, die zu solchen Dingen in der Lage sind wie z.B. der 1995 verstorbene zypriotische Mystiker Daskalos (Stylianos Atteshlis) erzählen meist nicht herum, was sie können, da sie sonst keine Ruhe mehr in ihrem Leben hätten – daher gibt es mehr solcher Fälle, als allgemein bekannt werden.*

Daskalos hat z.B. das vollkommen krumme Rückgrat einer Freundin von mir dadurch geheilt, dass er ihr ein paarmal über den Rücken gestrichen hat. Das Röntgenbild ihrer Wirbelsäule vor und nach der Behandlung hatte kaum noch Ähnlichkeit miteinander.

Derartige Wunder sind aus allen Religionen und Kulturen bekannt – auch das Neue Testament ist voll davon. Gemeinsamkeiten dieser Wunderheilungen sind 1. das vollkommene Vertrauen des Heilers in das, was er tut – was meistens ein unerschütterliches Vertrauen in eine Gottheit oder in eine Weltanschauung impliziert, 2. eine vollkommen entspannte Mühelosigkeit bei der Heilung selber; und 3. die Öffnung des eigenen Bewusstseins zur Welt hin – diesen Zustand bezeichnet Buddha als die vier grenzenlosen Zustände eines Erleuchteten: grenzenloses Mitgefühl, grenzenlose Barmherzigkeit, grenzenlose Liebe und grenzenlose Freude.

Die Unterscheidung von „Religiöse Medizin" und „Magische Medizin" ist vor allem eine Frage der Weltanschauung.

*c) In der **Therotherapie** werden Heilmittel verwendet, die aus Tieren – vor allem aus Würmern, Kröten, Schlangen u.ä. – hergestellt werden. Da gegen diese Tiere eine weitverbreitete Abneigung besteht, werden diese Heilmittel vermutlich auch auf den Schatten der Psyche wirken und seine Integration und somit auch die Heilung fördern.*

*d) Ein Sonderfall sind die **Spontanheilungen** mit und ohne Hilfe von einem anderen Menschen.*

e) Wenn das Problem Lethargie, Mangel an Lebensmut und Selbstvertrauen, Gleich-

gültigkeit oder Ähnliches sein sollte, könnte auch ein Feuerlauf helfen, da man dabei auf jeden Fall „ganz wach" wird und ganz bei der Sache ist und außerdem noch sieht, dass etwas, das man für unmöglich gehalten hat – barfuß über glühende Kohlen gehen – doch möglich ist.

B „Kampfmedizin"

1. Diagnose

a) Auch hier ist das **Gespräch** *der Anfang der Klärung, welche Therapieform die passende für den Patienten ist.*

b) Möglicherweise folgt darauf noch eine eingehendere **Untersuchung***, falls dies nicht bereits vorher geschehen ist.*

2. Therapie

a) Bei der **Ozontherapie** *wird Ozon (O_3) entweder eingeatmet oder in die Blutbahn injiziert. Durch seine stark oxidierende Wirkung tötet Ozon Bakterien und Viren ab und ist daher in manchen Fällen eine Alternative zu Antibiotika. Diese Methode gehört in den Grenzbereich zwischen Schulmedizin und den alternativen Heilmethoden.*

C Schmerztherapie

1. Diagnose

a) Hier ist wieder das Gespräch die wesentliche Grundlage für die Therapie. Es ist *jedoch anzunehmen, daß solch ein Fall eine längere **Vorgeschichte** hat, in der bereits verschieden andere Möglichkeiten der Schmerzlinderung ausprobiert worden sind.*

2. Therapie

*a) Bei der **Neuraltherapie** werden lokale Betäubungen an schmerzenden Stellen sowie an Narben u.ä. Störungen, die selber oft nicht schmerzen, durchgeführt, um dadurch letztlich die Schmerzproblem des Patienten zu heilen. Bei dieser Therapie wird davon ausgegangen, daß die Ursachen für Schmerzen an einer Körperstelle weit von der schmerzenden Stelle entfernt liegen können.*

C Psychotherapie

1. Diagnose

*a) Vermutlich werden auch hier dem **Gespräch** mit dem Therapeuten schon andere Gespräche und Therapien vorausgegangen sein, da nur selten jemand sofort mit diesen etwas unbekannteren Therapie-Formen beginnen wird.*

2. Therapie

*a) In der von **Alfred Adler** begründeten Therapie-Richtung spielt die Konkurrenz vor allem unter Geschwistern sowie die Entwicklung eines funktionsfähigen Selbstbildes eine große Rolle.*

*b) Peter Levine hat eine Richtung der **Traumaheilung** entwickelt. Ein Trauma kann man am einfachsten als einen psychischen Krampf auffassen: Die Erinnerung an ein schreckliches Erlebnis, das noch immer mit heftigen Gefühlen aufgeladen ist, ist sozusagen in einer Konservendose im Keller der Psyche eingesperrt, die deshalb unter Druck steht und auf dem Regal rappelt und Unruhe in dem ganzen Haus der Psyche verbreitet. Solche Traumata zählen zu den größten Problemen, die eine Psyche haben kann.*

*c) Der **Rebirthing-Atem** (eine Form der Hyperventilation) lädt den Lebenskraft-*

körper so sehr mit Lebenskraft auf, dass schließlich alle Blockaden und verschlossenen Traumata eine nach der anderen aufbrechen und die verdrängten Inhalte der Psyche wieder zum Vorschein kommen und bewusst werden. Diese Therapie sollte man nicht als Solo-Experiment durchführen, sondern nur in Begleitung.

d) Die **Reinkarnations-Therapie** ähnelt der Hypnose. Ihr Grundproblem besteht darin, dass sich die Frage, ob die auftauchenden Bilder Erinnerungen an frühere Leben oder Gefühle aus diesem Leben sind, nur selten klären lässt. Hat jemand Angst vor Feuer, weil er im letzten Leben als Hexe verbrannt worden ist? Oder hat jemand in diesem Leben eine Angst vor Feuer entwickelt und hat sein Unterbewusstsein diese Angst dann zu dem Bild der Hexenverbrennung dramatisiert?

Wenn in diesen inneren Bildern viele unwichtige Details auftauchen, die sich nachprüfen lassen, ist die Wahrscheinlichkeit größer, dass es sich um Reinkarnations-Erinnerungen handelt. Schließlich dramatisiert das Unterbewusstsein nur die wichtigeren Dinge zu inneren Bildern, die man in Träumen, auf Traumreisen und unter Hypnose sehen kann.

Trotz dieser Unsicherheit können durch diese Methode durchaus bisher verborgene Inhalte der Psyche bewusst werden, deren anschließende Heilung hilfreich sein kann. Für die Heilung ist es zum Glück egal, woher diese Bilder stammen, da es sicher ist, dass sie aus der Psyche stammen und dort eine größere Kraft und folglich auch eine größere Wirkung haben.

C   Notfalltherapie

1.   Diagnose

a) Hier ist nicht das Gespräch, sondern eine **erschreckende Situation** oder eine **Verletzung** der Auslöser für das Verabreichen der Notfallmedizin.

2.   Therapie

a) Die einzige etwas bekanntere Form der Notfall-Medizin aus dem alternativen

*Bereich sind die **Notfall-Tropfen** aus den Bachblüten, die z.B. zur Auflösung eines Schocks gleich nach seiner Entstehung verwendet werden können.*

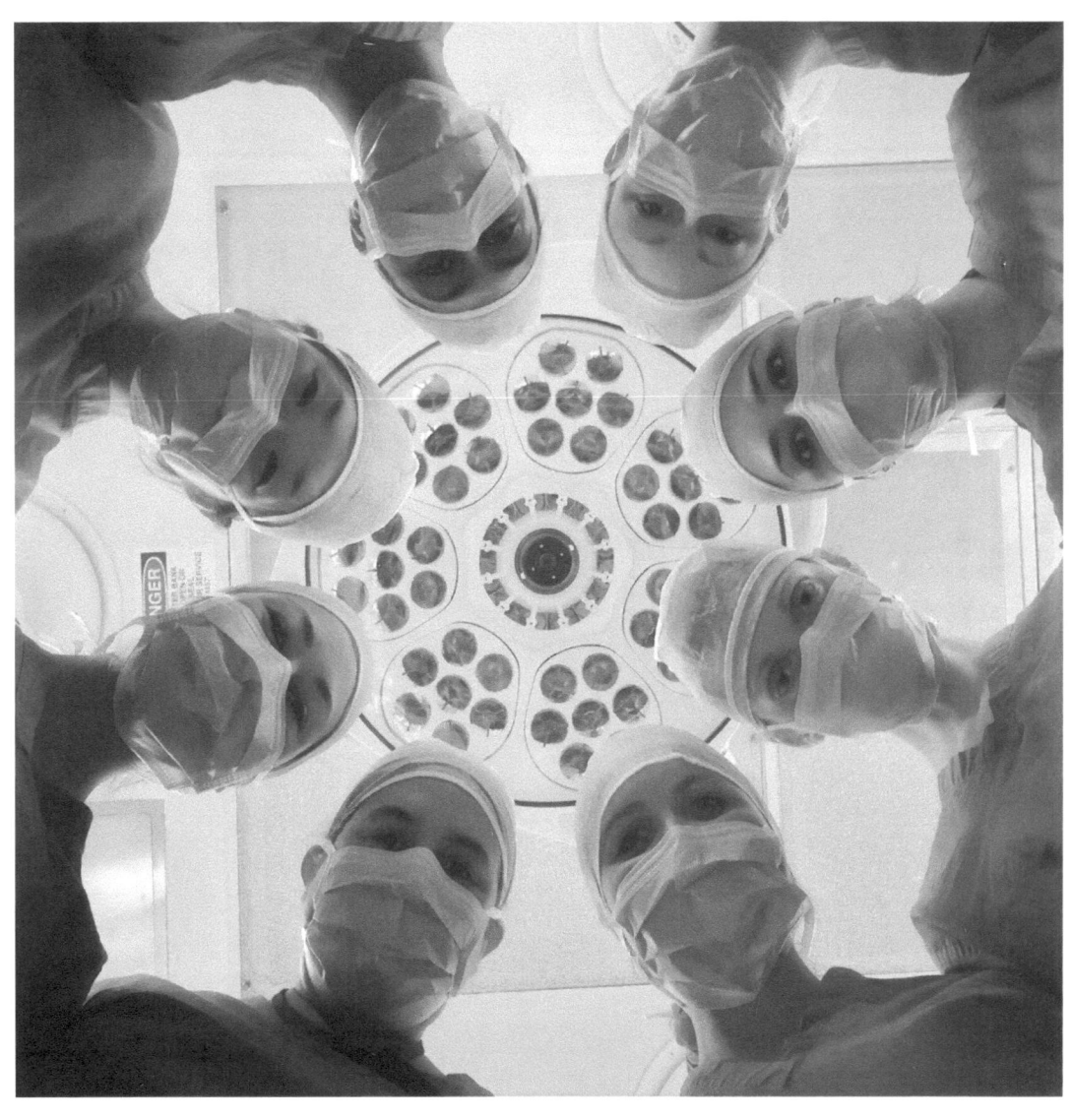

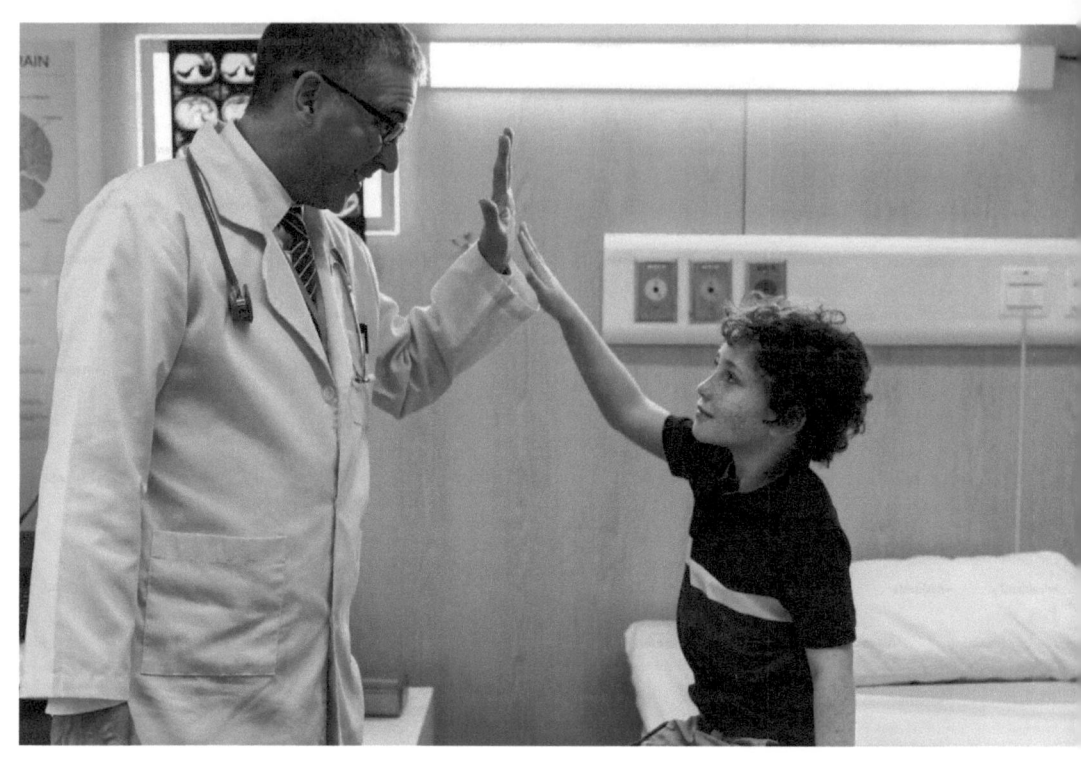

9. Zielorientierung

Dieser Ansatz bezieht sich auf die Lebens-Motivation eines Menschen, die möglicherweise erlahmt oder vollständig in einer Depression oder in einem Burnout zusammengebrochen ist. Ohne das Streben nach eigenen Zielen in seinem Leben hört das Leben schlichtweg auf …

Dieser Ansatz ist dann besonders wichtig, wenn durch Depressionen, Burnout, Selbstmordversuche u.ä. der Lebenswille erschöpft bzw. gebrochen ist.

I Schulmedizinische Heilweisen

A Psychologie

1. Diagnose

*a) Die Diagnose beginnt entweder mit einem **Gespräch** oder durch eine **Überweisung** von Ärzten, die den Kranken bereits zuvor behandelt haben.*

2. Therapie

*a) Möglicherweise werden dem Patienten eher **körperbezogene Psychotherapien** empfohlen, um seine Motivation und seinen Lebenswillen und auch ein wenig Optimismus wiederherzustellen.*

*b) Es könnte auch sein, dass sich die Therapie nach der Erholung von einer Depression oder einem Burnout vor allem auf die **Motivationsförderung** bezieht. Das wäre dann möglicherweise nicht nur die Aufgabe eines Psychotherapeuten, sondern auch* *eines Sozialarbeiters.*

*c) Es wäre auch denkbar, dass vor allem **Alltagshilfen** – vermutlich wieder durch einen Sozialarbeiter – angeboten werden.*

*d) Bei größeren Problemen könnten auch Alltagshilfen wie **Integrationshelfer** oder **betreutes Wohnen** für den Übergang zurück in eine „normales Leben" angeboten werden.*

II Alternative Heilweisen

A Psyche-orientierte Methode

1. Diagnose

*a) Auch im alternativen Heilungsbereich wird die Diagnose mit einem **Gespräch** beginnen. Vermutlich sind diesem Gespräch aber schon Gespräche mit anderen Ärzten und verschiedene andere Behandlungen vorausgegangen.*

2. Therapie

*a) Die schlichteste alternative Methode zur Wiederherstellung der Lebens-Motivation ist das **Positive Denken**. Das wird jedoch vermutlich nur bei geringen Störungen helfen.*

*b) Eine andere Möglichkeit sind die verschiedenen Arten des mentalen Trainings wie z.B. das **Neuro-Linguistische Programmieren** (NLP), das aus einer Vielzahl von Methoden besteht und – wie der Name schon sagt – die „Umprogrammierung" des Gehirns zum Ziel hat. Früher nannte man diese Methode auch „Autosuggestion".*

*c) Möglicherweise kann auch die **Biofeedback-Therapie**, bei der eigene Zustände erlebbar gemacht werden, weiterhelfen. Bei dieser Methode wird z.B. der Herzschlag durch Töne wahrnehmbar gemacht, wodurch der Patient hören kann, wenn sich sein Herzschlag beschleunigt und er offenbar gerade etwas sagt oder fühlt, was in ihm*

Stress hervorruft.

Dieser Ansatz ähnelt einem „Lügendetektor für sich selber".

*d) Ein anderer Ansatz wäre eine **Familienaufstellung**, die durchgeführt wird, um den eigentlichen Grund für die Motivations-Blockade herauszufinden und zu heilen.*

*e) Noch eine andere Möglichkeit wären Meditationen und **Traumreisen zur eigenen Seele**. Dieser Ansatz wäre erfolgversprechend, wenn der Betreffende sich gar nicht mehr bewusst ist, wer er eigentlich ist und was er eigentlich will.*

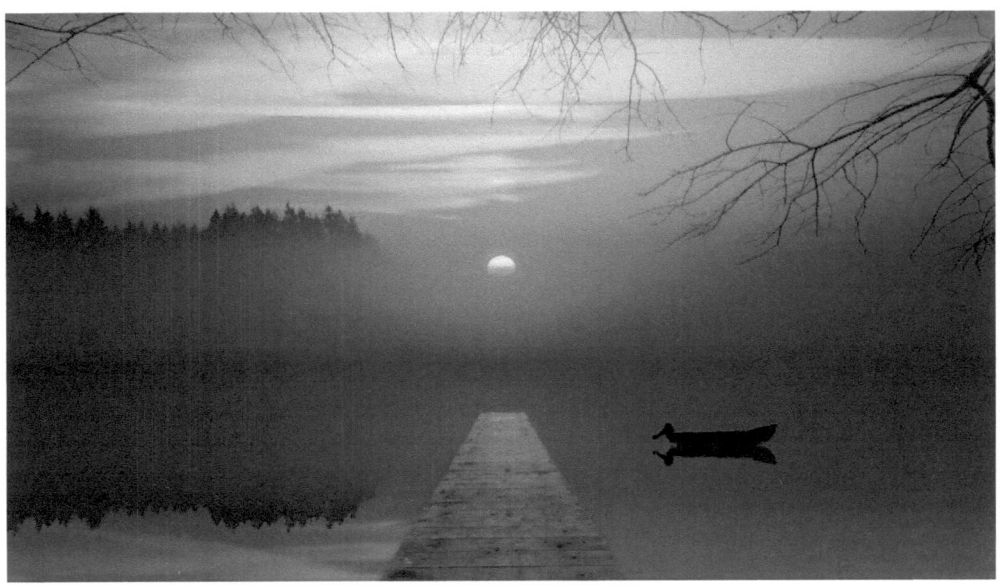

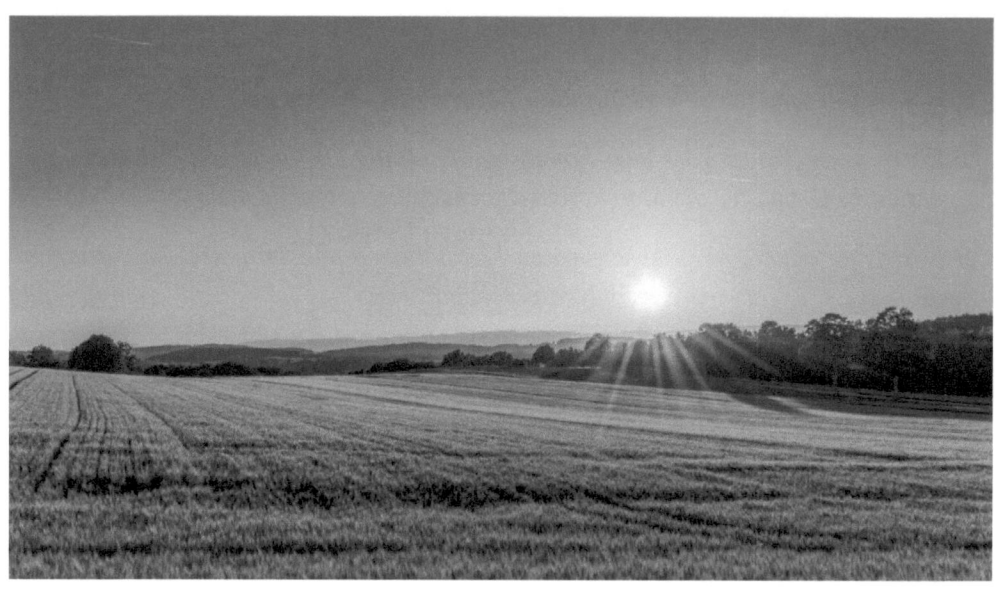

10. Entspannung

VS

Ein sehr wichtiges Element bei jeder Heilung ist die Entspannung. Dies bezieht sich sowohl auf die zu hohe leibliche Anspannung, die zu einem leiblichen Krampf werden kann, als auch auf die zu hohe psychische Anspannung, die zu einem psychischen Krampf, also zu einer Fixierung oder einem Trauma werden kann.

Dieser Ansatz ist für diejenigen am wichtigsten, die dauernd im Stress sind und die niemals zur Ruhe kommen können. Durch diese Entspannungsmethoden können Depressionen, Burnout u.ä. vermieden werden.

I Schulmedizinische Heilweisen

A Entspannungsmethoden

Ein kleines bisschen Anspannung oder Nervosität kann leistungssteigernd sein, doch ein größeres Maß an Anspannung ist hinderlich. Die extreme Form der Anspannung sind der körperliche Krampf und der psychische Krampf (Trauma).

1. Diagnose

a) Das Vorhandensein eines körperlichen Krampfes kann durch ein Gespräch herausgefunden werden.

b) Es ist jedoch auch möglich, dass dem Patienten seine Muskelverhärtung oder sein Krampf gar nicht bewusst ist, sodass dieser Befund nur durch eine Untersuchung festgestellt werden kann.

2. Therapie

*a) Eine naheliegende Methode zur Auflösung der Muskelverhärtungen und der Krämpfe ist die **Massage**.*

*b) Eine andere Methode, bei der der Patient selber aktiv wird, ist die **Progressive Muskelentspannung**, die vor allem darin besteht, die Muskeln abwechselnd gezielt anzuspannen und wieder zu entspannen. Dies ist oft ein Bestandteil einer Verhaltenstherapie.*

Die Methoden der Verhaltenspsychologie sind besonders effektiv, wenn sie als „Erdung" der Erkenntnisse und Entschlüsse nach einer vorhergehenden Klärung und Selbsterkenntnis genutzt werden.

*c) Das **Autogene Training** benutzt innere Entspannungsübungen, d.h. man liegt die ganze Zeit bei dieser Methode. Dabei werden innere Vorstellungen benutzt. Diese Methode ist eine Form der Selbsthypnose. Sie ist eine gesetzlich anerkannte Therapiemethode.*

*d) Möglicherweise wird auch ganz einfach ein **Reha-Training** empfohlen.*

*e) Es wäre auch das Verschreiben einer **Kur** denkbar, damit der Patient Zeit bekommt, sich einmal über längere Zeit zu entspannen.*

II Alternative Heilweisen

A Entspannungsmethoden

Bei den alternativen Heilweisen spielen die Entspannungstechniken oft eine größere Rolle als bei der Schulmedizin.

1. Diagnose

*a) Auch hier beginnt die Diagnose in der Regel mit einem **Gespräch**. In vielen Fällen wird der Patient, wenn er sich an die alternativen Heilweisen wendet, schon ein etwas klareres Verständnis für sein Problem haben als es durchschnittlich üblich ist*

2. Therapie

*a) Eine beliebte und wirksame Methode zur Erlangung einer größeren physischen und psychischen Entspannung ist das **Yoga**. Bei den meisten Übungen sitzt man auf dem Boden. Es gibt nur wenige, stets langsame Bewegungen.*

*b) Dasselbe gilt für das **Tai-Chi**, das etwas dynamischer ist als das Yoga. Bei den meisten Übungen steht man. Man bewegt sich die meiste Zeit – in der Regel langsam.*

*c) Bei der vom Judo abgeleiteten **Feldenkrais-Methode** macht man eher kleine, langsame Bewegungen. Wie bei den beiden vorigen Methoden ist man auch hier aufmerksam auf die eigenen Bewegungen. Dadurch löst man falsche Bewegungsfolgen und die sich daraus ergebenden körperlichen Probleme wieder auf und lernt erneut die richtigen Bewegungsfolgen. Man kann diese Methode in etwa als „Osteopathie, die man selber durchführt" ansehen.*

*d) Die **Eutonie** ist sowohl eine vorbeugende als auch eine heilende Methode – was auch für Yoga und Tai-Chi zutrifft. Durch die vielfältigen Übungen mit und ohne Hilfsmittel (Stäbe, Bälle, Balanciergeräte u.ä.) wird eine verbesserte Körperwahrnehmung, Körperhaltung und Körperspannung erreicht.*

*e) Das **Shiatsu** ist eine entspannende und entkrampfende Massage-Technik.*

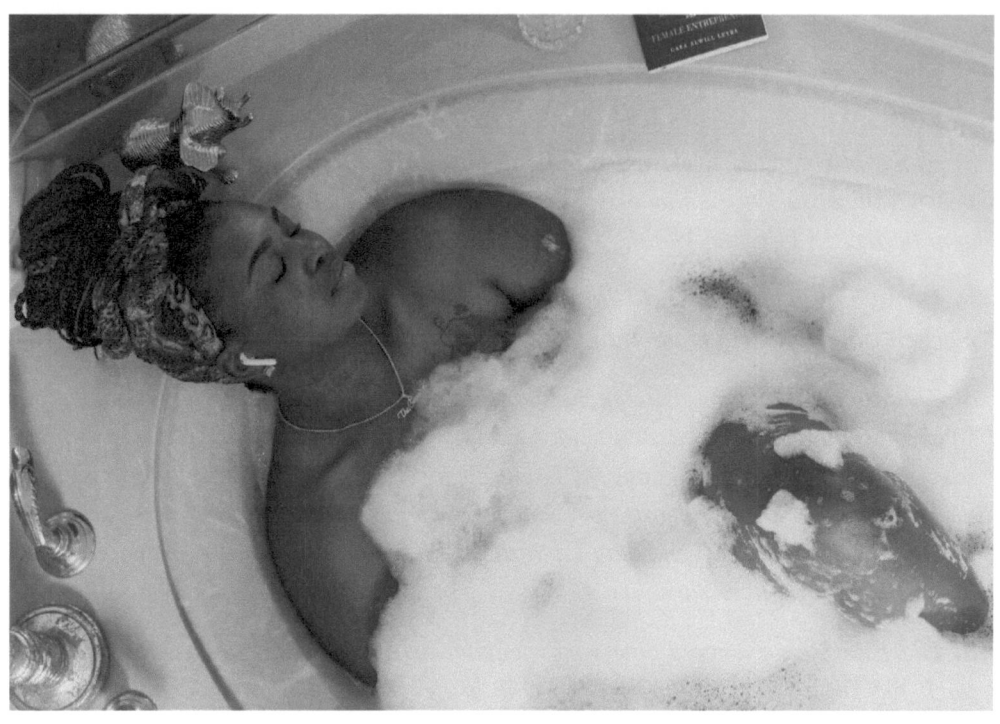

11. Technik

≋

Bei der Heilung wurden seit jeher auch technische Hilfsmittel verwendet, die mittlerweile eine fast unüberschaubare Vielfalt erreicht haben – sowohl in der Schulmedizin als auch in den alternativen Heilungsmethoden.

Die vielen Geräte sind sowohl in der Schulmedizin als auch in der alternativen Medizin ausgesprochen hilfreich. Da der Einsatz solcher Geräte vor allem im schulmedizinischen Bereich jedoch sehr teuer ist, könnte die verstärkte Erforschung und Nutzung der alternativen Heilmethoden auch die Kosten im Gesundheitswesen senken – was ausgesprochen wünschenswert wäre.

I Schulmedizinische Heilweisen

A Werkzeuge und Apparate

Die Schulmedizin hat eine sehr große und hilfreiche Vielfalt an Möglichkeiten der Diagnose mithilfe von Werkzeugen und Apparaten entwickelt.

1. Diagnose

*a) Der Beginn der Diagnose ist immer das **Gespräch**. Daraus ergibt sich in der Regel die Wahl der weiteren Diagnose-Methoden.*

*b) Der zweite Schritt ist oft der **optische Eindruck**, den der Patient macht.*

*c) Je nach Symptomen wird die **Körpertemperatur** (Fieber) gemessen.*

*d) Ebenso ist das Messen des **Pulsschlags** von großer Bedeutung.*

*e) Dasselbe gilt für das Messen des **Blutdrucks**.*

*f) Mithilfe eines **Pulsoxymetrie-Geräts** kann der Sauerstoffgehalt des Blutes bestimmt werden.*

*g) Das Gerät, das geradezu zu einem Symbol für die Schulmedizin geworden ist, ist das **Stethoskop**, mit dessen Hilfe die Atmung und der Zustand der Luge untersucht werden kann.*

*h) Der Zustand des Körperinneren kann teilweise durch **Abtasten** erkannt werden.*

*i) Das **Röntgen** erzeugt Bilder des Körperinneren – am deutlichsten zeigt diese Methode den Zustand der Knochen.*

*j) Auch das **Ultraschallgerät** erzeugt Bilder des Körperinneren – bei dieser Methode sind die weichen Strukturen der Organe deutlicher sichtbar.*

*k) Durch die **Computertomographie** entstehen die genauesten Bilder des Körperinneren.*

*l) Es gibt noch **sehr viele weitere Werkzeuge und Geräte** für die Diagnose.*

2. Therapie: Werkzeuge und Apparate

Auch bei der Therapie gibt es eine fast unüberschaubare Vielfalt an hilfreichen Werkzeugen und Apparaten.

*a) Das von **Wärmelampen** ausgestrahlte Rotlicht dient der Entspannung der Muskeln.*

*b) Die **Sauerstoffmaske** dient der künstlichen Beatmung.*

*c) Die **Herz-Lungen-Maschine** stabilisiert Herzschlag und Atmung und kann sie auch für eine begrenzte Zeit ganz ersetzen.*

*d) Der **Defillibrator** kann durch gezielte Stromstöße Störungen des Herzschlags und auch einen Herzstillstand beheben.*

*e) Ein **Herzschrittmacher** ist ein implantiertes Gerät, das den Herzschlag reguliert.*

*f) Die Vielfalt der – oft gefürchteten – **zahnärztlichen Geräte** sind den meisten Menschen gut bekannt. Am berüchtigsten sind wahrscheinlich der Bohrer und die Spritze.*

*g) Das waren nur einige Beispiele für die **große Vielfalt an Werkzeugen und Apparaten**, die in der schulmedizinischen Therapie verwendet werden.*

3.   Therapie: Prothesen

*a) Die am weitesten verbreitete Prothese ist sicherlich das **Gebiss**, das jedoch im Allgemeinen eher nicht zu den Prothesen gezählt wird.*

*b) Die älteste Form der Prothese ist sehr wahrscheinlich die **Krücke**.*

*c) Die berühmteste Prothese ist vermutlich das **Holzbein**, das zu jedem „echten" Piratenkapitän gehört.*

*d) Der **Rollator** ist mittlerweile ein weit verbreitetes Hilfsmittel, das die Krücke weitgehend ersetzt hat.*

*e) Eine neue Entwicklung sind die „**Roboter-Prothesen**", die durch die elektrischen Impulse in den Nervenenden z.B. am Ellenbogen bei einem fehlenden Unterarm gesteuert werden. Sie sind 1977 als Fiktion aus den „Star Wars"-Filmen bekannt geworden, doch mittlerweile sind sie Realität geworden.*

II   alternative Heilweisen

A   Werkzeuge und Apparate

Generell kommt die alternative Medizin mit recht wenigen Diagnose-Werkzeugen und Diagnose-Apparaten aus.

1.   Diagnose

*a) Bei der **Kirlian-Photographie** wird das elektrische Feld rings um den Körper fotografiert. Die dabei auftretenden Abweichungen von der Form des normalen elektri-*

schen Feldes werden dann für die Diagnose verwendet.

*b) Bei der **Haaranalyse** wird die Substanz eines Haares des Patienten chemisch unter-sucht.*

*c)   Wenn man möchte, kann man auch solche Dinge wie das **Pendel** und die **Wünschelrute** zu den Hilfsmitteln der alternativen Heilweisen zählen.*

2.   Therapie

*a) Das **Kinesiotape** ist ein buntes, textiles Klebeband, das auf die Haut aufgeklebt wird und das mit dem vor allem der Zustand der Muskulatur verbessert werden soll. Diese Methode ist mittlerweile weit verbreitet.*

*b) **Lichttherapie-Geräte** sind spezielle Lampen, in deren Licht man eine „Licht-Dusche" nimmt.*

*c) Bei der Iontophorese werden Medikamente und ein leichter Strom über die Haut aufgenommen. Dafür wird ein **Iontophorese-Gerät** benötigt.*

*d) Bei der **Bioresonanz-Methode** (Radionik) wird ein **Bioresonanz-Gerät** benötigt, an das der Patient dann über zwei oder mehr Elektroden angeschlossen wird.*

*e) Der **Multiwellen-Oszillator** sendet hochfrequente elektromagnetische Wellen aus, die Krebs heilen sollen.*

*f) Die **Schwingungsmedizin** umfasst Licht, Musik, Skalarwellen und Hochfrequenzen, die durch die passenden Geräte erzeugt werden.*

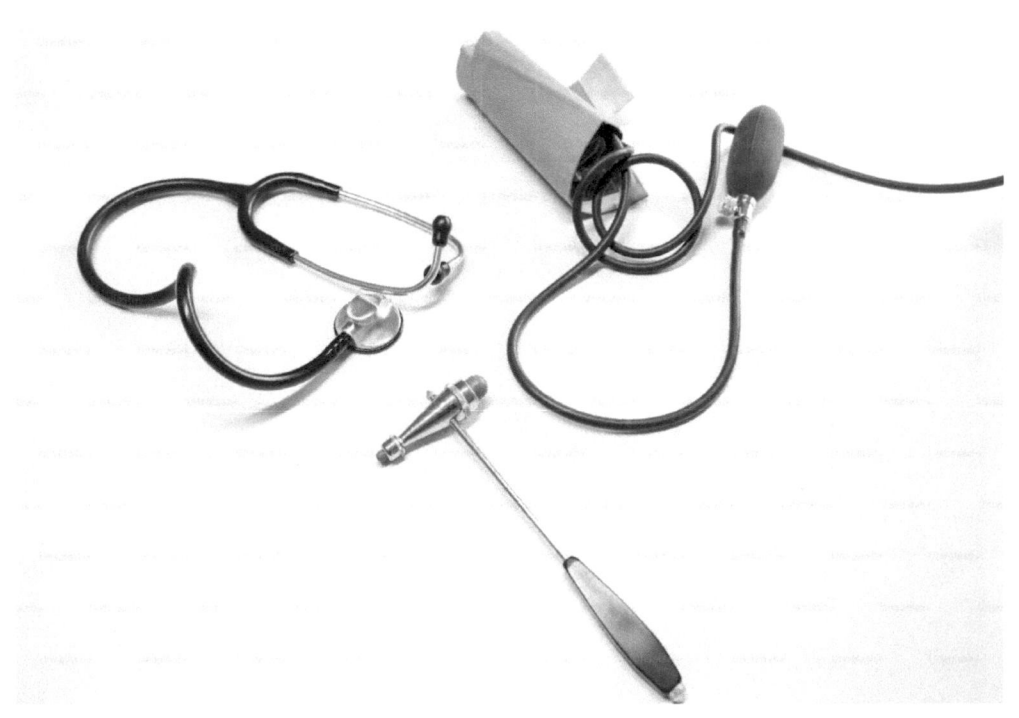

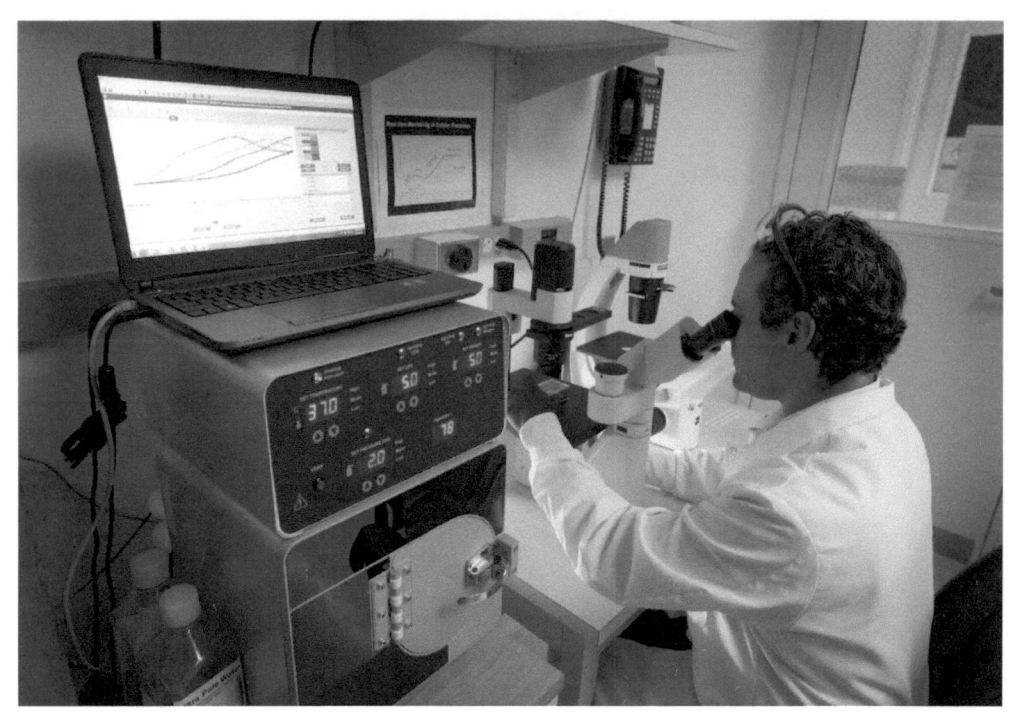

12. Umfeld

H

Schließlich müssen als zwölftes und letztes auch noch die Lebensumstände eines Menschen berücksichtigt und evtl. geändert werden, wenn man eine dauerhafte Heilung erreichen will.

Dieser Ansatz sollte eigentlich immer berücksichtigt werden – wozu allerdings nur sehr selten in dem Diagnose-Gespräch oder gar in der Therapie Zeit ist.

I Schulmedizinische Heilweisen

A soziale Therapie

Die soziale Therapie ist mittlerweile als oft notwendige Ergänzung zur Psychotherapie weitgehend etabliert worden. Zumindest besteht ein allgemeines Bewusstsein über den Einfluss des sozialen Umfeldes auf die Psyche.

1. Diagnose

*a) Die Lage eines Patienten wird im Allgemeinen in einem **Gespräch** geklärt und genauer betrachtet.*

2. Therapie

*a) Bei größeren Missständen wird dem Patienten ein **Sozialarbeiter** zur Seite gestellt, der ihm hilft, seine Lebensumstände wieder – so weit dies möglich ist – zu verbessern.*

*b) Manchmal ist auch ganz schlicht ein **Umzug** notwendig, wenn der Patient z.B. neben einem Schlachthaus, einer Fabrik, einem Bordell, einer Kaserne, einem Gefängnis oder an einem ähnlichen Ort wohnt, dessen Einfluss für einen Großteil seiner psychischen Probleme verantwortlich ist.*

*c) In manchen Fällen ist auch ein **Entzug** in einer Drogenklinik o.ä. notwendig.*

*d) In vielen Fällen ist es ausgesprochen **schwierig**, die Lage eines Patienten in sozialer Hinsicht zu verbessern, da er fest in seiner alten Umgebung, in seinen gewohnten Mustern und Beziehungen steckt.*

II Alternative Heilweisen

A   Religion/Magie – sanft

Die hier aufgeführten Methoden sind im Gegensatz zu den kämpferisch-kriegerischen Methoden in Kapitel 8 sanft und friedlich.

1.   Diagnose

*a) In den meisten Fällen wird der Patient durch ein **Gespräch** dazu angeregt, einmal auch eine spirituelle, religiöse oder magische Methode zur Verbesserung seiner Lebensumstände auszuprobieren.*

2.   Therapie

a) Das Vertrauen in eine Gottheit oder in Gott ist die Grundlage für den Glauben, der Berge versetzen kann. Die meisten Spontanheilungen finden bei Menschen statt, die zuvor einen solchen Glauben bzw. einen solchen Heilungswillen entwickelt hatten.

B soziale Therapie

1. Diagnose

*a) Die Erkenntnis, dass etwas an dem sozialen Umfeld verändert werden muss, kommt manchmal im **Gespräch mit einem Therapeuten**, öfter jedoch vermutlich im **Gespräch mit Familienangehörigen oder Freunden**.*

2. Therapie

*a) Durch erfolgreiche **Familienaufstellungen** können die Bindungen an bestimmte Verhaltensmuster aufgelöst werden, was dann auch eine Veränderung der sozialen Situation bewirken kann.*

*b) Möglicherweise kann auch das **Gespräch mit einem Priester** oder Schamanen oder auch eine Beichte für den Notleidenden neue Wege und Verhaltensweisen eröffnen.*

*c) Anschließend an die Erkenntnis der Notwendigkeit von Veränderungen und an den Entschluss zu diesen Veränderungen ist immer auch die konkrete **Umsetzung** dieser Entschlüsse notwendig, damit sich das Leben des Betreffenden auch wirklich ändern und verbessern kann.*

C Lebenskraft-Lebensumfeld

1. Diagnose

a) Das vorliegende Problem wird in der Regel in einem Gespräch geklärt.

b) Durch Rutengehen (Wünschelrute) können evtl. Leylines, die eine harte Ausstrahlung haben, wie man sie oft an den Wohnorten von Krebskranken findet, entdeckt werden.

2. Therapie

a) In vielen Fällen lässt sich durch eine Umgestaltung des Wohnraums der Einfluss der störenden Leylines vermeiden.

b) In vielen Fällen kann auch das energetische Feng Shui helfen, durch das die Lebenskraft an einem Ort gründliche umgestaltet werden kann.

Bei Bedarf siehe dazu auch „Die Zwölf Fundamente des Wohnens" aus dieser Buch-Reihe.

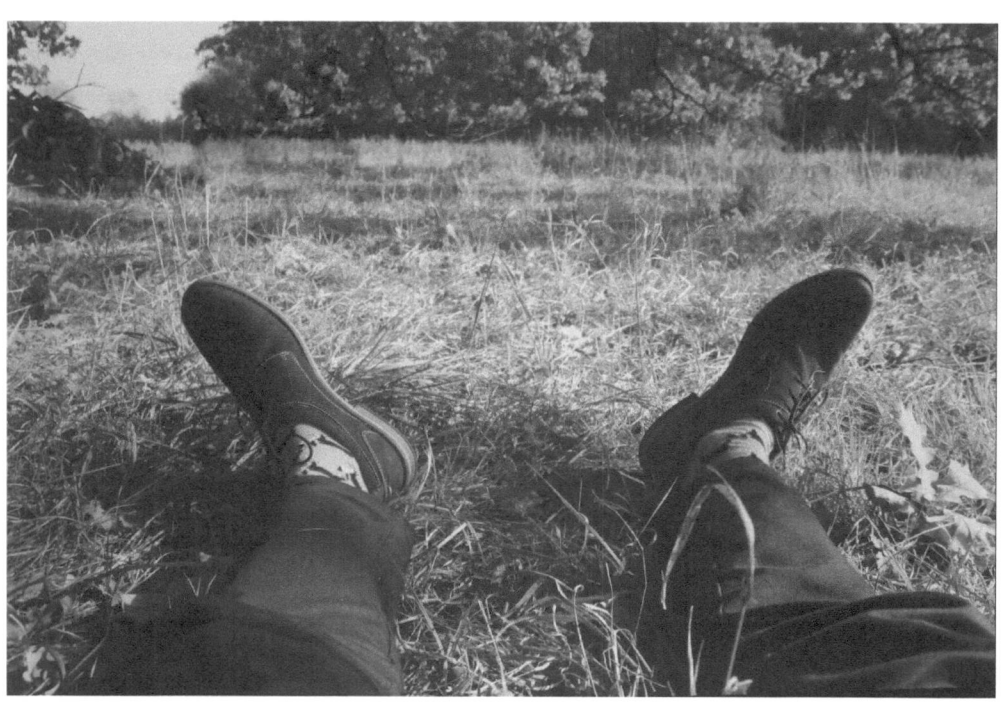

Die 12 Ansichten über das Impfen

Entwürfe für die Zukunft – Band 12

Inhaltsübersicht

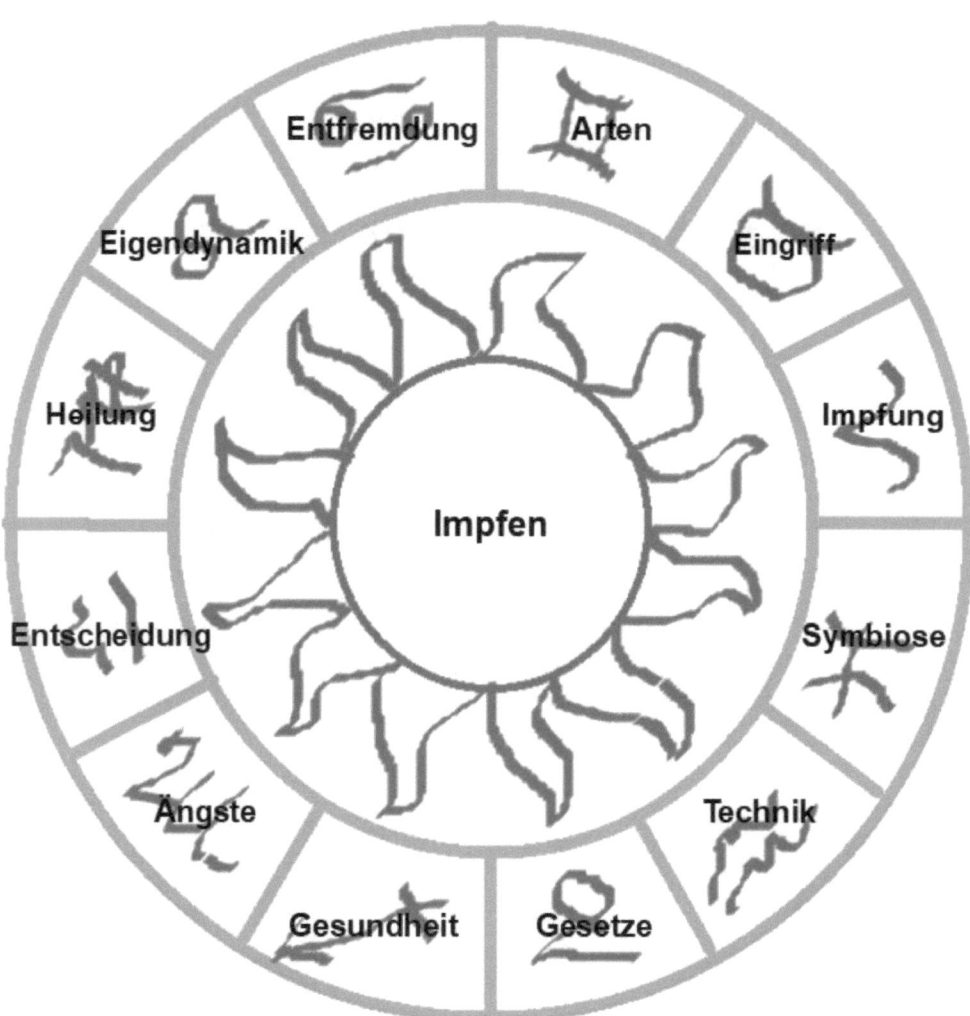

1. Impfung

♈

Seit der Corona-Pandemie ist das Impfen wieder zu einem Thema geworden, über das heftig gestritten wird. Die beiden Fronten des „Dafür" und des „Dagegen" standen sich dabei oft unversöhnlich gegenüber.

Vielleicht kann man einem sinnvollen Verhalten näher kommen, indem man sich genau anschaut, was bei einer Impfung eigentlich geschieht und warum das Impfen überhaupt erfunden worden ist.

Verabreichungs-Formen

Zunächst einmal besteht eine Impfung daraus, dass dem Körper eine Substanz hinzugefügt wird: durch eine Spritze, durch die Einnahme mit dem Mund oder durch ein Pflaster auf der Haut.

Die meisten Impfstoffe werden durch eine Spritze verabreicht, da die Verdauung die meisten Impfstoffe teilweise oder ganz neutralisiert. Daher ist die Schluckimpfung recht selten. Auch die Einnahme durch ein Pulver oder eine Flüssigkeit, die in die Nase gegeben und dort von den Schleimhäuten aufgenommen wird, ist eher selten. Die Aufnahme der Impfstoffe durch die Haut mithilfe eines aufgeklebten Pflasters mit Wirkstoffen ist zumindest bisher noch seltener.

Aktive und passive Impfungen

Man kann zwei Arten der Impfung unterscheiden, die auch grundlegend verschiedene Wirkungen haben:

Bei der **passiven Impfung** werden dem Körper Antikörper verabreicht. Diese Antikörper übernehmen – solange sie in ausreichender Menge im Körper vorhanden sind, die Verteidigung gegen die Krankheitserreger. Diese Antikörper werden aus dem Blut von Tieren oder Menschen gewonnen, die die Krankheit bereits gehabt und überstanden haben. Diese Impfung wird nur angewandt, wenn jemand bereits erkrankt ist und dringend Hilfe braucht, weil der Körper des Kranken zu schwach ist, um sich selber zu helfen, oder weil der Körper bei einer bestimmten Gefahr wie z.B. nach dem Biss durch einen tollwütigen Hund generell Unterstützung braucht.

Diese Art der Impfung wirkt sofort, weil bei ihr das benötigte Gegenmittel verabreicht wird. Dieser Schutz ist allerdings nicht von Dauer und muß immer wieder einmal aufgefrischt werden – die Antikörper werden schließlich nicht vom Körper produziert, sondern kommen von außen und werden dem Körper zugefügt.

Einige Totimpfstoffe wie z.B. die Impfstoffe gegen Tetanus töten nicht den Erreger, aber verhindern den Ausbruch der Krankheit, indem sie die Giftstoffe der Erreger neutralisieren, die die Krankheit auslösen.

Bei der **aktiven Impfung** werden dem Körper entweder der lebende Krankheitserreger selber (Lebendimpfstoff) oder Teile des toten Krankheitserregers (Totimpfstoffe) verabreicht. Diese Impfstoffe aktivieren das körpereigene Immunsystem, das dann die benötigten Antikörper produziert. Bei dieser Methode lernen die weißen Blutkörperchen, den Erreger zu töten. Die weißen Blutkörperchen haben zwar ein Gedächtnis, das sich merkt, wie sie den Erreger töten können, doch bei manchen Erregern muss das Gedächtnis der weißen Blutkörperchen nach einigen Jahren aufgefrischt werden.

Bei der aktiven Impfung müssen erst im Verlauf von einigen Tagen bis zwei Wochen die Antikörper gebildet werden, die dann in Zukunft vor der Krankheit schützen.

Natürliche Impfung

Die allererste Impfung findet bereits im Mutterleib statt: Das Blut des ungeborenen Kindes erhält über die Nabelschnur die Antikörper, über die die Mutter verfügt. Diese natürliche Impfung zählt zu den passiven Impfungen, da der Körper dabei die Antikörper von außen her „geschenkt" bekommt. Diese Impfung ist die „passive Blut-Impfung".

Auch durch das Stillen werden Antikörper aus dem Körper der Mutter in den Körper des Kindes übertragen – nun jedoch nicht mehr durch die Blutbahn (Nabelschnur), sondern über die Brüste und den Mund. Dies ist die „passive Milch-Impfung".

Diese beiden natürlichen Impfungen des Kindes wirken einige Wochen bis einige Monate lang. Diese Impfung ist natürlich nur gegen die Krankheiten wirksam, gegen die die Mutter eine Immunität – also Antikörper – besitzt. Diese natürliche Impfung schützt das Neugeborene nicht gegen alle Krankheiten.

Wirkungsspektrum

Impfungen wirken gegen Viren, gegen Bakterien und gegen Krebs. Impfungen wirken hingegen nicht gegen Pilzerkrankungen. Dies liegt daran, dass bei einer Impfung Stoffe in die Blutbahn gelangen – per Spritze, Einnahme oder Pflaster. Bakterien befinden sich, wenn sie eine Krankheit auslösen, im Körper, also in der körpereigenen Substanz, nicht in dem Verdauungstrakt. Viren befinden sich, wenn sie eine Krankheit verursachen, in der DNS einer Zelle – aber dorthin gelangen sie über die Blutbahnen. Pilze hingegen sitzen entweder außen auf der Haut oder innen auf der Haut, d.h. im Verdauungstrakt, im Genitalbereich oder in der Blase. Auch Krebserkrankungen zählen zu Schäden im Körper selber, also in der körpereigenen Substanz.

Impfungen sind sozusagen eine „interne Maßnahme", die im Körper selber wirkt.

Der Impfbereich			
körperdefinierender Substanzen *(Zellkerne)*	Viren (Impfung)	Viren (Impfung)	Viren (Impfung)
körpereigene Substanzen *(Blut, Organe)*	Bakterien (Impfung)	Baktieren (Impfung)	
körperfremde Substanzen *(auf der Haut, im Verdauungstrakt, in der Blase, in den Genitalien)*	Pilze (keine Impfung)		

475

2. Eingriff

♉

Grenzverletzung

Eine Impfung ist ein Eingriff und folglich auch erstens eine Verletzung der eigenen Grenze und zweitens die Vermischung der eigenen Substanz (Körper) mit einer fremden Substanz.

Das klingt zunächst einmal nicht gut, sondern eben wie eine Grenzverletzung – die das Impfen ja auch tatsächlich ist. Allerdings erhält jeder Mensch bereits vor seiner Geburt durch die Nabelschnur von seiner Mutter Antikörper in sein eigenes Blut geschleust, die er nicht selber hergestellt hat: die passive „Blut-Impfung" oder „Nabelschnur-Impfung". Und durch das Stillen – sofern das Baby gestillt wird – erhält noch ein zweites eine Impfung: die passive „Milch-Impfung". So betrachtet wird jeder Mensch und auch jedes Säugetier mindestens einmal (über das Blut), in der Regel jedoch zweimal (über Blut und Milch) „auf natürliche Weise" geimpft.

Diese beiden „natürlichen Impfungen" sind offensichtlich keine Grenzverletzung, die das Ziel einer Schädigung hat, sondern eine „Grenzüberschreitung", die das Ziel der Erhöhung des Schutzes vor Krankheiten hat. Nicht jeder Übertritt über eine Grenze von außen nach innen hin, bei der man nicht um Zustimmung gefragt wird, ist folglich eine „bösartige" Grenzverletzung. Allerdings sind auch keineswegs alle Grenzverletzungen „gutartig" – schließlich sind auch die Viren und Bakterien, die die Krankheiten auslösen, die durch die aktiven Impfungen verhindert bzw. durch die passiven Impfungen geheilt werden sollen, Grenzverletzer.

Man muß bei diesen Grenzverletzungen also auf die Motivation achten, mit der sie geschieht. Bakterien und Viren, die Krankheiten auslösen, sind sozusagen Diebe und teilweise sogar Mörder, während die passiven Impfstoffe sozusagen ein Heer sind, das von außen dem eigenen Land zu Hilfe kommt – und die aktiven Impfstoffe sind gewissermaßen Militärausbilder für das eigene Heer.

Vielfalt der Impfstoffe

Durch die Impfstoffe sind eine ganze Reihe von Krankheiten weitgehend oder völlig ausgerottet worden, die früher große körperliche Schäden verursacht und in vielen Fällen zum Tod geführt haben.

Es gibt inzwischen Impfstoffe gegen: Affenpocken, Blutvergiftung, Cholera, Covid-19, Diphterie, Fleckfieber, FSME (Zecken), Gebärmutterhalskrebs, Gelbfieber, Grippe, Gürtelrose, Haemophilus, Influenza (Grippe), Hepatitis A und B, Herpes, Hirnhautentzündung, Japanische Enzephalitis, Keuchhusten, Kinderlähmung, Lungenentzündung, Masern, Meningokokken, Mumps, Pest, Pneumokokken, Pocken („Blattern"), Q-Fieber, Rabiesvirus, Rotavirus, Röteln, Schweinegrippe, Tollwut, Windpocken usw.

Gegen viele Krankheiten wie z.B. HIV, Malaria, Hepatitis C, Lepra und Syphilis gibt es jedoch noch keine wirksamen Impfstoffe. Derzeit befinden sich 36 weitere Impfstoffe in der Entwicklung, aber sind noch nicht ausgereift und anwendbar.

Es gibt nicht nur Impfstoffe für Menschen, sondern auch viele Impfstoffe für verschiedene Krankheiten bei verschiedenen Tieren wie Pferden, Rindern, Hunden, Katzen, Hühner usw.

Erfolge

Die Pocken-Seuche hat zwischen 1900 und ihrer Ausrottung 1978 weltweit 375 Millionen Tote gefordert – das sind 5 Millionen Tote pro Jahr. Während die Pocken seit 1978 ausgerottet sind, mutieren manche Erreger wie z.B. der Grippe-Virus sehr oft, weshalb sie kaum dauerhaft zu besiegen sein werden. Manche Impfstoffe mildern auch lediglich den Krankheitsverlauf, aber können die Krankheit nicht ganz verhindern.

Es gibt zudem auch keine Impfung, die vollkommen sicher ist. Allerdings wird das Auftreten der Krankheiten drastisch verringert. So gingen z.B. durch die Impfung fast aller Kinder in Deutschland, Österreich und DDR gegen Kinderlähmung in den Jahren 1960-1962 die Fälle von Kinderlähmung bis 1965 um mehr als 99% zurück – danach gab es nur noch ganz vereinzelte, meist importierte Fälle.

In BRD waren vor der Wiedervereinigung 1990 nur 10% der Menschen gegen Keuchhusten geimpft, in der DDR waren es hingegen 90%. Nach der Wiedervereinigung stieg die Anzahl der Keuchhusten-Erkrankungen in der ehemaligen DDR auf das 100-fache von vorher an, weil die Rate der Geimpften deutlich sank.

In den USA konnten die Infektionsfälle durch Impfungen deutlich reduziert werden: bei den Pocken um 100,00%, bei der Diphterie um 99,99%, bei den Masern um 99,98%, bei der Influenza (Grippe) um 99,73%, beim Mumps um 99,61%, bei den Röteln um 99,28% sowie beim Keuchhusten um 95,74%.

Durch die Verbreitung der Impfungen konnte auch die Kindersterblichkeit deutlich reduziert werden.

Derzeit sterben pro Jahr ca. 2.000.000 Menschen an Krankheiten, die durch Impfungen hätten verhindert werden können.

Herdeneffekt

Damit sich ein Krankheits-Erreger ausbreiten kann, braucht er „Wirte" (Menschen und Tiere), in denen er ausbrechen und sich vermehren und von dem aus er sich wieder auf andere übertragen kann. Das bedeutet, dass der Erreger es leicht hat, wenn er alle, die ihm begegnen, anstecken kann.

Wenn jedoch die Hälfte der Menschen immun gegen ihn ist, hat er es schon deutlich schwerer, sich zu verbreiten – jeder zweite Mensch ist eine „Niete", in der er sich nicht vermehren kann.

Wenn bereits 75% der Menschen immun ist, muss der Erreger schon recht mühsam nach einem Menschen suchen, der für ihn keine „Niete" ist, weil er immun ist – nur jeder vierte Mensch ist für ihn ein „Treffer".

Ab ca. 85% „Nieten" in einer Gemeinschaft, also durch Menschen, die durch die Genesung von der Krankheit oder durch eine Impfung bereits immun geworden sind, wird die Ausbreitung des Erregers so gut wie unmöglich – d.h. die Ansteckung wird unterbrochen und die Krankheit endet in der betreffenden Gemeinschaft von Menschen.

Das Anstreben dieses Herdeneffekts wird manchmal auch mit dem netten Namen „Durchseuchung" beschreiben.

3. Arten

Ⅱ

Es gibt drei Arten von aktiven Impfstoffen, die für die Impfungen benutzt werden, bei der der Körper selber die Antikörper gegen die betreffende Krankheit herstellt. Dies sind 1. der lebende Erreger, 2. der tote Erreger oder Teile von ihm und 3. Teile der RNS dieses Erregers.

Lebende Erreger

Die Benutzung eines lebenden Erregers (Virus, Bakterie) sieht zunächst einmal aus wie ein absichtliches Auslösen der Krankheit, zu der dieser Erreger normalerweise führt. Allerdings wird zum Impfen nicht der normale Erreger verwendet, sondern eine Variante dieses Erregers, die zwar lebt und sich vermehren kann, aber die keine oder nur eine sehr stark abgeschwächte Krankheit bei ihrem Wirt mehr hervorrufen kann.

Dieser modifizierte Erreger ist dem ursprünglichen Erreger jedoch noch so ähnlich, dass die Antikörper, die der Mensch gegen diesen harmlosen Erreger bildet, auch gegen die ursprünglichen, gefährlichen Erreger wirksam ist. Die harmlosen Erreger sind sozusagen das Übungsobjekt für das Immunsystem des Menschen, an dem es gefahrlos üben kann, wie es im Notfall auch mit dem ursprünglichen Krankheits-Erreger fertig werden kann.

Bei dieser Methode wird das Immunsystem an einem harmlosen Gegner ausreichend trainiert.

Tote Erreger

Während bei der vorigen Methode noch ein echter, aber harmloser Gegner im Ring vor dem Immunsystem des Menschen steht, hat das Immunsystem bei dieser Methode nur noch einen Punchingball, auf den das Gesicht des Erregers gemalt worden ist, zur Verfügung. An ihm kann er üben, wie er den Krankheits-Erreger besiegen kann. Doch auch diese Methode, bei der er nur an dem toten Erreger oder an Teilen von ihm übt, ist effektiv: Der Körper weiß anschließend, was er im Ernstfall machen muss.

RNS des Erregers

Diese Vorgehensweise unterscheidet sich nur geringfügig von der vorigen Methode. Während bei dem toten Erreger oder seinen Teilen noch mehr oder weniger der gesamte Erreger als „Punchingball" für das Immunsystem dient, ist die RNS-Methode ein wenig präziser. Sie versucht es nicht mehr mit dem Flächenbeschuss, bei dem schon irgendein Schlag treffen wird, sondern sie sucht sich eine Stelle aus, an der der Angreifer sofort durch ein einzigen Schlag an diese Stelle in die Knie gehen wird. Der Impfstoff gegen den Corona-Virus ist der erste RNA-Impfstoff, der hergestellt wurde.

Die RNS ist innerhalb einer Zelle der Bote zwischen der DNS im Zellkern, die den Bauplan der Zelle darstellt, und den „Organen" in der Zelle (Ribosomen, Mitochondrien, Golgi-Apparat usw.), die mithilfe der RNS durch den Zellkern gesteuert werden. Die RNS ist gewissermaßen das Nervensystem der Zelle.

Wenn das Immunsystem lernt, diese RNS-Boten des Krankheits-Erregers zu blockieren oder zu zerstören, dann kann die DNS des Erregers sich selber nicht mehr steuern und wird inaktiv und zerfällt nach und nach. Das Lahmlegen der RNS des Angreifers führt zu seinem Black-out … Er liegt ohnmächtig vor dem Immunsystem im Ring und der Ringrichter kann den Erreger auszählen …

4. Entfremdung

♋

Impfstoffe sind Fremdkörper in dem eigenen Blut oder in dem eigenen Gewebe – daran lässt sich nicht rütteln. Das führt dazu, dass der Körper auch Krankheits-Symptome zeigt – schließlich werden auch die meisten Krankheiten durch Fremdstoffe wie Gifte, Pilze, Bakterien und Viren ausgelöst.

Diese Symptome – also die Nebenwirkungen der Impfungen – sind vor allem Schmerzen an der Einstichstelle der Spritze, Schwellungen und Rötungen. Bei manchen Impfungen treten allerdings auch keinerlei Symptome auf.

Es können auch abgeschwächte Formen der Symptome der Krankheit, gegen die geimpft worden ist, auftreten. Auch diffuse Grippe-artige Symptome sind bekannt. In sehr seltenen Fällen kommt es auch zu einer gefährlichen Weitung der Blutgefäße, durch die der Blutdruck sinkt.

Zu richtigen Impfkomplikationen, d.h. zu heftigere Reaktionen, kommt es nur bei nur bei 0-5% der Geimpften – wobei dieser Anteil bei den verschiedenen Impfungen unterschiedlich ist. Der Durchschnitt der heftigeren Krankheits-ähnlichen Symptome nach einer Impfung liegt unter 1% liegen. Doch auch diese Impfkomplikationen sind noch immer deutlich harmloser als sie bei dem Ausbruch der Krankheit wären, gegen die geimpft worden ist. Bisher war keine der Impfkomplikationen tödlich und es sind auch keine Langzeitschäden bekannt.

Eine Impfung ist immer ein künstlicher hervorgerufener Kampf mit einem Fremdkörper. Das bedeutet, dass Personen, die bereits durch Krankheiten o.ä. geschwächt sind, nur passive Impfungen vertragen (die Antikörper werden gespritzt). Ihnen sollten keine aktiven Impfungen (der Leib muss selber Antikörper bilden) verabreicht werden, da der Körper des Kranken bereits gestreßt ist.

Von aktiven Impfungen sind auch Menschen ausgenommen, deren Immunsystem nicht oder nur noch sehr eingeschränkt funktioniert – z.B. HIV-Kranke.

5. Eigendynamik

♌

Menschen haben ein Immunsystem und können sich daher auch selber ohne die Hilfe von Impfungen gegen Krankheiten wehren. Das ermöglicht zwei vollkommen verschiedene Einstellungen und eine große Palette an Zwischentönen zwischen diesen beiden Polen.

Der eine Pol sagt, dass er so viel Hilfe wie möglich erhalten will, um sich zu schützen – der andere Pol sagt, dass er so wenig Einmischung von außen will und selber mit den Krankheiten klar kommt. Dazwischen gibt es dann die, die abwägen, bei welchen Krankheiten sie Hilfe durch Impfungen erhalten wollen und bei welchen nicht.

Es ist offensichtlich, dass es hier keine Einigkeit geben kann, sondern sich jeder den zu ihm passenden Platz auf diese Skala von „Ich will jede mögliche Hilfe!" bis „Lasst mich bloß in Ruhe!" suchen wird.

Das, was hier gebraucht wird, ist eine möglichst zutreffende Selbsteinschätzung: Wie gut ist mein Immunsystem? Wie gut bin ich mit den bisherigen Impfungen zurechtgekommen? Welche Seuchen gibt es noch in dem Land, in das ich jetzt fliege? Wie gut sind die Selbstheilungs-Fähigkeiten meines Körpers?

Man kann sich in diesem Zusammenhang auch fragen, wie man zu anderen Medikamenten und Behandlungsmethoden steht. Schließlich ist die Einnahme eines Medikamentes auch ein Eingriff in die Eigendynamik des eigenen Körpers. Man kann z.B. Antibiotika als einen weitaus aggressiveren Eingriff in die Dynamik des eigenen Körpers ansehen als eine Impfung – schließlich schickt man bei der Einnahme von Antibiotika sozusagen ein ganzes externes Panzergeschwader los, das die Krankheits-Erreger töten soll …

Impfstoffe sind bei der passiven Impfung Antigene – bei der aktiven Impfung enthalten die Impfstoffe Substanzen, die den Körper dazu bringen, selber Antigene herzustellen. Nun sind Antigene (Antikörper) ja nichts sonderlich Exotisches – sie befinden sich in jeder Nahrung, auf der Oberfläche von Pilzen, Bakterien und Viren.

Durch die eigenen Mahlzeiten nimmt man weit mehr Antigenen auf als man jemals in seinem Leben gespritzt bekommen könnte. Ein Kind kommt täglich mit bis zu 100 neuen Antigenen in Kontakt – bei einem Erwachsenen nimmt diese Zahl allmählich ab, weil er nach und nach den meisten Antigenen, die im freien Umlauf auf der Erde sind, schon einmal begegnet ist.

Das bedeutet, dass der Körper den Umgang mit Antigenen gewohnt ist und dass er gelernt hat, Freund von Feind zu unterscheiden, also harmlose von schädlichen Antigenen.

Doch die Selbsteinschätzung bezüglich von Impfungen geht in der Regel deutlich mehr von einem Lebensgefühl aus als von der möglichst exakten und detaillierten Kenntnis der Vorgänge bei einer Impfung …

6. Heilung

♍

Die Impfung ist einer von vielen Ansätzen, um die Gesundheit zu erhalten bzw. sie wieder herzustellen. Möglicherweise lässt sich die Impfung besser einordnen, wenn man diese verschiedenen Ansätze einmal nebeneinanderstellt und sie miteinander vergleicht.

Auflösen der Bedrohung

Der grundlegendste Heilungsansatz ist die Beseitigung und die Verhinderung von Bedrohungen wie Vulkanausbrüchen, Kriegen, Überschwemmungen und dergleichen mehr.

Die Impfung ist aus dieser Sicht auch eine Beseitigung von Bedrohungen, wobei die Bedrohung von den Krankheits-Erregern ausgeht.

Behebung des Mangels

Einer der grundlegenden Krankheitsursachen, die durch eine Schwächung des Körpers entsteht, ist der Mangel an Nahrung, Trinkwasser, Wohnraum und Hygienemöglichkeiten.

Man könnte die Impfungen als Beseitigungen des Mangels an den notwendigen Antikörpern ansehen.

Ergänzung

Vitamine, Spurenelemente u.ä. sind spezielle Nahrungsmittel, von denen nicht viel gebraucht wird, aber die notwendig sind.

Dasselbe gilt für die Antigene, mit denen der Körper Krankheiten bekämpft.

chemische Hilfen für den Körper

Medikamente sind speziellere chemische Hilfen für den Körper als die Vitamine und die Spurenelemente, da die Medikamente meistens künstlich erzeugt werden und in der Natur so nicht vorkommen. Allerdings gibt es auch viele „einfache" Medikamente, die aus Pflanzen oder Tieren ehrgestellt werden wie z.B. Tees oder Eukalyptusöl.

Auch die Impfstoffe kommen in der Natur vor – in Tieren und in Menschen, die die betreffende Krankheit bereits überstanden haben. Auch hier wird also die Substanz, die eine bestimmte Eigenschaft hat, von einem Lebewesen auf das andere übertragen.

Impfen

Das Impfen ist sozusagen eine freiwillig eingegangene Symbiose mit einem Fremdstoff, der in der als Impfung verabreichten Form nicht im eigenen Körper vorkommt, der jedoch die Fähigkeiten des eigenen Körpers erhöht.

physische Eingriffe

Bei einer Operationen wird der physische Körper physikalisch verändert – z.B. indem der entzündete Blinddarm entnommen oder ein künstliches Hüftgelenk eingesetzt wird.

Hier besteht keine Ähnlichkeit mit dem Impfen.

physische Ergänzungen

Die Ergänzung des Körpers durch ein künstlich erzeugtes und ihm zugefügtes Teil wie ein Gebiss, eine Krücke oder ein Herzschrittmacher stellt die Handlungsfähigkeit dieses Menschen weitgehend wieder her.

Auch hier besteht keine Ähnlichkeit mit dem Impfen.

Sport

Der Sport und allgemein die körperliche Bewegung fördert die Kraft und somit auch die Gesundheit und die Widerstandskraft des Körpers.

Man könnte auch eine Impfung als „Stärkung der Widerstandskraft" ansehen.

Gleichgewicht

Einige medizinische Richtungen vor allem in Asien und im europäischen Mittelalter definieren Gesundheit als das Gleichgewicht zwischen verschiedenen Grundqualitäten, die „Elemente" genannt werden und die die Gesundheit durch das Gleichgewicht zwischen diesen vier oder fünf Elementen wiederherstellen.

Hier besteht keine Ähnlichkeit mit dem Impfen.

Anregung der Selbstheilung

Bei der Schwingungsmedizin (Frequenzmedizin) wird der Körper durch meist elektromagnetische Schwingungen insgesamt in seine heile Grundschwingung zurückversetzt, wodurch die Entstehung von Krankheiten vermieden wird.

Hier besteht keine Ähnlichkeit mit dem Impfen.

Erinnerung an den heilen Zustand

Der Ansatz der Homöopathie ist dem vorigen Ansatz recht ähnlich. Bei ihm wird die Heilung durch das Verabreichen eines „Kügelchens" bewirkt, das durch eine extrem starke Verdünnung aus einem Stoff hergestellt worden ist, der bei einem Gesunden die Krankheitssymptome auslöst, die bei dem Kranken geheilt werden sollen. Dabei erinnert sich der Körper daran (oder lernt), wie er sich gegen die Krankheit wehren kann. Dabei enthält das Kügelchen durch die starke Verdünnung jedoch nichts mehr von dem Stoff, aus dem es durch Verdünnung mit Milchzucker oder Alkohol hergestellt worden ist.

Diese „Kügelchen" werden z.T. auch aus den Erregern der Krankheit oder Sekreten eines Menschen, der an dieser Krankheit leidet, durch extreme Verdünnung hergestellt. Diese Globuli werden „Nosoden" genannt.

Der Ansatz ist hier sehr ähnlich wie bei dem aktiven Impfen mit Totimpfstoffen: Das „Kügelchen" enthält nichts mehr von der Ausgangssubstanz – der Impfstoff enthält keinen lebenden Erreger mehr. Doch beide Substanzen, also das „Kügelchen" und der Impfstoff zeigen dem Körper, gegen was er sich zu wehren lernen muss.

Lebensumstände

Schließlich können auch noch die Lebensumstände – Eisengießer in ungelüfteten Räumen, Gewalt in der Ehe, Obdachlosigkeit – zu Erkrankungen führen.

Hier besteht keine Ähnlichkeit mit dem Impfen.

- - -

Impfungen sind nichts, was sich besonders stark von den anderen Heilungsmethoden unterscheidet – insbesondere nicht von den physischen Ansätzen der Schulmedizin. Es besteht sogar eine sehr große Ähnlichkeit mit den meisten physischen Ansätzen – und außerdem ein große Ähnlichkeit zu dem homöopathischen Verfahren.

7. Entscheidung

♎︎

Impfungen sind eine Kontakt-Maßnahme, eine Anregungs-Therapie, ein Lernvorgang. Bei ihr begegnet dem Körper ein Stoff, den er betrachtet, als Feind erkennt und dann an ihm übt, wie er sich gegen ihn wehren kann.

Das gilt sowohl für das Impfen als auch für das Einnehmen von homöopathischen Kügelchen. Beide Ansätze sind Hilfen zur Selbsthilfe – beide Ansätze stellen dem Körper pädagogisch wertvolle Lernmittel zur Verfügung, die dem Körper das Lernen einer Fähigkeit ermöglichen, die er später möglicherweise einmal brauchen wird, um sich gegen den Angriff eines Krankheitserregers zu wehren.

Wenn die Krankheit schon eingetreten ist, helfen nur noch die passive Impfung, aber auch die Globuli der Homöopathie weiter.

Sowohl das Impfen als auch die Homöopathie sind Lern-Heilungen. Die beiden Heilungs-Ansätze des Wiederherstellens eines Gleichgewichtes der Elemente und des Wiederfindens der heilen Grundschwingung durch die Frequenzmedizin haben zwar auch diese „medizinisch-pädagogische" Ausrichtung, aber während das aktive Impfen und die Globuli den Körper zur eigenen Aktivität anregen, stellen die Elemente-Medizin und die Frequenzmedizin den heilen Zustand von außen her wieder her. Die Elemente-Medizin und die Frequenzmedizin haben daher mehr Ähnlichkeit mit den passiven Impfungen, die dem Körper die benötigten Antiköper zufügen.

Daher wirken die Elemente-Medizin und die Frequenzmedizin wie die passive Impfung nicht dauerhaft, sondern müssen immer wieder eingesetzt werden, um das biologisches System des Menschen neu zu justieren. Diese drei Ansätze helfen dem Körper nur sehr indirekt wieder zu lernen, wie sein gesunder und widerstandsfähiger Zustand aussieht. Stattdessen sind sie mehr wie Helfer im Außen, die immer wieder einmal gebraucht werden, um den gesunden Zustand wiederherzustellen.

8. Ängste

♏

Dafür und dagegen

Eingriffe in den eigenen Körper lösen Ängste aus – das ist schon immer so gewesen. und das Impfen ist ein Eingriff in den eigenen Körper.

Diese Ängste sind bei denen, für die die Freiheit des Einzelnen am wichtigsten ist, naturgemäß deutlich größer als bei denen, denen der Schutz durch die Gemeinschaft am wichtigsten ist. Dieser Gegensatz von Freiheit und Solidarität findet sich auch in der Wirtschaft als Freie Marktwirtschaft und Zentrale Planwirtschaft sowie in der Politik als Liberalismus und Sozialismus. Bei dem Impfen zeigt sich also eine Grund-Polarität in der Ausrichtung der Menschen: Freiheit oder Sicherheit, Ich oder Wir.

Die Freiheitlichen findet es gut, wenn die Impfungen freiwillig sind – die Sozialen finden es hingegen gut, wenn die Impfungen eine allgemeine Vorschrift sind …

Wie die Polarisierung der Meinungen während der Corona-Krise gezeigt hat, steigert sich dieser Gegensatz so weit, dass es schließlich keine sicher als richtig feststallbaren Argumente, Statistiken, Untersuchungen usw. mehr gibt – und auch kaum noch einer der Gegenseite zuhört. Der Grund dafür ist einfach: Die einen haben eine existentielle Angst um ihre Freiheit wegen der vielen Vorschriften – und die anderen haben eine existentielle Angst um ihr Leben wegen der vielen Menschen, die sich so unvorsichtig verhalten. Das gemäßigte – und oft ratlose – Mittelfeld wurde in dieser angsterfüllten Lage immer kleiner.

Die Impfbefürworter sind weitgehen homogen – obwohl es auch da diejenigen gibt, die die Ärzte täglich danach drängeln, dass sie ihnen endlich die nächste Spritze geben, und diejenigen, die das Impfen sinnvoll finden, aber weitgehend gelassen bleiben.

Bei den Impfgegnern gibt es jedoch drei Gruppen:

> 1. Die Impfmüden, die einfach keine Lust auf noch eine Impfung haben und die den Sinn davon nicht einsehen;

2. die meist medizinisch gebildeten und zur Alternativmedizin neigenden Impfskeptiker, die das Impfen zwar generell sinnvoll finden, aber den Zeitpunkt, die Art der Durchführung u.ä. nicht richtig finden, und

3. die Impfgegner, die massiv gegen das Impfen sind und sich dadurch bedroht fühlen.

Den Umfragen zufolge sind in Bezug auf die Impfungen 53% dafür, 21% eher dafür, 20% unentschieden, 4% eher ablehnend, und 2% ablehnend. Das bedeutet, dass ca. 6% der Bevölkerung Impfgegner sind. Die Antworten ändern sich geringfügig, wenn nach speziellen Impfungen gegen eine bestimmte Krankheit gefragt wird – offenbar gibt es eine Differenzierung bezüglich der Krankheiten.

Ein wichtiger Punkt, der vermutlich vor allem die „Impfmüden" prägt, ist die weitgehende Verbannung vieler Krankheiten durch das Impfen, sodass die meisten Menschen diese Krankheiten gar nicht mehr aus eigener Anschauung kennen.

Impfgegner

Anfangs ist gesagt worden, dass die Impfgegner eine weitgehend „freiheitliche Weltanschauung" haben, da sie offensichtlich die eigene Freiheit verteidigen. Es gibt einige Umfragen, die zu verstehen versucht haben, wie die Impfgegner die Welt sehen und welche Werte sie haben. Diese Umfragen haben zu den folgenden Ergebnissen geführt:

- Sie Impfgegner haben einen ausgeprägten Freiheitsdrang und einer ihrer höchsten Werte ist der Individualismus.

- Sie sind auffallend oft Anthroposophen, haben ein esoterisch-spirituelles Weltbild und gehören teilweise der Scientology oder der Moon-Sekte an. Diese Gruppierungen vertreten ein freiheitlich-individualistisches Menschenbild.

- Sie bevorzugen sehr deutlich die Naturheilkunde und die Alternativmedizin und der Anteil an Homöopathen ist bei ihnen sehr hoch. Sie bevorzugen also Alternativen zu dem Impfen.

- Sie bevorzugen eine bindungsorientierte Erziehung, d.h. sie sehen in der

Familie und in der Heimat einen großen Wert. Dem entsprechen die tendenziell rechten politischen Ansichten.

- Es gibt auch die Ablehnung von Impfungen aus religiösen Gründen, wobei diese recht verschieden aussehen können und von der Ablehnung aus vegetarischen Gründen (die Bakterien, aus denen einige Impfstoffe hergestellt werden, sind Lebewesen) über die Ansicht, dass Impfung eine Beeinträchtigung des Gottvertrauens sind, bis hin zu religiösen Geboten, die aus Heiligen Schriften hergeleitet werden. Diese Form der Ablehnung findet sich bei einigen christlichen Gruppierungen in den USA (Amische), bei den Rastafari auf Jamaika und anderswo (Bob Marley starb an einer Blutvergiftung, die er aus religiösen Gründen nicht behandeln ließ), im „Bibelgürtel" in den Niederlanden, bei ultraorthodoxe Juden, bei den Taliban in Afghanistan und Pakistan, bei einigen anderen islamischen Gruppierungen, bei einigen islamistischen Extremisten wie den Al-Shanaab und Boko-Haram in Nigeria usw. Diese Gründe der Ablehnung entsprechen der engen Heimatverbundenheit, die wie die Religion einen Halt in einer unübersichtlichen Welt gibt.

- Sie leugnen teilweise die Wirkung von Viren und einige haben einen Ekel vor Blut und Spritzen – doch das ist beides eher selten und ist auch kein durchgehendes Merkmal.

- Die Hervorhebung der selten auftretenden Impfschäden passt als Gesprächsstrategie und als tatsächlich vorhandene Angst zu dem bisher Gesagten. Dasselbe gilt für die relativ häufig vorgefundenen Verschwörungstheorien.

Die Impfgegner lassen sich also sehr deutlich als der Teil der Menschen beschreiben, für die die individuelle Freiheit ein sehr hoher Wert ist.

Krise

Eine Impfung ist eine Krise – allerdings sind die Symptome der Impfung in so gut wie allen Fällen deutlich kleiner als die Symptome der Krankheit, vor der sie schützen soll.

Es hat allerdings auch schon Impfungen von Gruppen gegeben, nach denen bei fast der gesamten Gruppe heftige Symptome aufgetreten sind. Das scheint jedoch allen

Statistiken zufolge die Ausnahme und nicht die Regel zu sein. Möglicherweise ist die Ursache solcher in einer ganzen Gruppe auftretender Symptome eine schadhafte Impfstoff-Charge.

Generell kann man das aktive Impfen als ein Lernen in einer kleiner Krise ansehen, durch die der Körper anschließend auf die große Krise – also die Krankheit, gegen die er geimpft worden ist – vorbereitet ist.

Glücklicherweise lernt der Körper durch Impfungen verlässlicher als Menschen durch ihre Einsicht, denn sonst hätten die Menschen schon nach den ersten Dürren, Wirbelstürmen und Überschwemmungen etwas gegen den Klimawandel unternommen. Doch diese kleinen Katastrophen hatten leider keinen „Impfungs-Effekt" auf die menschliche Psyche, sodass wir Menschen offensichtlich weiterhin erst einmal die großen Katastrophen abwarten.

9. Gesundheit

Das Ziel der Impfungen ist die Gesundheit und die Vermeidung von Krankheiten, die schwere körperliche Schäden verursachen und teilweise zum Tod führen.

Nun gibt es ja auch noch den Hunger auf der Erde, an dem täglich 24.000 Menschen sterben, die generelle Armut und auch der Mangel an sauberem Wasser und Hygienemöglichkeiten. An welcher Stelle würde das Impfen stehen, wenn man diese Ursachen vergleicht?

-   Jährlich sterben ca. 1 Millionen Menschen in Kriegen.

-   Jährlich sterben ca. 2 Millionen Menschen an Krankheiten, die durch Impfungen hätten vermieden werden können.

-   Jährlich sterben 9 Millionen Menschen an Hunger und haben in der Regel auch kein sauberes Wasser zur Verfügung.

Natürlich wäre es am besten, wenn niemand mehr ungeimpft bleiben müsste, der das nicht von sich aus will, wenn niemand mehr im Krieg sterben müsste und wenn niemand mehr verhungern müsste – doch diese drei Ziele werden schon seit längerem vergeblich von den Menschen angestrebt.

Den Krieg kann man nicht mit Geld aus der Welt schaffen, aber es wäre sinnvoll, einmal durchzurechnen, wie groß der finanzielle Aufwand wäre, zum einen allen Menschen ausreichend Impfstoff zur Verfügung zu stellen und ihnen zum anderen ausreichend Nahrung bzw. Möglichkeiten zur Nahrungsmittelproduktion zur Verfügung zu stellen.

Aus dem oben angeführten Vergleich ergibt sich recht deutlich, welche Maßnahmen man vorrangig ergreifen sollte, wenn man möglichst viele Menschenleben retten will.

10. Gesetze

VS

Nachdem 1796 die ersten Impfungen durchgeführt worden sind, gab es bereits um 1800 die ersten Impfgegner.

1807 hat Bayern als weltweit erster Staat die Impfpflicht eingeführt.

1875 wurde im Deutschen Reich wegen einer Pocken-Epidemie das Impfen für alle Kinder zur Pflicht. Daraufhin nahm die Zahl der Impfgegner deutlich zu.

Für die Entwicklung des ersten wirksamen passiven Impfstoffes gegen Diphterie (eine Erkrankung der Atemwege) im Jahr 1890 erhielt Emil von Behring 1901 den ersten je vergebenen Nobelpreis für Medizin.

1908 gab es viele organisierte Impfgegner, die den Rückgang der Krankheiten auf andere Ursachen als das Impfen zurückführten – z.B. auf die zunehmende Hygiene. Das gerne vorgebrachte Hygiene-Argument lässt sich jedoch dadurch leicht wider-legen, dass auch Impfköder gegen Tollwut erfolgreich sind und dass Polio-Impfungen auch in Gegenden mit sehr geringem hygienischem Verhalten erfolgreich sind.

Im Nationalsozialismus wurde das Impfen zur allgemeinen Pflicht, um die Wehrtüch-tigkeit der Bevölkerung aufrecht zu erhalten.

1959 entschied das Bundesverwaltungsgericht, dass die Impfpflicht nicht dem Persönlichkeitsrecht widerspricht.

In Deutschland ist heute die Impfung der Kinder vor dem Besuch der Kinder im Kindergarten Pflicht. Wenn die Eltern das ablehnen, müssen sie zu einem Beratungs-termin erscheinen.

Generell muss in Deutschland jeder Soldat einen vollständigen Impfschutz gegen zehn verschiedene Krankheiten haben.

Weiterhin können Impfungen bei einer Epidemie-Gefahr vom deutschen Staat verordnet werden. Es können auch teilweise Impfpflichten erlassen werden, die sich auf bestimmte Regionen, bestimmte Berufe oder auf Einzelpersonen beziehen, die in Gefahrengebiete reisen.

Waldorfschulen und in geringerem Maße auch Montessori-Kindergärten und Montessori-Schulen sind oft die Ausbruchsorte von Masern, da die Kinder dort nur selten geimpft sind. Unter Anthroposophen und auch in homöopathisch orientierten Kreisen werden sogar „Masernpartys" veranstaltet, um die Kinder mit Masern anzustecken, damit sie anschließend auf natürliche Weise den Schutz vor Masern haben.

In den Corona-Jahren 2021/2022 lehnte das Bundesverfassungsgericht Einwände gegen die „einrichtungsbezogene Impfpflicht", also vor dem Betreten von Pflegeeinrichtungen wie Krankenhäuser, Psychiatrien, Kindergärten usw. ab. Es musste in der Praxis allerdings nur der Nachweis, dass man nicht an Covid erkrankt ist, vorgewiesen werden.

Während der Covid-19-Pandemie fand eine deutliche Radikalisierung der Impfgegner statt.

2022 gab es eine Diskussion über eine allgemeine Impfpflicht, die jedoch nicht eingeführt wurde, da die Krankenkassen die Zuständigkeit für die Kontrolle dieser Impfpflicht, die ihnen übertragen werden sollte, ablehnten. Letztlich wurden alle Anträge auf eine Impfpflicht vom Bundestag abgelehnt.

Auch die WHO ist mit der Bestrebung, bei Pandemien von den Einzelstaten die Gesetzgebung zur Impfpflicht und zur Leitung der Maßnahmen übertragen zu bekommen, gescheitert.

Es bestehen große Unterschiede im Impfrecht von Land zu Land.

11. Technik

~~

Hoffnungen

Die Benutzung der RNS von Krankheits-Erregern war eine große Neuerung bei den Impfungen, doch was ist noch alles möglich? Das lässt sich wie bei vielen Entwicklungen nicht im Voraus sagen.

Eine noch ziemlich utopische Möglichkeit wäre das Züchten von Viren, die nur die Bakterien befallen, die die Krankheit auslösen, aber nicht den Wirt dieser Bakterien, also nicht den Menschen. Das Risiko der unbekannten Wirkung eines von Menschen gezüchteten Virus ist offensichtlich ...

Eine ähnliche Idee ist die Entwicklung von Nanobots, also von winzigen Robotern, die so klein sind, dass sie sich durch Blutbahnen bewegen können und dort Viren und Bakterien aufspüren können. Sie wären dann sozusagen eine technische Unterstützung der weißen Blutkörperchen. Doch von der Produktion solcher Nanobots ist die Technik heute noch weit entfernt. Auch hier sind die Wirkungen und Nebenwirkungen auf den Körper zunächst einmal nicht abzusehen.

Bedrohungen

Im Bereich der Verschwörungstheorien wird des öfteren behauptet, dass die Impfungen nur dem Profit der Pharma-Konzerne dienen.

Allerdings würde die Pharmaindustrie an der Behandlung chronischer Krankheiten deutlich mehr verdienen als an den Impfstoffen, die diese Krankheiten verhindern sollen. Zudem ist die Impfstoffherstellung im Vergleich zu der Herstellung von anderen Medikamenten sehr aufwendig und daher auch sehr teuer. Finanziell lohnt sich das Herstellen der Impfstoffe für die Pharmakonzerne nicht besonders – sie können mit Heilmitteln gegen chronische Erkrankungen deutlich mehr verdienen.

Weiterhin ersparen die Impfungen dem Gesundheitssystem große Heilungs-Kosten und vermeiden vorübergehende Verluste an Arbeitskraft. Die Krankenkassen geben nur 0,6% ihrer gesamten Leistungen für Impfungen aus.

Es sind einige Ausnutzungen der Not der Menschen in der Pandemie durch Politiker bekannt geworden, die an den Vermittlungsgebühren, die die Hersteller von Atemschutzmasken u.ä. an sie zahlen mussten, bekannt geworden. Das ist allerdings kein Problem des Impfens, sondern ein generelles Problem der Politiker, die des öfteren Möglichkeiten sehen, sich auf legale, halblegale oder illegale Weise zu bereichern.

12. Symbiose

♁

Man kann Impfungen als eine künstlich herbeigeführte Symbiose mit lebenden oder toten Erregern auffassen. Es ist nicht exakt eine Symbiose wie z.B. zwischen dem Menschen und den Bakterien im Darm, die es der Verdauung ermöglichen, aber es schon ein Zusammenwirken von zwei nicht-verwandten Arten.

Man kann die Impfung auch mit der Ernährung vergleichen, bei der ja auch benötigte Stoffe aufgenommen werden, oder noch klarer mit der Einnahmen von Tabletten mit Darmbakterien, die nach der Einnahme von Antibiotika oder nach heftigem Durchfall abgetötet worden sind.

Auch das Zusammenleben der Menschen mit den Pflanzen, Tieren, Pilzen, Bakterien und Viren auf der Erde ist – sehr weit gefasst – eine Symbiose, bei der alle von den Taten der anderen abhängen. So bestäuben z.B. die Bienen das Getreide, aus dem dann das Brot für die Menschen gebacken wird, die wiederum die Bienen beschützen – oder dies zumindest schon aus purem Egoismus tun sollten.

Die Impfungen sind eine Form der Symbiose, die sich nicht natürlich ergibt, sondern die von den Menschen erdacht worden ist, um Krankheiten zu vermeiden. Vielleicht sollte man jedoch statt „Symbiose" lieber „unfreiwillige Zusammenarbeit der Krankheits-Erreger mit dem Menschen" sagen …

Bücher von Harry Eilenstein

Magie für Anfänger
- Telepathie für Anfänger (60 S.)
- Telepathie für Fortgeschrittene (52 S.)
- Telekinese für Anfänger (52 S.)
- Analogien für Anfänger (56 S.)
- Omen und Orakel für Anfänger (52 S.)
- Lebenskraft für Anfänger (60 S.)
- Meditation für Anfänger (56 S.)
- Kundalini für Anfänger (100 S.)
- Hypnose für Anfänger (56 S.)
- Kampfmagie für Anfänger (172 S.)
- Auto-Movement für Anfänger (56 S.)
- Chakra-Magie für Anfänger (148 S.)
- Astralreisen für Anfänger (56 S.)
- Astrologie für Anfänger (120 S.)
- Astrologische Quadrate für Fortgeschrittene (72 S.)
- Partnerhoroskope für Anfänger (100 S.)
- Silberschnüre für Anfänger (52 S.)
- Zaubersprüche für Anfänger (60 S.)
- Ritual-Magie für Anfänger (56 S.)
- Mandalas für Anfänger (68 S.)
- Geldzauber für Anfänger (56 S.)
- Liebeszauber für Anfänger (52 S.)
- Invokationen für Anfänger (52 S.)
- Evokationen für Anfänger (60 S.)
- Geister für Anfänger (52 S.)
- Elfen für Anfänger (56 S.)
- Magie-Forschung für Anfänger (140 S.)
- Magie-Romantik für Anfänger (60 S.)
- Selbsterkenntnis für Anfänger (52 S.)
- Einweihungen für Anfänger (60 S.)
- Drogen-Kabbala für Anfänger (216 S.)
- Zahlensymbolik für Anfänger (60 S.)
- Die Sprache des Mondes – für Anfänger (116 S.)
- Zaubergesänge für Anfänger (100 S.)
- Zukunftschau für Anfänger (60 S.)
- Schamanismus für Anfänger (52 S.)
- Schwitzhütten für Anfänger (52 S.)
- Magische Gegenstände für Anfänger (68 S.)
- Übertragungen für Anfänger (68 S.)
- Zaubertränke für Anfänger (64 S.)
- Magie-Gesten für Anfänger (252 S.)
- Da'ath-Magie für Anfänger (64 S.)
- Magie-Heilungen für Anfänger (68 S.)
- Kornkreise für Anfänger (348 S.)
- Feng Shui für Anfänger (96 S.)
- Tao für Anfänger (112 S.)
- Magie für Anfänger – Sammelband   I (696 S.)
- Magie für Anfänger – Sammelband II (664 S.)
- Magie für Anfänger – Sammelband III (580 S.)
- Magie für Anfänger – Sammelband IV (700 S.)
- Magie für Anfänger – Sammelband V (676 S.)
- Magie für Anfänger – Sammelband VI (640 S.)

Magie
- Handbuch für Zauberlehrlinge (408 S.)
- Wie man das Pentagramm-Ritual zum Leben erweckt (308 S.)
- Tarot (104 S.)
- Physik und Magie (184 S.)
- Die Synthese von Physik und Magie (200S.)
- Die Magie-Formel (156 S.)
- Schwarze Löcher in der Magie (56 S.)
- Krafttiere – Tiergöttinnen – Tiertänze (112 S.)
- Schwitzhütten (524 S.)
- Mythen und Magie der Harfe (116 S.)
- Drei Adeptus Major Rituale (192 S.)
- Drei Adeptus Exemptus Rituale (120 S.)
- Zwei Infans Abyssi Rituale (128 S.)

Traumreisen
- Traumreisen zu Heilpflanzen (700 S.)
- Traumreisen zum kabbalistischen Lebensbaum (132 S.)

Meditation
- Der Lebenskraftkörper (230 S.)
- Die Chakren (100 S.)
- Das Chakren-System mit den Nebenchakren (296 S.)
- Organe und Chakren (64 S.)
- Die platonischen Körper in den Chakren (156 S.)
- Meditation (140 S.)
- Drachenfeuer (124 S.)
- Kundalini I (676 S.)
- Kundalini II (672 S.)
- Reinkarnation (156 S.)
- einsgerichtet (140 S.)

Astrologie
- Astrologie (496 S.)
- Photo-Astrologie (428 S.)
- Die astrologischen Aspekte (88 S.)
- Horoskop und Seele (120 S.)

Kabbala
- Kursus der praktischen Kabbala (150 S.)
- Eltern der Erde (450 S.)
- Blüten des Lebensbaumes:
    1. Die Struktur des kabbalistischen Lebensbaumes (370 S.)
    2. Der kabbalistische Lebensbaum als Forschungshilfsmittel (580 S.)
    3. Der kabbalistische Lebensbaum als spirituelle Landkarte (520 S.)
- Logik und Wirkung der Analogie (700 S.)

Eilenstein, Frater V.D., Knecht, Büdenbender
- Magie heute – Berichte aus der Praxis (288 S.)

Büdenbender, Eilenstein
- Chaos, Alk und Magic (436 S.)

Germanen

nicht Teil der Germanen-Reihe:

Kelten

Inder

Griechen

Religion allgemein
- Die sieben Schritte des Lebens (428 S.)
- Muttergöttin und Schamanen (168 S.)
- Totempfähle (440 S.)
- Der Urriese (168 S.)

Jungsteinzeit
- Göbekli Tepe (472 S.)
- Die Göttin von Göbekli Tepe (144 S.)
- Die Rituale von Göbekli Tepe (112 S.)

Ägypten
- Hathor und Re 1: Götter und Mythen im
  im Alten Ägypten (432 S.)
- Hathor und Re 2: Die altägyptische Religion
  – Ursprünge, Kult und Magie (396 S.)
- Isis (508 S.)
- Ma'at (200 S.)

Indogermanen
- Die Entwicklung der indogermanischen
  Religionen (700 S.)
- Wurzeln und Zweige der indogermanischen
  Religion (224 S.)

Christentum
- Christus (60 S.)
- Die Biographie des Teufels (144 S.)
- Die Magie der Propheten Elias und Elisa (96 S.)

Psychologie
- Über die Freude (100 S.)
- Das Geheimnis des inneren Friedens (252 S.)
- Das Beziehungsmandala (52 S.)
- Gefühle und ihre Verwandlungen (404 S.)
- einsgerichtet (140 S.)
- Liebe und Eigenständigkeit (216 S.)
- Von innerer Fülle zu äußerem Gedeihen (52 S.)
- Kreative Hochzeits-Rituale (56 S.)

Heilung
- Die Symbolik der Krankheiten (76 S.)

Kunst
- Herz des Tanzes – Tanz des Herzens (160 S.)
- Die Wurzeln der Kunst (60 S.)
- Wege zur Musik-Improvisation (32 S.)

Drama
- König Athelstan (104 S.)

Roman
- Maran der Schamane (548 S.)
- Maran der Zauberlehrling (676 S.)
- Maran der Harfner (700 S.)
- Maran der Krieger (700 S.)
- Maran der Magier (900 S.)
- Maran der Weise (900 S.)

Entwürfe für die Zukunft
1. Die 12 Stile des Tierkreises (164 S.)
2. Die 12 Gedanken zur Energie (108 S.)
3. Die 12 Phänomene der Schwingungen (60 S.)
4. Die 12 Qualitäten des Wassers (92 S.)
5. Die 12 Fundamente des Wohnens (96 S.)
6. Die 12 Grundprinzipien einer umfassenden
   Gesundheit (32 S.)
7. Die 12 Zonen des menschlichen Körpers (80 S.)
8. Die 12 Zutaten der Ernährung (60 S.)
9. Die 12 Flüge der Bienen (148 S.)
10. Die 12 Sichtweisen auf Genußmittel und Drogen (96 S.)
11. Die 12 Möglichkeiten der ganzheitlichen Medizin (92 S.)
12. Die 12 Ansichten über das Impfen (36 S.)
13. Die 12 Leitlinien der Erziehung (44 S.)
14. Die 12 Richtungen des Denkens (84 S.)
15. Die 12 Arten des Lernens (56 S.)
16. Die 12 Seiten einer umfassenden Bildung (36 S.)
17. Die 12 Ansätze zu effektivem Handeln (76 S.)
18. Die 12 Konzepte der Arbeit (48 S.)
19. Die 12 Arten der neuen Technologien (36 S.)
20. Die 12 Betrachtungsweisen der künstlichen
    Intelligenz (48 S.)
21. Die 12 Eigenheiten des Geldes (40 S.)
22. Die 12 Funktionen der Steuern (56 S.)
23. Die 12 Betrachtungsweisen der Sozialberufe (60 S.)
24. Die 12 Strategien der Macht (64 S.)
25. Die 12 Anforderungen an ein neues Wertesystem (48 S.)
26. Die 12 Bausteine einer neuen Gesellschaftsform (52 S.)
27. Die 12 Tore zur Sophikratie (80 S.)
28. Die 12 Pfade zum Frieden (48 S.)
29. Die 12 Säulen des Naturrechts (56 S.)
30. Die 12 Grundlagen der Beziehungen (52 S.)
31. Die 12 Spielfelder des Fußballs (108 S.)
32. Die 12 Wege der Kunst (60 S.)
33. Die 12 Wurzeln eines erfüllten Lebens (44 S.)
34. Die 12 Bereiche des Bewußtseins (56 S.)
35. Die 12 Tempel der Religionen (84 S.)
36. Die 12 Aspekte eines einheitlichen
    spirituell-physikalischen Weltbildes (72 S.)
37. Die 12 Dynamiken der Verwandlung (44 S.)
- Sammelband 1 „Natur" (492 S.)
- Sammelband 2 „Gesundheit" (512 S.)
- Sammelband 3 „Bildung" (520 S.)
- Sammelband 4 „Gesellschaft" (416 S.)
- Sammelband 5 „Psyche" (380 S.)

die „Anfänger"-Reihe
- The Synthesis of Physics and Magic (192 p.)
- Telepathy for Beginners (60 p.)
- Telepathy for Advanced Learners (52 p.)
- Telekinesis for Beginners (56 p.)
- Life Force for Beginners (76 p.)
- Kundalini for Beginners (104 p.)
- Astral Projection for Beginners (60 p.)
- Meditation for Beginners (60 p.)
- Prophecy for Beginners (60 p.)
- Ritual Magic for Beginners (64 p.)
- Magic Chant for Beginners (108 p.)
- Invocations for Beginners (52 p.)
- Evocations for Beginners (62 p.)
- Auto-Movement for Beginners (60 p.)
- Elves for Beginners (56 p.)
- Hypnosis for Beginners (56 p.)
- Love Magic for Beginners (52 p.)
- Money Magic for Beginners (60 p.)
- Magic Objects for Beginners (64 p.)
- Shamanism for Beginners (52 p.)
- Chakra-Magic for Beginners (148 p.)
- Language of the Moon – for Beginners (128 p.)
- Self Knowledge for Beginners (60 p.)
- Da'ath-Magic for Beginners (64 p.)
- Astrology for Beginners (112 p.)
- Number Symbolism for Beginners (64 p.)
- Mandalas for Beginners (76 p.)
- Crop Circles for Beginners (344 p.)
- Feng Shui for Beginners (96 p.)
- Magic Research for Beginners (140 p.)
- Magic for Beginners – Anthology I (636 p.)
- Magic for Beginners – Anthology II (616 p.)
- Magic for Beginners – Anthology III (684 p.)
- Magic for Beginners – Anthology IV (580 p.)

Eilenstein, Frater V.D., Knecht, Büdenbender
- Living Magic (261 S.) (= „Magie heute")

sonstige englische Ausgaben
- The Biography of the Devil (140 S.)
- The Synthesis of Physics and Magic (192 S.)
- The Chakra-System with the Minor Chakras (304 S.)